Akutes Lungenversagen

Herausgegeben von

F. W. Ahnefeld H. Bergmann C. Burri W. Dick
M. Halmágyi G. Hossli E. Rügheimer

Unter Mitarbeit von

F. W. Ahnefeld, K.-H. Altemeyer, M. Baum, H. Benzer
H. Bergmann, U. Bleyl, E. Breucking, W. Dick, H. Frankenberger
A. Geyer, H. Gilly, W. Haider, M. Halmágyi, J. Höper, M. Kessler
J. Kilian, P. Lawin, P. Lotz, H. Matthys, K.-M. Müller, N. Mutz
St. Necek, H. W. Opderbecke, Th. Pasch, G. Pauser, K. Peter
U. Pohl, G. Rintelen, M. Rotter, E. Rügheimer, W. Schmutzler
K. Th. Schricker, E. Schwanbom, D. Spilker, K. Steinbereithner
P. Suter, M. Wendt, G. Wolff

Mit 127 Abbildungen

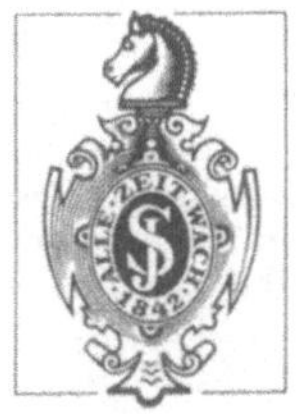

Springer-Verlag Berlin Heidelberg New York 1979

ISBN-13: 978-3-540-09581-1   e-ISBN-13: 978-3-642-67388-7
DOI:10.1007/ 978-3-642-67388-7

2127/3140-543210

Vorwort

An akutem Lungenversagen als Folge schwerer Verletzungen, einer Pankreatitis oder
einer Sepsis sterben immer noch acht von zehn Patienten. Das macht uns betroffen.
Unsicherheit spricht aus jenem Katalog von über 50 Begriffen, mit denen das Phänomen
immer wieder neu beschrieben oder neu benannt wird; ein Index der Ratlosigkeit,
weder geeignet, pathogenetische Zusammenhänge aufzuzeigen, noch hilfreich, therapeutische Ideen zu wecken.

Das Mißverhältnis zwischen der Wirklichkeit und unseren Möglichkeiten macht das
akute Lungenversagen zum größten Problem der Intensivtherapie; gleichwohl, wir sind
stets herausgefordert nach Lösungen zu suchen, es bleibt uns keine Zeit zur Resignation.

Klinische Bilder des akuten Lungenversagens lassen sich beschreiben, in Zustände
gliedern, die diagnostisch greifbar und therapeutisch nutzbar sind. Sie erschließen uns
jedoch kaum pathophysiologische Zusammenhänge. So ist es mehr als eine Hommage
an Rudolf Virchow, wenn wir zur Zellularpathologie zurückfinden. Die Zelle ist der
eigentliche Ort krankhaften Geschehens.

Das akute Lungenversagen Schocklunge zu nennen, scheint nicht vertretbar. Beim
akuten Lungenversagen handelt es sich um ein primär hämodynamisches Phänomen,
um eine plötzlich auftretende und rasch fortschreitende respiratorische Insuffizienz als
Folge einer akuten Lungenparenchymschädigung. Dagegen ist die Ausbildung einer
Schocklunge, die schließlich zum pulmonalen Versagen führt, erst die typische Antwort
der Lunge auf ein länger andauerndes Schockgeschehen. Die vielfältigen Ursachen des
akuten Lungenversagens, die der Kliniker kennt, zeigen sich dem Morphologen als recht
einheitliches, gut abgrenzbares und zeitlich strukturiertes Erscheinungsbild mit einem
initialen interstitiellen Ödem und postkapillären Spasmen, einer Frühphase, in der sich
das interstitielle Ödem voll entwickelt, und einer meist irreversiblen Spätphase mit
Aggregatbildung in den Kapillaren, Lungenfibrose und ausgedehnter herdförmiger
Pneumonie.

Wir werden das akute Lungenversagen nur dann besser verstehen, wir werden es nur
dann kausal behandeln können, wenn wir Kliniker intensiv mit den Theoretikern zu-
sammenarbeiten. Ein Phänomen zeigt sich um so deutlicher, je verschiedener die Hin-
blicknahmen sind, unter denen es angesehen wird. So war dieser Workshop angelegt:
Pathologie, Physiologie, Pharmakologie, Mikrobiologie, Serologie und Technik haben
der Therapie des akuten Lungenversagens neue Profile gezeichnet.

Im Vordergrund des Interesses stand dabei: Die Vorgänge in der Endstrombahn der
Lunge beim akuten Lungenversagen sind nur dann zu verstehen, wenn über die Vaso-
motion hinaus auch der charakteristische Anteil zellulärer und plasmatischer Faktoren
des Blutes bei der Störung der Mikrozirkulation einbezogen wird. Wie wirken beispiels-

weise einige Mediatoren auf die Permeabilität der Gefäßwand, auf die Struktur des Gefäßinhalts und auf die Hämodynamik bzw. auf die Zellstrukturen im Bereich der Alveole? Welche Wirkungen haben die Mikrozirkulationsstörungen auf die Gewebsatmung? Welche pathogenetischen Faktoren führen zur Zellproliferation?

Das Lungenödem ist aus pathophysiologischer Sicht eine Störung der Volumenverteilung zwischen intravasalem und interstitiellem Raum. Welche Noxen stören den Stoffwechsel zwischen Gefäßsystem und den Zellen, der durch hydrostatische und kolloidosmotische Kräfte bestimmt wird?

Das klinische Bild ist charakterisiert durch eine Abnahme der Lungencompliance und eine Zunahme der Atemarbeit. Hinzu kommen Belüftungs-Durchblutungs-Inäqualitäten, zunehmende Shuntblutmenge, aber auch zunehmende Totraumventilation. Welchen pathologischen Stellenwert müssen wir diesen Meßwerten einräumen und welche Konsequenzen für unsere Behandlung haben wir daraus zu ziehen? Welche Pathogenese und welche Bedeutung haben Surfactantstörungen beim akuten Lungenversagen?

Wegen der noch weitgehend unbekannten Pathogenese kann es auch noch kein allgemein akzeptiertes Konzept für eine wirkungsvolle Therapie des akuten Lungenversagens geben. Auf der Suche danach müssen wir uns zunächst einmal Rechenschaft darüber abgeben, was unsere Therapieansätze bewirken.

Unsere Volumenersatztherapie, mit der wir beim Volumenmangelschock ausgezeichnete Erfolge erreicht haben, muß im Hinblick auf den Entstehungsmechanismus des akuten Lungenversagens intensiv qualitativ und quantitativ überprüft werden. Leitsymptom des akuten Lungenversagens ist in der Anfangsphase das interstitielle und in der Endphase das alveoläre Lungenödem. Welche Maßnahmen zur Verbesserung des pulmonalen Gasaustausches, zur Senkung von vermehrtem pulmonalem Kapillardruck, zur Verminderung der erhöhten pulmonalen Permeabilität und zum Ausgleich im Säuren-Basen-Haushalt sind notwendig und möglich?

Die Erfolge der Antibiotikatherapie sind eigentlich enttäuschend, zumindest ist es damit nicht gelungen, eine Sepsis aufgrund gramnegativer Keime zu beherrschen. Es gelingt uns allenfalls, den Todeszeitpunkt hinauszuschieben. Auch die Anwendung von Immunglobulinen hat uns bisher keinen Durchbruch gebracht. Es darf vermutet werden, daß die toxischen Bruchstücke der Bakterien mit Hilfe der Immunglobuline allenfalls aus der Zirkulation entfernt, nicht aber aus einer einmal eingegangenen Bindung wieder gelöst werden können.

Und schließlich: Wie steht es mit der künstlichen Beatmung? Welche Beatmungsmuster sind hinsichtlich ihrer Wirkung auf den Gasaustausch, aber auch ihrer hämodynamischen Rückwirkungen vorzugsweise wann anzuwenden? Ist die Respiratortechnik „ausgereizt" oder sind auch auf diesem Gebiet noch wesentliche Entwicklungen zu erwarten? Eine vorsichtige Hoffnung wird neuerdings erweckt durch Versuche, die hyperfrequente Beatmung bei endexspiratorischer Druckerhöhung mit extrakorporaler Membranoxygenation zu kombinieren.

Rückblickend läßt sich sagen, daß wir den Zirkel des Verstehens ein gutes Stück vorangebracht haben: Das akute Lungenversagen zeigt sich in diesem Band von sich selbst her deutlicher. Es hat Profil gewonnen. Wir haben zu neuen Fragen gefunden, die unsere klinische Forschung beleben werden. Es deuten sich Lösungswege an, die therapeutisch hilfreich sein können. Zu danken ist dieses Ergebnis dem tiefen Ernst und persönlichen Mut und dem wissenschaftlichen Ideenreichtum der Referenten dieses Workshop. Angesichts der schrecklichen Lage unserer Patienten ließ keiner der Beteiligten Zweifel daran aufkommen, daß er festen Willens ist, seinen Teil zur theoretischen Analyse oder Therapie dieser wohl härtesten Herausforderungen unserer intensivmedizinischen Arbeit zu leisten.

Die Herausgeber können diesen Workshop deshalb guten Gewissens gelungen nennen. Ihnen bleibt, der Firma Drägerwerk AG, Lübeck, für die Gelegenheit und den gelungenen Ablauf zu danken. Und Dank gebührt auch dem Springer-Verlag für ein weiteres Beispiel bewährter Zusammenarbeit, für die rasche Produktion dieses Bandes und seine angemessene Ausstattung.

Erlangen, im Mai 1979   E. Rügheimer
                                          für die Herausgeber

Inhaltsverzeichnis

X

Verzeichnis der Referenten und Diskussionsteilnehmer

Prof. Dr. F. W. Ahnefeld
Department für Anästhesiologie
der Universität Ulm
Steinhövelstraße 9
7900 Ulm (Donau)

Dr. K.-H. Altemeyer
Oberarzt am Department
für Anästhesiologie
der Universität Ulm
Steinhövelstraße 9
7900 Ulm (Donau)

Ing. M. Baum
c/o IZI-Wien
Spitalgasse 23
A-1090 Wien

Prof. Dr. H. Benzer
Abteilung für Intensivtherapie
der Klinik für Anaesthesie
und allgemeine Intensivmedizin
und der II. Chirurgischen Klinik
Spitalgasse 23
A-1090 Wien

Prof. Dr. H. Bergmann
Vorstand des Instituts für
Anaesthesiologie (Blutzentrale)
des Allg. öffentl. Krankenhauses Linz
A-4020 Linz (Donau)

Prof. Dr. U. Bleyl
Pathologisches Institut
des Klinikum Mannheim
der Universität Heidelberg
Theodor-Kutzer-Ufer
6800 Mannheim

Prof. Dr. W. Dick
Department für Anästhesiologie
der Universität Ulm
Prittwitzstraße 43
7900 Ulm (Donau)

Dr. H. Frankenberger
c/o Firma Drägerwerk AG
Postfach 1339
2400 Lübeck

Dr. H. Gilly
Experimentelle Abteilung
der Universitätsklinik für Anaesthesie
und allgemeine Intensivmedizin
Spitalgasse 23
A-1090 Wien

Prof. Dr. Dr. A. Grünert
Department für Anästhesiologie
der Universität Ulm
Abteilung Experimentelle Anästhesiologie
Oberer Eselsberg
7900 Ulm (Donau)

Prof. Dr. M. Halmágyi
Institut für Anaesthesiologie
Klinikum der Johannes Gutenberg-
Universität Mainz
Langenbeckstraße 1
6500 Mainz (Rhein)

Prof. Dr. M. Kessler
Vorstand des Instituts für Physiologie
und Kardiologie der Universität
Erlangen-Nürnberg
Waldstraße 6
8520 Erlangen

XII

Prof. Dr. J. Kilian
Department für Anästhesiologie
der Universität Ulm
Steinhövelstraße 9
7900 Ulm (Donau)

Prof. Dr. P. Lawin
Direktor der Klinik für Anaesthesiologie
und operative Intensivmedizin
der Westfälischen Wilhelms-Universität
Jungeblodtplatz 1
4400 Münster

Priv.-Doz. Dr. P. Lotz
Department für Anästhesiologie
der Universität Ulm
Abteilung Experimentelle Anästhesiologie
Oberer Eselsberg
7900 Ulm (Donau)

Prof. Dr. H. Matthys
Medizinische Universitätsklinik
Ärztlicher Direktor der
Abteilung Pulmologie
Hugstetter Straße 55
7800 Freiburg

Prof. Dr. K.-M. Müller
Pathologisches Institut der
Universität Münster
Westring 17
4400 Münster

Dr. St. Necek
Institut für Anaesthesiologie (Blutzentrale)
des Allg. öffentl. Krankenhauses Linz
A-4020 Linz (Donau)

Priv.-Doz. Dr. H. W. Opderbecke
Vorstand der Anästhesie-Abteilung
des Städt. Klinikums Nürnberg
Flurstraße 17
8500 Nürnberg 15

Priv.-Doz. Dr. Th. Pasch
Institut für Anaesthesiologie
der Universität Erlangen-Nürnberg
Maximiliansplatz 1
8520 Erlangen

Prof. Dr. K. Peter
Direktor des Instituts für Anaesthesiologie
der Universität München
Klinikum Großhadern
Marchioninistraße 15
8000 München 70

Univ. Dozent Dr. M. Rotter
Hygiene-Institut der Universität
Kinderspitalgasse 15
A-1095 Wien

Prof. Dr. E. Rügheimer
Direktor des Instituts für Anaesthesiologie
der Universität Erlangen-Nürnberg
Maximiliansplatz 1
8520 Erlangen

Prof. Dr. W. Schmutzler
Abteilung Pharmakologie
der Medizinischen Fakultät
an der Rhein.-Westf. Techn.
Hochschule Aachen
Melatener Straße 213
5100 Aachen

Prof. Dr. K. Th. Schricker
Vorsteher der Abteilung
für Transfusionsmedizin
in der Chirurgischen Universitätsklinik
Erlangen-Nürnberg
Maximiliansplatz 1
8520 Erlangen

Dr. E. Schwanbom
c/o Firma Drägerwerk AG
Postfach 1339
2400 Lübeck

Dr. D. Spilker
Oberarzt am Department für
Anästhesiologie der Universität Ulm
Steinhövelstraße 9
7900 Ulm (Donau)

Prof. Dr. K. Steinbereithner
Leiter der Experimentellen Abteilung der
Universitätsklinik für Anaesthesie
und allgemeine Intensivmedizin
Spitalgasse 23
A-1090 Wien

Priv.-Doz. Dr. P. Suter
Hôpital Cantonal
Departement d'Anèsthesiologie
CH-1211 Genève 4

Dr. M. Wendt
Klinik für Anaesthesiologie
und operative Intensivmedizin
der Westfälischen Wilhelms-Universität
Jungeblodtplatz 1
4400 Münster

Priv.-Doz. Dr. G. Wolff
Leiter der Abteilung für Intensivmedizin
Departement für Chirurgie der Universität
Kantonsspital
CH-4031 Basel

Verzeichnis der Herausgeber

Prof. Dr. Friedrich Wilhelm Ahnefeld
Department für Anästhesiologie
der Universität Ulm
Steinhövelstraße 9, 7900 Ulm (Donau)

Prof. Dr. Hans Bergmann
Vorstand des Instituts für
Anaesthesiologie (Blutzentrale) des
Allgemeinen öffentlichen Krankenhauses
A-4020 Linz

Prof. Dr. Caius Burri
Abteilung Chirurgie III
der Universität Ulm
Steinhövelstraße 9, 7900 Ulm (Donau)

Prof. Dr. Wolfgang Dick
Department für Anästhesiologie
der Universität Ulm
Prittwitzstraße 43, 7900 Ulm (Donau)

Prof. Dr. Miklos Halmágvi
Institut für Anaesthesiologie
Klinikum der
Johannes Gutenberg-Universität Mainz
Langenbeckstraße 1, 6500 Mainz (Rhein)

Prof. Dr. Georg Hossli
Kantonsspital Zürich
Direktor des Instituts für Anästhesiologie
der Universitätskliniken
Rämistraße 100, CH-8091 Zürich

Prof. Dr. Erich Rügheimer
Direktor des Instituts für Anästhesiologie
der Universität Erlangen-Nürnberg
Maximiliansplatz 1, 8520 Erlangen

Die Histophysiologie und Histopathologie der terminalen Lungenstrombahn bei akutem Lungenversagen

Von U. Bleyl

Als akutes Lungenversagen wird eine organcharakteristische po-
lyätiologische Erkrankung der alveolo-kapillären Austauschmembranen der Lunge bezeichnet, die durch eine akute, rasch progressive und sich perpetuierende Zerstörung der physiologischen
Funktionseinheit zwischen alveolärer Ventilation, alveolo-kapil-
lärer Permeation und kapillärer Perfusion charakterisiert ist.
Die Zerstörung der alveolo-kapillären Austauschmembranen kann
dabei sowohl durch generalisierte Störungen der alveolären Ventilation als auch durch generalisierte Störungen der alveolo-
kapillären Permeation und generalisierte Störungen der kapillären Perfusion ausgelöst werden.

Generalisierte Mikrozirkulations- und Verteilungsstörungen der
Lungen gelten als eine der häufigsten Ursachen des akuten Lungenversagens. Die terminale Strombahn der Lungen wird dabei
gleichsam gesetzmäßig in generalisierte oder zur Generalisation
drängende Mikrozirkulations- und Verteilungsstörungen der Kreislaufperipherie vor der Lungenstrombahn einbezogen und selbst
Teil dieser Mikrozirkulationsstörungen. Die außerordentliche
Vulnerabilität der terminalen Lungenstrombahn gegenüber extra-
pulmonalen Mikrozirkulations- und Verteilungsstörungen resultiert letztlich daraus, daß diese Strombahn der Kreislaufperipherie und ihren venösen Kapazitätsgefäßen unmittelbar nachge-
schaltet ist, bei generalisierten oder zur Generalisation drän-
genden Mikrozirkulations- und Verteilungsstörungen in der Kreislaufperipherie aber auch zum "Schlammfang", zur ersten Filtra-
tions- und Klärstation für alle in der Kreislaufperipherie anfallenden vaso- und permeabilitätsaktiven Stoffwechselmetabolite und Mediatoren werden muß.

Angriffsort der vor der terminalen Lungenstrombahn freigesetzten vasoaktiven Stoffwechselmetabolite und Mediatoren sind dabei die glatten Muskelzellen der pulmonalen Arteriolen und die
präkapillären Sphinkter. Wie in der Kreislaufperipherie sind
in der terminalen Strombahn der Lunge Gefäßstrecken mit einer
von den Arteriolen bis zu den Venolen verfolgbaren, allerdings
diskontinuierlich ausgebildeten Muscularis (sogenannte thorough-
fare channels (16)) von nutritiven, muskelfreien Endothelschläu-
chen zu differenzieren, die rechtwinklig von den muskulären Gefäßstrecken abzweigen, nur an den Gefäßabgängen noch präkapilläre Sphinkter besitzen und nur intermittierend perfundiert werden. Diese sogenannten Netzkapillaren umscheiden nicht selten
bis zu 20 Alveolen, ehe sie in venoläre Gefäßstrecken einmün-
den. Die interalveolären Kapillaren bilden dabei nach Untersuchungen von WEIBEL (15) sowie FUNG und SOBIN (9, 10) allerdings
keine typischen, nicht oder wenig verzweigten Röhrensysteme,
sondern unregelmäßig ausgedehnte, außerordentlich reich anasto-
mosierende interalveoläre Plexus, deren starke Vernetzung dazu

führt, daß die Lungenalveolen gleichsam von Gefäßplatten um-
scheidet werden. Die Hämodynamik solcher Kapillarplatten wird
dementsprechend als "sheet flow" charakterisiert. Der Vorteil
eines solchen sheet flow-Systems ist der außerordentlich groß-
flächige Kontakt zwischen den Kapillar- und Alveolarlumina und
eine hohe Anpassungsfähigkeit gegenüber schwankenden Durchfluß-
volumina, der Nachteil ist allerdings die hohe Störanfälligkeit bei arteriellen oder arteriolären Druckschwankungen.

Die physiologische Perfusion der terminalen Lungenstrombahn un-
terliegt - wie in der Kreislaufperipherie - der autoregulativen
Potenz der glatten Muskelfasern der thorough-fare channels und
der präkapillären Sphinkter. Die Dehnung dieser Muskelfasern
durch den Gewebsinnendruck induziert dabei offenbar gesetzmäßig
eine Aktivierung der kontraktilen Mechanismen mit konsekutiver
Tendenz zur Vasokonstriktion, während lokal entstehende Stoffwechselmetabolite vasodilatatorische Wirkung entfalten können.
FOLKOW und NEIL (8) haben die glatten Muskelfasern der Arterio-
lenwand expressis verbis als spontan-aktive Mechanorezeptoren
mit eingebautem Kontraktionsapparat angesprochen.

Die arterioläre Autoregulation der pulmonalen Strombahn wird
allerdings von humoralen und neurovegetativen Regulationsme-
chanismen mit vasokonstriktiven und vasodilatatorischen Poten-
zen überlagert, als deren Hauptaufgabe unter physiologischen
Bedingungen die organismische Koordination und "Feinabstimmung"
der pulmonalen Mikrozirkulation angesprochen werden muß.

Frühestes morphologisches Symptom des durch periphere Mikrozir-
kulations- und Verteilungsstörungen ausgelösten akuten Lungen-
versagens ist eine Vasokonstriktion der pulmonalen thorough-fare
channels. Als Ursache der pulmonalen Vasokonstriktion im Gefolge
generalisierter Mikrozirkulationsstörungen vor der pulmonalen
Strombahn muß dabei zum einen die Stimulation der pulmonalen α-
Rezeptoren im Rahmen einer generalisierten sympathoadrenergischen
Vasokonstriktion genannt werden (11). Zur Ursache der pulmonalen
Vasokonstriktion kann zum anderen eine thrombozytogene Release-
Reaktion mit Freisetzung von ADP, Histamin, Serotonin, Adrenalin,
Noradrenalin, Prostaglandinen ("pulmonary vasoconstriction pro-
staglandins") und prokoagulativen Gerinnungsfaktoren in der Kreis-
laufperipherie werden. Als Ursache der pulmonalen Vasokonstriktion
kommen schließlich aber auch die Einschwemmung von Endotoxinen
aus der Kreislaufperipherie in die terminale Lungenstrombahn sowie die histaminliberierende und -sensibilisierende Wirkung von
Endotoxinen in der Lunge in Betracht.

Für die sogenannten sheet flow-Systeme jenseits der Arteriolen
und präkapillären Sphinkter resultiert in jedem dieser Fälle
eine Abnahme des arteriolo-venolären Druckgradienten und damit
die Gefahr eines intrapulmonalen Circulus vitiosus, bei dem die
Reduktion der Schubspannung in den Netzkapillaren zu einer Viskositätssteigerung mit konsekutiver Erythrozytenaggregation
führt, die Aggregation der Erythrozyten zugleich aber die Viskosität des Blutes erhöht. In der Kreislaufperipherie gelten
insbesondere venoläre Gefäßstrecken als Prädilektionsorte dieses Circulus vitiosus. Vieles spricht dafür, daß die Erythro-

Tabelle 1. Endogene kausal-pathogenetische Faktoren der pulmonalen Mikrozirkulationsstörungen in der Initialphase des akuten Lungenversagens bei generalisierten Mikrozirkulations- und Verteilungsstörungen in der Kreislaufperipherie

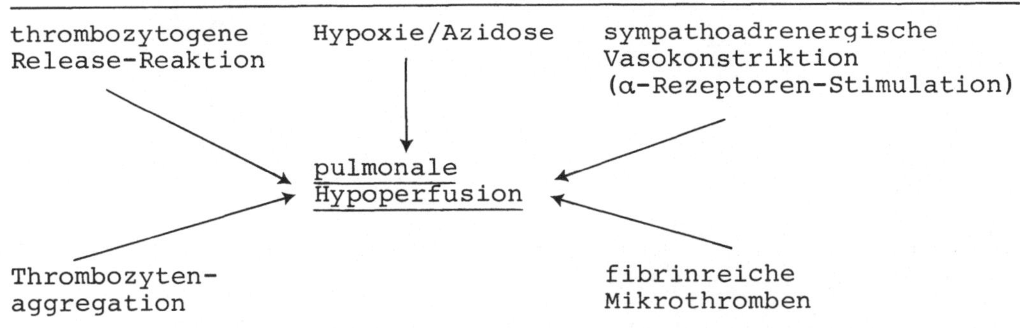

zytenaggregation im Gefolge der Vasokonstriktion der thoroughfare channels auch in der Lunge im venolären Schenkel der terminalen Strombahn beginnt, von dort aber schon bald auf das sheet flow-System der Netzkapillaren der interalveolären Septen übergreift und gegen den arteriolären Schenkel der terminalen Strombahn "vorwächst". Zwischen den aggregierten Erythrozytenrouleaux kann zwar auch dann noch Plasma fließen, die Erythrozytenaggregate werden gleichwohl zu einem langsam wachsenden, schließlich jedoch auch funktionell gravierenden Strömungshindernis.

Als morphologisches Äquivalent dieser initialen pulmonalen Mikrozirkulations- und Verteilungsstörungen wird in der Frühphase des akuten Lungenversagens neben der pulmonalen Vasokonstriktion eine rasch progrediente Kapillarektasie und -hyperämie der nutritiven interalveolären Gefäßplexus sichtbar. Vor den kontrahierten arteriolo-venolären Gefäßen aber kommt es zur Ansammlung irreversibel aggregierter, degranulierter Thrombozyten.

Hohe Viskosität und Erythrozytenaggregation in den sheet flow-Systemen der Lunge werden aber auch zur Ursache dafür, daß die Perfusion der interalveolären Kapillaren in der Frühphase des akuten Lungenversagens selbst dann mangelhaft bleibt, wenn die initiale Vasokonstriktion der Arteriolen und präkapillären Sphinkter im Rahmen der metabolischen Autoregulation der terminalen Strombahn sekundär von einer Vasodilatation abgelöst wird. Unter Tonusverlust der glatten Muskelzellen kommt es dabei zwar zu einer Weitstellung der arteriolo-venolären Durchgangskanäle. Da diese Weitstellung nach dem Hagen-Poiseuilleschen Gesetz aber mit einer Abnahme des Strömungswiderstandes (entsprechend der 4. Wurzel!) in diesen Durchgangskanälen einhergeht, werden die dilatierten Durchgangskanäle des Lungengewebes de facto zu regelrechten "Vorzugskanälen" (preferential channels), zu arteriolo-venolären "Shunts", ohne daß die arteriolo-venoläre Druckdifferenz gleichzeitig in der Lage wäre, die hohen Strömungswiderstände in den sheet flow-Systemen der Lunge zu durchbrechen und die Perfusion dieses kapillären Netzwerks wieder zu

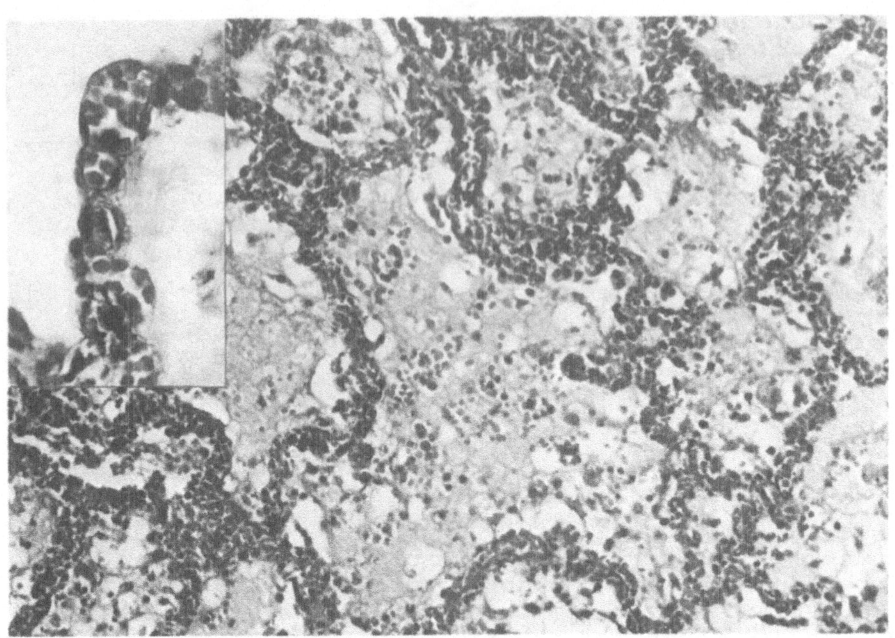

Abb. 1. Hochgradige Kapillarektasie und -hyperämie der interalveolären sheet flow-Systeme in der Frühphase des akuten Lungenversagens mit Ausbildung eines ausgeprägten interstitiellen
und intraalveolären Lungenödems

normalisieren. SCHMID-SCHÖNBEIN (14) hat das Prinzip der Visko-
sitätsdissoziation zwischen arteriolo-venolären Durchgangskanälen und der kapillären Strombahn als Prinzip der "kollatera-
len Viskositätserhöhung" bezeichnet.

Zum Symptom pulmonaler Mikrozirkulations- und Verteilungsstörungen wird aber auch das für die Frühphase des akuten Lungenversagens so charakteristische interstitielle Lungenödem. Denn
der durch Erythrozytenaggregate behinderte venöse Abfluß aus
den sheet flow-Systemen der Lunge bedingt neben der Viskositätserhöhung eine gesteigerte Transsudation in die perikapillären
Interstitien der Lunge. Nach RIEDE et al. (12) setzt diese Transsudation bereits zu einem Zeitpunkt ein, zu dem die interalveolären Kapillarendothele noch keinerlei ultrastrukturelle Äquivalente einer pathologischen Stoffwechselirritation erkennen
lassen. Transsudation in die perikapillären Interstitien aber
bedeutet für die terminale Lungenstrombahn zugleich Hämokonzentration mit Intensivierung der Erythrozytenaggregation und erneuter Viskositätssteigerung.

Prädilektionsort der Flüssigkeitsextravasation in die perikapillären Interstitien sind zunächst offenbar die interzellulären
Kittlinien der Kapillarendothele. Pulmonale Kapillarendothele
sind in der Regel durch ein bis zwei diskontinuierliche Kittlinien (leak junctions) miteinander verbunden, während zwischen

den Alveolarepithelien drei bis sechs kontinuierliche Kittlinien (tight junctions) als interzelluläre Haftvorrichtungen ausgebildet sind. Die mangelhafte endotheliale "Verkittung" begünstigt zweifelsohne die interendotheliale Extravasation aus den Lungenkapillaren, während der Übertritt der Ödemflüssigkeit aus den Interstitien in die Lungenalveolen durch die kontinuierliche epitheliale Verkittung (zunächst noch) verhindert werden kann.

Die progressive Erythrozytenaggregation in den pulmonalen Venolen und sheet flow-Systemen ist allerdings nur eine der Ursachen der exzessiven Flüssigkeitsextravasation in der Frühphase des akuten Lungenversagens. Mit der Erythrozytenaggregation konkurrieren die Freisetzung permeabilitätsaktiver Stoffwechselprodukte und Kinine in der Kreislaufperipherie, die Freisetzung permeabilitätsaktiver thrombozytogener Mediatoren in den Kapazitätsgefäßen vor der Lunge und die durch pulmonale Verteilungsstörungen induzierte, rasch progrediente metabolische Azidose der Kapillarendothele. Zumindest bei hämorrhagischen sowie septisch und endotoxisch ausgelösten generalisierten Mikrozirkulationsstörungen der Kreislaufperipherie mit konsekutivem akutem Lungenversagen kommt es überdies zu einer teilweise exzessiven Überschwemmung der pulmonalen Strombahn mit polynukleären neutrophilen Granulozyten und zur Sequestration der Granulozyten in den Lungenkapillaren. Die Freisetzung granulozytärer lysosomaler Enzyme ist ein weiterer wesentlicher Faktor in der Pathogenese der gravierenden pulmonalen Permeabilitätsstörungen.

Die Permeabilitätsstörung der terminalen Lungenstrombahn ist in der Frühphase des akuten Lungenversagens mithin als ein multifaktorielles und plurikausales pathogenetisches Moment zu werten, ohne daß es im Einzelfall gelingt, den oder die kausalpathogenetisch entscheidenden Faktoren zu definieren. Als Charakteristikum der Freisetzung und Einwirkung vasoaktiver Stoffwechselprodukte und Mediatoren kann aber gelten, daß die initiale Transsudation im Fortgang des akuten Lungenversagens in eine Exsudation in die perikapillären Interstitien umgewandelt wird. Die Permeabilitätsstörung der terminalen Lungenstrombahn wird zudem morphologisch erfaßbar: Die Endothele lassen dabei neben einer allgemeinen Zytoplasmaschwellung und apikalen Vakuolisation eine rasch zunehmende mitochondriale Verquellung erkennen, ehe die Membranen des endoplasmatischen Retikulums und die Zellmembranen einreißen und die Endothele in Fragmente zerfallen. In fortgeschrittenen Fällen des akuten Lungenversagens imponieren die sheet flow-Systeme elektronenoptisch vielfach nur noch als "nackte" Basalmembranen, die keine endotheliale Auskleidung mehr besitzen.

Die außerordentlich engen pathogenetischen Beziehungen zwischen generalisierten Mikrozirkulations- und Verteilungsstörungen und generalisierten Hämostasestörungen in der Kreislaufperipherie bedingen andererseits, daß die terminale Lungenstrombahn bereits in der Frühphase des akuten Lungenversagens auch in generalisierte Hämostasestörungen vor der Lunge einbezogen wird und von intravasal zirkulierenden Reaktionsprodukten dieser Hämostasestörungen überschwemmt wird. In Abhängigkeit von der Intensität

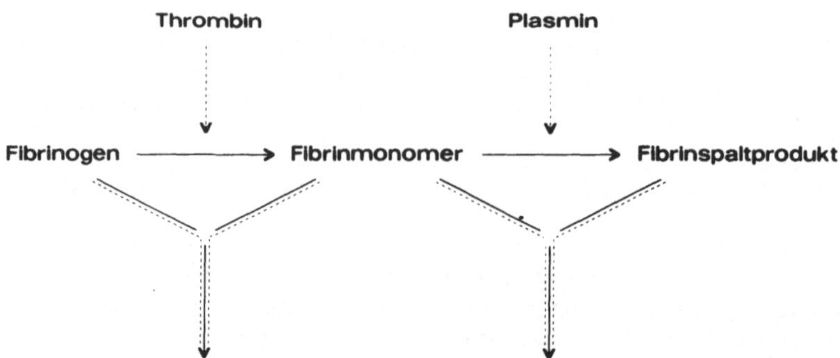

Abb. 2. Entstehung löslicher, intravasal zirkulierender Fibrinogen-Fibrinmonomer-Komplexe und Fibrinmonomer-Fibrinspaltprodukt-Komplexe in der Kreislaufperipherie und in den nachgeschalteten Kapazitätsgefäßen vor der Lunge

der in der Kreislaufperipherie ablaufenden Gerinnungsaktivierung und Verbrauchskoagulopathie treten dabei in den arteriolovenolären Durchgangskanälen und interalveolären sheet flow-Systemen zum einen intravasal zirkulierende Fibrinmonomere auf. Diese Monomere sind thrombininduzierte frühe Reaktionsprodukte der Fibrinogen-Fibrin-Transformation, die mit Fibrinogen Komplexverbindungen, sogenannte Fibrinogen-Fibrinmonomer-Komplexe, bilden, durch die Komplexbildung gleichzeitig aber in Lösung gehalten werden. Fibrinogen besitzt gegenüber Fibrinmonomeren offenbar pufferartige Eigenschaften, die bis zu einer Monomerkonzentration von 26 % verhindern, daß intravasal zirkulierende Fibrinmonomere im strömenden Blut polymerisieren.

Neben der Überschwemmung der terminalen Strombahn mit Fibrinogen-Fibrinmonomer-Komplexen aus der Kreislaufperipherie kommt es in Abhängigkeit von der Intensität und Akuizität der peripheren Hämostasestörungen zum anderen zur Einschwemmung zirkulierender löslicher Fibrinoligomere. Fibrinoligomere besitzen neben den typisch α-, β- und γ-Ketten des Fibrinogens und der Fibrinmonomere sogenannte γ-γ-Dimere und weisen sich damit als Äquivalente einer Faktor XIII-gesteuerten Quervernetzung der Fibrinmonomere aus. Fibrinoligomere dokumentieren mithin den ersten Schritt eines intravasalen Polymerisationsprozesses der Fibrinmonomere. Im Gegensatz zu Fibrinmonomeren besitzen Fibrinoligomere jedoch keine Affinität mehr zu Fibrinogenmolekülen, sondern eine Affinität zu hochpolymerem Fibrin.

Die Elimination der aus der Kreislaufperipherie ausgeschwemmten intravasal zirkulierenden Fibrinmonomere und -oligomere obliegt zum einen den Granulozyten (?) und den Zellen des RES, zum anderen der humoralen Fibrinolyse vor und in der Lungenstrombahn. Die endothelständigen Plasminogenaktivator-Aktivitäten der pulmonalen Strombahn werden dabei rasch verbraucht (7). Die aus der humoralen Fibrinolyse von Fibrinmonomeren und -oligomeren resultierenden höhermolekularen Fibrinspaltprodukte gehen ihrerseits Komplexe mit zirkulierenden Fibrinmonomeren,

sogenannte Fibrinmonomer-Fibrinspaltprodukt-Komplexe, ein, verhindern in Bindung an Fibrinmonomere aber gleichfalls die weitere intravasale Polymerisation der Fibrinmonomere und damit
nicht zuletzt die intravasale Präzipitation von Fibrinpolymeren.

Verlaufen Gerinnungsaktivierung und Faktorenverbrauch in der
Kreislaufperipherie allerdings foudroyant oder ist die fibrino-
lytische Aktivität des Organismus bzw. der Lunge erschöpft und
damit nicht mehr in der Lage, die intravasal anfallenden Fibrinmonomere und -oligomere rasch genug zu eliminieren, so kommt es
vor und in der pulmonalen Strombahn zur Ausbildung von intravasal zirkulierenden, filamentär präformierten intermediären
Fibrinpolymeren (mit sogenannter α-Ketten-Polymerisation (4)).
Erst diese filamentär präformierten intermediären Polymere besitzen die für hochpolymeres Fibrin charakteristische rhythmi-
sche Querstreifung mit 23 nm-Periodik.

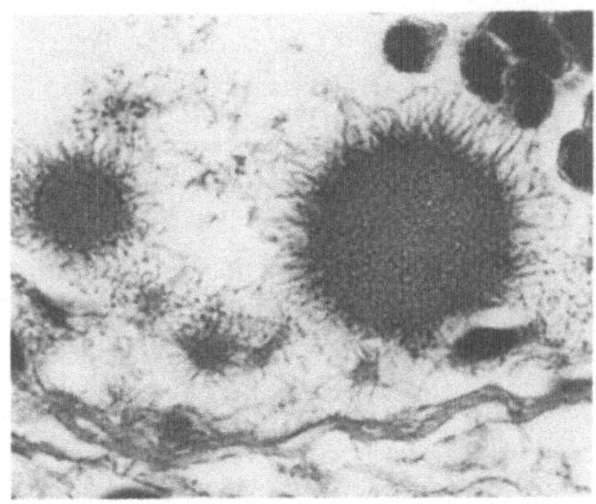

Abb. 3 a. Entstehung kugelförmiger hyaliner Mikrothromben aus
filamentär präformierten intermediären Fibrinpolymeren mit ty-
pischer 23 nm-Querstreifung als dem Äquivalent einer perioden-
koinzidenten Quervernetzung der α-Ketten von Fibrinmonomeren
und -oligomeren

Im strömenden Blut zwischen den Kapazitätsgefäßen der Kreislaufperipherie und der pulmonalen Strombahn werden diese filamentär präformierten intermediären Polymere sekundär zu sphäri-
schen Raumgitterstrukturen vernetzt, den charakteristischen ku-
gelförmigen hyalinen Mikrothromben (5). Kugelförmige hyaline
Mikrothromben werden demzufolge bevorzugt bei septischen Schock-
fällen mit konsekutivem akutem Lungenversagen sichtbar, bei denen die Hämostasestörung in der Kreislaufperipherie in der Regel außerordentlich früh auftritt, rasch abläuft und den progressiven pulmonalen Mikrozirkulations- und Verteilungsstörungen zeitlich sogar vorausgehen kann. Gehen dagegen umgekehrt
pulmonale Mikrozirkulations- und Verteilungsstörungen den generalisierten Hämostasestörungen vor der Lunge voraus, so poly-

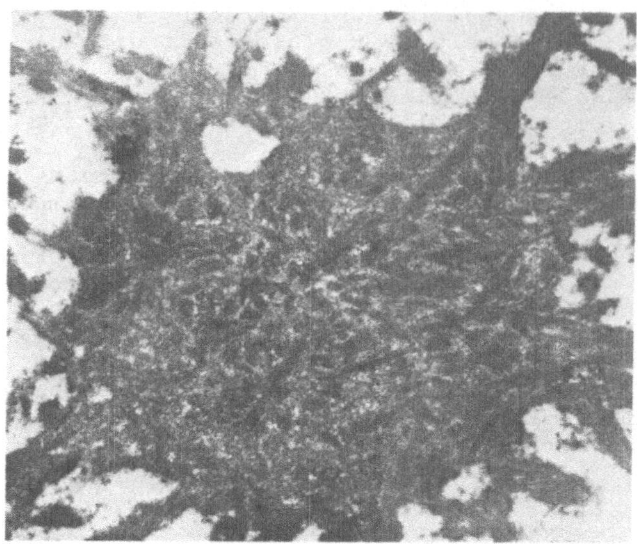

Abb. 3 b. Entstehung kugelförmiger hyaliner Mikrothromben aus
filamentär präformierten intermediären Fibrinpolymeren mit ty-
pischer 23 nm-Querstreifung als dem Äquivalent einer perioden-
koinzidenten Quervernetzung der α-Ketten von Fibrinmonomeren
und -oligomeren

merisieren die löslichen Fibrinmonomere und -oligomere in der
terminalen Lungenstrombahn unter den Bedingungen eines pulmonalen low flow, einer progressiven pulmonalen Hypoperfusion.
Die dann auftretenden Mikrothromben sind durch eine ausgeprägte Neigung der polymerisierenden Fibrinderivate zu perioden-
koinzidenter lateraler Aggregation gekennzeichnet. In der terminalen Strombahn der Lunge entstehen dann konventionelle hoch-
polymere fibrinreiche Mikrothromben. Beide, kugelförmige hyaline und konventionelle fibrinreiche Mikrothromben, sind allerdings in der Lage, die Mikrozirkulations- und Verteilungsstörungen in der terminalen Lungenstrombahn im Fortgang des akuten Lungenversagens zu perpetuieren und zu aggravieren.

Zur Ausbildung von filamentär präformierten, intermediären Fibrinpolymeren und hochpolymeren Mikrothromben in der terminalen Lungenstrombahn und zur Perpetuation der pulmonalen Mikro-
zirkulations- und Verteilungsstörungen durch fibrinreiche Mikrothromben wird es andererseits nur dann kommen, wenn die zirkulierenden Fibrinmonomere und -oligomere in der Lungenstrombahn verbleiben und nicht zuvor in die perivasalen Interstitien
extravadieren. Unter den Bedingungen einer progressiven pulmonalen Mikrozirkulationsstörung droht jedoch nicht nur eine Nekrose des Kapillarendothels mit Ausbildung zellfreier Basal-
membranrohre, sondern auch eine progrediente Ischämie und metabolische Azidose der Alveolarepithele mit nachfolgender Des-
quamation und Epithelnekrose. Die metabolische Azidose der Alveolarepithele führt dabei zu einer rasch einsetzenden Blockade
der Surfactantsynthese in den Alveolarzellen Typ II mit konse-

kutiver Abnahme der intraalveolären Surfactantaktivitäten. Aus
der Abnahme der intraalveolären Surfactantaktivitäten resultiert in der Lunge - als einem Grenzflächenorgan - bekanntlich
eine Zunahme der in das Innere der Alveolen gerichteten Kraft,
des Retraktionsdruckes, die sich in den perikapillären Interstitien als negativer interstitieller Druck manifestiert. Über
eine Ektasie der sheet flow-Systeme bereitet diese Zunahme des
Retraktionsdruckes zum einen der Erythrozytenaggregation in den
Kapillaren weiteren Boden. Da der negative interstitielle Druck
im Bereich der Kapillarwände überdies aber als transkapillärer
Sog wirksam wird, begünstigt die Abnahme intraalveolärer Surfactantaktivitäten zum anderen die Extravasation von Serum und
Plasma: Unter den Bedingungen einer plasmatischen Hyperkoagulabilität in der terminalen Lungenstrombahn werden neben den
Serumproteinen dabei nicht nur Fibrinogenmoleküle durch die
"leckgeschlagenen" Kapillarendothele extravadieren, sondern
auch intravasal zirkulierende lösliche Fibrinmonomere und -oli-
gomere.

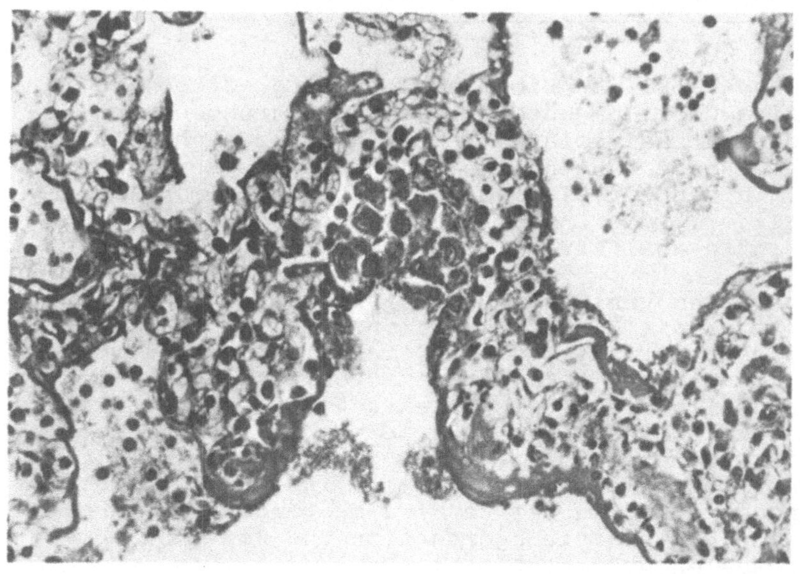

Abb. 4. Entstehung pulmonaler hyaliner Membranen durch Polymerisation und Präzipitation extravadierter Fibrinmonomere und
-oligomere unter Einschluß desquamierter, teilweise bereits ne-
krotischer Alveolarepithele

Solange die ischämisch inszenierte metabolische Azidose der
Alveozyten II nur zu einer Synthesestörung des Surfactant führt,
werden die extravadierenden Serumproteine und Fibrinderivate
interstitiell präzipitieren oder auf dem Lymphwege abtransportiert werden, ohne in die Alveolarlumina überzutreten. Führt
die Ischämie der Alveozyten dagegen sekundär auch zur Desquama-
tion und Nekrose von Alveolarepithelien, so treten neben den

Tabelle 2. Pathogenetischer Stellenwert pulmonaler hyaliner
Membranen beim akuten Lungenversagen

---

1. PHM sind Ausdruck einer intravasalen plasmatischen Hyperkoagulabilität.

2. PHM sind morphologische Äquivalente einer Verbrauchskoagulopathie.

3. PHM sind nicht Ausdruck einer disseminierten Mikrothrombose.
   Fibrinmonomere und -oligomere werden der Polymerisation und
   Präzipitation als Mikrothromben durch Extravasation in die
   Alveolen vielmehr entzogen!

4. PHM entstehen bei intravasaler Hyperkoagulabilität nur nach
   a) Synthesestörung oder Inaktivierung des Surfactant,
   b) Permeabilitätsstörung der Kapillar- und Alveolarwände.

5. PHM inhibieren pulmonale Surfactantaktivitäten. Sie aggravieren die Plasmaextravasation in die Lungenalveolen!

Serumproteinen auch lösliche Fibrinmonomere und -oligomere in
die Alveolarlumina über, um unter Einschluß zugrundegehender
Alveozyten an den intraalveolären Grenzflächen zwischen Luft
und Wasser nach Maßgabe tangentialer Oberflächenspannungen zu
polymerisieren. In den Alveolarlumina entstehen pulmonale hyaline Membranen (2, 3), die Lungen aber werden zum Sequestra-
tionsorgan für intravasal zirkulierendes, lösliches Fibrin!

Auch die Extravasation von Serum- und Plasmaproteinen ist im
Prinzip in der Lage, die Mikrozirkulations- und Verteilungsstörungen im Bereich der sheet flow-Systeme zu perpetuieren und
zu aggravieren, resultiert doch aus dem Übertritt von Serum-
und Plasmaproteinen in die Interstitien und Alveolen einerseits
eine Reduktion der transkapillären Differenz des kolloidosmotischen Druckes zwischen terminaler Strombahn und Interstitium
mit konsekutiver Flüssigkeitsextravasation, andererseits eine
weitere Hämokonzentration in der terminalen Lungenstrombahn mit
Intensivierung der Erythrozytenaggregation und konsekutivem Anstieg des intravasalen hydrostatischen Druckes!

Serum- und Plasmaproteine sind nicht zuletzt aber potente Inhibitoren der Surfactantaktivität! Die Extravasation von Plasmaproteinen in die Lungenalveolen induziert mithin auch eine
Blockade bereits synthetisierter intraalveolärer Surfactantaktivitäten (1, 13). Sie inszeniert aber überdies einen Circulus vitiosus, bei dem die Extravasation von Plasmaproteinen
nach Maßgabe des intraalveolären Surfactantmangels über eine
fortschreitende Inaktivierung von Surfactantaktivitäten zu
weiterer Extravasation von Plasmaproteinen führen muß. Auch
dieser Circulus vitiosus ist schließlich noch in der Lage, die
Mikrozirkulations- und Verteilungsstörungen in der terminalen
Lungenstrombahn zu perpetuieren und zu aggravieren.

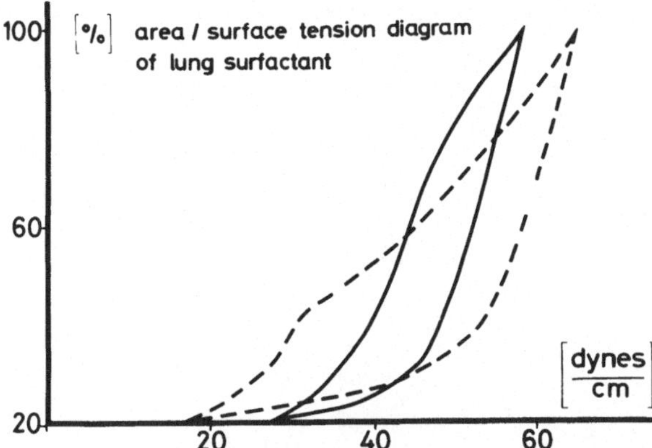

Abb. 5. Flächen-Oberflächen-Diagramm: Hemmung der Spreitbarkeit des pulmonalen Surfactant (der Rattenlunge) auf plasmaproteinhaltigen Hypophasen (durchgehender Kurvenverlauf, hier: Globulinfraktion des Plasmas) im Vergleich zur Surfactantspreitbarkeit auf Ringerlösung (gestrichelter Kurvenverlauf) (Mit freundlicher Genehmigung von R. RÜFER, Mannheim)

Die progressiven pulmonalen Mikrozirkulations- und Verteilungsstörungen und die daraus resultierenden pulmonalen Permeabilitätsstörungen können letztlich erst dann zur Ruhe kommen, wenn

1. die Ursachen der pulmonalen Mikrozirkulations- und Verteilungsstörungen, z. B. generalisierte Mikrozirkulationsstörungen der Kreislaufperipherie vor der Lunge, beseitigt oder überwunden sind,

2. die Grenzflächen zwischen Luft und Wasser unter dem Einfluß massiver intraalveolärer Ödeme aus den Alveolarlumina, Ductuli alveolares und Bronchioli terminales trachealwärts verlagert werden und die Grenzflächenkräfte nicht mehr auf die sheet flow-Systeme im Bereich der alveolo-kapillären Austauschmembranen einwirken können und wenn

3. zwischen den Alveolarlumina, den perivasalen Interstitien und den Kapillarräumen der sheet flow-Systeme ein Ausgleich der kolloidosmotischen Drucke eingetreten ist.

Die exsudative Phase des akuten Lungenversagens geht dann in eine organisatorisch-proliferative Phase über, in deren Verlauf generalisierte pulmonale Mikrozirkulations- und Verteilungsstörungen nur noch eine nachgeordnete Rolle spielen.

Die exsudative Frühphase des akuten Lungenversagens aber läßt sich durchaus als eine progressive generalisierte Hypoperfusion der terminalen Lungenstrombahn interpretieren. Dies gilt selbst dann, wenn die pulmonalen Mikrozirkulations- und Verteilungsstörungen nicht durch generalisierte Mikrozirkulationsstörungen vor der Lungenstrombahn ausgelöst wurden, sondern Ausdruck und Folge initialer Permeationsstörungen der alveolo-kapillären Austauschmembranen der Lunge sind.

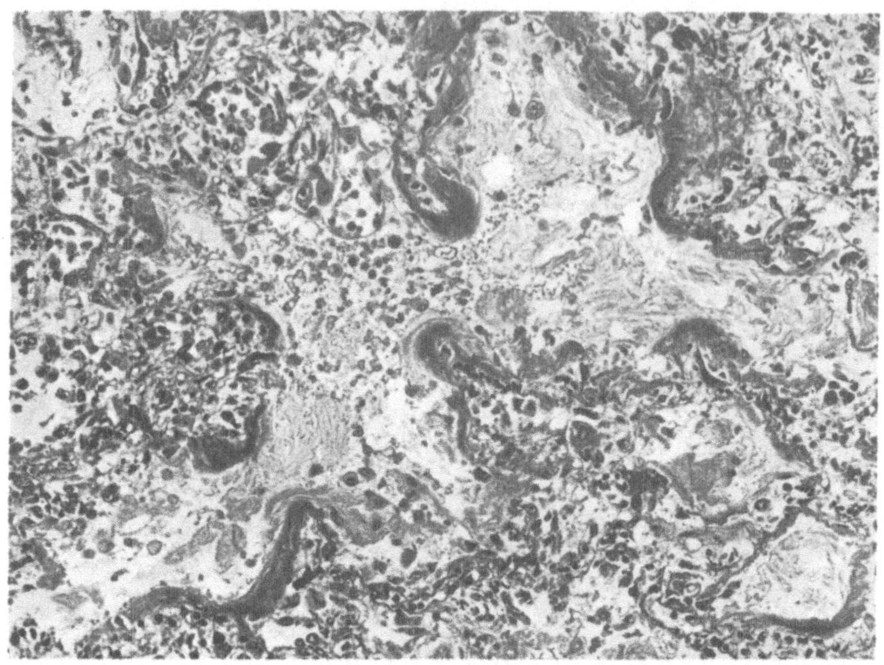

Abb. 6. Übergang der exsudativen Phase des akuten Lungenversagens in die organisatorisch-proliferative Phase: Ausgeprägte "Splenisation" der Lungen mit Ausbildung von Atelektasen in den Sacculi alveolares sowie ausgedehnten hyalinen Membranen in den Ductuli alveolares und Bronchioli terminales. Beginnende Regeneration des Alveolarepithels (Alveozyten Typ II)

Literatur

1. BENZER, H.: Oberflächenspannung in der Lunge und Schocklunge. Verh. Dtsch. Ges. inn. Med. <u>81</u>, 455 (1975)

2. BLEYL, U.: Pathomorphologie und Pathogenese des Atemnotsyndroms. Verh. Dtsch. Ges. Path. <u>55</u>, 39 (1971)

3. BLEYL, U.: Hämostase und Schocklunge. Verh. Dtsch. Ges. Path. <u>62</u>, 39 (1978)

4. BLEYL, U.: Circulating filamentary fibrin oligomers in the human plasma. In: Workshop II - Struktur und Funktion des Fibrinogens (eds. H. HÖRMANN, A. HENSCHEN). Max-Planck-Institut für Biochemie, München-Martinsried, 15.4.1978 (Abstract)

5. BLEYL, U., ROSSNER, J. A.: Globular hyaline microthrombi - their nature and morphogenesis. Virchows Arch. Path. Anat. Histol. <u>370</u>, 113 (1976)

6. BOHLE, A., KRECKE, H. J., MILLER, F., SITTE, H.: Über die
   Natur des sogenannten Fibrinoids bei der generalisierten
   Shwartzmanschen Reaktion. In: Immunpathology (eds. P. GRA-
   BAR, P. MIESCHER). Basel, Stuttgart: Schwabe 1959

7. BÜSING, C. M., BLEYL, U.: Plasminogen activator activity
   of pulmonary vessels in shock. Thrombos. Res. 11, 285 (1977)

8. FOLKOW, B., NEIL, E.: Circulation. Oxford: University Press
   1971

9. FUNG, Y. C., SOBIN, S. S.: Theory of sheet flow in lung
   alveoli. J. appl. Physiol. 26, 472 (1969)

10. FUNG, Y. C., SOBIN, S. S.: Pulmonary alveolar blood flow.
    Circulat. Res. 30, 470 (1972)

11. KADOWITZ, P. J., HYMAN, A. L.: Effect of sympathetic nerve
    stimulation on pulmonary vascular resistance in the dog.
    Circulat. Res. 32, 221 (1973)

12. RIEDE, U., JOACHIM, H., HASSENSTEIN, J., COSTABEL, U., SAND-
    RITTER, W., AUGUSTIN, P., MITTERMAYER, Ch.: The pulmonary
    air-blood barrier of human shock lungs (a clinical, ultra-
    structural and morphometric study). Path. Res. Pract. 162,
    41 (1978)

13. RÜFER, R.: Surfactant inhibition in vitro. XXV. Interna-
    tional Congress of Physiological Sciences. Proceedings of
    the Internat. Union of Physiological Sciences IX (Abstract),
    1971

14. SCHMID-SCHÖNBEIN, H.: Microrheology of erythrocytes and
    thrombocytes, blood viscosity and the distribution of blood
    flow in the microcirculation. In: Mikrozirkulation. Hand-
    buch der allgemeinen Pathologie III/7 (ed. H. MEESSEN).
    Berlin, Heidelberg, New York: Springer 1977

15. WEIBEL, E. R.: Morphometrische Analyse von Zahl, Volumen
    und Oberfläche der Alveolen und Kapillaren der menschli-
    chen Lunge. Z. Zellforsch. 57, 648 (1962)

16. ZWEIFACH, B. W.: Functional behavior of the microcirulation.
    Springfield: Thomas 1961

Pathophysiologie der Makro- und Mikrozirkulation in der Lunge

Von M. Kessler, J. Höper und U. Pohl

I. Regulation der Makrozirkulation

Vermindert man im akuten Experiment durch limitiertes Entbluten das Blutvolumen, so stellt man fest, daß der arterielle Blutdruck zunächst unverändert bleibt.

Bei einer differenzierten Analyse der bei einer solchen Entblutung ablaufenden Herz- und Kreislaufreaktionen zeigt sich, daß der Organismus dank eines sehr gut synchronisierten Zusammenspiels von Makro- und Mikrozirkulation Blutverluste bis zu einer Größenordnung von ca. 0,7 % des Körpergewichts voll zu kompensieren vermag. Die näheren Zusammenhänge werden bei simultanen Messungen der globalen Kreislaufgrößen und der lokalen Gewebsparameter aufgedeckt (Tabelle 1).

Tabelle 1. Kompensatorisches Verhalten der Makro- und Mikrozirkulation bei zunehmendem Volumenmangel

---

1. Verminderung des zirkulierenden Blutvolumens

2. Abfall des Herzzeitvolumens

3. Vasokonstriktion

4. Homogenere Verteilung der Mikrozirkulation,
   verminderte Perfusion der high flow-Kapillaren

5. Verstärkte Durchblutungsrhythmik

6. Zentralisation
   Drosselung der allgemeinen Gewebeperfusion zugunsten lebenswichtiger Organe (Gehirn, Herz, Nebennieren)

7. Inhomogenere Verteilung der Mikrozirkulation,
   selektive Perfusion von high flow-Kapillaren,
   partielle no flow-Anoxie und low flow-Hypoxie

8. Zunahme der Membranpermeabilität von Endothel- und Parenchymzellen

9. Permeabilitätsödem

Bei Blutentzug nimmt der venöse Rückstrom zum Herzen ab und führt durch Abnahme des Vorhoffüllungsdruckes zu einer Abnahme des Schlagvolumens. Die daraus resultierende Abnahme der Blut-

druckamplitude hat zur Folge, daß über eine verminderte Aktivierung der Pressorezeptoren im Aortenbogen und im Karotissinus die Impulsraten in den afferenten Fasern abnehmen. Die dadurch ausgelöste Erhöhung des Sympathikotonus induziert eine
Vasokonstriktion in den peripheren Widerstandsgefäßen und verhindert auf diese Weise, daß es zum Blutdruckabfall kommt.
Gleichzeitig mit der Vasokonstriktion werden im Bereich der
Endstrombahn Kompensationsmechanismen in Gang gesetzt (11).

Um prinzipiell mögliche Regelmechanismen im Bereich der Mikrozirkulation der Lunge diskutieren zu können, sollen zunächst
einige Fragen der funktionellen Morphologie der alveolären Kapillardurchblutung besprochen werden.

II. Regulation der Mikrozirkulation

Nach jüngsten Untersuchungen von RHODIN (8) sind die Kapillaren
der einzelnen Alveolen untereinander sehr stark vernetzt, wobei
nach seiner Auffassung die Mikrozirkulation in diesem kapillären Maschenwerk durch präkapilläre Sphinkter und durch glatte
Muskelfaserzüge im Bereich der Venolen geregelt wird.

Ein besonders wichtiger Faktor, der unter Ruhebedingungen die
Verteilungsmuster der Mikrozirkulation mitbestimmt, dürften die
Kapillarlängen sein. Welch großen Einfluß allein der längenab-
hängige Strömungswiderstand auf die Größe der Kapillardurchblutung in der Lunge ausübt, ist in der Abb. 1 wiedergegeben.

Nimmt man für die besonders langen Kapillaren einen Durchblu-
tungswert von 100 % an, dann ergibt sich rein rechnerisch für
die high flow-Kapillaren eine um den Faktor 3,5 höhere Durchblutung.

Der Kapillardurchmesser beeinflußt die Mikrozirkulation in besonders nachhaltiger Weise, da sich die kapilläre Stromstärke
proportional mit der 4. Potenz des Kapillarradius ändert. Exakte und systematische Messungen über die prozentuale Verteilung
der Kapillardurchmesser und deren mögliche funktionelle Auswirkungen liegen bisher nicht vor. Es gibt allerdings einige
erste Indizien, die darauf hinweisen, daß die Feinregulation
der Mikrozirkulation durch Kaliberänderungen im Bereich der
Endstrombahn beeinflußt werden könnte.

Es stellt sich in diesem Zusammenhang die Frage, ob die Regulation der Mikrozirkulation im Bereich der Alveolen ähnlichen Ge-
setzmäßigkeiten unterworfen ist, wie sie bei Untersuchungen an
Leber, Skelettmuskel und Gehirn beobachtet wurden (4, 7).

Die sehr unterschiedlich strukturierten Gewebe ließen die folgenden gemeinsamen Charakteristika erkennen:

1. Die Mikrozirkulation zeigt ein sehr inhomogenes Verteilungsmuster.

2. Die relativ große Sauerstoffreserve des Organismus, die durch
   hohe zentralvenöse Sauerstoffsättigung gekennzeichnet ist,

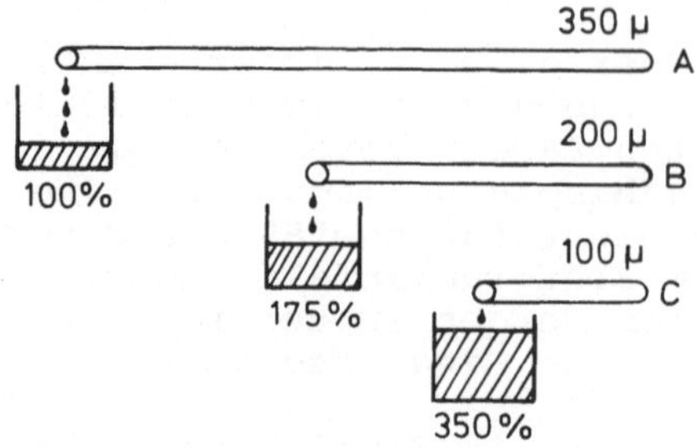

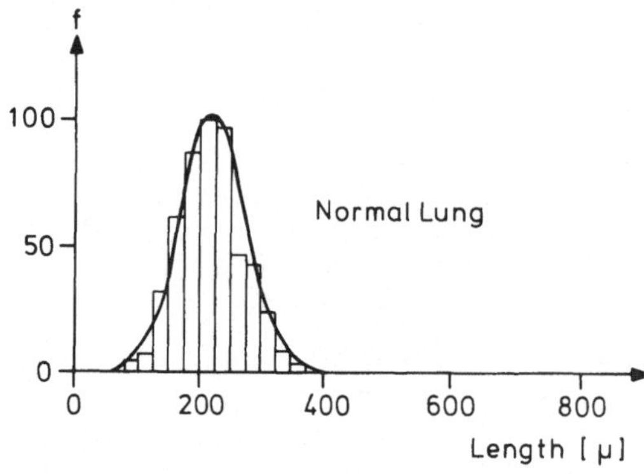

Abb. 1. Kapilläre Stromstärken als Funktion des längenab-
hängigen Strömungswiderstandes.
Längenverteilung der Lungenkapillaren nach SUWA und TAKA-
HASHI (10)

kann durch Umverteilung der Mikrozirkulation sehr rasch uti-
lisiert werden.

3. Die Umverteilung der Mikrozirkulation kann sowohl homogenere
   Verteilungsmuster als auch Verteilungsstörungen induzieren.

Messungen an der Lunge des Hundes geben erste konkrete Hinweise
darauf, daß auch für die alveoläre Kapillardurchblutung die erwähnten Regulationsprinzipien gelten dürften. Darüber hinaus
zeigten die Versuche, daß bei Beatmung der Tiere mit hohen O_2-
Konzentrationen, in ähnlicher Weise wie am Skelettmuskel des
Menschen, auch in der Lunge Verteilungsstörungen der Mikrozirkulation induziert werden können (5).

III. Sauerstoffdruckempfindlicher Regelkreis im Gewebe

Untersuchungen der Mikrozirkulation und der lokalen O_2-Versor-
gung in verschiedenen Geweben zeigen immer wieder, daß O_2-Be-
darf und O_2-Versorgung weitgehend aufeinander abgestimmt sind.
Dieser experimentelle Befund ließ vermuten, daß im Gewebe sauer-
stoffdruckempfindliche Sensoren existieren, die eine so effi-
ziente Regelung ermöglichen.

Am Modell der isoliert perfundierten Leber konnten wir vor kur-
zem die Existenz eines zellulären Regelkreises nachweisen, der
in Abhängigkeit von der lokalen Sauerstoffversorgung des Gewebes die Durchblutung direkt beeinflußt (1).

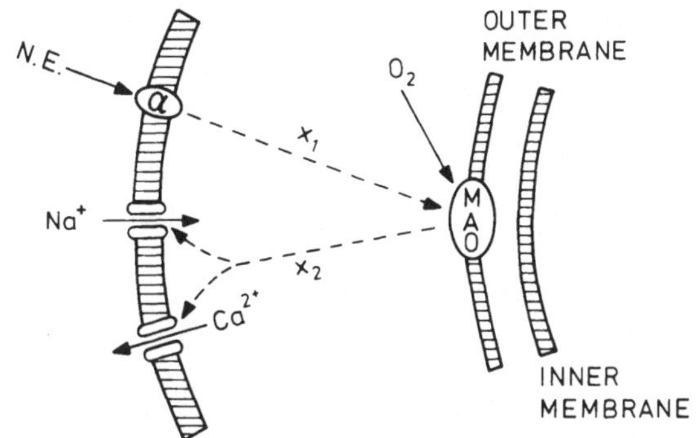

Abb. 2. Beeinflussung der Durchblutung durch einen PO_2-empfindlichen zellulären Regelkreis. Im linken Teil der Abbildung ist die Zellmembran, rechts die innere und äußere Mitochondrienmembran wiedergegeben

Voraussetzung für die Funktion dieses Regelkreises ist die vorherige Aktivierung des Gewebes mit Noradrenalin. Wie aus Abb. 2 hervorgeht, kommt es nach Applikation von Noradrenalin über eine α-Rezeptorwirkung zur Bildung eines Messengers X_1. Dieses X_1 wird mit Hilfe von Monoaminooxydase (MAO) und Sauerstoff zu einem Messenger X_2 oxydiert.

Der Messenger X_2 induziert einen selektiven Natriuminflux in die Zelle. Der dadurch verursachte osmotische Influx von Wasser in die Parenchym- und möglicherweise auch in die Endothelzelle könnte die Mikrozirkulation in einem sehr umschriebenen Gebiet sogar direkt lokal beeinflussen.

Die Funktion des Regelkreises läßt sich auf folgende Weise beeinflussen:
1. Durch Änderung der lokalen Sauerstoffdrucke im Gewebe.
2. Durch Monoaminooxydasehemmer.
3. Durch α-Rezeptorenblocker.
4. Durch Substitution des Natriums im Perfusionsmedium mit Cholinchlorid.

Möglicherweise ist ein solcher Regelkreis auch für andere Gewebe, wie z. B. die Lunge, exemplarisch.

IV. Koordination von Makro- und Mikrozirkulation im Schock

Die in der Frühphase des Schocks entstehende Vasokonstriktion induziert durch Drosselung der Durchblutung in den high flow-Kapillaren ein homogeneres Verteilungsmuster der Mikrozirkulation. Dadurch kann zunächst eine Störung der Mikrozirkulation verhindert werden (siehe Tabelle 1).

Kommt es allerdings auf dieser Stufe des beginnenden Schocks zu einem weiteren Volumenverlust, dann beobachtet man neben einer verstärkten PO_2-Rhythmik im Gewebe eine fortschreitende Zentra-

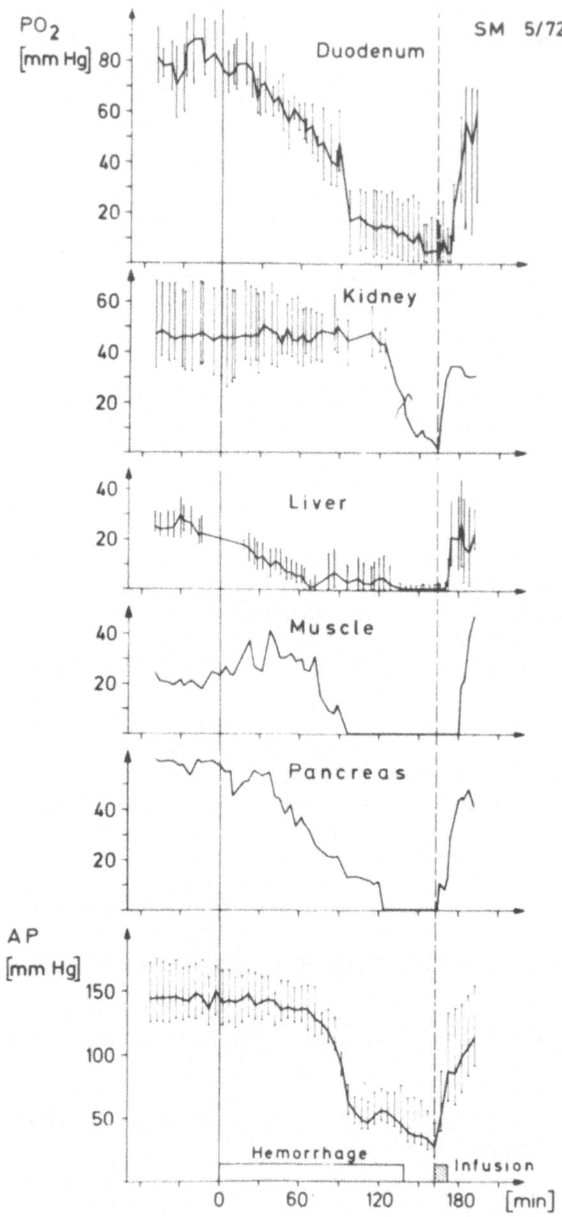

Abb. 3. Abnahme der zellulären Oxygenierung in verschiedenen
Organen im Verlauf einer Entblutung (Nach SINAGOWITZ et al.,
9)

lisation des Kreislaufs, d. h. die homogene Perfusion der verschiedenen Gewebe wird zugunsten lebenswichtiger Organe vermindert. In Abb. 3 ist eine typische Entblutungsreaktion beim nar-
kotisierten Hund wiedergegeben (9). Zunächst wird das Entstehen

einer lokalen Anoxie durch Vasokonstriktion und Umverteilung
der Mikrozirkulation verhindert. Mit Einsetzen der Zentralisation beobachtet man in den verschiedenen Geweben eine unterschiedliche Abnahme der zellulären Oxygenierung.

In den nicht lebenswichtigen Organen entsteht nun erneut eine
Umverteilung der Mikrozirkulation, diesmal aber in umgekehrter
Richtung, d. h. die high flow-Kapillaren werden relativ stärker zuungunsten der übrigen Kapillaren perfundiert, in denen
sich jetzt eine low flow-Hypoxie und eine no flow-Anoxie aus-
bilden. Damit wird in den nicht lebenswichtigen Organen nur
noch eine Art von Notperfusion durch Kanäle mit besonders niedrigem Widerstand aufrechterhalten.

V. Frühveränderungen bei no flow-Anoxie des Gewebes

Bei Störungen der Mikrozirkulation, die zur Ausbildung einer
no flow-Anoxie führen, entstehen charakteristische zelluläre
Veränderungen, die sich besonders frühzeitig im Sinne einer
Functio laesa der Zellmembran erfassen lassen ($\underline{2}$, $\underline{5}$). Die näheren Zusammenhänge sind in der Abb. 4 zusammengefaßt.

Innerhalb von ca. 30 s nach Durchblutungsstopp beobachtet man
einen Abfall des Gewebe-PO_2 auf anoxische Werte. Mit dem Auftreten erster anoxischer Stellen kommt es zu einer rasch zunehmenden Reduktion der mitochondrialen Atmungsfermente. Dadurch
wird die anaerobe Glykolyse gestartet.

Während des PO_2-Abfalls entsteht durch oxydative Dekarboxylie-
rung eine relativ große CO_2-Menge, die nicht mehr eliminiert
werden kann.

Bei Messungen der CO_2-Drucke im Gewebe ist initial allerdings
nur ein sehr mäßiger Anstieg des PCO_2 nachweisbar, da das entstehende CO_2 sehr rasch in Protone und Bikarbonat umgesetzt
wird, wobei die Protonen offenbar an intrazelluläre Protein-
und Phosphatpuffer gebunden werden.

Diese Pufferung der H^+-Ionen durch die intrazellulären Puffer
bewirkt, daß durch Ionenaustausch Kationen freigesetzt werden.
Dabei wird Bikarbonatpuffer gebildet. Die im weiteren Verlauf
durch anaerobe Glykolyse entstehende zunehmende Laktazidose
führt zu einem Verbrauch dieses zwischenzeitlich gebildeten
Bikarbonatpuffers. Das durch die Milchsäurepufferung sekundär
freigesetzte CO_2 kann jetzt als PCO_2-Anstieg im Gewebe erfaßt
werden ($\underline{3}$).

In ähnlicher Weise wie bei der PCO_2-Messung registriert man
auch bei Messung der extrazellulären pH-Werte im ischämischen
Gewebe wegen der H^+-Ionenpufferung nur eine mäßige Veränderung
der H^+-Aktivität, die quantitativ gesehen nur etwa 1/70 der gebildeten Protonenmenge entspricht.

Eine ebenfalls im Sinne einer Pufferung ablaufende Protonierung
der Plasmamembran hat zur Folge, daß es zur Zunahme der Kalium-

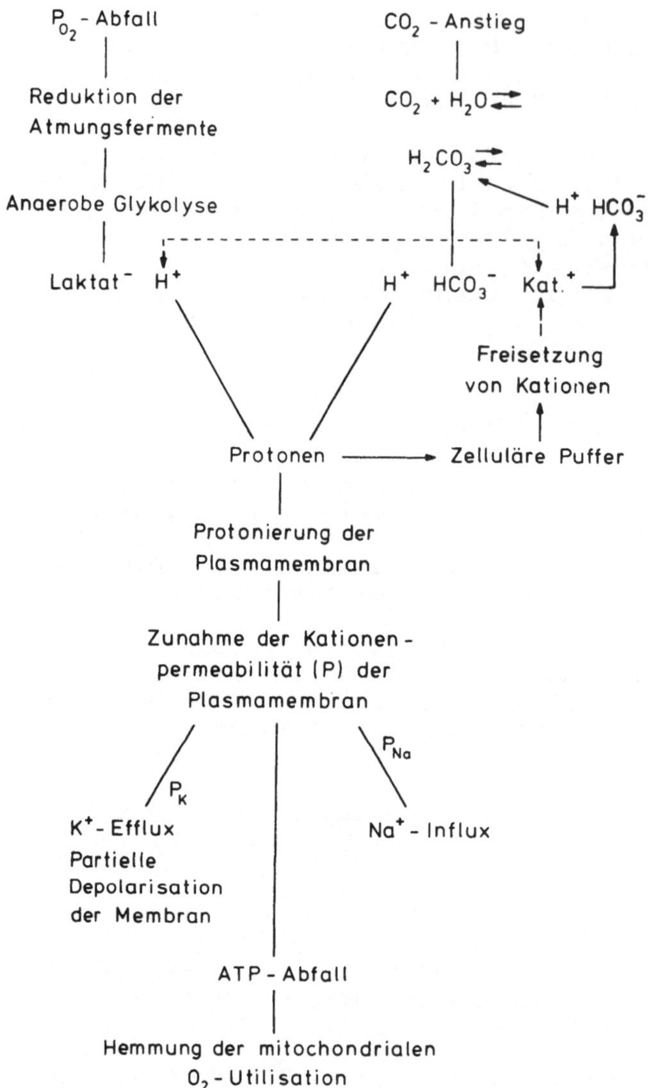

Abb. 4. Zeitabhängige zelluläre Veränderungen nach Auslösen einer no flow-Anoxie

permeabilität (P_K) in der Membran und damit zu einem zunächst limitierten Kaliumefflux kommt. Einen solchen Kaliumefflux konnten wir bei Messungen in der Lunge, dem Herzmuskel, der Leber, der Niere und dem Skelettmuskel nachweisen.

In nicht mehr perfundiertem, jedoch weiterhin ventiliertem Lungengewebe beobachtet man während der ersten 10 min nach Perfusionsstopp einen Anstieg der extrazellulären Kaliumaktivität von einem Ausgangswert von 3,8 mmol bis auf 10,1 mmol. Nach Abstellen der Ventilation kommt es zu einem weiteren Anstieg der extrazellulären Kaliumaktivität auf einen Wert von 18,2 mmol

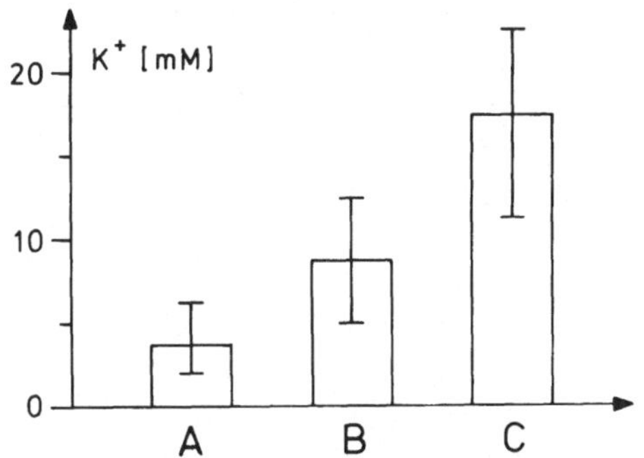

Abb. 5. Extrazelluläre Kalium-
aktivität im Lungengewebe der
Ratte:
A) Bei normaler Beatmung und
   Perfusion.
B) Nach Perfusionsstopp und
   gleichzeitiger Fortsetzung
   der Beatmung.
C) Nach Stopp der Perfusion
   und Beatmung

(Abb. 5). Das Membranpotential der Pneumozyten und möglicherweise auch der Endothelzellen wird durch diesen Kaliumefflux
deutlich positiver.

Die Messung der Natriumaktivität im Lungengewebe ergibt nach
Auslösen einer akuten no flow-Anoxie zunächst keine signifikanten Änderungen. Erst nach längerem Persistieren der no flow-
Anoxie entwickelt sich als Ausdruck einer fortschreitenden Mem-
branschädigung ein zunehmender Natriuminflux.

Da dem K^+-Efflux zunächst kein Na^+-Influx entgegensteht, muß
man davon ausgehen, daß zusammen mit dem Kalium Bikarbonat-,
Laktat- und Phosphatanionen in den Extrazellulärraum austreten
(Abb. 6).

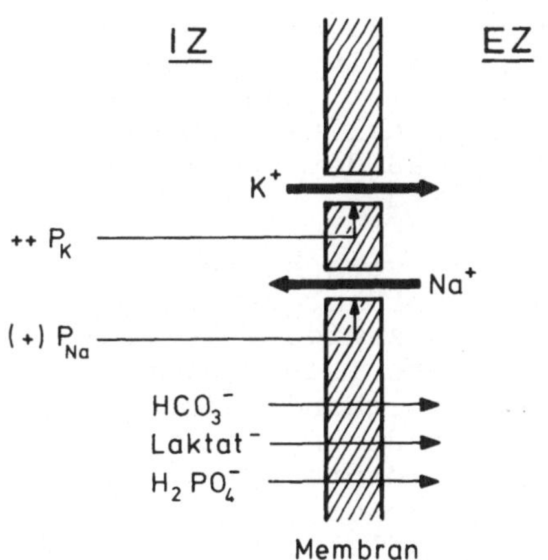

Abb. 6. Ionenfluxe bei no flow-
Anoxie. Primär entsteht ein Ka-
lium- und Anionenefflux. Nach
längerem Persistieren der no
flow-Anoxie kommt es zu einem
Na^+-Influx

Unsere bisherigen Befunde sprechen dafür, daß die schnelle An-
fangskinetik des ischämischen ATP-Abfalls durch die CO_2-beding-
te Protonenbildung ausgelöst sein dürfte. Sinn dieser Reaktion
könnte sein, durch kritische Verminderung des Energieangebotes
den spezifischen Zellstoffwechsel möglichst rasch von einem hohen funktionellen Niveau mit großem Energiebedarf auf Vita mini-
ma-Bedingungen abzusenken, um dadurch zu erreichen, daß sich

Tabelle 2. Spätfolgen einer subkritischen low flow-Anoxie und no flow-Anoxie

---

1. Akkumulation von Laktatanionen
2. Hemmung der anaeroben Glykolyse
3. Ausgleich der Ionengradienten

<u>Subkritische low flow-Anoxie:</u>

a) Kaliumefflux durch Auswaschen der extrazellulären K^+-Ionen

b) Natrium- und Kalziuminflux aus der low flow-Kapillare in die Zelle

<u>No flow-Anoxie:</u>

Allmählicher Ausgleich der Ionengradienten

4. Verlust des Membranpotentials
5. Strukturelle Schädigung der biologischen Membranen
6. Permeabilitätsödem

---

auch unter den sehr ungünstigen Bedingungen der no flow-Anoxie der Erhaltungsstoffwechsel der Zelle über einen möglichst langen Zeitraum aufrechterhalten läßt.

Parallel zum schnellen ATP-Abfall kommt es durch Reduktion der wasserstoffübertragenden Coenzyme zu einer fast völligen Hemmung des intermediären Stoffwechsels. Darüber hinaus werden die Plasmamembranen als Folge der durch Kaliumefflux induzierten partiellen Depolarisation weitgehend ruhiggestellt. Auch diese beiden letzteren Faktoren tragen dazu bei, daß der spezifische Stoffwechsel der Zelle sehr rasch gehemmt wird.

Messungen der Sauerstoffaufnahme, die wir an verschiedenen Organen unmittelbar nach no flow-Anoxie durchgeführt haben, lassen erkennen, daß die Sauerstoffaufnahme trotz wieder ausreichender Versorgung initial deutlich vermindert ist. Vermutlich handelt es sich dabei um eine Störung der mitochondrialen Sauerstoffutilisation, die durch ischämische Veränderungen der intrazellulären Ionenaktivitäten verursacht sein könnte. Dafür sprechen Untersuchungen, die an isolierten Mitochondrien durchgeführt wurden und bei denen Kalium, Natrium, Kalzium und Protonen in Konzentrationen, wie sie bei der Ischämie im Intrazellulärraum auftreten, dem Suspensionsmedium zugesetzt wurden. Unter solchen Bedingungen beobachtet man eine erheblich reduzierte mitochondriale Sauerstoffaufnahme.

Auch dieser partiellen Hemmung der O_2-Utilisation kann teleologisch gesehen ein gewisser Sinn beigemessen werden. Durch die Atmungshemmung wird nämlich erreicht, daß sich auch bei sehr kleinen kapillären Stromstärken und einer damit bestehenden low flow-Hypoxie eine minimale O_2-Versorgung über längere Kapillardistanzen aufrechterhalten läßt.

Die kleinen ATP-Mengen, die auf diese Weise noch gebildet werden können, sind für den spezifischen Stoffwechsel der Zelle praktisch irrelevant. Bei Hemmung des spezifischen Stoffwechsels gewinnen sie aber mit einem Mal eine sehr wesentliche Bedeutung, da sie unter solchen Grenzbedingungen dem Erhaltungsstoffwechsel voll zugute kommen.

Die erwähnten lebenserhaltenden Mechanismen werden dann zum Tragen kommen, wenn die Zelle mit Hilfe solcher Notfallreaktionen in einem ersten Schritt inaktiviert wird und danach eine O_2-Minimalversorgung durch eine kontinuierliche oder auch diskontinuierliche minimale Mikrozirkulation oder durch diffusiven O_2-Antransport aus benachbarten Kapillaren aufrechterhalten werden kann.

Die bisher besprochenen Frühveränderungen des Gewebes bei no flow-Anoxie sind in der Regel nach Wiedereinsetzen der Mikrozirkulation voll reversibel.

Unterschreitet die Mikrozirkulation kritische Werte (subkritische low flow-Anoxie), bei denen die kapilläre Endstrecke trotz stark verminderter O_2-Aufnahme nicht mehr mit O_2 versorgt werden kann und bei der auch die anaerob gebildete Milchsäure nicht mehr abtransportiert wird, dann kommt es zu einer fortschreitenden Zellschädigung.

VI. Spätfolgen einer subkritischen low flow-Anoxie und no flow-Anoxie

Eine irreversible Schädigung der Zelle entwickelt sich, wenn die anaerobe Glykolyse durch Milchsäureakkumulation gehemmt wird und dadurch ein totaler Energiemangel entsteht (Tabelle 2). Ein auf diese Weise hervorgerufener ATP-Verlust hat zur Folge, daß sich die zellulären Ionengradienten völlig ausgleichen. Besonders ungünstig ist die Situation, wenn im Gewebe eine minimale Restperfusion besteht (subkritische low flow-Anoxie), die weder genügt, um dem Gewebe die minimal erforderliche O_2-Menge zuzuführen noch um die anaerob gebildete Milchsäure in hinreichendem Maß zu eliminieren, die aber gerade noch ausreicht, um in den Kapillaren einen konvektiven Ionentransport zu induzieren. Durch eine solche minimale Konvektion entstehen in den betroffenen Zellen schwere Kaliumverluste, gleichzeitig nimmt aber auch der intrazelluläre Natrium- und Kalziumgehalt stark zu.

Bei dieser Form der subkritischen low flow-Anoxie kommt es sehr rasch zur Ausbildung einer schweren strukturellen Schädigung der biologischen Membranen, die zum Zelluntergang führt. Im Gegensatz zur subkritischen low flow-Anoxie entwickeln sich die Schädigungsmuster bei der no flow-Anoxie erheblich langsamer.

Für beide Formen der Mikrozirkulationsstörung ist charakteris-
tisch, daß die für den Ausgleich der zellulären Ionengradienten verantwortliche pathologische Permeabilitätszunahme der
Plasmamembran eine Folge des Energiemangels ist. Andere Veränderungen bei der Ischämie, wie z. B. die Zunahme der Milchsäu-
rekonzentration im Gewebe und die zelluläre Azidose, sind nicht
Ursache des Zelluntergangs, sondern nur Symptome einer kritischen Versorgungslage.

Ziel einer weiteren klinikbezogenen Grundlagenforschung sollte
es sein, festzustellen, welche Möglichkeiten bestehen, um bei
der Behandlung des Lungenversagens durch kurative Maßnahmen die
lebenserhaltenden Mechanismen des Organismus selektiv zu unterstützen.

<u>Literatur</u>

1. HÖPER, J., KESSLER, M.: Norepinephrine (NE) induced changes
   in flow and extracellular activities of Na^+, K^+, Ca^{2+} in
   isolated perfused liver. Arzneimittel-Forsch./Drug Res. <u>28</u>
   (I), 717 (1978)

2. HÖPER, J., KESSLER, M.: Cationic disturbances in tissue
   during normal-flow and no-flow anoxia. Pfügers Arch. (In
   Vorbereitung)

3. HÖPER, J., KESSLER, M., JI, S., ACKER, H.: Disturbances of
   extracellular pK, pNa and pH during no-flow anoxia. In: Oxygen transport to tissue, III (eds. J. A. SILVER et al.).
   New York, London: Plenum Press 1978

4. KESSLER, M., HÖPER, J., KRUMME, B. A.: Monitoring of tissue
   perfusion and cellular function. Anesthesiology <u>45</u>, 184 (1976)

5. KESSLER, M.: Pathophysiologie der Mikrozirkulation in der
   Lunge. Vortrag Jahrestagung Deutsche Gesellschaft für Anästhe-
   siologie und Intensivmedizin, Würzburg, 12. - 14.10.1978
   (Im Druck)

6. KESSLER, M., HÖPER, J., KRUMME, B., STARLINGER, H.: Disturbances and compensation of cellular cation activity during
   anoxia and shock. In: Ion and enzyme electrodes in biology
   and medicine (eds. M. KESSLER, L. C. CLARK, D. W. LÜBBERS,
   J. A. SILVER, W. SIMON). München, Berlin, Wien: Urban &
   Schwarzenberg 1976

7. LENIGER-FOLLERT, E., WRABETZ, W., LÜBBERS, D. W.: Local
   tissue PO_2 and microflow of brain cortex under varying arterial oxygen pressure. In: Oxygen transport to tissue, II
   (eds. J. GROTE et al.). New York, London: Plenum Press 1976

8. RHODIN, J. A.: Microscopic anatomy of the pulmonary vascular
   bed in cat lung. Microvasc. Res. <u>15</u>, 169 (1978)

9. SINAGOWITZ, E., RAHMER, H., RINK, R., GÖRNANDT, L., KESS-
   LER, M.: Local oxygen supply in intra-abdominal organs and
   in skeletal muscle during hemorrhagic shock. In: Oxygen
   transport to tissue, I (eds. H. BICHER, D. BRULEY). New
   York, London: Plenum Press 1973

10. SUWA, N., TAKAHASHI, T.: Morphological and morphometrical
    analysis of circulation in hypotension in ischemic kidney
    (ed. F. BÜCHNER). München, Berlin, Wien: Urban & Schwarzen-
    berg 1971

11. TRAUTWEIN, W., GAUER, O. H., KOEPCHEN, H. P.: Herz und
    Kreislauf (eds. O. H. GAUER et al.). München, Berlin, Wien:
    Urban & Schwarzenberg 1972

Humorale und immunologische Aspekte des akuten Lungenversagens

Von W. Schmutzler

Wiederholt wurde die Beteiligung chemischer Mediatoren, d. h.
endogen freigesetzter, pharmakologisch aktiver Substanzen an
der Pathogenese des schockbedingten akuten oder progressiven
Lungenversagens diskutiert (3, 7, 8, 11, 14).

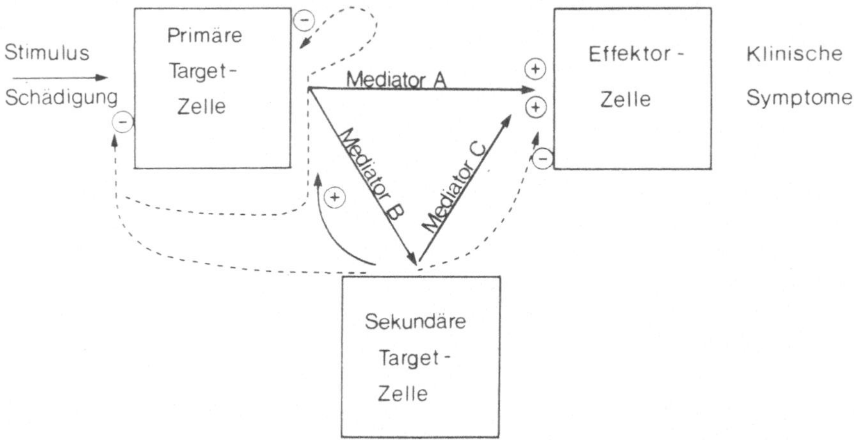

Abb. 1. Schema zum Mediatorkonzept pathophysiologischer Prozesse.
(+) = Stimulation bzw. Verstärkung oder Förderung,
(-) = Hemmung.
Positive Feedback-Mechanismen können zur Verstärkung der Media-
torfreisetzung aus den primären Target-(Ziel-)zellen führen,
negative Feedback-Mechanismen können die primären Targetzellen
für Stimuli unempfindlicher machen oder Synthese bzw. Freisetzung
von Mediatoren hemmen

Die Abb. 1 zeigt eine schematische Darstellung des Mediatorkon-
zeptes pathophysiologischer Prozesse: Ein Stimulus oder eine
Schädigung wirken auf eine primäre Target- oder Zielzelle im
Blut oder Gewebe. Diese wird hierdurch zur Freisetzung von Inhaltsstoffen, den sogenannten primären Mediatoren (A oder B),
gebracht. Anstelle der primären Zielzelle kann auch das Komple-
ment-, Plasmin-, Gerinnungs- oder Kallikrein-Kinin-System stehen.

Die primären Mediatoren können direkt auf die Effektor- oder Erfolgszellen wirken, im Falle der Lunge also auf die glatte Muskulatur der Bronchien und Gefäße, die Kapillarendothelien und
die bronchialen Drüsenzellen, und dort die klinischen Symptome
erzeugen. Sie können aber auch auf andere Zellen oder Enzym-

systeme wirken und diese zur Freisetzung sekundärer Mediatoren
(C) bringen. Neben Stimulation der Effektorzellen können manche Mediatoren (z. B. Prostaglandin $F_{2\alpha}$, Kallikrein, Plasmin)
über einen positiven Feedback-Mechanismus eine Verstärkung ihrer eigenen Freisetzung bewirken, andere (z. B. Adrenalin, in
bestimmten Fällen E-Prostaglandine oder Histamin) limitieren
über negative Feedback-Mechanismen ihre eigene oder die Freisetzung anderer Mediatoren oder hemmen deren Wirkung an den Erfolgszellen.

Art und Intensität der Reaktion der Effektorzellen und damit
Art und Stärke der klinischen Symptomatik ergeben sich also als
Resultante aus der Summe aller stimulierenden oder hemmenden
Mediatorwirkungen. Jede Therapie muß bemüht sein, die hemmenden Mediatorwirkungen zu fördern, die stimulierenden aber zu
unterdrücken und so das normale Gleichgewicht wiederherzustellen.

Klassischerweise gehört zum Nachweis der Mediatorfunktion einer Substanz, daß bei dem in Frage stehenden pathophysiologischen Prozeß
1. diese Substanz überhaupt in wirksamen Konzentrationen auftritt,
2. die Substanz den pathophysiologischen Prozeß imitieren kann,
3. spezifische Hemmstoffe nicht nur die Wirkungen dieser Substanz, sondern auch den in Frage stehenden pathophysiologischen Prozeß unterdrücken können.

Wenn aber nach dem in Abb. 1 gegebenen Schema mehr als eine
Mediatorsubstanz im Spiel ist - und dies dürfte für die überwiegende Zahl der pathophysiologischen Prozesse und ganz besonders für das progressive Lungenversagen zutreffen - sind Beweise zu Punkt 2 und 3 sehr schwer zu führen.

In Tabelle 1 sind die bei den drei bestuntersuchten Schockformen im Blutplasma nachgewiesenen Mediatorsubstanzen zusammengestellt (vgl. 1, 6, 15). Nicht berücksichtigt wurden Stoffe,
deren chemische und pharmakologische Eigenständigkeit und Spezifität fraglich ist, wie z. B. des "myocardial depressant factor" oder des "pulmonary lesion factor" (4). Andererseits ist
die in Tabelle 1 gegebene Auflistung mit Sicherheit unvollständig, weil die quantitative Erfassung weiterer potentieller Mediatoren aus technischen Gründen (z. B. um dem Patienten oder
dem Versuchstier nicht zuviel Blut entnehmen zu müssen) meist
unmöglich ist. Eine Erläuterung hierzu gibt Abb. 2.

Es ist bekannt, daß zahlreiche Substanzen direkt oder über die
Aktivierung des Gerinnungsfaktors XII (Hageman-Faktor) und des
Properdins ("alternative pathway") das Komplementsystem aktivieren können (2, 10, 14). Es gibt also keine Komplementaktivierung ohne gleichzeitige Ingangsetzung des Gerinnungsmechanismus oder Aktivierung des Plasmin- und Kallikrein-Kinin-Systems und umgekehrt. Manche der bei der Komplementaktivierung
anfallenden Produkte besitzen ausgeprägte pharmakologische Wirkungen (2, 10): C1s erhöht die Kapillarpermeabilität; C2f besitzt kininähnliche Wirkungen; C3a und C5a sind die Anaphyla-

Tabelle 1. Bei verschiedenen Schockformen nachgewiesene Mediatoren

Schockform	Mediatoren		
	Primär	Sekundär	Primär oder sekundär
Anaphylaktischer Schock	Histamin	Adrenalin	Slow reacting substance (SRS-A)
	Heparin	Diaminoxydase → Imidazolessigsäure	
	Kallikrein	Kinine	Katheptische Enzyme Prostaglandine E und F Thromboxane Prostazyklin Eosinophil chemotactic factor (ECF-A)
	Kalium		
Hämorrhagischer Schock	Renin	Angiotensin I und II	
	Kallikrein	Kinine	Prostaglandine E und F Thromboxane (PAF) Prostazyklin
	Adrenalin Kalium?		
Intestinaler Schock	5-Hydroxytryptamin		
	Kallikrein	Kinine	Prostaglandine Thromboxane? Prostazyklin?
	Adrenalin		

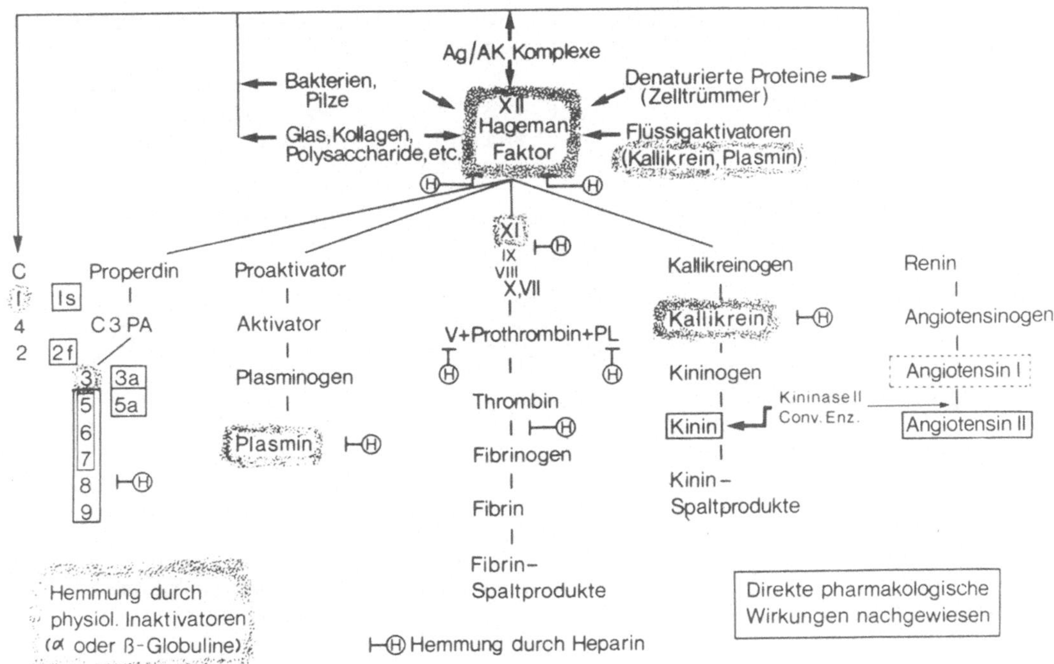

Abb. 2. Interdependenz von Komplement-, Plasmin-, Gerinnungs-, Kallikrein-Kinin- und Renin-Angiotensin-Systemen. Die beiden letztgenannten Systeme sind durch das kininspaltende Enzym, die Kininase II, miteinander verbunden, die mit dem "Angiotensin converting enzyme" identisch ist. Größeres Angebot von Kinin führt wegen dessen stärkerer Affinität zu dem Enzym zu verringerter Umwandlung von Angiotensin I zu Angiotensin II

toxine. Sie bewirken eine Kontraktion glatter Muskulatur, erhöhen die Kapillarpermeabilität, wirken chemotaktisch für neutrophile Granulozyten, bewirken Degranulierung von Mastzellen. C3b fördert die Freisetzung lysosomaler Hydrolasen aus neutrophilen Granulozyten, und C5 - 9 sind für die Lyse von Zellen verantwortlich.

Die hier genannten Komplementkomponenten wurden gereinigt und mit Hilfe der gereinigten Substanzen wurden die pharmakologischen Wirkungen bestimmt. Es ist jedoch sehr schwierig oder sogar unmöglich, bei einem Patienten oder Versuchstier die im Schock gebildete Menge von z. B. C5a zu bestimmen. Damit entfällt die Möglichkeit, die Bedeutung von C5a für die Schocksymptomatik festzulegen. Es bleibt nur die Feststellung, daß C5a und die anderen pharmakologisch aktiven Komplementkomponenten Bedeutung für die Schocksymptomatik haben können, weil die Bedingungen für die Aktivierung des Komplement-, Plasmin-, Gerinnungs- und Kallikrein-Kinin-Systems bei jedem Schockgeschehen gegeben sein dürften. Welche Mengen pharmakologisch aktiver Produkte dabei entstehen, hängt aber nicht nur von Art und Menge der Aktivatoren, sondern auch von Art und Menge der zur Verfügung stehenden physiologischen Inhibitoren (z. B. α_1-, α_2-, β_2-Globuline, Antithrombin) ab.

Tabelle 2. Pharmakologische Wirkungen verschiedener Mediatorsubstanzen (In runden Klammern: Rezeptortyp)

Blutdrucksenkung	Histamin (H_1 und H_2), Kinine, Prostaglandin E, Adrenalin (β), 5-Hydroxytryptamin
Erhöhung der Herzfrequenz	Histamin (H_2), 5-Hydroxytryptamin, Kinine, Adrenalin (β)
Bronchokonstriktion	Histamin (H_1), 5-Hydroxytryptamin, SRS-A, Kinine, Prostaglandin $F_{2\alpha}$, Adrenalin (α)
Bronchialsekretion	SRS-A
Bronchodilatation	Prostaglandin E, Adrenalin (β)
Konstriktion der Pulmonalgefäße	5-Hydroxytryptamin, Thromboxan, Histamin (H_1)
Erhöhung der Kapillarpermeabilität	Histamin (H_1), 5-Hydroxytryptamin, Kinine, Prostaglandine $F_{2\alpha}$ und E, Angiotensin II
Hämokonzentration	Histamin (H_1), 5-Hydroxytryptamin
Aggregation von Thrombo- zyten oder Lymphozyten	Thromboxan [PAF], Prostaglandin $F_{2\alpha}$
Hemmung der Aggregation von Thrombozyten oder Lymphozyten	Prostazyklin [PgI_2], Prostaglandin E
Selektive Akkumulation von	
a) eosinophilen Leukozyten	Eosinophil chemotactic factor [ECF-A]
b) neutrophilen Leukozyten	Imidazolessigsäure
c) basophilen Leukozyten	Lymphokine

In Tabelle 2 sind einer Reihe von typischen Reaktionen die auslösenden und im Schock nachgewiesenen Mediatorsubstanzen zugeordnet (mit Angabe etwa relevanter Rezeptoren in runden Klammern). Es ist leicht zu sehen, daß einige der hier aufgeführten
Mediatorsubstanzen an der Entstehung des akuten progressiven
Lungenversagens, insbesondere an den Störungen der Mikrozirkulation in der Lunge, beteiligt sein können, selbst wenn es bisher keine speziell auf diese Problemstellung angelegten Untersuchungen gibt.

Bei der geradezu verwirrenden Zahl potentieller Mediatoren und
deren Synthese oder Freisetzung beeinflussenden Faktoren könnte
man leicht die Hoffnung aufgeben, aus der Kenntnis der Mediato-

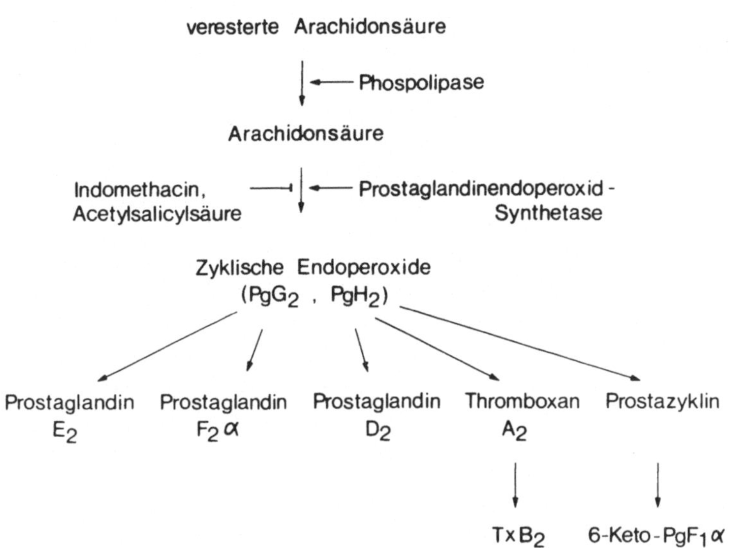

Abb. 3. Vereinfachtes Schema der Bildung der wichtigsten Prostanoide: Prostaglandin $F_{2\alpha}$, E, D, Thromboxan und Prostazyklin (Nach 9, 13)

ren den pathophysiologischen Mechanismus des akuten oder progressiven Lungenversagens verstehen und daraus ein therapeutisches Konzept entwickeln zu können. Es lassen sich jedoch einige Prinzipien formulieren, deren Beachtung zumindest therapeutische Erfolge erwarten lassen: Wenn eine Therapie gleichzeitig erwünschte und unerwünschte Mediatorwirkungen unterdrückt, muß man sicher sein, daß sich der Ausfall der erwünschten nicht stärker, d. h. schädlicher auswirkt als der Ausfall der unerwünschten Wirkungen.

Zwei Beispiele mögen dies demonstrieren:
1. Abb. 3 zeigt ein grobes Schema der Bildung der wichtigsten Prostanoide. Das Angebot falscher Substrate (z. B. von Arachidonsäure-Analogen) führt ebenso zur Hemmung der Prostanoidsynthese wie die Hemmung der Prostaglandinendoperoxidsynthetase (Cyclooxygenase) durch Antiphlogistika (Indomethacin, Azetylsalizylsäure etc.). Davon werden aber alle in Abb. 3 aufgeführten pharmakologisch wirksamen Prostanoide in gleicher Weise betroffen. Dies bedeutet, daß nicht nur die unerwünschten Wirkungen von Prostaglandin $F_{2\alpha}$ und Thromboxan beseitigt werden, sondern auch die meist erwünschten von Prostaglandin E und Prostazyklin (vgl. Tabelle 2). (Bei rheumatoider Arthritis ist die Situation anders, weil dabei die schmerzfördernde Wirkung des Prostaglandin E unerwünscht ist.) In der Tat ist eine Verstärkung der anaphylaktischen Histamin- und SRS-A-Freisetzung als Folge einer durch Indomethacin unterdrückten Prostaglandin E-Synthese beschrieben (5).

2. Beim anaphylaktischen Schock werden durch die Antigen-Antikörper-Reaktion, bei anderen Schockformen durch die aktivierten

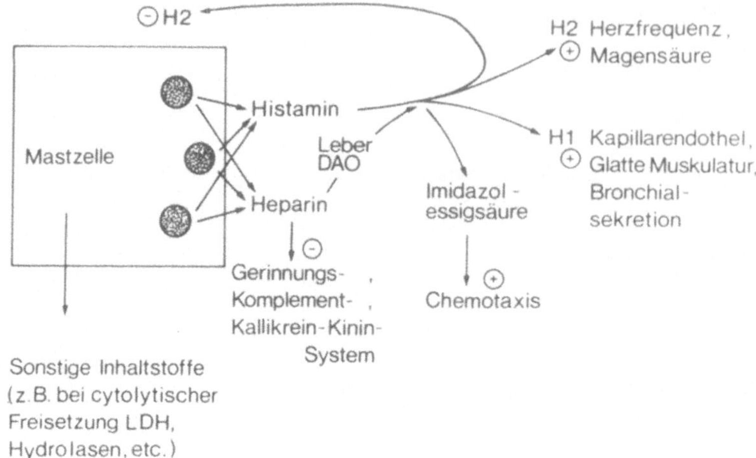

Abb. 4. Schema der Wirkung sezernierter Mastzellinhaltsstoffe.
(+) = Stimulation bzw. Verstärkung
(-) = Hemmung.
H_1-Histaminrezeptoren durch Mepyramin, H_2-Histaminrezeptoren
durch Cimetidin blockierbar. Die Heparinwirkungen sind durch
basische Proteine (Protamin) blockierbar

Komplementkomponenten C3a und C5a Mastzellen zur Sekretion ihrer Granulainhaltsstoffe Histamin und Heparin gebracht (Abb. 4).
Das Heparin kann - wenn es in genügenden Mengen sezerniert wird -
hemmende Einflüsse auf die Entstehung aktiver Komponenten im
Komplement-, Plasmin-, Gerinnungs- und Kallikrein-Kinin-System
ausüben. Es kann aber auch über die Freisetzung von Leber-Di-
aminoxydase (DAO) die Metabolisierung von Histamin zu Imidazolessigsäure beschleunigen, die ihrerseits chemotaktische Wirkungen auf weiße Blutzellen, insbesondere Eosinophile, ausübt.
Histamin wirkt über H_1-Rezeptoren (hemmbar durch klassische
Antihistaminika Typ Mepyramin) stimulierend auf glatte Muskulatur und Bronchialsekretion und steigert auch die Kapillarpermeabilität. Es wirkt über H_2-Rezeptoren (hemmbar durch H_2-Blocker
Typ Cimetidin) stimulierend auf Herzfrequenz und Magensäurese-
kretion und hemmend auf die Mastzelldegranulation. Bei einer
kombinierten Behandlung mit H_1- und H_2-Blockern (Mepyramin +
Cimetidin) lassen sich alle Histaminwirkungen blockieren, was
aber auch eine bis zur Zytolyse verstärkte Mastzelldegranulie-
rung und verstärkte Sekretion von Makrophagen- und Lymphozyten-
inhaltsstoffen (Prostaglandine und Lymphokine) auslösen kann.
Die Folgen sind gesteigerte Letalitäten im Tierexperiment (12)
bzw. unter Umständen bedrohliche Symptome beim Patienten.

Die Tabelle 3 zeigt in schematisierter Form, welche therapeutischen Effekte man von verschiedenen Pharmaka erwarten darf.
Alphaadrenerg wirkende und betaadrenerg blockierende Substanzen sowie H_2-Blocker und Antiphlogistika haben im Schock eher
unerwünschte als erwünschte Wirkungen. Günstige Wirkungen darf
man von betaadrenerg wirkenden und alphaadrenerg blockierenden
Substanzen erwarten (sofern die Blutdrucksenkung oder die posi-

Tabelle 3. Zu erwartende Effekte verschiedener Pharmaka auf
Freisetzung und Wirkung von Schockmediatoren.
+ = Stimulation, - = Hemmung; (Angabe in Klammern betrifft nur
einzelne Funktionen

Pharmaka	Freisetzung von Mediatoren	Reaktion der Erfolgsorgane
Sympathikomimetische Amine		
α	+	+
β	-	-
Adrenerge Blocker		
α	-	-
β	+	+
Theophyllin, Papaverin	-	-
Anticholinergika	(-)	(-)
Antihistaminika		
H_1	$\pm$	(-)
H_2	$\pm$	(+)
Prostaglandine		
F	+	+
E	-	-
Thromboxan	(+?)	(+?)
Prostazyklin	(-?)	(-?)
Glukokortikoide	-	-
Aprotinin	(-)	($\pm$)
Heparin	(-)	($\pm$)
Indomethacin	(-)	(++)
Azetylsalizylsäure	(-)	(+++)
Phenylbutazon	(-)	(++)

tiv chronotrope Wirkung am Herzen keine Grenzen setzt), ferner
von Theophyllin oder Papaverin, Anticholinergika, Prostaglandin
E, Glukokortikoiden (unter Beachtung der Gefahren einer Lang-
zeitbehandlung) und von Heparin in kleiner, aber kontinuierlicher Dosierung (z. B. 10 IE/kg/h i.v.), die zwar die in Abb. 2
dargestellten Aktivierungsvorgänge hemmt, ohne jedoch die Ge-
rinnungsfähigkeit des Blutes aufzuheben. Für die Anwendung von
Aprotinin gibt es allenfalls Spezialindikationen (3); Prostazyklin (oder Analoge) stehen für therapeutische Zwecke noch
nicht zur Verfügung.

Literatur

1. BERRY, H. E., COLLIER, J. G., VANE, J. R.: The generation of kinins in the blood of dogs during hypotension due to hemorrhage. Clin. Sci. <u>39</u>, 349 (1970)

2. BITTER-SUERMANN, D.: Aktivierung des Komplementsystems. Ein Monopol des Immunkomplexes. Klin. Wschr. <u>50</u>, 277 (1972)

3. BRENDEL, W., HABERLAND, G. L.: New aspects of trasylol therapy, Bd. 5. Stuttgart, New York: Schattauer 1972

4. LEFER, A. M.: Myocardial depressant factor and circulatory shock. Klin. Wschr. <u>52</u>, 358 (1974)

5. LIEBIG, R., BERNAUER, W., PESKAR, B. A.: Release of prostaglandins, a prostaglandin metabolite, slow-reacting substance and histamine from anaphylactic lungs and its modification by catecholamines. Naunyn-Schmiedeberg's Arch. Pharmacol. <u>284</u>, 279 (1974)

6. GIERTZ, H.: Bildung und Freisetzung biologisch aktiver Substanzen unter besonderer Berücksichtigung des Histamins. In: Pathogenese und Therapie allergischer Reaktionen, Grundlagenforschung und Klinik (ed. G. FILIPP), p. 424. Stuttgart: Enke 1966

7. HABERMANN, E., SAILER, F., MÜLLER, J.: Nachweismethoden und pathophysiologische Bedeutung der Kinine im Schock: In: Schock - Stoffwechselveränderungen und Therapie (eds. W. E. ZIMMERMANN, I. STAIB), p. 271. Stuttgart, New York: Schattauer 1970

8. HENSCHLER, D.: Atemgifte. In: Allgemeine und spezielle Pharmakologie, 2. Aufl. (eds. W. FORTH, D. HENSCHLER, W. RUMMEL), p. 579. Mannheim, Wien, Zürich: Bibliographisches Institut 1977

9. HIGGS, E. A., MONCADA, S., VANE, J. R.: Inflammatory effects of prostacyclin (PGI$_2$) and 6-oxo-PGF$_{1\alpha}$ in the rat paw. Prostaglandins <u>16</u>, 153 (1978)

10. KALLOS, P., SCHLUMBERGER, H. D.: Allergie und allergische Krankheiten. Eine Einführung. Medizin von heute, No. 26, Troponwerke Köln, 1978

11. RAAB, W.: Klinische Biochemie des Schocks. Stuttgart: Fischer 1975

12. RUFF, F., ALLOUCHE, G., SANTAIS, M.-C., PARROT, J.-L.: Have H$_2$-receptor antagonists a place in the therapy of allergic disorders? Allergologia et Immunopathologia, Suppl. III, 147 (1976)

13. SAMUELSSON, B., GRANSTRÖM, E., GREEN, K., HAMBERG, M., HAMMARSTRÖM, S.: Prostaglandins. Ann. Rev. Biochem. <u>44</u>, 669 (1975)

14. WAGNER, K.: Schock-Mediatoren. Lunge. Äußere Atmung - Lunge
    im Schock, Schocklunge. In: Schock und hypotone Kreislauf-
    störungen (eds. E. F. GERSMEYER, E. C. YASARGIL), p. 65, p.
    68. Stuttgart: Thieme 1978

15. WEDELL, J., SCHMUTZLER, W., KAYSER, D.: Nachweis von phar-
    makologisch aktiven Substanzen im Pfortaderblut von Hunden
    bei Verschluß der Arteria mesenterica superior. Langenbecks
    Arch. Chir. (Im Druck)

Der pulmonale, transvaskuläre und transalveoläre Flüssigkeits- und Proteintransport bei normaler und gestörter Lungenfunktion

Von St. Necek

Die dreischichtige alveolo-kapilläre Membran ist in ihrer Funktion gleichzeitig als Kontaktmembran für die Gase und als Barriere für die Flüssigkeiten des Körpers zu sehen. Die Dicke von Endo- und Epithel beträgt dabei in den zytoplasmatischen Bereichen nur 0,1 - 0,5 µm (17).

Morphologische Grundlagen und Transportrichtung

Physiologisch findet eine minimale Durchströmung von Wasser und gelösten Teilchen in beiden Richtungen durch die alveolo-kapilläre Membran statt. Zu- und Abtransport stehen jedoch im Gleichgewicht und beeinträchtigen nicht den Gasaustausch. Flüssigkeits- und Eiweißbewegung von der Kapillare in das Interstitium führen zur Produktion der Lymphe, so entsteht auch in der fetalen Lunge die alveoläre Flüssigkeit (16) und werden im späteren Leben die Immunglobuline transportiert. Die Resorption großer Flüssigkeitsmengen nach der Geburt nimmt den umgekehrten Weg. Unter pathologischen Bedingungen bei Lungenödem und dessen Resorption sowie beim Beinahe-Ertrinken sind die beiden Transportrichtungen ebenfalls tätig.

Für die Endothelzellen sind drei Haupttransportwege beschrieben (9, 12):
1. Ein transzellulärer Weg mit einem Porenradius von 4 - 5 Å, hauptsächlich für Wasser,
2. interzelluläre Spalten mit einem Radius von 35 - 60 Å und
3. sogenannte nicht selektive Lecks mit einem Porenradius von 1.000 Å, die auch für die großen Proteine durchgängig sind. Hierher gehört auch der Transport durch Pinozytose.

Die Basalmembran des Endothels verläuft kontinuierlich, wird durch einen kleinen Spalt von der Zelle getrennt, ist amorph, 500 Å dick und durch Mikrofibrillen von der interstitiellen Seite her verstärkt. Normalerweise ist die Basalmembran für Moleküle mit einem Radius von über 200 Å nicht durchlässig.

Intrazelluläre Vesikel kommen im Endothel und Epithel vor, ihr Durchmesser beträgt 300 Å, ihr Molekülaufnahmeradius wird aber mit 250 Å angegeben, die Durchgangszeit eines Vesikels durch die Zelle schwankt zwischen 1 s und 5 min und ist nach Hypoxämie beschleunigt (14). Auf einer Fläche von 1 µm² passieren in 1 s 9 Vesikel das Zellinnere. (Die letzte Angabe basiert auf Untersuchungen von Muskelkapillaren (9).)

Das Alveolarepithel bildet mit seinen nur 20 Å Radius messenden interzellulären Spalten eine echte Barriere für wasserlösliche Substanzen. Der direkte Weg durch das Zytoplasma und durch die Pinozytose (die Vesikel) entspricht dem des Endothels.

In der zweiten Hälfte des fetalen Lebens besitzt das Epithel
eine sekretorische Funktion, welche zu dieser Zeit volumenmäßig
mit der Funktion der Niere verglichen werden kann und sich wahrscheinlich aus der noch nicht funktionierenden Lymphdrainage
des Interstitiums ergibt. Schon 5 - 6 h nach dem ersten Atemzug resorbiert das Neugeborene die ganze alveoläre Flüssigkeit,
eine Menge, die dem Volumen der FRC entspricht. Der mit dem ersten Atemzug entstehende negative Druck im Interstitium und die
mit der Atmung ebenfalls entstehende Dehnung der epithelialen
Poren bei Lungenexpansion beschleunigen diesen Vorgang.

Ein elektronenoptischer Beweis für morphologische Unterschiede
zwischen interzellulären Spalten des Endo- und des Epithels
wurde von SCHNEEBERGER (13) geliefert. Eine komplette Okklusion
der Spalten sieht man nur im epithelialen Bereich.

Die sogenannte "freeze fracture-Methode" der Elektronenmikrosko-
pie zeigt an der Kontaktfläche zweier Endothelzellen eine dün-
ne granulierte Linie, die die Zellen von der Spaltenseite her
zusammenzementiert, die aber bei 80.000facher Vergrößerung kleine Lücken aufweist. Die Kontaktfläche zwischen zwei Typ I-Pneu-
mozyten andererseits zeigt schon bei 25.000facher Vergrößerung
eine gürtelförmige Netzstruktur ohne sichtbare Undichtigkeiten.

Das Interstitium als Mittelschicht zwischen Endo- und Epithel
spielt im Flüssigkeitstransport eine sehr wichtige Rolle. Es
macht 47 % des gesamten Lungengewebes aus, seine nichtzellulä-
ren Elemente stellen minimale Widerstände für die Flüssigkeitsbewegung dar, zwischen den Fasern befinden sich Kanäle und Spalten (7). Interessant verhält sich die interstitielle Compliance,
welche einen sprunghaften Anstieg auf 20 ml/Torr/100 g Gewebe
bei einem interstitiellen Druck von +2 Torr aufweist.

Die eigenartige Verankerung der interstitiellen Lymphkapilla-
ren durch radiäre Mikrofibrillen verhindert einen Lymphgefäß-
kollaps bei interstitieller Volumenzunahme, vergrößert sogar
den Gefäßdurchmesser und trägt zum besseren Abtransport der
Lymphe wesentlich bei (2). Ähnlich wie die Compliance des Interstitiums nimmt bei einer Erhöhung des interstitiellen Druckes
um +2 Torr auch der Lymphfluß sprunghaft zu.

Die Vorstellungen über die Struktur der kleinsten transkapillären Poren als Haupttransportweg für Wasser sind nicht einheitlich. Die von KREUTZ (10) stammende Beschreibung der Zellmembran spricht von netzartigen Schichten, von Spiralproteinen,
die von Lipiddoppelschichten durchdrungen sind.

Die Lipidmoleküle sind dabei zu Lamellen oder Röhren angeord-
net. Eine solche Membran ist für Gase, fettlösliche Substanzen
und Wasser gut permeabel, für Ionen, wasserlösliche Substanzen
und für Makromoleküle, wie etwa Eiweiß, relativ undurchlässig.
Einer Hypothese von CHINARD (3, 6) folgend, sind die Permeabi-
litätsunterschiede für die erwähnten Substanzen in deren Beeinflussung der Wasserstruktur zu suchen. Die permeablen Stoffe
erhalten die Struktur des Wassers in Form von sogenannten
"clusters" und gleiten damit reibungslos durch die wasserge-

füllten transzellulären Poren. Nicht permeable Substanzen zerbrechen die "clusters" und verschließen sich damit den Weg.

Die Struktur der interzellulären Poren ist elektronenmikroskopisch darstellbar, ihre funktionelle Größe wurde mittels Permeabilitätsbestimmung für Moleküle mit verschiedenen hydrodynamischen Radien weitgehend geklärt. Die mechanische Dehnbarkeit der epithelialen und endothelialen Poren ist eindeutig von EAGAN (4) und PIETRA (11) nachgewiesen worden. Spalten mit einem Radius von 1.000 Å sind so selten – nur eine unter 30.000 kleineren Poren –, daß sie der elektronenoptischen Aufdeckung entgehen. Es wird vermutet, daß eine kontinuierliche Reihe pinozytotischer Vesikel, von Zellwand zu Zellwand reichend, solchen großen Poren entsprechen kann.

Physikalische Grundlagen des Transportes

Bei der Besprechung der physikalischen Grundlagen des Transportes ist die Erwähnung der Transportgleichungen unvermeidbar.

1. Transportgleichung für Wasser:

$$J_f = K_f \left[(P_{mv} - P_{pmv}) - \sigma (\pi_{mv} - \pi_{pmv}) \right]$$

2. Transportgleichung für gelöste Teilchen:

$$J_s = \omega_s (\pi_{mv} - \pi_{pmv}) + (1 - \sigma) \overline{C}_s J_f$$

Transport

J_f = Flüssigkeitsstrom (f für "fluid")
J_s = Strom der gelösten Teilchen (s für "solute")

Wirkende Kräfte

P = hydrostatischer Druck
π = onkotischer Druck
$\overline{C}_s$ = Konzentration der gelösten Teilchen an beiden Seiten der Membran als Konzentrationsgradient

Räume

mv = in der Kapillare ("microvascular")
pmv = im Gewebe ("peri-microvascular")

Koeffizienten

K_f = Filtrationskoeffizient
ω_s = Permeabilitätskoeffizient
σ = Reflexionskoeffizient

Die Gleichung 1 beschreibt den Wassertransport und basiert auf dem Starlingschen Gesetz, Gleichung 2 definiert den Transport der gelösten Teilchen (5).

Die Gleichungen beinhalten erstens die wirksamen Kräfte, wie
hydrostatischer und onkotischer Druck sowie Konzentrationsun-
terschiede, und zweitens die Koeffizienten, deren Nomenklatur
bislang noch nicht einheitlich ist. Für den Wassertransport -
Gleichung 1 - sind die hydrostatischen und onkotischen Druck-
unterschiede an beiden Seiten der Membran sowie Filtrations-
und Reflexionskoeffizient von Bedeutung. Ein Molekültransport
- Gleichung 2 - ist in erster Linie vom Konzentrationsgradienten
abhängig. Außerdem spielen der onkotische Druckunterschied und
der gleichzeitige Wassertransport eine Rolle. Zwei Koeffizienten omega und sigma definieren die Permeabilität und den Refle-
xionsgrad der Moleküle von der Zelloberfläche.

Der Filtrationskoeffizient zeigt die Beziehung zwischen der Filtrationsrate der Flüssigkeit durch eine Membran und den hydrostatischen Druckdifferenzen. Als Einheiten gelten g/min/Torr/
100 g Gewebe oder cm^3/s/dyn. Der experimentell bestimmte Filtrationskoeffizient für Schleimhautkapillaren ist 100mal größer
und für Gehirnkapillaren 100mal kleiner als für die Lungenkapillaren. Die Bestimmungsmethoden haben nur experimentelle Bedeutung.

Der Permeabilitätskoeffizient definiert die Diffusionstrans-
portrate für Wasser und gelöste Teilchen. Er wird aus Prakti-
kabilitätsgründen als Produkt der Permeabilität und der Austauschfläche (P x S) angegeben. Die Einheiten cm/s bekommt man
erst nach einer Division durch kapilläre Austauschfläche in
100 g Gewebe. Auch hier liegen die Lungenkapillaren permeabili-
tätsmäßig zwischen den Schleimhaut- und Hirnkapillaren.

Der Reflexionskoeffizient zeigt schließlich, in welchem Ausmaß
die gegebene Substanz von der Zellfläche reflektiert wird. Der
Reflexionskoeffizient für Albumin liegt bei 0,9, zeigt also eine schwere Durchgängigkeit an.

Zu den physikalischen Überlegungen gehört ferner noch der Begriff des hydrodynamischen Radius. Dieser sogenannte Stokes-
Einstein-Radius gibt in Ångström die Radiusgröße einer Kugel
an, die hydrodynamisch dem gegebenen Molekül gleichgesetzt werden kann. Bei der hydrodynamischen Flüssigkeitsbewegung ist
nämlich die Form der Moleküle und nicht nur deren Molekulargewicht von Bedeutung.

Pathologie des Transportes durch die alveolo-kapilläre Membran

Eine pathologische Erhöhung des Transportes durch die alveolo-
kapilläre Membran kann zwei Gründe haben: Entweder ändern sich
die einwirkenden Kräfte oder die Membran selbst. Die Zahl der
Poren, deren Größe oder beides kann zunehmen. Bei einer Poren-
vermehrung ohne Vergrößerung wird die Proportion zwischen Was-
ser- und Substanztransport erhalten bleiben, bei Porendehnung
erhöht sich die Albuminkonzentration in der Lymphe.

Die Permeabilität der Membran kann weiterhin durch eine Anzahl
von der Gefäßseite her wirkender Faktoren humoraler, zellulä-

rer und neurogener Natur sowie durch von der Alveolarseite her
wirkende toxische Gase und aspiriertes Material geändert werden. Die Messung des Lungenkapillardruckes, des Eiweißgehaltes
der Lymphe und des Lymphflusses hat die Pathogenese des nicht
kardiogenen Lungenödems in ein neues Licht gestellt (15): Nach
Serotonininfusion steigt beim Schaf der Druck in der A. pulmonalis und im linken Vorhof leicht an, der Lymphfluß nimmt fast
um das Dreifache zu, der Eiweißkonzentrationsquotient zwischen
Lymphe und Plasma nimmt jedoch ab. Es handelt sich also um eine
hämodynamisch durch Druckanstieg bedingte Filtrationserhöhung
(1).

Aufgrund solcher Messungen kann man heute mit Sicherheit sagen,
daß Histamin die Durchlässigkeit der Lungenkapillaren erhöht,
Serotonin dagegen druckbedingt nur die Filtration steigert. Endotoxine wirken zweiphasisch, zunächst hämodynamisch, dann ka-
pillärschädigend, Aspirin erhöht die Permeabilität, Proteasen
als Substrat des Leukozytenzerfalls wirken biphasisch, im End-
effekt erhöhen sie jedoch die Permeabilität. Neurogene Faktoren
schließlich, wie etwa ein Anstieg des intrakraniellen Druckes,
beeinflussen interessanterweise nicht die Hämodynamik, sondern
ebenfalls die Permeabilität.

Eine auch erhebliche Zunahme des Wasserflusses in das Interstitium hat so lange nur wenig Einfluß auf den Gasaustausch, so
lange der lymphatische Abtransport normal funktioniert und nicht
überfordert ist. Es gibt mehrere Mechanismen, die zur lymphati-
schen Insuffizienz führen. Dazu gehören der Spasmus oder die
Paralyse größerer Lymphgefäße durch Trauma oder Narkose, eine
Verstopfung mit zellulären Elementen oder auch eine Thrombose
(8). Auch ein Druckabfall im pulmonalen Kreislauf und eine Verminderung der Atemexkursionen, etwa bei Verschlechterung der
Lungencompliance, kann in der gleichen Richtung wirken.

Zusammenfassung

- Der transkapilläre Transport geht grundsätzlich passiv vor
  sich,
- hydrophile Moleküle können die interzellulären Spalten passieren,
- die Diffusion ist als Haupttransportmechanismus durch die alveolo-kapilläre Membran zu betrachten,
- die kapilläre Permeabilität ist größer als die des Epithels,
- die zellulären Mechanismen einer Permeabilitätssteigerung
  sind derzeit noch nicht bekannt und
- - sieht man von ersten Hinweisen auf Prostaglandine ab - eine direkte medikamentöse Beeinflussung der Permeabilität
  ist nicht möglich.

Literatur

1. BRIGHAM, K. L.: Lung edema due to increased vascular permeability. In: Lung water and solute exchange (ed. N. C. STAUB).
   Lung Biol. in Health and Dis., vol. 7. New York, Basel: Marcel Dekker 1978

2. CASLEY-SMITH, J. R.: The role of the endothelial intercellular junctions in the functioning of initial lymphatics. Angiologia $\underline{9}$, 106 (1972)

3. CHINARD, F. P.: Permeability of pulmonary blood-gas barrier. In: Capillary permeability (eds. C. CRONE, N. A. LASSEN). Copenhagen: Munksgaard 1970

4. EAGAN, E. A.: Effect of lung inflation on alveolar permeability to solutes. In: Lung liquids (ed. Ciba Found.). Elsevier Excerpta medica, North Holland 1976

5. EFFROS, R. M.: Small solutes and water. In: Lung water and solute exchange (ed. N. C. STAUB). Lung Biol. in Health and Dis., vol. 7. New York, Basel: Marcel Dekker 1978

6. EISENBERG, D., KAUZMANN, D.: The structure and properties of water. New York: Oxford Univ. Press 1969

7. GIL, J.: Lung interstitium, vascular and alveolar membranes. In: Lung water and solute exchange (ed. N. C. STAUB). Lung Biol. in Health and Dis., vol. 7. New York, Basel: Marcel Dekker 1978

8. HALMAGYI, D. F. J.: Role of lymphatics in the genesis of shock lung: a hypothesis. In: Lung water and solute exchange (ed. N. C. STAUB). Lung Biol. in Health and Dis., vol. 7. New York, Basel: Marcel Dekker 1978

9. KARNOVSKY, M. J.: Morphology of capillaries with special reference to muscle capillaries. In: Capillary permeability (eds. C. CRONE, N. A. LASSEN). Copenhagen: Munksgaard 1970

10. KREUTZ, W.: Grundsätzliches zur Struktur von Biomembranen. Verh. dtsch. Ges. inn. Med. $\underline{81}$, 725 (1975)

11. PIETRA, G. G., SZIDON, J. P., LEVENTHAL, M. M., FISHMAN, A. P.: Haemoglobin as a tracer in hemodynamic pulmonary edema. Science (Wash. D. C.) $\underline{166}$, 1643 (1969)

12. RENKIN, E. M.: Multiple pathways of capillary permeability. Circulat. Res. $\underline{41}$, 735 (1977)

13. SCHNEEBERGER, E. E.: Ultrastructural basis for alveolar capillary permeability to protein. In: Lung liquids (ed. Ciba Found.). Elsevier Excerpta Medica, North Holland 1976

14. SHEA, S. M., KARNOVSKY, M. J.: Vesicular transport across endothelium: simulation of a diffusion model. J. theor. Biol. $\underline{24}$, 30 (1969)

15. STAUB, N. C.: Pulmonary edema. Physiol. Rev. $\underline{54}$, 678 (1974)

16. STRANG, L. B.: Neonatal respiration, physiological and clinical studies. Oxford: Blackwell 1977

17. WEIBEL, E. R., GIL, J.: Structure-function relationship at
    the alveolar level. In: Bioengineering aspects of the lung
    (ed. J. WEST). Lung Biol. in Health and Dis., vol. 3. New
    York, Basel: Marcel Dekker 1977

Atemmechanische und surfactantbedingte Störfaktoren bei der Entstehung des akuten Lungenversagens

Von H. Benzer, W. Haider, A. Geyer, N. Mutz und G. Pauser

Im Beitrag wird zunächst auf das Surfactantsystem, dessen Bedeutung für Atemmechanik und Gasaustausch, auf dynamische Beziehungen und Rückwirkungen auf den Flüssigkeitshaushalt in der
Lunge eingegangen werden. Es werden dann die Folgen eines gestörten Surfactantsystems auf Atemmechanik und den Flüssigkeitshaushalt diskutiert. Nach Besprechung pathogenetischer Zusammenhänge zwischen akutem Lungenversagen und Surfactantsystem
sollen die Konsequenzen einer gestörten Surfactantfunktion für
die Diagnostik, Therapie und Prognose des akuten Lungenversagens zur Diskussion vorgelegt werden.

An der gekrümmten Alveolaroberfläche bildet sich eine Grenzschicht, in der Oberflächenspannungskräfte wirksam werden. Aus
dieser Wandspannung resultiert eine in den Mittelpunkt der Alveole weisende Kraft, der sogenannte Retraktionsdruck. Würde
die alveoläre Grenzschicht von irgendeiner biologischen Flüssigkeit bedeckt werden, ergäben sich aufgrund der hohen Oberflächenspannung solcher Flüssigkeiten extreme Retraktionsdrucke,
solche Alveolen müßten kollabieren. In der gesunden Lunge wird
das Alveolarepithel kontinuierlich von einer azellulären oberflächenaktiven Schicht variabler Dicke filmartig ausgekleidet.
Dieser Film setzt an der alveolären Grenzschicht die Oberflächenspannung herab und stabilisiert die Alveolen. Bausteine des
oberflächenaktiven Systems sind Phospholipide, im besonderen
Dipalmithoyl-Lezithin. Sie werden in den Pneumozyten II gebildet.

Surfactantmoleküle rücken bei Dehnung der Oberfläche auseinander, die Oberflächenspannung erhöht sich, Verkleinerung des Alveolarvolumens drängt die Moleküle aneinander, es vermindert
sich die Oberflächenspannung (1). Dieser Vorgang wechselt rhythmisch mit dem Atemzyklus. Surfactantmoleküle können entweder
über den Bronchialbaum verlorengehen oder in die Hypophase eindringen, von wo sie bei Dehnung der Oberfläche wieder in den
Oberflächenfilm eintreten können. In der Hypophase aggregieren
Surfactantmoleküle und verbinden sich mit anderen Bestandteilen
des Surfactant, beispielsweise mit Proteinen. Zwischen der Hypophase, dem Interstitium und den Kapillaren besteht eine Flüssigkeitsbewegung, die von verschiedenen Kräften reguliert wird
(1).

Dem dynamischen Verhalten des Surfactant bei Kompression bzw.
Expansion der Oberfläche - ein Vorgang, der sich bei der Atmung
rhythmisch wiederholt - kommt eine besondere Bedeutung zu (6,
7, 18).

Diese dynamischen Eigenschaften des Surfactant können in der
Wilhelmy-Waage dargestellt werden (Abb. 1). Es wird aus der

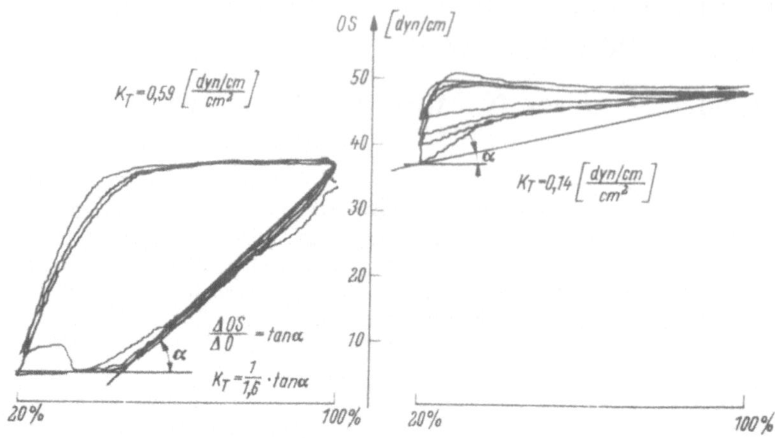

Abb. 1. Darstellung des Kompressibilitätsverhaltens des Surfactant in der Wilhelmy-Waage. Links normale Verhältnisse, rechts ein Diagramm bei gestörter Surfactantfunktion

Lunge gewonnenes oberflächenaktives Material in einem Trog auf einer Hypophase gespreitet. Der vom Surfactant gebildete Oberflächenfilm wird mittels einer Barriere rhythmisch komprimiert und expandiert. Während dieser rhythmischen Kompression und Expansion wird die Oberflächenspannung gemessen. Bei intaktem Oberflächenfilm wird während der Kompression der Oberfläche die Oberflächenspannung unter 10 dyn/cm reduziert.

Die Funktion des in situ belassenen Surfactant kann mittels des Druck-Volumen-Diagrammes überprüft werden (Abb. 2). Das Druck-Volumen-Diagramm wird durch synchrone Messung des Druckes während einer stufenweisen Füllung bzw. Entleerung der Lunge ermittelt. Normale Surfactantverhältnisse sind durch die ausgeprägte Hysterese gekennzeichnet. Während der Entleerung der Lunge wird der Oberflächenfilm komprimiert, so daß sich der Retraktionsdruck reduziert, es bleibt somit bei gleichem Druck mehr Volumen in der Lunge. Beim sogenannten Pneumoloop (2) wird die Compliance quasi statisch geschriebener Atemschleifen bei fortlaufend veränderter funktioneller Residualkapazität (FRC) am Inspirations- und Exspirationsschenkel des Diagrammes verglichen. Zur Auswertung wird das Verhältnis der Compliance zweier korrespondierender Atemschleifen in Form des Compliancequotienten (C$_E$/C$_I$) herangezogen.

SCARPELLI (18) nimmt an, daß in der gesunden Lunge durch das dynamische Verhalten des Surfactant die Oberflächenspannung mit nahezu 0 dyn/cm anzusetzen ist.

Weitere wichtige, später für die Beatmungstechnik einschlägige Grundbeobachtungen wurden von verschiedenen Autoren gemacht (1, 11, 15). Die Oberflächenspannung ist von der Konzentration oberflächenaktiver Moleküle an der Grenzschicht abhängig. Wird der Oberflächenfilm komprimiert, werden die Oberflächenmoleküle aneinandergedrängt, die Oberflächenspannung wird reduziert. Durch

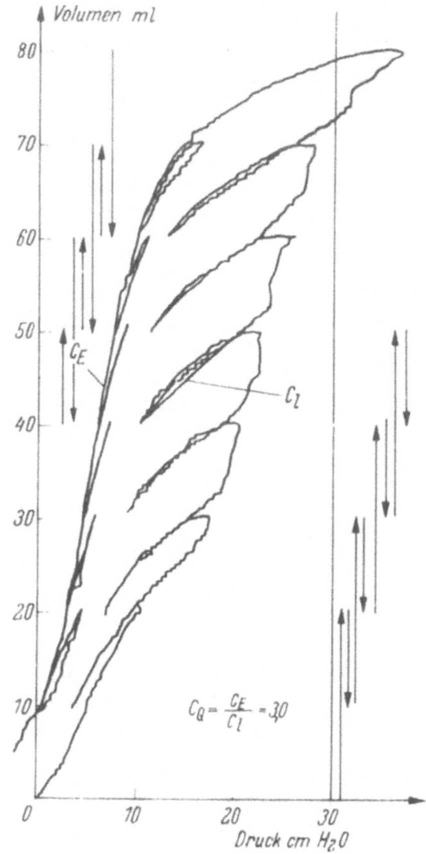

Abb. 2. Modifiziertes Volumen-Druck-Diagramm, Pneumoloop

Abdrängen von Molekülen von der Grenzschicht und Teilverlust
über das Bronchialsystem steigt die Oberflächenspannung wieder
in den Bereich der statischen Oberflächenspannung (= Equilibrium
value) (1). Wird der Oberflächenfilm gedehnt, vergrößert sich
der Abstand der Grenzmoleküle, die Oberflächenspannung steigt
an. Durch Einbau von Molekülen aus der Subphase in den Film
sinkt die Oberflächenspannung wieder in Richtung statische Oberflächenspannung.

Eine Kompression des Alveolarfilms weit unter den statischen Bereich, also weit unter die funktionelle Residualkapazität, kann
den Verlust an Surfactant stark erhöhen, während eine übermäßi-
ge und langanhaltende Dehnung des Alveolarfilms den Verbrauch
wiederum stark erhöht. Verlust und Verbrauch werden dann besonders hoch sein, wenn rhythmisch weites Absinken des Alveolarvolumens unter die FRC und Dehnung der Alveolaroberfläche auftreten.

Die Beobachtung, daß der transpulmonale Lungendruck fällt, wenn
das Volumen im Inflationsstadium fixiert gehalten wird, und daß
der transpulmonale Lungendruck steigt, wenn die Lunge im Defla-
tionsstadium gehalten wird, nennt man "stress adaptation" (11).

ANTHONISEN (1) zeigte, daß bei Konstanthalten des Lungenvolumens im sogenannten statischen Bereich, das sind 50 - 60 % der Totalkapazität, keine Änderung der Oberflächenspannung eintritt, der Oberflächenfilm in den Alveolen also eine stabile Oberflächenspannung aufweist. Dieser Bereich liegt über der funktionellen Residualkapazität.

Diese dynamische Besonderheit des Surfactant wollen wir, bereits mit Seitenblick auf beatmungstechnische Konsequenzen, im besonderen ad notam nehmen.

Größen, die die Flüssigkeitsbewegung in der Lunge charakterisieren, sind im Starlingschen Gesetz zusammengefaßt. Der Flüssigkeitstransport hängt ab vom Filtrationskoeffizienten über die Membran, vom vaskulären hydrostatischen Druck, vom kolloidosmotischen Druck des Plasmas, vom hydrostatischen Druck im Interstitium und vom kolloidosmotischen Druck in der interstitiellen Flüssigkeit.

Wie sind die Oberflächenspannungskräfte an der alveolären Grenzmembran einzuordnen? PATTLE (14) wies als erster darauf hin, daß eine Zunahme der Oberflächenspannung an der alveolären Grenzmembran den Flüssigkeitsstrom aus der Kapillare in Richtung Alveole erhöhen müßte.

Zusammenhänge zwischen Alveolardruck und Flüssigkeitsbewegungen in der Lunge sind komplex, sie wurden im besonderen von MELLINS und Mitarb. (13) sowie von LEVINE und MELLINS (12) untersucht. Überraschenderweise zeigten Untersuchungen, daß der Alveolardruck keinerlei Einfluß auf die transkapilläre Flüssigkeitsbewegung hat. Die Flüssigkeitsakkumulation ist in Lungen mit hohem alveolärem Druck und in anderen Lungen mit niederem alveolärem Druck identisch. Diese zunächst nicht erwartete Beobachtung erklärt sich in Zusammenhang mit den Oberflächenspannungsverhältnissen an der alveolären Grenzfläche. Die Oberflächenspannung, jener Druck, der in Richtung Alveolarmitte weist, ist dem Alveolardruck, beispielsweise durch die Respiratorbeatmung modifiziert, direkt entgegengesetzt. Hohe Alveolardrucke führen zur Zunahme der Oberflächenspannung, wirken somit dem Alveolardruck entgegen.

Ein Vergleich der Flüssigkeitsansammlung im rechten Unterlappen des Experimentaltieres, welcher mit Luft beatmet wurde, mit dem linken Unterlappen der Lunge, welcher entweder mit Plasma oder mit Luft beatmet wurde, konnten MELLINS und Mitarb. (13) im Experiment zur Abklärung heranziehen. Eine Füllung der Lunge mit Plasma, also die Beatmung mit Plasma und nicht mit Luft, bedeutet, daß die alveoläre Grenzfläche ausgeschaltet wird, somit also die Oberflächenspannung an der alveolären Grenze gleich null wird. Es wird mit anderen Worten jener in Richtung Alveolarmitte zeigende Retraktionsdruck ausgeschaltet. Die Beobachtung, daß die Flüssigkeitsansammlung im luftgefüllten Lungenlappen statistisch größer war als im kontralateralen, plasmagefüllten Lappen, wo die Oberflächenspannung gleich null ist, zeigt, daß in Abhängigkeit von der Oberflächenspannung an der alveolären Grenzmembran eine Flüssigkeitsbewegung von der Kapillare in Richtung Interstitium bzw. Alveole besteht. Aus diesen wichtigen physiologischen Zusammenhängen wollen wir hervorheben, daß Mangel an Surfactant, aber auch hohe Beatmungsdrucke, also Überdehnung der Alveolen, in diesen den Retraktionsdruck erhöhen und dann die Flüssigkeitsbewegung in Richtung Interstitium bzw. Alveole steigern.

Was geschieht in der Lunge, wenn dieses Surfactantsystem gestört ist? In den Alveolen steigen die Oberflächenspannung und damit auch der Retraktionsdruck an, die Compliance wird reduziert, die FRC sinkt ab, es entwickeln sich disseminierte Atelektasen. Infolge Erhöhung der alveolären Retraktionskräfte steigert sich der Flüssigkeitsstrom in Richtung der Kapillare zum Interstitium und zu den Alveolen.

Viele klinische und tierexperimentelle Untersuchungen legten schon lange den Gedanken nahe, daß auch beim <u>akuten Lungenversagen</u> eine Störung des oberflächenaktiven Systems als pathogenetisches Prinzip oder als modifizierendes Prinzip des Krankheitsbildes wirksam sein könnte (<u>2</u>, <u>3</u>, <u>9</u>, <u>10</u>, <u>20</u>).

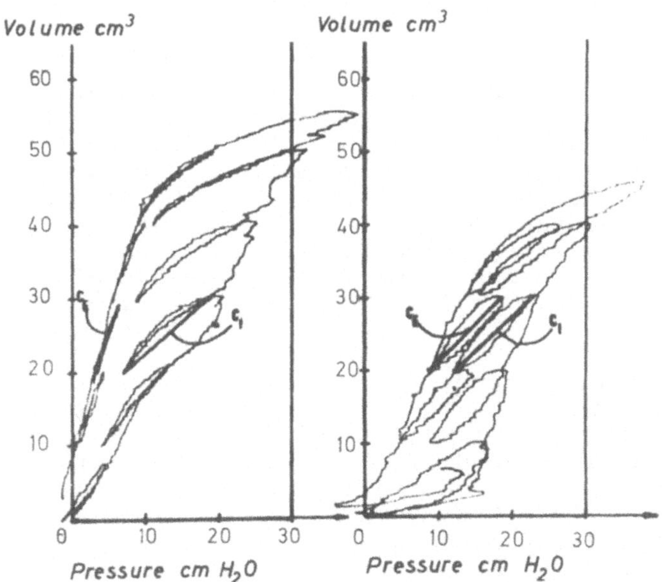

Abb. 3. Im linken Bildabschnitt ein normales Pneumoloop, im rechten Bildabschnitt ein Pneumoloop nach experimentellem Trauma beim Kaninchen, es fehlt die Compliancehysterese

In eigenen tierexperimentellen Untersuchungen wurden beim Kaninchen nach einem standardisierten Trauma die Oberflächenspannungsverhältnisse untersucht (<u>2</u>, <u>4</u>, <u>9</u>). Schon eine halbe Stunde nach Setzen des Traumas kommt es zu einer Störung in situ, am Druck-Volumen-Diagramm deutlich zu erkennen (Abb. 3).

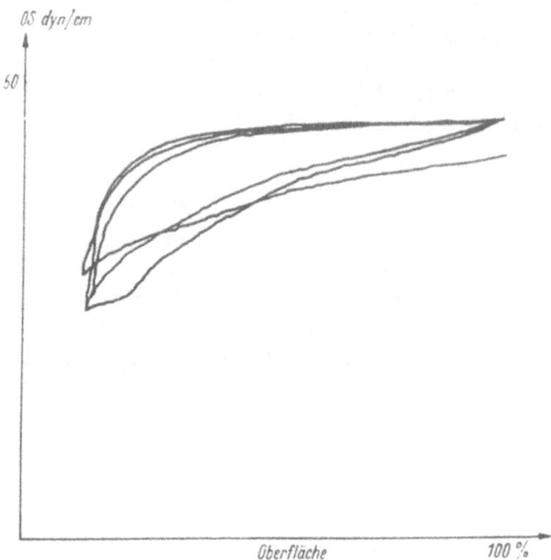

Abb. 4. Gestörtes dynamisches Verhalten des Surfactant bei einer Untersuchung in der Wilhelmy-Waage, Lungenhomogenat aus Kaninchenlungen nach experimentellem Trauma

Zu diesem Zeitpunkt zeigte die Extraktuntersuchung in der Wilhelmy-Waage noch keine pathologischen Veränderungen. 24 h nach dem Trauma fanden wir neben dem pathologischen Druck-Volumen-Diagramm auch eine hochsignifikante pathologische Veränderung bei der Extraktuntersuchung in der Wilhelmy-Waage (Abb. 4). Wir interpretierten diese Beobachtung als biphasischen Ablauf der Surfactantstörungen bei der akuten Lungeninsuffizienz. Die Interpretation derartiger Befunde ist schwer, da man weiß, daß Surfactant für eine gewisse Zeit in Speicherform zur Verfügung steht.

Über eine Beobachtung aus dem eigenen Krankengut sei kurz berichtet. Bei einer Patientin, die nach einem Polytrauma eine Fettembolie und anschließend ein akutes Lungenversagen erlitt, zeigte die Pneumotachographie eine deutliche Verschlechterung der Compliance. Diese reduzierte sich von anfangs 0,05 l/cm Wasser auf schließlich 0,01 l/cm Wasser (Abb. 5). Nach dem Exitus wurde noch auf der Station Lungengewebe entnommen, das Homogenat in der Wilhelmy-Waage untersucht. Man erkennt an den gestörten dynamischen Oberflächenspannungsverhältnissen das Fehlen eines funktionstüchtigen Surfactant (Abb. 6).

Eine Störung der Surfactantfunktion kann im Rahmen des akuten Lungenversagens folgende Ursachen haben (2, 5, 16, 20, 21):
1. Inaktivierung normal gebildeten Surfactant in der Alveole,
2. Ungenügende Surfactantproduktion, d. h. Synthese oder Ausschleusung, und
3. Produktion inaktiver Phospholipide ohne oberflächenaktive Potenz.
Gesichert ist immerhin, daß in der Entwicklung des akuten Lungenversagens das oberflächenaktive System eine zentrale Rolle einnimmt.

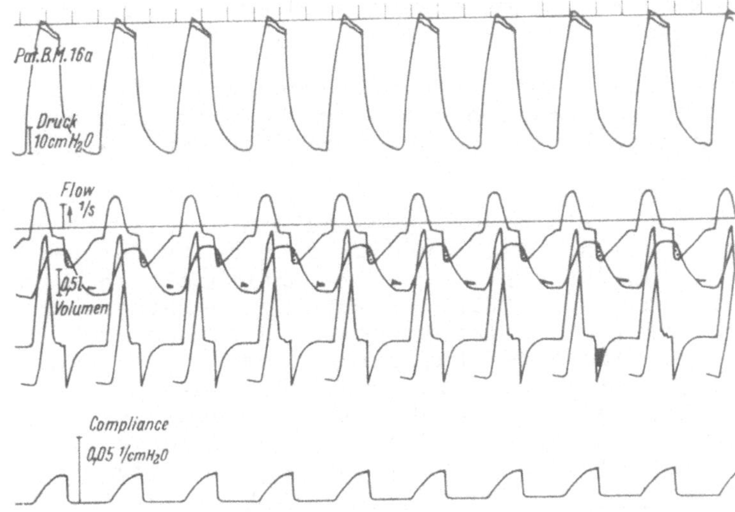

Abb. 5. Pneumotachographische Registrierung bei einer beatmeten Patientin nach Polytrauma und akutem Lungenversagen

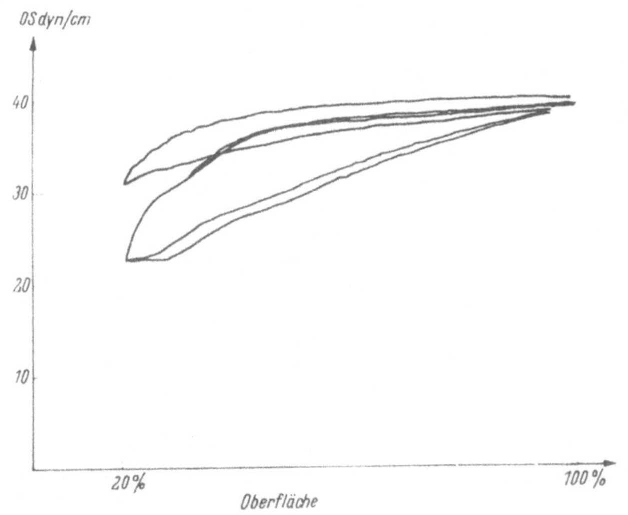

Abb. 6. Oberflächenspannungs-Oberflächenausdehnungs-Diagramm eines Lungenhomogenates aus einer Lunge nach akutem Lungenversagen

Da somit beim akuten Lungenversagen Veränderungen im Surfactant-system typisch sind und solche Veränderungen bei anderen Lungen-erkrankungen in der Regel fehlen, müßte eigentlich über den Nach-weis einer gestörten Surfactantfunktion eine <u>Diagnose</u>, mögli-cherweise sogar Frühdiagnose des akuten Lungenversagens möglich werden. Direkte Untersuchungen biochemischer oder dynamischer

50

Art aus bioptisch gewonnenem Lungengewebe sind derzeit aus vielen Gründen problematisch.

Aufschlußreiche Rückschlüsse auf das oberflächenaktive System ergeben sich aus der Interpretation des Druck-Volumen-Diagrammes im besonderen des eingangs beschriebenen modifizierten Diagrammes, dem Pneumoloop (2).

Prinzipiell ist eine intravitale Aufnahme des Druck-Volumen-Diagrammes auch beim Kranken möglich und wurde bereits durchgeführt. An der Abteilung für experimentelle Anästhesie in Wien wird derzeit unter Leitung von STEINBEREITHNER eine Methode zur Schreibung von Druck-Volumen-Diagrammen bei sich automatisch ändernder FRC entwickelt. Eine Modifikation des sogenannten Pneumoloop scheint in einfacher Weise direkte Rückschlüsse auf das oberflächenaktive System zu ermöglichen. Diese Methode sei kurz zur Diskussion gestellt. Das Prinzip dieser neuen diagnostischen Methode liegt darin, daß die effektive Compliance bei stufenweise veränderter funktioneller Residualkapazität im Inflations- und Deflationsschenkel verglichen wird. Die Veränderung der funktionellen Residualkapazität wird durch eine Änderung des endexspiratorischen Druckes erzielt.

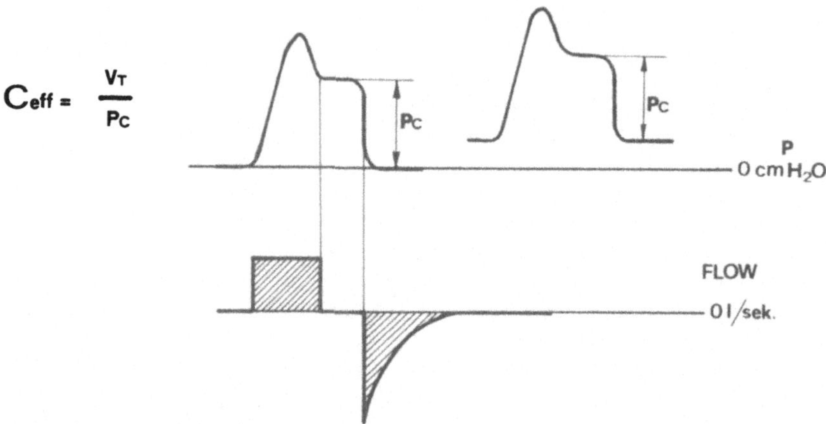

Abb. 7. Berechnung der effektiven Compliance beim beatmeten Patienten

Die effektive Compliance, die Summe aus Thorax- und Lungencompliance, wird unter Beatmung als Quotient von Atemzugvolumen und endinspiratorischem Trachealdruck berechnet. Zur genauen Berechnung der Compliance muß der endinspiratorische Druck im strömungsfreien Zustand, d. h. am Ende eines inflation hold, abgelesen werden. Dieser Druck wird sinngemäß als Compliancedruck bezeichnet (Abb. 7). Während einer schrittweisen Erhöhung des endexspiratorischen Druckes wird am Ende eines jeden Schrittes die effektive Compliance berechnet. Anschließend wird - ausgehend von der maximalen endexspiratorischen Druckerhöhung -

der endexspiratorische Druck schrittweise erniedrigt und wiederum bei jeder Stufe die effektive Compliance bestimmt. Durch Vergleich der effektiven Compliance zugehöriger PEEP-Einstellungen, mit anderen Worten entsprechender FRC, wird der Compliancequotient zwischen der Compliance bei abfallendem und der Compliance bei ansteigendem PEEP errechnet. Die Compliancehysterese, also der Compliancequotient, ist eine unter anderem von der Surfactantfunktion abhängige Größe. Eine fehlende Compliancehysterese sollte ein direktes Zeichen für eine gestörte Surfactantfunktion sein.

Eine weitere Vereinfachung dieser Methode erzielten wir dadurch, daß bei jedem Schritt nicht mehr die effektive Compliance berechnet wird, sondern bei unverändertem Atemzugvolumen lediglich der Compliancedruck in jedem FRC-Bereich des auf- und absteigenden Schenkels aufgetragen wird.

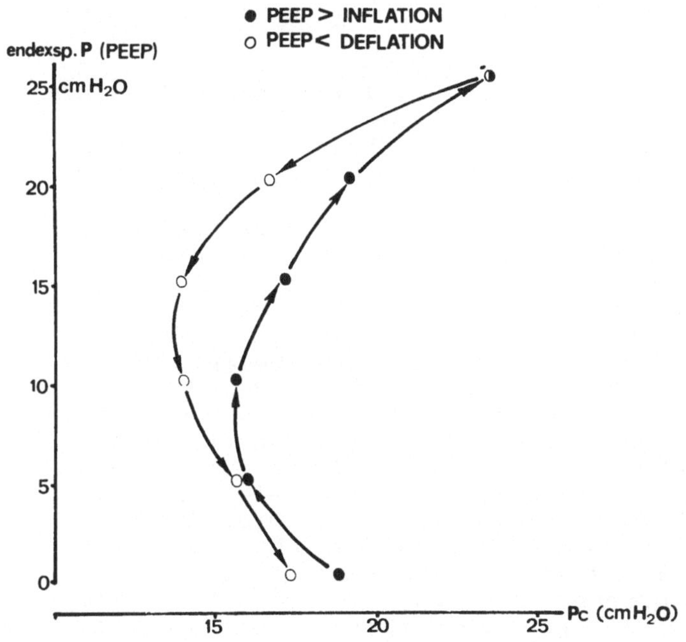

Abb. 8. Compliance-Druck-FRC-Diagramm bei einem Patienten, der nach Schädel-Hirn-Trauma und Pneumonie beatmet wird

Die Hysterese des Compliancedruckes ist in gleicher Weise ein direktes Zeichen für die Oberflächenspannung. An einem Beispiel bei normalen Surfactantverhältnissen soll die Methode kurz demonstriert werden (Abb. 8). Das Diagramm wurde bei einem Patienten, der nach Schädel-Hirn-Trauma und Pneumonie künstlich beatmet wurde, aufgeschrieben. Man sieht sehr deutlich, daß die korrespondierenden Compliancedrucke im abfallenden Bereich niedriger liegen, es besteht eine typische Compliance-Druck-Hysterese, die Oberflächenspannungsverhältnisse sind als normal anzusehen.

Die sorgfältige Analyse des Schenkels bei ansteigender FRC läßt
erkennen, daß bei einer bestimmten FRC der Compliancedruck am
niedrigsten liegt. Dieser Punkt entspricht dem sogenannten "best-
PEEP" nach SUTER. Interessanterweise findet sich die ausgepräg-
teste Hysterese - best-hysteresis - erst in einer FRC oberhalb
dieses Punktes, möglicherweise entspricht diese FRC dem Bereich
der sogenannten statischen Oberflächenspannung (1). Die Einhaltung dieses FRC-Bereiches für die künstliche Beatmung könnte in
besonderer Weise günstig sein, eine high frequency jet ventilation müßte man in idealer Weise zur Schonung des Surfactant in
diesem FRC-Bereich durchführen.

Erste Erfahrungen mit dieser Methode verstärken die Vermutung,
daß eine Einengung der Hysteres in diesem Diagramm Rückschlüsse auf gestörte Oberflächenspannungsverhältnisse ermöglichen
könnten.

Die Schädigung des Surfactantsystems beim akuten Lungenversagen führt zu wichtigen Konsequenzen für die Technik der künstlichen Beatmung.

1. Die Spontanatmung bzw. Überdruckbeatmung muß gegen einen erhöhten endexspiratorischen Druck erfolgen.
2. Die Beatmung soll die Überblähung von Alveolen vermeiden,
   da eine solche der Entwicklung einer Flüssigkeitslunge Vor-
   schub leistet.
3. Die Beatmung soll so gestaltet werden, daß überschießender
   Surfactantverlust oder -verbrauch möglichst vermieden wird.

Mangel an funktionstüchtigem Surfactant führt zu einer Steigerung der Oberflächenspannung und damit der Retraktionskräfte
in den Alveolen und führt zur fortschreitenden Atelektasenbildung. Diesen erhöhten Retraktionskräften muß man während der
Beatmung, insbesondere im Exspirium, einen Gegendruck entgegen-
wirken lassen. Dies gelingt durch frühzeitigen Einsatz einer
endexspiratorischen Druckerhöhung im Rahmen der Spontanatmung,
IMV oder kontrollierten Überdruckbeatmung. Frühzeitig darum,
um eine Atelektasenprophylaxe zu gewährleisten. Disseminierte
surfactantmangelbedingte Atelektasen sind nur schwer wieder zu
eröffnen, die kontinuierliche Überdruckbeatmung führt dann lediglich zur Überblähung offener Alveolen ohne Atelektasen wieder eröffnen zu können, eine typische Situation, wie sie beim
RDS der Neugeborenen gefunden wird. Die überblähte Alveole aber
fördert die Entwicklung der Flüssigkeitslunge. Überlegungen und
Anstrengungen sind dahingehend zu machen, Verluste an Surfactant - Mangelware beim akuten Lungenversagen - zu bremsen.

Ein überschießender Verlust oder Verbrauch an Surfactant tritt
immer auf, wenn es zu einer rhythmisch wiederkehrenden Änderung
des Alveolarvolumens weit hinaus über den Bereich der statischen Oberflächenspannung kommt. Der fortlaufend wiederholte
Vorgang einer Wiedereröffnung von Atelektasen führt zu einem
raschen Aufbrauch an Surfactant. Zu starkem Verbrauch an ober-
flächenaktivem Material kommt es dann, wenn die Beatmung zu einer intermittierenden Überdehnung der Alveolarwand führt, was
dann eintritt, wenn vergrößerte Atemzugvolumina und endinspi-

ratorischer Hold die endinspiratorische Dehnung der Lunge verstärken.

Eine "respiratorische Beatmung", jüngst in Wien beim internationalen Symposium über akutes progressives Lungenversagen kreiert, müßte technisch so gestaltet sein, daß die Beatmung möglichst nahe und mit geringen Abweichungen um den Bereich des statischen Alveolarvolumens erfolgt. Respiratorische Beatmung darum, da respiro unter anderem "sich erholen" bedeutet. Diese Beatmung sollte dem therapeutischen Konzept einer Ruhigstellung des erkrankten Organs nahekommen und sollte zunächst über die Einsparung von Surfactant eine Voraussetzung zur Gesundung des Organs ermöglichen.

Es ist anzunehmen, daß auf der Basis des Konzepts der Ruhigstellung andere wichtige Therapieprinzipien beim akuten Lungenversagen angesprochen werden, etwa die Verhinderung einer Alveolarüberblähung und damit Unterstützung der Entwicklung einer Flüssigkeitslunge.

ECMO oder die Carbondioxyde membran lung nach KOLOBOW in Verbindung mit statischer Insufflation würde eine absolute Ruhigstellung des Organs ermöglichen. Eine high frequency jet ventilation mit sehr hohen Frequenzen könnte ebenfalls praktisch eine absolute Ruhigstellung des Organs ermöglichen. Inwieweit diese Beatmungsform tatsächlich im Rahmen des akuten Lungenversagens Vorteile bringen könnte, ist derzeit absolut nicht abgeklärt. Eine konventionelle Beatmungstechnik mit Anwendung eines primär adaptierten PEEP, der eine Beatmung unter die statische Oberflächenspannung verhindert, die Anwendung von kleinen Atemzugvolumina und das Vermeiden einer endinspiratorischen Dehnung, also auch der Verzicht auf Hold, sind für die Beatmung beim akuten Lungenversagen aufgrund pathogenetischer Zusammenhänge zu diskutieren.

Dieser Beitrag sollte zumindest gewisse Zusammenhänge zwischen Surfactant und Pathogenese des akuten Lungenversagens und Konsequenzen für Diagnostik und künstliche Beatmung beim akuten Lungenversagen zur Diskussion gestellt haben.

Zusammenfassung

Es wird zunächst auf das dynamische Verhalten des Surfactant bei der Atmung eingegangen. Es werden dann Methoden vorgestellt (Wilhelmy-Waage und Pneumoloop), welche der Erfassung dieses dynamischen Verhaltens des Surfactant dienen.

Es wird versucht aufzuzeigen, daß Störungen im dynamischen Verhalten des Surfactant Ursachen von Störungen der Oberflächenspannung beim akuten Lungenversagen und bei der künstlichen Beatmung sein können.

Da heute durchaus anzunehmen ist, daß Störungen im Bereich der Oberflächenspannung an der Entstehung des akuten Lungenversagens von Bedeutung sind, wird auf die Möglichkeit einer Früh-

diagnose des ARDS durch Nachweis von Oberflächenspannungsstörungen eingegangen.

Es wird eine einfache Methode zur bed side-Diagnostik und Sur-
factantstörung zur Diskussion gestellt. Bei dieser Methode wird
die effektive Compliance bei schrittweiser Erhöhung des endexspiratorischen Druckes und anschließender schrittweiser Erniedrigung des endexspiratorischen Druckes gemessen und in zugehö-
rigen PEEP-Einstellungen verglichen. Am Ende des Beitrages wird
auf die Möglichkeit einer "respiratorischen Beatmung" eingegangen. Diese respiratorische Beatmung sollte dem Konzept einer
<u>Ruhigstellung des erkrankten Organs</u> nahekommen.

<u>Literatur</u>

1. ANTHONISEN, N. R.: Changes in shunt flow, compliance, and
   volume of lungs during apneic oxygenation. Amer. J. Physiol.
   <u>207</u>, 239 (1964)

2. BAUM, M., BENZER, H., BLÜMEL, G., BOLCIC, J., IRSIGLER, K.,
   TÖLLE, W.: Die Bedeutung der Oberflächenspannung in der Lun-
   ge beim experimentellen posttraumatischen Syndrom. Z. exp.
   Chir. <u>4</u>, 359 (1971)

3. BENZER, H.: Oberflächenspannung in der Lunge und Schocklunge. Verh. dtsch. Ges. inn. Med. <u>81</u>, 455 (1975)

4. BENZER, H., BAUM, M., BLÜMEL, G., BOLCIC, J., IRSIGLER, K.,
   TÖLLE, W.: Das Verhalten des Antiatelektasestoffes der Lun-
   ge bei experimentellen posttraumatischen Zustandsbildern.
   Langenbecks Arch. Chir. <u>329</u>, 637 (1971)

5. BLEYL, U.: Hämostase und Schocklunge. Verh. dtsch. Ges. Path.
   <u>62</u>, 39 (1978)

6. CLEMENTS, J. A.: Surface tension of lung extracts. Proc.
   Soc. exp. Biol. (N.Y.) <u>95</u>, 170 (1957)

7. CLEMENTS, J. A., HUSTEAD, R. F., JOHNSON, P. P., GRIBETZ, J.:
   Pulmonary surface tension and alveolar stability. J. appl.
   Physiol. <u>16</u>, 444 (1961)

8. GREENFIELD, L. J., BARKETT, V. M., COALSON, J. J.: The role
   of surfactant in the pulmonary response to trauma. J. Trauma
   <u>8</u>, 735 (1968)

9. HAIDER, W., BAUM, M., BENZER, H., LACKNER, F.: Ablauf der
   Lungenveränderungen im posttraumatischen Schock. Anaesthesist <u>23</u>, 129 (1974)

10. HENRY, J. N.: The effect of shock on pulmonary alveolar sur-
    factant. J. Trauma <u>8</u>, 756 (1968)

11. HORIE, T., HILDEBRANDT, J.: Volume history, static equilibrium and dynamic compliance of excised cat lung. J. appl. Physiol. <u>33</u>, 105 (1972)

12. LEVINE, O. R., MELLINS, R. B.: Liquid balance in the lung and pulmonary edema. In: Pulmonary physiology of the fetus, newborn and child (ed. E. SCARDELLI), p. 238. Philadelphia: Lea & Febinger 1975

13. MELLINS, R. B., LEVINE, O., SKALAK, R., FISHMAN, A. P.: Interstitial pressure of the lung. Circulat. Res. <u>24</u>, 197 (1969)

14. PATTLE, R. E.: Properties, function and origine of alveolar lining layer. Nature <u>175</u>, 1125 (1955)

15. REIFENRATH, R., ZIMMERMANN, I.: Dynamic surface tension properties of mixed Lecithin-cholesterol films related to the respiratory mechanics. Respiration <u>33</u>, 303 (1976)

16. RUBIN, J. W., CLOWES, G. H. A., GAVIN, J. W.: Impaired pulmonary surfactant synthesis in starvation and severe non-thoracic sepsis. Amer. J. Surg. <u>123</u>, 461 (1972)

17. SAID, S. I., DAVIS, R. K., AVERY, M. E., EL-GOTLY: Pulmonary surface activity in induced pulmonary edema. J. clin. Invest. <u>44</u>, 458 (1965)

18. SCARDELLI, E. M., CONDORELLI, S.: Nonventilatory functions of the lung. In: Pulmonary physiology of the fetus, newborn and child (ed. E. SCARDELLI), p. 195. Philadelphia: Lea & Febinger 1975

19. SHARP, J. T., JOHNSON, F. N., GOLDBERG, N. B., van LITH, P.: Hysteresis and stress adaptation in the human respiratory system. J. appl. Physiol. <u>23</u>, 487 (1967)

20. WICHERT, v. P.: Surfactant-Phospholipide und Schocklunge. Symposium "Akutes progressives Lungenversagen", Wien 1978

21. WICHERT, v. P., WILKE, A., GÄRTNER, U.: Einbau von Palmitat-1-^{14}C in Lecithin und Phospholipidgehalt in normalen und mikroembolisierten Kaninchenlungen. Anaesthesist <u>24</u>, 78 (1975)

Der Einfluß von Blut und parenteral zugeführter Flüssigkeit auf die Lungenstrombahn und Methoden zur quantitativen Erfassung statischer und dynamischer Flüssigkeitsvolumina in der Lunge

Von H. Bergmann, H. Gilly und St. Necek

Unter den die Lungenfunktion mit beeinflussenden Faktoren spielt
der Flüssigkeitshaushalt eine nicht unwesentliche Rolle. Infu-
sions- und transfusionsbedingte Auswirkungen auf die pulmonalen Flüssigkeitsvolumina sind sowohl pathophysiologisch vorstellbar als auch klinisch relevant. Mit der thematisch vorgezogenen
Abhandlung der Bestimmungsmethoden zur Erfassung dieser Volumina soll ein quantitatives Verständnis für die nachfolgende Besprechung flüssigkeitsbedingter Effekte auf die Lungenstrombahn
geschaffen werden.

1. Flüssigkeitsvolumina in der Lunge

1. 1. Allgemeines

Die in der Lunge enthaltene Flüssigkeit wirkt sich mitbestim-
mend auf Hämodynamik, Gasaustausch und stofflichen Austausch
über die alveolo-kapilläre Membran hinweg aus. Die Struktur dieser Grenzschicht ermöglicht dabei eine Volumendifferenzierung
nur nach intra- und extravasalen und nicht, wie sonst üblich,
nach intra- und extrazellulären Gesichtspunkten (7). Der allgemeine Trend zur Quantifizierung läßt die umfangreichen, für die
Klinik bislang jedoch wenig nutzbaren Bemühungen um geeignete
Meßmethoden verständlich erscheinen.

1. 2. Einteilung der Flüssigkeitsvolumina in der Lunge

1. 2. 1. Intravasales Kompartiment
Intravasale dynamische Flüssigkeitsvolumina der Lunge sind Bestandteil des Niederdrucksystems und spielen hämodynamisch vor
allem als Füllungsreservoir für das Herz eine nicht unbeträcht-
liche Rolle (2, 14).

Das pulmonal-kapilläre Blutvolumen umfaßt den eigentlichen, am
Gasaustausch teilnehmenden Lungenkapillarbereich, das pulmonale
Blutvolumen reicht von der Pulmonalklappe bis zur Einmündung
der Pulmonalvenen in den linken Vorhof, durch Einbeziehung dieses Vorhofes und des enddiastolischen linken Ventrikelvolumens
wird das sogenannte zentrale Blutvolumen erreicht, zum intrathorakalen Volumen zählen schließlich auch noch das rechte Herz
und die großen intrathorakalen Venen.

1. 2. 2. Extravasales Kompartiment
Das extravasale Flüssigkeitskompartiment der Lunge hat Beziehungen zum Stoff- und Gasaustausch und entspricht dem statischen

Tabelle 1. Normalwerte der Flüssigkeitsvolumina in der Lunge

	ml	ml/m²
intravasal		
pulmonal-kapilläres Blutvolumen	97	54
pulmonales Blutvolumen	490	271
zentrales Blutvolumen	500 - 900	294 - 529
intrathorakales Blutvolumen (25 - 30 % des gesamten Blutvolumens)	1.600	941
extravasal		
extravaskuläres Lungenwasser		80 - 90

Volumen des extravaskulären Lungenwassers. Man versteht darunter die wäßrige Phase des Interstitiums, des Kapillarendothels und des Alveolarbereiches und kann es mit der Differenz aus Gesamtwassergehalt der Lunge und Wasserfraktion des pulmonalen Blutvolumens (F_{tot} H_2O - F_{PBV} H_2O) gleichsetzen.

1. 3. Normalwerte der Flüssigkeitsvolumina in der Lunge

Angaben zu den Normalwerten all dieser Volumina schwanken nicht unbeträchtlich. Aus den Zahlenangaben der Tabelle 1 ist die Größe des intrathorakalen Blutvolumens mit etwa 25 - 30 % des gesamten Blutvolumens ersichtlich, auf den von McCREDIE (30), SCHREINER et al. (40) und YU (50) mit etwa 90 ml/m² bezifferten Wert des extravaskulären Lungenwassers sei besonders hingewiesen.

1. 4. Bestimmungsmethoden der Flüssigkeitsvolumina in der Lunge

1. 4. 1. Blutvolumina
Zur Bestimmung pulmonaler Blutvolumina bieten sich destruktive Methoden, die die Zerstörung des Organs voraussetzen und daher nur pathologisch-anatomischen Wert besitzen, und klinisch verwendbare, nicht destruktive Methoden an.

1. 4. 1. 1. Destruktive Methoden
Zu den destruktiven Methoden gehören die Herstellung eines Ausgußpräparates durch intravasale Injektion einer Ausgußmasse unter normalem Druck und die Morphometrie, bei der die entsprechenden Volumina aus Zahl, Querschnitt und Länge verschiedener Generationen von Gefäßen mathematisch berechnet werden können (47).

1. 4. 1. 2. Nicht destruktive Methoden
Nicht destruktiv geben Spirometrie durch Verminderung der Vitalkapazität und die Radiologie bei Verdichtung des Lungenschattens und Vergrößerung des Herzens gewisse Anhaltspunkte für eine

Tabelle 2. Formel zur Berechnung des pulmonal-kapillären Blutvolumens

---

$$\frac{1}{\overline{DL}_{CO}} = \frac{1}{\overline{DM}_{CO}} + \frac{1}{Y} \times Vc$$

DL_{CO} = Diffusionskapazität der Lunge für CO

DM_{CO} = Diffusionskapazität der alveolo-kapillären Membran für CO

Y = CO-Aufnahme durch Erythrozyten

Vc = Pulmonal-kapilläres Blutvolumen

Erhöhung des intrathorakalen Blutvolumens, das pulmonal-kapilläre Blutvolumen ist nur über Diffusionskapazitäten mit einer
komplizierten Formel (Tabelle 2) zu errechnen (12), alle anderen intravasalen Volumina können gut und brauchbar mit Indika-
torverdünnungsmethoden erfaßt werden, deren Prinzip in einer
kontinuierlichen Konzentrationsschreibung des Indikators nach
intravasaler Injektion und Durchmischung mit strömendem Plasma
oder Erythrozyten zu sehen ist.

Als nicht diffusible intravasale Indikatoren werden nun einerseits die Farbstoffe Evansblau und Cardiogreen verwendet, die
Anfangs- und Endpunkte der zu messenden Volumenabschnitte sind
dabei durch die Wahl der Injektionsstelle und der Meßstelle bestimmt. Zum anderen kommen auch Isotope wie [131]J-Rihsa, [113m]In
und ^{51}Cr zum Einsatz, die den Vorteil einer präkordialen Szin-
tillationszählung ohne Katheter und ohne periphere Meßpunkte
und den Nachteil einer "background"-Strahlung sowie einer allerdings korrigierbaren (9) Mitmessung von Teilen des Herzens
aufweisen.

Die Berechnung der Volumina erfolgt aus dem Produkt von mittle-
rer Kreislaufzirkulationszeit (= gedachte Zeit, zu der sämtli-
che injizierten Partikel simultan an der Meßstelle vorbeizögen)
und HZV (MZZ x Q), wobei die "mean transit time" von der Schwe-
relinie der Primärkurve (34) abgeleitet wird (10).

1. 4. 2. Extravaskuläres Lungenwasser
Zur Bestimmung des extravaskulären Lungenwassers werden ebenfalls wieder sowohl destruktive als auch nicht destruktive Methoden herangezogen.

1. 4. 2. 1. Destruktive Methoden
Destruktiv steht die quantitative Gravimetrie, auch für die Lun-
genbiopsie anwendbar, an erster Stelle (17, 33). Die Auswertung
der erhaltenen Feucht- und Trockengewichte der Lunge (rasche
Entnahme!) geht entweder in Gestalt des weniger empfindlich rea-
gierenden Quotienten wet - dry/wet, also der wäßrigen Fraktion
des Feuchtlungengewichtes, oder über den Quotienten wet/dry,
der bei Wasservermehrung deutlicher ausschlägt, vor sich.

Gewisse semiquantitative Aufschlüsse (Sequenz und Verteilung
der Wasseransammlung (46)) kann histologisch schon die einfache

Mikroskopie geben. Peribronchiale Wassermanschetten sind nämlich bereits ab einer Lungengewichtszunahme von nur 4 - 6 % zu
sehen (20). Mit der zweidimensionalen, aufwendigen stereologi-
schen Elektronenmikrophotographie kann das Lungenwasser genauer
berechnet werden (48).

Direkt messen kann man schließlich die Ödemkriterien des hydrostatischen Gewebsdruckes mit einer in das Interstitium implan-
tierten Kapsel (16, 32) oder einem Docht (39) und auch den pulmonalen Lymphfluß (43), der normalerweise 10 - 20 ml/h beträgt
und sich bei Erfordernis bis zu zehnfach erhöht.

1. 4. 2. 2. Nicht destruktive Methoden
Unter den nicht destruktiven Methoden bietet, abgesehen von den
rein qualitativen klinischen Symptomen (Giemen, Rasseln, Schaum,
Dyspnoe, Zyanose, Hypoxämie), die Radiologie eine ganze Reihe allerdings ebenso nur qualitativ beurteilbarer Kriterien, wie etwa die bekannten KERLEY-Linien A, B und C (21). Darüber hinaus
lassen sich hierzu auch Verdichtungen perivaskulär, peribron-
chial, subpleural und perihilär nachweisen. Diese radiologi-
schen Veränderungen korrelieren zu gemessenen Werten nur mäßig
(29); mit dem Computertomographen, der Blutdichte von Wasser-
dichte zu unterscheiden weiß, können gewisse Verbesserungen erwartet werden (1, 19).

Als nächstes ist die Einbeziehung von Lungenfunktionswerten zu
nennen, die uns jedoch quantitativ auch nicht weiter bringt:
Die Compliance nimmt erst bei intraalveolärem Ödem ab (8), die
Resistance verändert sich bis zur bronchialen Schaumobstruktion
nicht (26), bei Anstieg des closing volume kann an ein Transsudat gedacht werden (18). Eine Verdopplung des Lungengewichtes
führt zu einem Shuntanstieg um 25 % und zu einem Abfall der Diffusionskapazität um 35 % (38).

Schließlich sind noch die quantitativen Doppelindikatorverdün-
nungsmethoden zu nennen (6, 51). Ein nicht diffusibler, intravaskulär verbleibender Indikator (Erythrozyten: ^{51}Cr, ^{11}CO;
Plasma: ^{113m}In, ^{99m}Tc, $131J$-Rihsa, Cardiogreen) wird hierbei
zusammen mit einem zweiten, sich auch im Extravasalraum vertei-
lenden Indikator ($H_2^{15}O$, ^3H_2O, ^{125}J-Antipyrin) appliziert und
in Analogie zur beschriebenen Methode der Blutvolumenbestimmung
gemessen. Das Lungenwasser wird aus der Differenz der beiden
mittleren Transitzeiten mal dem HZV berechnet ((MZZ_1 - MZZ_2) x Q).

Die angegebenen großen Unterschiede zu gravimetrisch gemessenen
Werten (Mensch: 2,8 ml/kg, vgl. Gravimetrie: 5,0 - 5,8 ml/kg
(44)) erklären sich aus dem der Indikatormethode anhaftenden
Grundproblem, daß nicht perfundierte Gebiete nicht mit erfaßt
werden und die erhaltenen Volumengrößen daher insbesondere und
gerade bei pathologischen Fällen immer zu niedrig sein werden
(37), (STAUB (44): Unterschätzung bis zu 35 %). Trotzdem liegt
aber die Empfindlichkeit der Methode immer noch etwa fünfmal
höher als die der auch zur Bestimmung des extravaskulären Lungenwassers angegebenen Impedanzkardiographie (36, 41).

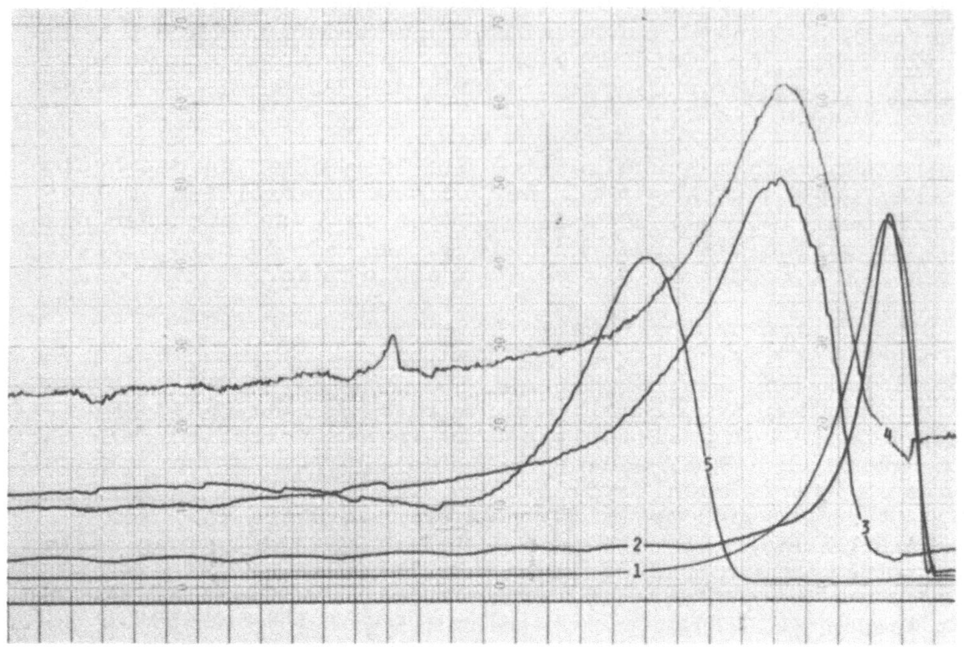

Abb. 1. Transitzeitmessungen zur Bestimmung von intra- und extravasalen Flüssigkeitsvolumina mittels Doppelindikatormethode
(kaltes Injektat/Cardiogreen, Originalregistrierung). Kurven:
1. Temperaturverlauf am Ort der Injektion (Lumen des Katheters).
2. Temperaturverlauf in der Pulmonalarterie (Swan-Ganz-Katheter).
3. und 4. Temperaturverlauf im Aortenbogen (Doppelthermistor-
katheter). 5. Farbstoffkonzentrationsverlauf in der Aorta. -
Ausgangswerte (HZV ca. 6 l/min), Hund. Zeitachse: 1 s/Teilung

Eigene Erfahrungen mit einer Doppelindikatormethode unter Einbeziehung der Thermodilution seien nur kurz erwähnt: In Anleh-
nung an die Bestimmung des "lung thermal volume" nach NOBLE und
SEVERINGHAUS (35) haben wir den intravasalen Indikator Cardiogreen mit dem auch extravasalen Indikator Kälte in Form einer
eiskalten Farbstofflösung im Tierversuch sowohl an normalen Hun-
den als auch beim Lungenödem-Modell angewandt (Abb. 1 und 2).
Die Ergebnisse der Normalversuche waren verwertbar. Kältever-
luste bei bestehender Permeabilitätsstörung des Kapillarendothels führten jedoch zu nicht exponentiellen, nicht auswertba-
ren Kurven (15).

2. Der Einfluß von Transfusion und Infusion auf die Lungenstrombahn

Nun zum zweiten Abschnitt unseres Themas, dem Einfluß von Infusion und Transfusion auf die Lungenstrombahn, bei dem wir der
Reihe nach Volumenwirkungen, osmotische Effekte und zelluläre
sowie partikuläre Elemente abhandeln wollen.

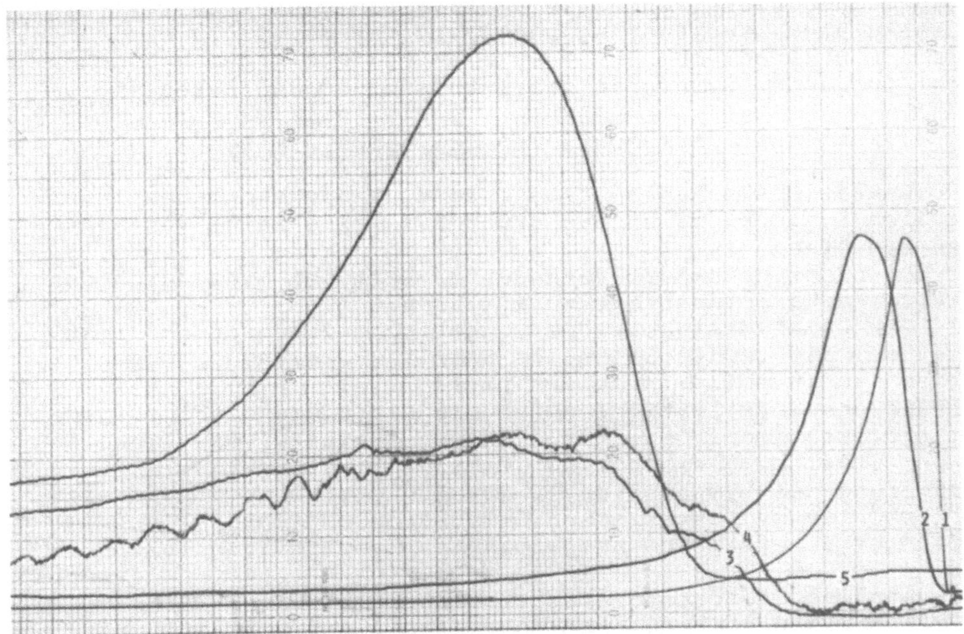

Abb. 2. Registrierung wie in Abb. 1 nach Aspiration bei erniedrigtem HZV (ca. 2 l/min, geänderte Verstärkungseinstellung der Farbstoffkonzentration). Die Zeit bis zum Temperaturausgleich in der Aorta ist wesentlich verlängert, es tritt kein exponentieller Verlauf des abfallenden Kurventeils auf; Kurvenanstiege sind deutlich unterschiedlich zum Kurvenverlauf der Farbstoffkonzentration. Eine einfache Planimetrierung der Kurven zur Berechnung der mittleren Transitzeit erscheint nicht mehr zulässig

2. 1. Volumenwirkung

2. 1. 1. Einflußgrößen

Die akute intravenöse Zufuhr von Flüssigkeiten jeder Art wird in ihren Auswirkungen auf die Lungenstrombahn von den Einflußgrößen Ausmaß und Geschwindigkeit der Volumenzufuhr, Verteilungsraum (nur intravaskulär oder auch interstitiell), Funktion der Volumenregulation (Mechanorezeptoren im zentralen Blutvolumen), Anpassungsfähigkeit des Niederdrucksystems (effektive Compliance 2,3 ml/mm Hg/kg Körpergewicht, ZVD + 8 cm H_2O nach 1 l Transfusion) und Funktion des linken Herzens abhängen (2, 11, 14, 50).

2. 1. 2. Volumenüberladung

Eine Volumenüberladung bei Massivzufuhr und/oder bestehender Vorschädigung führt zur akuten Linksherzinsuffizienz mit der Kausalkette: Anstieg des linksventrikulären Füllungsdruckes, des linken Vorhofdruckes, des Lungenkapillardruckes und Ausbildung eines interstitiellen Lungenödems, hämodynamisch bedingt durch Vergrößerung der hydrostatischen Druckdifferenz zwischen

62

Kapillare und Gewebe (<u>49</u>). Wie empfindlich dieses System bei mikrovaskulärem Druckanstieg reagiert, ist daraus zu entnehmen, daß pro mm Hg Druckerhöhung 0,09 ml Flüssigkeit pro g Trockengewicht Lunge pro Stunde in das Interstitium austreten (<u>13</u>).

<u>2. 1. 3. Kompensationsmechanismen bei hämodynamischem Lungen-</u>
<u>ödem</u>
Als Kompensationsmechanismen beim so zustandegekommenen interstitiellen Lungenödem ist nun druckmäßig eine Reihe von <u>Faktoren</u> zu beachten:
- der bei nicht krankhaft veränderter Permeabilität durch den selektiven Wasseraustritt zu erklärende <u>niedrige Proteingehalt</u> der Ödemflüssigkeit. Der onkotische Gewebsdruck nimmt damit ab, die rechte Seite der Starling-Gleichung kompensatorisch zu (π pmv$\downarrow \rightarrow$ (π mv - π pmv)$\uparrow$).
- <u>Dehnung des Interstitiums</u> durch die einströmende Flüssigkeit. Der hydrostatische Gewebsdruck nimmt damit zu, die linke Seite der Starling-Gleichung ab (Ppmv$\uparrow \rightarrow$(Pmv - Ppmv)$\uparrow$).
- <u>Steigerung des Lymphabflusses</u> durch die erhöhte vis a tergo des erhöhten hydrostatischen Gewebsdruckes (Ppmv$\uparrow$) bei im gedehnten Interstitium ausgespannten Lymphgefäßen (<u>5</u>).

Bei zusätzlich gestörter Permeabilität nimmt die Filtrationsrate mit steigendem hydrostatischem Kapillardruck exponentiell zu (<u>45</u>).

<u>2. 1. 4. Flüssigkeitsüberladung bei Beatmung</u>
Als Sonderfall darf nun noch die Flüssigkeitsüberladung bei Beatmungspatienten kurz angeschnitten werden, die sowohl durch eine überschießende Volumentherapie im Schock als auch durch eine inadäquate Infusionstherapie bei Langzeitbeatmung zustandekommen kann.

Die bekannte <u>Neigung zur Wasserretention</u> (<u>42</u>) bei Beatmung ist dabei vor allem durch die Gefahr einer fehlerhaften Bilanzierung zu erklären. Unter der Beatmung kommt es nicht zum Wasserverlust über die Lunge, sondern bei erwärmtem Vernebler ist eher an einen Gewinn von bis zu 500 ml/die zu denken. Auch ein ADH-Anstieg (<u>24</u>) sowie Phasen von Hypoxie, aber auch von Hyperoxie tragen während der Beatmung zur Antidiurese bei (<u>22</u>).

<u>2. 1. 5. Prophylaxe und Therapie der Volumenüberladung</u>
Gehen wir nun noch kurz auf die Prophylaxe und Therapie einer durch Infusion oder Transfusion entstehenden Volumenüberladung ein, so wird die Erhöhung des hydrostatischen Kapillardruckes durch hämodynamisches Monitoring einschließlich PCW und durch eine kritische Flüssigkeitsbilanzierung (Beatmung: Verneblerzufuhr + endogenes Wasser = Perspiratio insensibilis) zu vermeiden bzw. rechtzeitig aufzudecken sein. Eine kontrollierte Flüssigkeitsrestriktion (Dauer$\uparrow$, Gesamt$\downarrow$, freies Wasser$\downarrow$, Kristalloide$\downarrow$) wird zusammen mit einer gezielten hämodynamischen Medikation (Kontraktilität, Vor- und Nachbelastung) eine sinnvolle Behandlungsmaßnahme darstellen (<u>3</u>).

2. 2. Osmotischer Effekt

2. 2. 1. Grundlagen zur Entstehung eines osmotisch bedingten akuten Lungenversagens

Als Grundlage zur Entstehung eines osmotisch bedingten akuten Lungenversagens bei unkontrollierter Flüssigkeitszufuhr ist die Verkleinerung der kolloidosmotischen Druckdifferenz zu nennen, wie wir sie krankhaft bei der Hypalbuminämie und iatrogen bei einer mit Kristalloiden ausgeführten Hämodilution kennen (π mv$\downarrow$). Auf die Wichtigkeit der Messung des kolloidosmotischen Druckes soll dabei hingewiesen werden, abgesehen von der Osmometrie stehen dafür Formeln zur Verfügung, die sich vom Gesamteiweiß (GE) im Serum ableiten: (LUNDSGAARD-HANSEN (27): (GE x 4) - 0,8 mm Hg; LANDIS und PAPPENHEIMER (25): 2,1 GE + 0,16 GE^2 + 0,009 GE^3).

Tabelle 3. Physikochemische Daten körperfremder Kolloide (28, 31)

	Wasserbindung ml/g	kolloidosmotischer Druck mm H_2O	osmotisch aktives Teilchengewicht	Molekülgröße (in Å)
Dextran 60	20 - 25	800	35.200	18 - 110 (für verschiedene Dextrane)
Dextran 40		2.300	27.100	
Gelatine (Haemaccel)	39 - 42	350 - 390	20.000 - 24.000	
HÄS 450	14 ($\bar{x}$)	300		linear: 700 - 14.000
HÄS 40				70 - 1.400

2. 2. 2. Zufuhr körperfremder Kolloide

Stellen wir uns nun als nächstes die Frage, welche Auswirkungen etwa die Zufuhr körperfremder Kolloide bei Endothelschädigung in der Lungenstrombahn haben könnte, so darf zunächst tabellarisch (Tabelle 3) auf einige physikochemische Daten der gebräuchlichen Plasmaersatzmittel hingewiesen werden. Wasserbindungsvermögen, der kolloidosmotische Druck, das osmotisch aktive Teilchengewicht und die Molekülgröße in Ångström wurden herangezogen, um einige Überlegungen dazu - harte Daten liegen nicht vor - zum Ausdruck bringen zu können.

Vorteilhaft könnte es gedanklich in solchen Fällen sein,
1. Substanzen mit großen Molekülen zu verwenden, die weniger leicht in das Interstitium überzutreten imstande sind,
2. das Wasserbindungsvermögen eher niedriger zu halten, um dadurch auch die osmotische Aktivität im Interstitium zu vermindern, und
3. rasch eliminierbare Stoffe auszuwählen, womit auch etwaige unerwünschte Nebenwirkungen weniger lang anhalten würden.

Daß diese Vorstellungen klinischen Anforderungen an ein Volumenersatzmittel, wie etwa Verweildauer und Expanderwirkung, nicht ganz entsprechen, liegt auf der Hand.

2. 2. 3. Zufuhr hochkonzentrierter Lösungen

Es soll ferner auf die intravenöse Infusion hochkonzentrierter Lösungen, etwa einer 40 % Kohlenhydratlösung oder auch einer Osmotherapie mit 20 % Mannit, eingegangen werden. Auch hier werden nur Bemerkungen zu präsentieren sein, die das Fehlen harter Daten schmerzlich empfinden lassen:

1. Je rascher eine solche Infusion verabreicht wird, um so stärker wird sich infolge des höheren Konzentrationsgefälles bei normaler Permeabilität auch ein osmotischer Effekt in Richtung Intravasalraum bemerkbar machen;

2. je rascher die zugeführte Substanz verstoffwechselt wird, um so osmotisch inerter wird sie sein;

3. je stärker die Endothelinsuffizienz ist, um so mehr tritt auch in das Interstitium über. Der Membranschaden muß aber gleichzeitig jeglichen osmotischen Effekt abschwächen.

4. Eine hyperosmolare Lösung, zur parenteralen Ernährung über einen Kavakatheter als Dauertropfer verabreicht, bleibt auch bei Endothelschädigung ohne negative Auswirkungen, und

5. Fett ist als Emulsion osmotisch unwirksam, die Größe von Chylomikronen liegt zwischen 1.000 und 10.000 Å; auch von den Aminosäuren sind keine nachteiligen Effekte bekannt.

2. 3. Zelluläre und partikuläre Elemente

Nun noch kurz zum letzten Abschnitt, dem Einfluß partikulärer und zellulärer Elemente auf die Lungenstrombahn.

2. 3. 1. Partikuläre Verunreinigungen von Infusionslösungen

Schwebeteilchen in der Größenordnung zwischen 2 und über 50 µm sind in Infusionslösungen, Infusionsbestecken und durch Gummistopfenabriebe bekannt. KLAUS (23) hat pro 1.000 ml Lösung bis zu 120.000 derartige Partikel beschrieben, geforderte Standards werden dadurch jedoch nicht überschritten. Pathogene Effekte lassen sich durch eine "good manufacturing practice" ausschalten, als klinische Konsequenz sind bei Dauerinfusion entsprechende Mikroinfusionsfilter einzusetzen.

2. 3. 2. Massivtransfusion

Als morphologisches Substrat, welches bei der Massivtransfusion schließlich für eine potentielle pulmonale Schadenssetzung verantwortlich gemacht werden kann, sind noch die Mikroaggregate zu nennen (Übersicht bei BERGMANN, 4). Sie bilden sich im ACD-Blut nach 48 h und erreichen nach drei Wochen Lagerung eine Zahl von 70 Millionen und ein Volumen von 0,5 - 0,75 ml pro Blutkonserve. Sie werden in der Lungenstrombahn gefiltert, sind imstande, die Kapillaren dort mikroembolisch zu verstopfen, und können durchaus funktionell-humorale Folgen hervorrufen.

Mikrofilter stehen zur Vermeidung eines solchen Geschehens zur Verfügung und sollen ab einem Transfusionsvolumen von drei Blutkonserven auch eingesetzt werden. Als Alternative kommt die Ent-

fernung bereits gebildeter Aggregate durch Waschen ohne oder
mit vorheriger Tiefkühlkonservierung, oder durch Elimination
des buffy coat ebenso wie die Verwendung aggregatfreien, bis
maximal 48 h gelagerten frischen Blutes in Betracht.

Ein spezifischer Begriff "Transfusionslunge" sollte bei dem
meist bestehenden massiven Vorschaden, der zur Massivtransfusion geführt hat, abgelehnt werden, eine Begünstigung vorhan-
dener pulmonaler Funktionsstörungen durch die Mikroaggregate
wird aber nicht zu übersehen sein. Mikrofilter können daher den
iatrogenen Faktor der pulmonalen Mikrozirkulationsstörung verhindern.

Zusammenfassend ist also zu der gegebenen Übersicht über mögliche nachteilige Effekte auf die Lungenstrombahn, hervorgerufen durch so triviale therapeutische Handlungen wie Infusion
und Transfusion, festzustellen, daß
1. bestehende pulmonale Permeabilitätsstörungen im Rahmen eines akuten Lungenversagens imstande sind, solche nachteiligen Wirkungen noch zu potenzieren,
2. Quantitierungsmethoden zur Bestimmung von Flüssigkeitsvolumina in der Lunge - etwa als einschlägiges Monitoring zu
   sehen - für den klinischen Alltag bislang noch nicht brauchbar sind, und
3. pathophysiologisches Wissen um die Gefahren und die konse-
   quente Beachtung daraus resultierender prophylaktischer und
   therapeutischer Grundsätze aber durchaus imstande sind, Scha-
   denssetzungen solcher Art weitgehend hintanzuhalten.

Literatur

1. AMBROSE, J.: Computerised transverse axial scanning. Part 2.
   - Clinical application. Brit. J. Radiology 46, 1023 (1973)

2. ARNDT, J. O.: Funktions- und Regelprinzipien des Kreislaufs.
   INA 1, 1 (1976)

3. BERGMANN, H.: Die Pathophysiologie der Beatmungslunge. Ein-
   führungsreferat. In: Kongreßbericht DGAW Jahrestagung 2. -
   5.10.1974, Erlangen. Erlangen: Perimed 1975

4. BERGMANN, H.: Mikrofiltration von Blutkonserven. In: Infu-
   sionslösungen. Technische Probleme in der Herstellung und
   Anwendung. Klinische Anästhesiologie und Intensivtherapie
   (eds. F. W. AHNEFELD, H. BERGMANN, C. BURRI, W. DICK, M.
   HALMAGYI, E. RÜGHEIMER), Bd. 14, p. 202. Berlin, Heidelberg,
   New York: Springer 1977

5. CASLEY-SMITH, J. R.: The role of the endothelial intercellular junctions in the functioning of the initial lymphatics.
   Angiologia 9, 106 (1972)

6. CHINARD, F. P., ENNS, T.: Transcapillary pulmonary exchange of water in the dog. Amer. J. Physiol. _178_, 197 (1954)

7. CHINARD, F. P., PERL, W., EFFROS, R. H.: Theoretical and practical considerations on the measurement of extravascular lung water. In: Central hemodynamics and gas exchange (ed. C. GIUNTINI), p. 57. Torino: Minerva Medica 1971

8. COOK, C. D., MEAD, J., SCHREINER, G. L., FRANK, N. R., CRAIG, J. M.: Pulmonary mechanisms during induced pulmonary edema in anesthetised dogs. J. appl. Physiol. _14_, 177 (1969)

9. DONATO, L., GIUNTINI, C., LEWIS, M. L., DURAND, J., ROCHESTER, D. F., HARVEY, R. M., COURNAND, A.: Quantitative radiography. I. Theoretical considerations. Circulation _26_, 174 (1962)

10. DOST, F. H.: Grundlagen der Pharmakokinetik. Stuttgart: Thieme 1968

11. ECHT, M., DÜWELING, J., GAUER, O. H., LANGE, L.: Effective compliance of the total vascular bed and the intrathoracic compartment derived from changes in central venous pressure induced by volume changes in man. Circulat. Res. _34_, 61 (1974)

12. FORSTER, R. E., ROUGHTON, F. J. W., CANDER, L., BRISCOE, W. A., KREUZER, F.: Apparent pulmonary diffusing capacity for CO_2 at varying alveolar O_2 tensions. J. appl. Physiol. _11_, 257 (1957)

13. GAAR, K. A., TAYLOR, A. E., OWENS, L. J., GUYTON, A. C.: Effect of capillary pressure and plasma protein on development of pulmonary edema. Amer. J. Physiol. _213_, 79 (1967)

14. GAUER, O. H.: Die Rolle des intrathorakalen Kreislaufs in der Volumenregulation. INA _2_, 3 (1976)

15. GILLY, H.: Methodological problems in determination of lung thermal volume. 8th Internat. Conference Rec. Advances Biomed. Engin. 17. - 21.4.1978 Sheffield

16. GUYTON, A. C.: A concept of negative interstitial pressure based on pressures in implanted perforated capsules. Circulat. Res. _12_, 399 (1963)

17. GUYTON, A. C., LINDSAY, A. W.: Effect of elevated left atrial pressure and decreased plasma protein concentration in the development of pulmonary edema. Circulat. Res. _7_, 649 (1959)

18. HALES, A. C., KAZEMI, H.: Clinical significance of pulmonary function tests. Chest _27_, 350 (1977)

19. HOUNSFIELD, G. N.: Computerised transverse axial scanning. Part 1. Description of system. Brit. J. Radiol. _46_, 1016 (1973)

20. ILIFF, L. D.: Extraalveolar vessels and edema development in excised dog lungs. Circulat. Res. 28, 524 (1971)

21. KERLEY, P.: Cardiac failure. In: A text-book of X-ray diagnosis (ed. S. C. SCHANK, P. KERLEY), 3rd ed., vol. 2, p. 97. London: Lewis 1962

22. KILBURN, K. H., DOWELL, A. R.: Renal function in respiratory failure. Effect of hypoxia, hyperoxia and hypercapnia. Arch. intern. Med. 127, 754 (1971)

23. KLAUS, E.: Materielle Verunreinigungen in Infusionslösungen. In: Infusionslösungen. Technische Probleme in der Herstellung und Anwendung. Klinische Anästhesiologie und Intensivtherapie (eds. F. W. AHNEFELD, H. BERGMANN, C. BURRI, W. DICK, M. HALMAGYI, E. RÜGHEIMER), Bd. 14, p. 54. Berlin, Heidelberg, New York: Springer 1977

24. KUMAR, A., PONTOPPIDAN, H., BARATZ, R., LAVER, M. B.: Inappropriate response to increased plasma ADH during mechanical ventilation in acute respiratory failure. Anesthesiology 40, 215 (1974)

25. LANDIS, E. M., PAPPENHEIMER, J. R.: Exchange of substances through the capillary wall. In: Handbook of physiology, vol. 2, Section 2, p. 961. Baltimore: Waverly Press 1963

26. LEVINE, O. R., MELLINS, R. B., FISHMAN, A. P.: Quantitative assessment of pulmonary edema. Circulat. Res. 17, 414 (1965)

27. LUNDSGAARD-HANSEN, P.: Die klinische Verwendung von Albumin. Forsch. Erg. Transf. Med. Imm. Haemat. 2/I, 211 (1974)

28. LUTZ, H.: Plasmaersatzmittel, 2. Auflage. Stuttgart: Thieme 1975

29. McCREDIE, R. M.: Measurement of pulmonary edema in valvular heart disease. Circulation 36, 381 (1962)

30. McCREDIE, R. M.: Pulmonary edema in lung disease. Brit. Heart J. 32, 66 (1970)

31. METCALF, W., PAPADOPOULOS, A., TUFARO, R., BARTH, A.: A clinical physiologic study of hydroxyethyl starch. Surg. Gynec. Obstet. 131, 255 (1970)

32. MEYER, B. M., MEYER, A., GUYTON, A. C.: Interstitial pressure. V. Negative pressure in the lung. Circulat. Res. 22, 263 (1968)

33. MUIR, A. L., HALL, D. L., DESPAS, A., HOGG, J. C.: Distribution of blood flow in the lungs in acute pulmonary edema in dogs. J. appl. Physiol. 33, 763 (1972)

34. NEWMAN, E. V., MERRELL, M., GENECIN, A., MONGE, C., MILNOR, W. R., McKEEVER, W. P.: The dye dilution method for describing

the central circulation. An analysis of factors shaping
the time-concentration curves. Circulation $\underline{4}$, 735 (1951)

35. NOBLE, W. H., SEVERINGHAUS, J. W.: Thermal and conductivity
dilution curves for rapid quantitation of pulmonary edema.
J. appl. Physiol. $\underline{32}$, 770 (1972)

36. OTTERMANN, U.: Klinische Anwendung der Impedanzkardiographie zur kontinuierlichen Erfassung von Veränderungen des
Schlagvolumens und des thorakalen Flüssigkeitsvolumens. INA
$\underline{1}$, 105 (1976)

37. RODEWALD, G., LUNDSGAARD-HANSEN, P., WICHERT, P. v., LA-
WIN, P., ECKERT, P., DOEHN, M.: Flüssigkeitstherapie und
"nasse Lunge" (Diskussion). INA $\underline{2}$, 101 (1976)

38. SAID, S. I., LONGACHER, J. W., DAVIS, R. K., BANERJEE, C.
M., DAVIS, W. M., WOODDELL, W. J.: Pulmonary gas exchange
during induction of pulmonary edema in anesthetised dogs.
J. appl. Physiol. $\underline{19}$, 403 (1964)

39. SCHOLANDER, P. F., HARGENS, A. R., MILLER, S. L.: Negative
pressure in the interstitial fluid of animals. Science $\underline{161}$,
321 (1968)

40. SCHREINER, B. F., MURPHY, G. W., KRAMER, D. H., SHAH, P. M.,
MARX, H. J., YU, P. N.: The pathophysiology of pulmonary
congestion. Progr. cardiovasc. Dis. $\underline{14}$, 57 (1971)

41. SEVERINGHAUS, J. W., CATRON, C., NOBLE, A.: A focussing
electrode bridge for unilateral lung resistance. J. appl.
Physiol. $\underline{32}$, 536 (1972)

42. SLADEN, A., LAVER, M. B., PONTOPPIDAN, H.: Pulmonary complications and water retention in prolonged mechanical ventilation. New Engl. J. Med. $\underline{279}$, 448 (1968)

43. STAUB, N. C.: The pathophysiology of pulmonary edema. Hum.
Path. $\underline{1}$, 419 (1970)

44. STAUB, N. C.: Pulmonary edema. Physiol. Rev. $\underline{54}$, 678 (1974)

45. STAUB, N. C.: Factors affecting pulmonary fluid and protein
exchange. V. Europ. Kongreß für Anästhesiologie, Paris,
4. - 9.9.1978

46. STAUB, N. C., NAGANO, H., PEARCE, M. L.: Pulmonary edema in
dogs, especially the sequence of fluid accumulation in lungs.
J. appl. Physiol. $\underline{22}$, 227 (1967)

47. WEIBEL, E. R.: Morphometry of the human lung. Berlin, Göt-
tingen, Heidelberg: Springer 1963

48. WEIBEL, E. R.: Stereological principles for morphometry in
electron microscopic physiology. Int. Rev. Cytol. $\underline{26}$, 235
(1969)

49. WICHERT, P. v., SILL, V.: Die Flüssigkeitslunge aus inter-
    nistischer Sicht. INA **2**, 48 (1976)

50. YU, P. N.: Pulmonary blood volume in health and disease.
    Philadelphia: Lea & Febiger 1969

51. ZIERLER, K. L.: Measurement of the volume of extravascular
    water in the lungs of intact animals and man. A review of
    tracer dilution principles of some reported results, and
    a new hypothesis to explain the shape of tracer dilution
    curves and certain other interesting relationship. In: Cen-
    tral hemodynamics and gas exchange (ed. C. GIUNTINI), p. 3.
    Torino: Minerva Medica 1971

Veränderungen der Lungenfunktion und des Gasaustausches beim akuten Lungenversagen und Möglichkeiten seiner diagnostischen Erfassung

Von H. Matthys

Für die diagnostische Erfassung des akuten progressiven Lungenversagens ist die Erkennung des potentiellen Risikopatienten besonders gefragt. Dies ist teilweise mit naturwissenschaftlichen Methoden möglich, teilweise grenzt es an Wahrsagerei. Nebst der diagnostischen Erfassung des potentiellen Risikopatienten kommt der Überwachung des bereits erkannten Lungenversagens und der Überprüfung des Therapieerfolges respektive -mißerfolges größte Bedeutung zu. Pathophysiologisch geht es dabei um die Erkennung der funktionellen Veränderungen, hervorgerufen durch verschiedene "Schockzustände", und ihre Bedeutung für Störungen im Bereiche des Sauerstofftransportsystems von der Inspirationsluft bis zum Gewebemetabolismus. Abb. 1 zeigt das Schleusendiagramm für den Sauerstofftransport und die CO_2-Ausscheidung. Dabei fällt auf, daß der größte "Sauerstoffverlust" schon bei der Normalperson im Bereich der Lunge liegt. Daran haben drei verschiedene Transportsysteme Anteil:

1. Atemmechanik (konvektiver Gastransport),
2. Gasaustausch (Diffusionstransport vom Alveolarraum ins Blut) und
3. Hämodynamik (O_2-Transport im Blut).

Alle drei Mechanismen sind beim akuten Lungenversagen gestört und führen zu einem vermehrten Blut- und Luftshunt. Dabei ergeben sich für die Praxis zwei wesentliche Fragen unter dem Gesichtspunkt, welche Lungenfunktionsgrößen der Atemmechanik, der Hämodynamik und des Gasaustausches sollen gemessen und dokumentiert werden,
1. um ein progressives akutes Lungenversagen rechtzeitig zu erkennen und
2. therapeutische Maßnahmen richtig interpretieren zu können.

A. Atemmechanik

Die Druck-Fluß-Volumen-Beziehungen, welche die atmosphärische Luft in den Alveolarraum und durch dieselben Atemwege wieder herausschaffen, sind an nicht beatmeten Patienten schwierig über längere Zeit meß- und überwachbar.

Wie bei kardialen Risikofällen den Puls, sollte man bei respiratorischen Risikofällen versuchen, mindestens die Atemfrequenz fortlaufend zu überwachen. Dies geschieht wohl am zuverlässigsten und angenehmsten für den Patienten durch Einführen eines kleinen Katheters durch die Nase in den Pharynx. Durch kontinuierliches Absaugen und Messen z. B. der CO_2-Konzentrationsänderungen mit einem "Uras" kann die Atemfrequenz und die CO_2-Kurve fortlaufend über längere Zeit registriert werden. Ther-

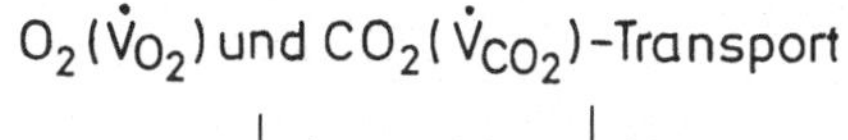

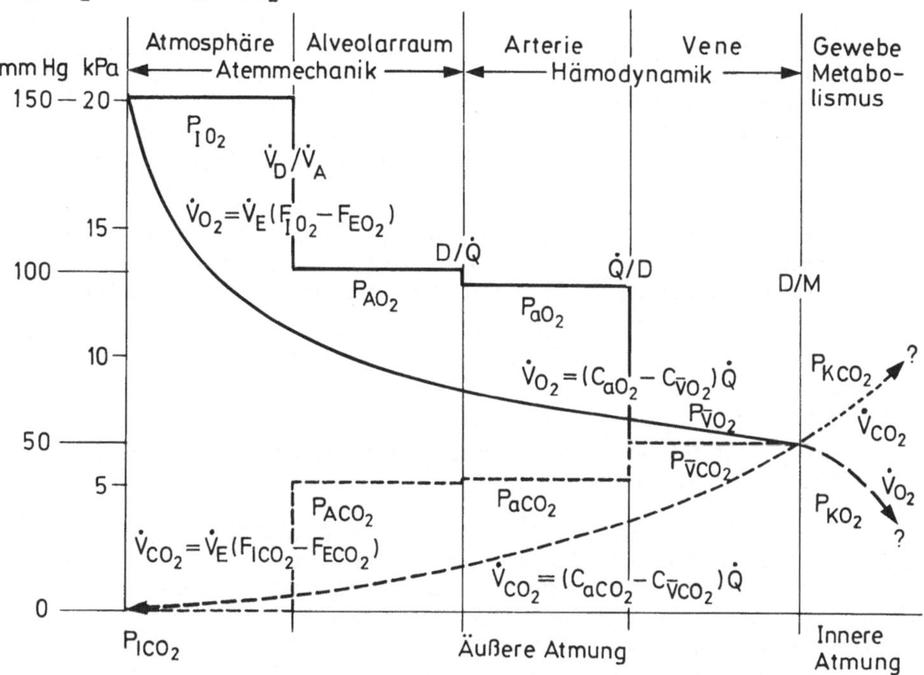

Abb. 1. "Schleusendiagramm" für O_2- und CO_2-Transport.
$\dot{V}_D/\dot{V}_A$ Totraum-Alveolarraum-Ventilationsverteilung
$D/\dot{Q}$ Diffusions-Perfusions-Verteilung
$\dot{Q}/D$ Perfusions-Diffusions-Verteilung
D/M Diffusions-Metabolisations-Verteilung

mistoren oder Impedanzmessungen durch Auflegen von Elektroden
auf den Thorax finden ebenso wie Ösophagussonden Verwendung.
Letztere haben sich in der Praxis wohl nur für das "Monitoring"
von weitgehend bewußtlosen Patienten bewährt. Das gleiche gilt
für die Langzeitmessung des Pleuradruckes mittels Ösophagussonden.

Sobald der Patient an einem Beatmungsgerät angeschlossen ist,
werden die Druck-Fluß-Volumen-Beziehungen direkt meßbar und
auch die inspiratorischen und exspiratorischen Gasfraktionen
z. B. mit dem Massenspektrometer einfacher analysierbar. Mit
Datenverarbeitung gekoppelte moderne Beatmungsgeräte und Massenspektrometer (1, 5) erlauben, die Atemwegswiderstands- und
Dehnbarkeitsänderungen des gesamten thorakopulmonalen Systems
sowie die Gesamtventilation unter Berücksichtigung des Atemzugvolumens und der Atemfrequenz nebst den in- und exspiratorischen Gasfraktionen und zusammengesetzte Größen, wie Totraum-
und Alveolarventilation, einfach festzuhalten. Die Steuerung
des Beatmungsgerätes über arterielle Blutgasfühler, z. B. O_2-
und CO_2-Elektroden, werden in Zukunft erlauben, das inspirato-

rische Gasgemisch optimal der pulmonalen Gasaustauschstörung anzupassen und zusätzlich auch die Funktion der Atemzentren auto-
matisiert zu übernehmen. Sowohl die intraarterielle als auch
transkutane O_2- und CO_2-Messung leiden noch daran, daß ihre Absolutwerte stets durch arterielle Messungen geeicht werden müssen und mehr Trends angeben als brauchbare Langzeitmeßwerte,
die den Gasaustausch in der Lunge widerspiegeln. On line-Daten-
verarbeitung und data-handling werden in Zukunft hier wesentliche Fortschritte bringen.

Eine gute atemmechanische Einstellung allein genügt für eine
optimale Beatmung nicht (3), gleichzeitig müssen atemgasanaly-
tische und hämodynamische Informationen für die Langzeitüber-
wachung vorliegen.

B. Hämodynamik

Zur Überwachung und Behandlung des Schocks gehören die folgenden hämodynamischen Meßwerte:

Durch Legen eines Einschwemmkatheters nach Grandjean oder Swan-
Ganz gewinnen wir Informationen über zentralvenöse, dextrokar-
diale und pulmonale Druck- und Blutgaswerte. Gleichzeitig sind
damit auch die Voraussetzungen gegeben, das Herzzeitvolumen
vorzugsweise nach einer Dilutionsmethode (Thermo oder dye dilution) zu messen oder nach dem Fickschen Prinzip zu berechnen.
Rückwirkungen verschiedener Beatmungsarten sowie therapeutischer
Eingriffe, z. B. einer Streptokinasetherapie bei Lungenembolien,
können damit besser überwacht und risikoärmer angewandt werden.
Abb. 2 zeigt den Verlauf der Herzfrequenz (F), des Herzminutenvolumens (HMV) und des totalen pulmonalen Gefäßwiderstandes
(TPR_L) unter Streptokinasetherapie über den Zeitraum von 24 h
bei fünf Patienten, die der Intensivüberwachung bedurften.

C. Gasaustausch

Die Messung der arteriellen O_2- und CO_2-Partialdrucke zur Einteilung verschiedener Atemfunktionsstörungen, wie in Abb. 3 dargestellt, genügen nicht immer für die Beurteilung der therapeutischen Maßnahmen und für die differentialdiagnostischen Erwägungen über die Natur der Gastransportstörung von der Inspirationsluft bis zum Zellmetabolismus. Unabhängig vom zugrundeliegenden Pathomechanismus der Gasaustauschstörung (4), z. B. als
Folge einer Bronchialobstruktion und/oder eines Lungenödems mit
Atelektase und/oder Thromboembolien verschiedenen Ausmaßes, ergibt sich eine konstante venöse Beimischung mit mehr oder weniger idealer Arterialisation des Blutes. Bei jeder nicht normal
gasaustauschenden Lunge ist der arterielle O_2- und CO_2-Partial-
druck nicht nur von der alveolären Gaszusammensetzung abhängig,
sondern auch von der zentralvenösen ($P_{\bar{v}}O_2$, $P_{\bar{v}}CO_2$). Lassen wir
solche Patienten 100 % Sauerstoff atmen, so können wir sagen,
daß die arterielle Blutgaszusammensetzung sich allein aus der
endkapillären und der zentralvenösen ergibt
($\dot{Q}_C \times C_CO_2 + \dot{Q}_S \times C_{\bar{v}}O_2 = \dot{Q} \times C_aO_2$).

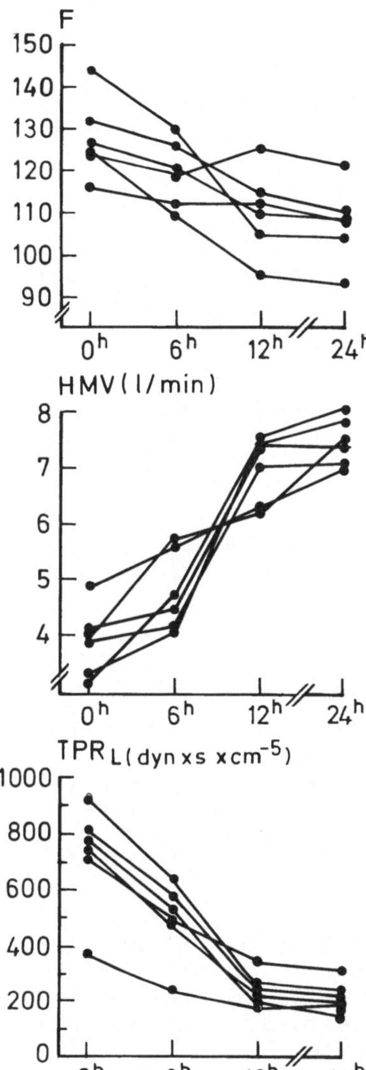

Abb. 2. Hämodynamik von Patienten im Schock als Folge von Lungenembolien

Der O_2-Gehalt im Blut ist bekanntlich nicht nur eine Funktion der Partialdrucke und der Gaslöslichkeit im Plasma, sondern hängt in weit bedeutenderem Maße vom Hämoglobingehalt und dessen Sättigungsgrad insbesondere für Sauerstoff ab. Damit berechnet sich der O_2-Gehalt im Blut wie folgt:

$$C\ O_2 = (SO_2 \times Hb \times 1{,}34) + (0{,}003 \times PO_2)$$

$$(\% \times g/100\ ml \times ml/g) + (ml/100\ ml \times mm\ Hg)$$

Unter 100%iger Sauerstoffatmung wird die endkapilläre Sauerstoffsättigung desjenigen Herzzeitvolumenanteils, der ventilierte Lungengebiete durchfließt, stets bei 100 % liegen. Allerdings ist dabei zu berücksichtigen, daß sich die Aufteilung des ge-

$$P_aO_2 \quad P_aCO_2 \quad \text{Atemfunktionsstörungen}$$

1) ↗ ↙   nicht stellgliedbedingte Hyperventilation

2) n ↙   stellgliedbedingte Hyperventilation

3) ↙ n   stellgliedbedingte Hypoxie

                                                      respiratorische Partialinsuffizienz

4) ↙ ↙   stellgliedbedingte Hyperventilation

5) ↙↙ ↗   stellgliedbedingte Hypoventilation

                                                      respiratorische Globalinsuffizienz

6) ↙ ↗   nicht stellgliedbedingte Hypoventilation

Abb. 3. Die sechs möglichen arteriellen Blutgaskonstellationen, welche eine Atemfunktionsstörung anzeigen.
n = im Normbereich liegend,
↗ = gegenüber der Norm erhöht,
↙ = gegenüber der Norm erniedrigt

samten Herzzeitvolumens auf ventilierte und nicht ventilierte Lungengebiete ($\dot{Q}_C$; $\dot{Q}_S$) je nach zugrundeliegender Lungenkrankheit (Asthma, Lungenödem etc.) gegenüber Luftatmung ändert (6). Der Sauerstoffpartialdruck im Blut, das ventilierte Alveolen verläßt, ist damit wie folgt zu berechnen:

$$P_cO_2 = P_AO_2 = (P_B - PH_2O) \times F_IO_2 - P_aCO_2 \ .$$

Der O_2-Partialdruck respektive -gehalt des Blutes, welches unter Umgehung ventilierter Alveolen dem arteriellen Blut beigemischt wird, entspricht dem gemischt-venösen O_2-Partialdruck respektive -gehalt. Das Verhältnis des Herzzeitvolumens, das die ventilierten Alveolen umgeht ($\dot{Q}_S$), zum Herzzeitvolumenanteil, der die gasaustauschenden Lungengebiete durchfließt ($\dot{Q}_C$), errechnet sich damit wie folgt:

$$\dot{Q} = \dot{Q}_C + \dot{Q}_S = \dot{V}O_2 / (C_aO_2 - C_{\bar{v}}O_2).$$

Darin läßt sich $\dot{Q}_C = \dot{Q} - \dot{Q}_S$ substituieren und das Verhältnis des Shunts $\dot{Q}_S$ zum gesamten Herzzeitvolumen $\dot{Q}$ durch den folgenden Quotienten ausdrücken:

$$\dot{Q}_S / \dot{Q} = (C_cO_2 - C_aO_2) / (C_cO_2 - C_{\bar{v}}O_2).$$

Ist die arterielle O_2-Sättigung unter 100 %, d. h. der arterielle O_2-Partialdruck kleiner als 150 mm Hg, so berechnet sich der Zähler des obigen Quotienten wie folgt:

$$C_cO_2 - C_aO_2 = K_1 (P_cO_2 - P_aO_2) + K_2 \times Hb (1 - S_aO_2),$$

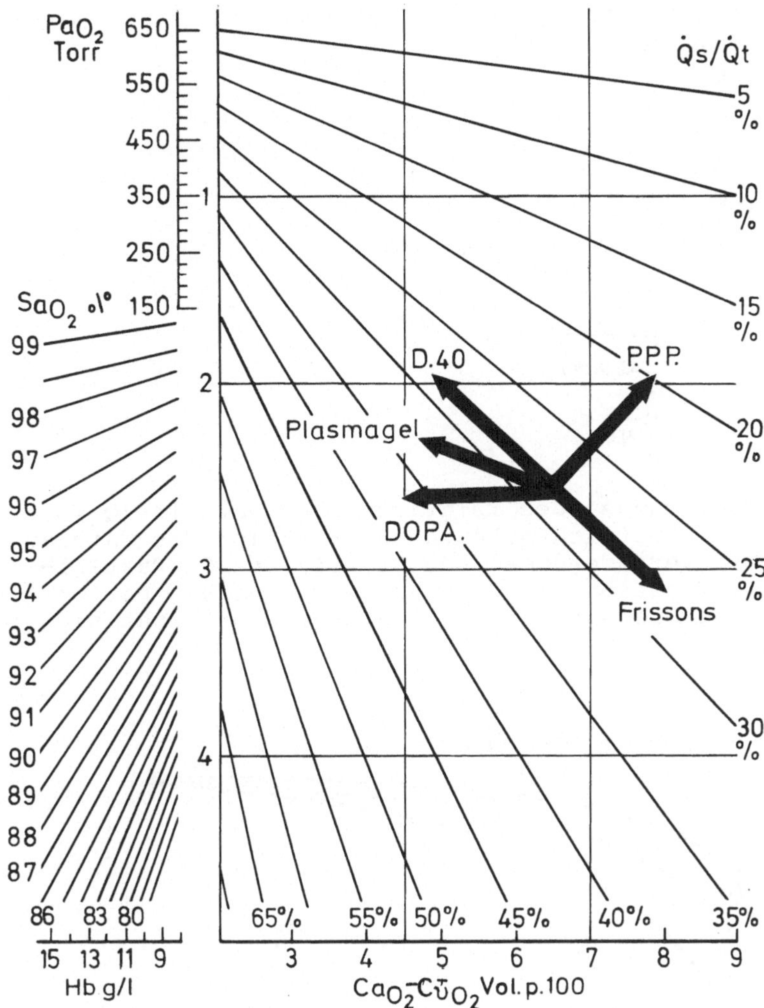

Abb. 4 a. Nomogramm zur relativen Shuntberechnung ($\dot{Q}_s/\dot{Q}$) bei verschiedenen Schockzuständen und Therapien

für den Nenner der Shuntformel gehen wir dabei analog vor. (K_1 = 0,003, K_2 = 1,34 ml/g, S_aO_2 als Fraktion von 1 ausgedrückt, z. B. 80 % = 0,8).

Der Shunt ($\dot{Q}_s$) in Prozent des gesamten Herzzeitvolumens ($\dot{Q}$) kann aber auch aus einem entsprechenden Nomogramm entnommen werden, das in Abb. 4 dargestellt ist. Gemessen werden unter 100 % Sauerstoffatmung lediglich der arterielle O_2-Partialdruck (P_aO_2), die arterio-gemischt-venöse O_2-Differenz ($C_aO_2 - C_{\bar{v}}O_2$); bei einer arteriellen O_2-Sättigung (S_aO_2) unter 100 % muß auch diese noch gemessen werden, um unter Berücksichtigung des Hämoglobins in das Nomogramm eingehen zu können.

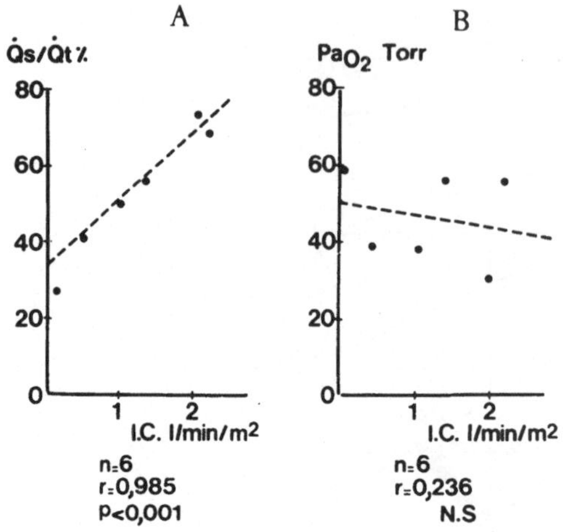

Abb. 4 b. (A) Veränderungen des relativen Shuntanteils ($\dot{Q}_s/\dot{Q}_t$) durch Einsatz einer künstlichen Lunge als Funktion des Cardiac index (CI). (B) Die Veränderungen des arteriellen O_2-Partialdruckes (P_aO_2) als Funktion des CI sind bei demselben Patienten als Folge von de-recrutement von Lungengefäßen nicht signifikant (<u>2</u>)

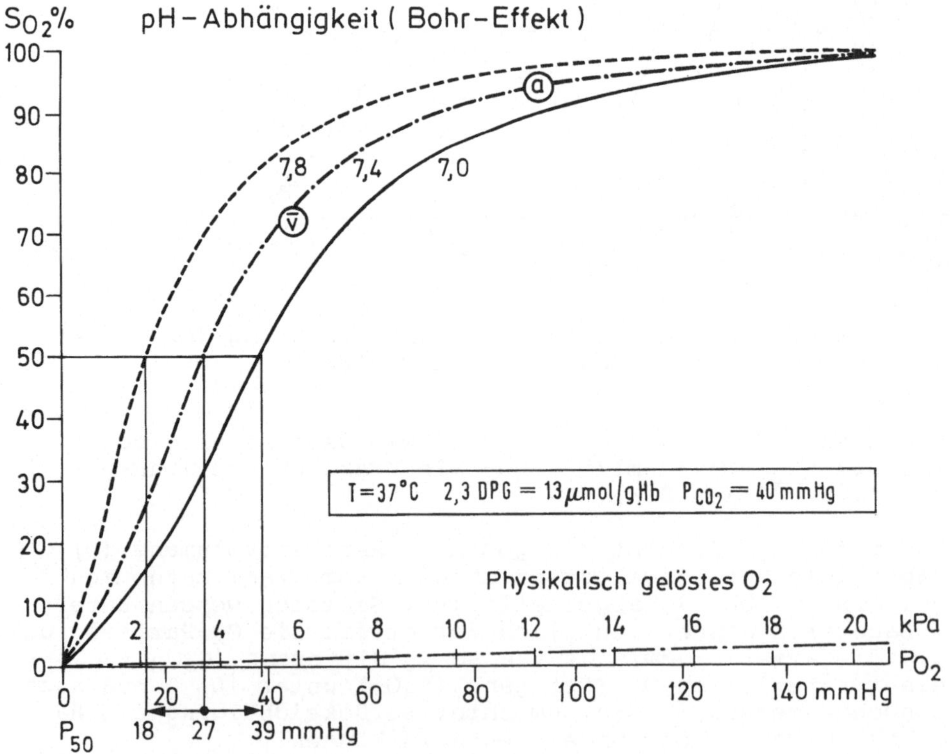

Abb. 5. pH- und CO_2-Abhängigkeit (Bohr-Effekt) der O_2-Dissoziationskurve

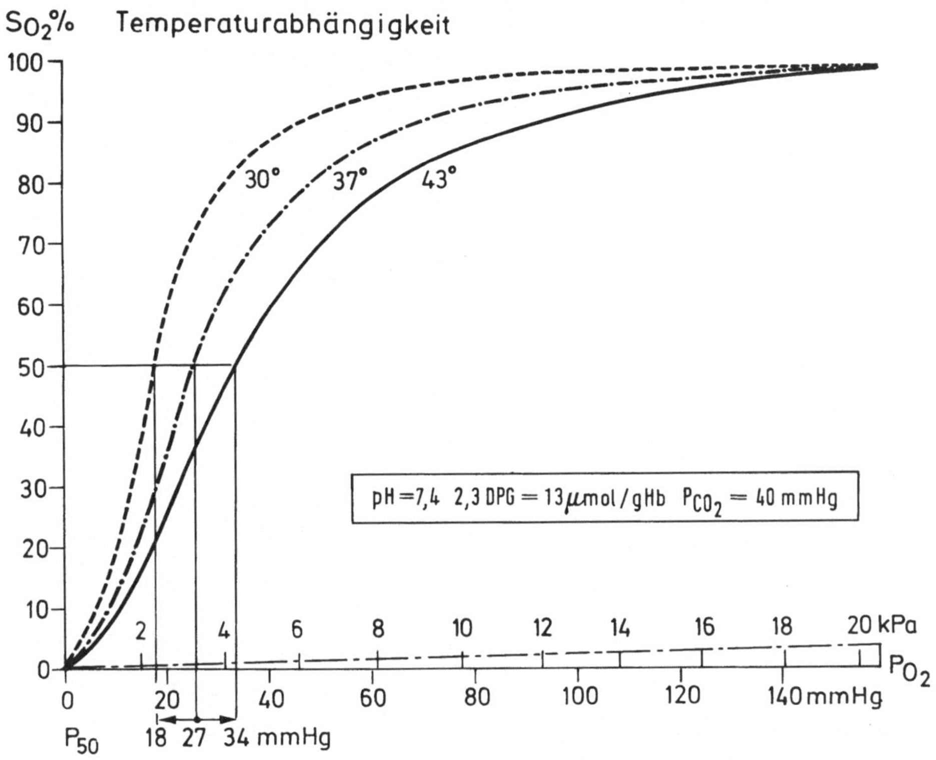

Abb. 6. Temperaturabhängigkeit der O₂-Dissoziationskurve

Abb. 4 a zeigt zudem die Veränderungen des Shuntanteils zum gesamten Herzzeitvolumen bei hypovolämischen und septischen Schockzuständen (Frissons) unter Plasmageltherapie, Dextran (D 40), intermittierender Überdruckbeatmung (PPP) und nach Gabe von Dopamin (Dopa) ($\underline{2}$).

Das Verhältnis von $\dot{Q}_S$ zu $\dot{Q}$ ist vor allem für den Einsatz der künstlichen Lunge eine sehr informative Größe, erreicht es einen Wert von mehr als 50 % bei Patienten mit schweren Pneumonien, so wird im allgemeinen die Indikation für den Anschluß einer Membranlunge gestellt. Der therapeutische Erfolg dieses Vorgehens kann, wie in Abb. 4 b dargestellt, nicht mit gleicher Sicherheit aus den arteriellen O₂-Partialdrucken erkannt werden, da der Shuntanteil durch ein de-recrutement von perfundierten, aber nicht ventilierten (gasaustauschenden) Lungenkapillaren bei Anschluß des extrakorporalen Kreislaufes zurückgeht und damit auch das Herzzeitvolumen, das durch die kranke Lunge fließt (CI), als Cardiac index ausgedrückt. Die Abnahme des Cardiac index und damit die Entlastung des rechten Herzens bei wirksamem extrakardialem Kreislauf ist linear mit dem Shuntanteil ($\dot{Q}_S/\dot{Q}$) korreliert, während der arterielle P$_a$O₂ keine wesentliche Änderung erkennen läßt. Dieser wird, wie bereits einleitend erwähnt, im wesentlichen dann durch den zentralvenösen O₂-Partialdruck respektive die Sättigung und den Hb-Gehalt determiniert.

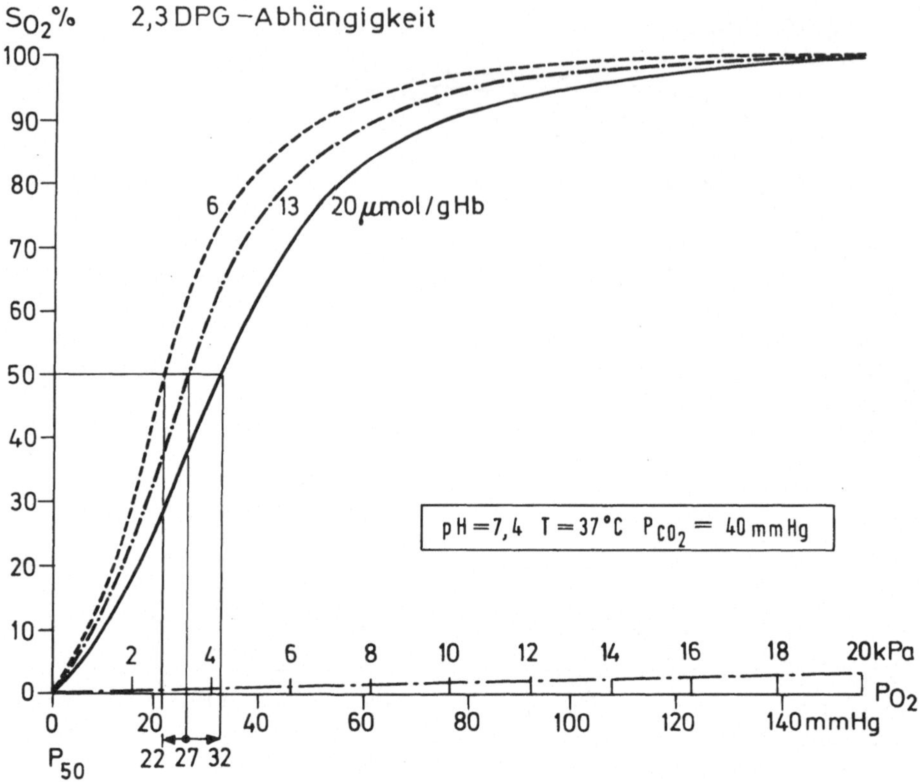

Abb. 7. 2,3 DPG-Abhängigkeit der O$_2$-Dissoziationskurve

D. O$_2$-Transport im Blut

Die Abb. 5, 6 und 7 zeigen schematisch die wichtigsten Größen, welche die Bindungsfähigkeit des Hämoglobins für Sauerstoff beeinflussen. Damit stellt sich die Frage, ob wir auch die Lage der aktuellen O$_2$-Dissoziationskurve kennen müssen, um am Krankenbett richtig entscheiden zu können. Abb. 5 zeigt die Abhängigkeit vom pH und vom CO$_2$-Gehalt (Bohr-Effekt), Abb. 6 die Temperaturabhängigkeit und Abb. 7 schließlich diejenige vom 2,3 DPG-Gehalt des Blutes. Die Messung der aktuellen O$_2$-Dissoziationskurve ist äußerst schwierig; für die Oxygenation der Körpergewebe scheint außer den regionalen Perfusions-Diffusions-Verhältnissen doch die O$_2$-Transportkapazität ($\dot{Q}$ x C$_a$O$_2$) die entscheidende Rolle zu spielen. Für die Praxis ergibt sich damit lediglich darauf zu achten, daß die O$_2$-Dissoziationskurve keine Extrempositionen einnimmt. Bei leichter arterieller Hypoxie ist eine Rechtsverschiebung, bei schwerer arterieller Hypoxie eine Linksverschiebung für die Sauerstoffversorgung der Gewebe von Vorteil. Damit kommt der direkten Messung des Herzzeitvolumens und des arteriellen O$_2$-Gehaltes (Abb. 8) wohl die größere Bedeutung zu als der Messung des P 50 respektive der Lage der aktuellen Sauerstoffdissoziationskurve, um eine sauerstofftransportbedingte Mangelversorgung der Körpergewebe abzuschätzen. Für die Sollwerte der arteriellen O$_2$-Partialdrucke sind Körperpositionen und Alter unbedingt zu berücksichtigen.

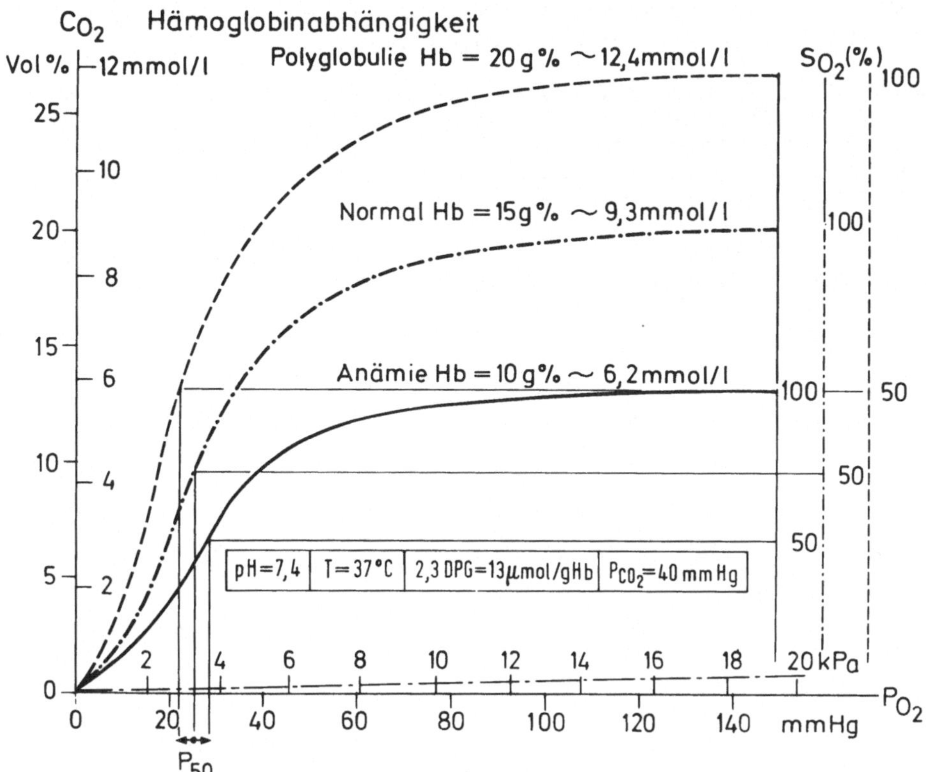

Abb. 8. Hämoglobinabhängigkeit des Blut-O_2-Gehaltes (C O_2)

Zusammenfassend können wir sagen, daß für das "Monitoring" des akuten progressiven Lungenversagens Atemgase, Druck-Fluß-Volumen-Beziehungen des thorakopulmonalen und kardialen Systems direkt gemessen werden sollen. Datenverarbeitung und Dokumentation werden uns helfen, krankheitsspezifische typische Meßmuster zu erheben, um damit nicht bei jedem Patienten alles messen zu müssen, sondern in Zukunft nur noch das Notwendigste.

Literatur

1. BRANDT, H. J.: Computer controlled continuous monitoring in a pulmonary intensive care unit. Biomedical engineering in pneumolology. Progr. Resp. Res.; Basel: Karger 1979

2. LEMAIRE, F., HARF, A., HARARI, A., TEISSEIRE, B., REGNIER, B., ATLAN, G., RAPIN, M.: La mesure du shunt intrapulmonaire en réanimation (utilisation d'un nomogramme). Bull. Physiopath. respir. (Nancy) 11, 659 (1975)

3. MATTHYS, H.: Pathophysiologische Aspekte der Beatmung. Intensivmed. 13, 115 (1976)

4. MATTHYS, H.: Die Lunge als leistungsbegrenzender Faktor bei Patienten: Blutgase. Pneumonologie, Suppl., 17 (1976)

5. SEVERINGHAUS, J. W., OZANNE, G. M., LAUDERBOUGH, H. C., OVERLAND, E. S., STAFFORD, M. J.: Lung water and cardiac output determination by non-invasive trace gas analysis of dual breathholds in a single breath. Biomedical engineering in pneumonology. Progr. Resp. Res.; Basel: Karger 1979

6. WEST, J. B., WAGNER, P. D.: Pulmonary gas exchange. In: Bioengineering aspects of the lung (ed. J. B. WEST), p. 361. New York: Marcel Dekker 1977

Zusammenfassung der Diskussion zum Thema: „Pathophysiologie des akuten Lungenversagens"

FRAGE:
Läßt sich histologisch für alle Formen des "akuten respiratorischen Versagens" ein uniformes Korrelat finden?

ANTWORT:
Diese Frage ist eindeutig mit "Nein" zu beantworten. Es gibt zwar ein gemeinsames Endstadium, der Weg dahin ist jedoch außerordentlich heterogen. Er kann gekennzeichnet sein durch eine starke pulmonale Hypoperfusion, er kann jedoch genauso gut inszeniert sein durch eine massive Thrombosierung der Lungenstrombahn, z. B. im Rahmen einer Fettembolie. Das, was sich dann in den einzelnen Phasen abspielt, ist ebenfalls sehr unterschiedlich. Besonders hervorzuheben sind hier die septischen Krankheitsbilder; septische Patienten befinden sich häufig in einem hyperdynamen Schock. Bei den septischen Patienten kommen Gerinnungsstörungen oft früher als die Zeichen des Schocks. Die Hypoperfusion der pulmonalen Strombahn ist unter diesen Bedingungen früher ausgeprägt als der generalisierte Schock. Das gesamte Gerinnungsphänomen spielt im septischen Schock eine wesentlich gewichtigere Rolle als z. B. beim hämorrhagischen Schock, bei dem Gerinnungsstörungen meistenteils ein Epiphänomen darstellen.

FRAGE:
Kann man den Begriff der "Schocklunge" mit dem akuten Lungenversagen gleichsetzen?

ANTWORT:
Der Pathologe weist auf die Notwendigkeit der Differenzierung zwischen Schocklunge und Lunge im Schock hin: Im zweiten Falle steht ein hämodynamisches Phänomen im Vordergrund, im ersten Falle jedoch ein pulmonales Versagen. Die Ausbildung einer Schocklunge ist erst die typische Antwort der Lunge auf einen länger bestehenden hämodynamischen Schockzustand.

FRAGE:
Kann der Pathologe Schemata aufstellen, in denen histomorphologische Bilder bestimmten klinischen Stadien zugeordnet werden, die auch Hinweise auf den Verlauf und die Prognose des akuten progressiven Lungenversagens erlauben?

ANTWORT:
Das Aufstellen eines solchen Schemas ist selbst für den Schock

noch sehr umstritten. Das von MITTERMAYER entwickelte Konzept basiert auf der Vorstellung, daß es über Permeabilitätsveränderungen und Endotheldefekte zu einer Mikrothrombenbildung und zur Ausbildung eines interstitiellen Ödems kommt. Die Konsequenzen, die er morphologisch und röntgenologisch gezogen hat, stehen zur Diskussion. Das Konzept der Mikrozirkulationsstörungen als gemeinsame Basis eines akuten Lungenversagens kann heute nicht mehr aufrechterhalten werden. So zeigt z. B. ein urämisches Lungenödem eine massive Extravasation, ohne daß es dabei zu irgendeiner Mikrozirkulationsstörung kommt (BLEYL).

FRAGE:
Für die Auslösung des Proliferationsvorgangs im akuten Lungenversagen kommt nach Ansicht einiger Autoren der Lymphe entscheidende Bedeutung zu, die Proliferation von Fibroblasten zu fördern; könnte diese Vermutung durch den Nachweis einer auslösenden Substanz untermauert werden?

ANTWORT:
Es ist möglich, mit Lymphe Fibroblasten zur Proliferation zu bringen. Voraussetzung ist, daß in der Lymphe Plasmabestandteile enthalten sind. Die Fibroblasten proliferieren dann, wenn in der Lymphe γ-γ-Dimere enthalten sind (siehe Beitrag BLEYL). Fibroblasten benötigen zur Proliferation den Faktor XIII, den fibrinstabilisierenden Faktor. Ohne Fibrinderivate gibt es keine bindegewebige Proliferation. Ohne Zweifel ist richtig, daß dieser Faktor in der Lymphe vorkommen kann, sofern die Lymphe nicht ein Transsudat ist. Das Transsudat enthält kein Fibrin und keine Fibrinderivate, es verursacht daher auch in keinem Falle eine Fibroblastenwucherung. Kommt eine entzündliche Noxe hinzu, entsteht eine Permeabilitätsstörung, treten Plasmabestandteile in den extravasalen Raum aus, die daraus entstehende Gerinnung und Bildung von Fibrinderivaten verursachen dann die bindegewebige Proliferation.

MITTERMAYER et al. (2) fanden, daß die Lungenlymphe von Schweinen, die einen Schock erlitten hatten, eine Stimulierung des Fibroblastenwachstums bewirkt. Sie postulieren einen Faktor, der - im interstitiellen Gewebe im Schock freigesetzt - einen bindegewebigen Umbau auslöst.

FRAGE:
In der von SANDRITTER, MITTERMAYER et al. (3) aufgestellten Stadieneinteilung erscheint die Fibroblastenwucherung zwischen fünftem und achtem Tag. Kann dieses Phänomen nicht auch zu einem früheren oder späteren Zeitpunkt eintreten?

ANTWORT:
Dieses Konzept ist zunächst abgeleitet von morphologischen Befunden. Ohne Zweifel kann es sich hier nur um eine statistische Angabe handeln, wonach dieses Stadium am häufigsten fünf bis acht Tage nach Beginn eines akuten Lungenversagens auftritt.

Dies schließt nicht aus, daß es in Einzelfällen früher, aber auch später manifest werden kann.

FRAGE:
Ist das bereits in der Frühphase nach einem Trauma morphologisch zu beobachtende interstitielle Ödem ein Transsudat oder ein Exsudat?

ANTWORT:
Hier gehen die Meinungen weit auseinander. Ob ein Trans- oder Exsudat auftritt, scheint ganz von der primären Noxe abzuhängen. Handelt es sich um ein hämodynamisch ausgelöstes interstitielles Lungenödem, wird wohl immer ein Transsudat vorliegen, basierend auf einer vermehrten Filtrationsrate. Wenn es sich primär um eine Permeabilitätsstörung handelt, liegt ein eiweißreiches Exsudat vor. Es ist also nicht in jedem Falle so, daß ein primäres Transsudat erst sekundär in ein Exsudat übergeht.

FRAGE:
Bei histomorphologischen Darstellungen wird vordergründig von den sich abspielenden Gerinnungsstörungen gesprochen. Die erhöhte Kapillarpermeabilität, z. B. induziert durch endogene Amine, wird dagegen kaum erwähnt. Heißt das, daß eine Permeabilitätsstörung keine Rolle spielt?

ANTWORT:
Der Histopathologe kann eine Plasmaextravasation nur an den Substanzen nachweisen, die er unlöslich machen kann. Das sind letztendlich nur die Fibrinogenderivate. Der Nachweis dieser Derivate im extravasalen Raum weist jedoch unbedingt auf eine erhöhte Permeabilität im Bereich der Mikrostrombahn hin.

FRAGE:
Ist der Begriff "Schocklunge" heute überhaupt noch adäquat?

ANTWORT:
Es gibt eine gemeinsame Endstrecke des akuten Lungenversagens. Man wird anstelle des Begriffs Schocklunge ein akutes Lungenversagen durch Schock deklarieren müssen oder anstatt einer Aspirationslunge ein akutes Lungenversagen durch Aspiration. Der Ausdruck Schocklunge sollte daher heute nicht mehr verwendet werden.

FRAGE:
Was ist histomorphologisch bei der Lunge im Schock zu finden?

ANTWORT:
Zum einen beobachtet man eine enorme Weitstellung der Lymphka-

pillaren perivasal interstitiell bis hin zu den regionalen Lymph-
knoten, weiter findet man unter Umständen eine maximale Konge-
stion der Lungenstrombahn, unter Umständen auch einmal ein intra-
alveoläres Ödem. Die Megakaryozyten sind intrakapillär nachweisbar.

FRAGE:
Bei der Zentralisation des Kreislaufs aufgrund einer Hypovol-
ämie kommt es bei noch erhaltenem Systemdruck zu einer drasti-
schen Verminderung der Perfusion im Bereich von Teilsystemen,
z. B. im Splanchnikusgebiet. Wie verhält sich in diesen Fällen
die Lungenperfusion?

ANTWORT:
Jede Abnahme des Herzzeitvolumens wird natürlich dazu führen,
daß Teile der Lunge nicht mehr ausreichend perfundiert werden.
Eine derart drastische Verminderung der Perfusion, wie z. B. im
Splanchnikusgebiet mit daraus folgender Gewebshypoxie, kann in
der Lunge gar nicht auftreten, weil das gesamte noch erbrachte
Herzzeitvolumen durch die Lunge zirkulieren muß.

FRAGE:
Gibt es eine therapierelevante Phase, in der wir bei verminderter Lungenperfusion durch eine Überoxygenation eine klinische
Besserung erreichen können? Reicht es in den Situationen einer
verminderten Perfusion der Lunge aus, in den Alveolen einen hohen Sauerstoffpartialdruck zu haben oder muß dieser hohe Par-
tialdruck in den Kapillaren herrschen?

ANTWORT:
Das Lungengewebe kann sowohl von der alveolären als auch von
der kapillären Seite mit Sauerstoff versorgt werden. Voraussetzung ist natürlich, daß die Alveole noch ventiliert wird und
die Diffusionsstrecke nicht über ein gewisses Maß verbreitert
ist. Darüber hinaus ist es denkbar, daß in diesem Stadium ein
erhöhter Anfall von Wasserstoffionen im Lungengewebe durch Ventilation reduziert und damit eine Kompensation der azidotischen
Stoffwechsellage im Bereich des Lungengewebes erreicht werden
kann.

FRAGE:
Welche Aussagekraft hat die Messung des Gewebssauerstoffpartialdruckes hinsichtlich des Hypoxiegrades der benachbarten Zellen?
Ist das Histogramm ein absoluter Parameter, zeigt es nur Trends
an, oder ist der Wert des Gewebssauerstoffpartialdruckes nur
zu verstehen im Konzept mit dem Sauerstofftransport, d. h. mit
der Hämodynamik, und ist es zu deuten mit dem Ausmaß des Lak-
tats?

ANTWORT:
Die Messung des Sauerstoffpartialdruckes im Gewebe erfaßt den
Sauerstoff an einer Stelle kurz bevor er in die Atmungskette
aufgenommen wird. Am Histogramm sind Verteilungsstörungen der
Mikrozirkulation erfaßbar. Eine Linksverschiebung des Histo-
gramms bedeutet natürlich nicht unbedingt, daß eine Anoxie des
Gewebes vorliegt. Auch die Histogramme lassen keine Aussage zu,
wann es für die einzelne Zelle kritisch wird.

FRAGE:
Was sind die auslösenden Ursachen für ein akutes Lungenversagen? Gibt es Mediatoren, die hier wirksam werden? Existieren
sie bereits physiologischerweise, bei welchen Änderungen bekom-
men sie eine pathologische Funktion?

ANTWORT:
Diese Frage ist kaum zu beantworten. So ist z. B. die pathologische Bedeutung des Histamins relativ gut, die physiologische
dagegen bis heute unbekannt, obwohl es bereits 1904 entdeckt
worden ist. Ähnlich verhält es sich bei den Prostaglandinen,
obwohl diese als physiologische Regulatoren anerkannt sind.
BOOT et al. (1) postulieren, daß Prostaglandine notwendig sind,
um eine normale Lungenfunktion zu gewährleisten. Werden zuvie-
le Prostaglandine vom F-Typ synthetisiert und zu wenige vom E-
Typ, sind die Bedingungen für obstruktive Atemwegserkrankungen
gegeben. Ebenfalls ungeklärt ist, ob 5-Hydroxytryptamin eine
Bedeutung hat. Die Bedeutung aller dieser Mediatorsubstanzen
muß beim akuten Lungenversagen als noch ungeklärt angesehen
werden. Es gibt außerordentlich viele Stimuli, die an der Lunge wirksam werden können. Nicht umsonst wurde die Lunge als
Schockorgan bezeichnet. Die Lunge ist viel empfindlicher als
alle anderen Organe. Jede mechanische Schädigung von Lungenparenchym kann zur Freisetzung von Prostaglandinen, von Proteasen,
Hydrolasen führen, die dann über den Hageman-Faktor das Komple-
ment-, Plasmin-, Gerinnungs- und Kallikrein-System aktivieren.
Das weitere läuft dann ziemlich automatisch ab.

Ebenfalls kann eine Azidose auslösende Ursache sein, auch Adrenalin ist als Agens durchaus zu diskutieren, hier vor allem wegen seiner alphaadrenergen Wirkungen.

FRAGE:
Für den therapeutischen Ansatz ist es natürlich von entscheidender Bedeutung, ob es sich bei der Freisetzung dieser Mediatoren um einen Vorgang vor der Lunge oder in der Lunge handelt,
d. h. ob diese Substanzen in die Lunge eingeschwemmt werden oder
in der Lunge freigesetzt werden.

ANTWORT:
Beides kann eine Rolle spielen. Die Arbeitsgruppe von BOOT in
London hat gezeigt (1), daß es völlig genügt, Lungengewebe z. B.
mit einer Klemme zu fassen, um sofort eine Synthese und Frei-

setzung z. B. von Prostaglandinen und Thromboxan zu erreichen.
Dies reicht bereits aus, um die Kapillarpermeabilität zu erhöhen. Natürlich können auch auf dem Blutweg zur Lunge gelangen-
de Mediatoren solche Wirkungen haben.

FRAGE:
Welche Folgen hat die Freisetzung dieser Stoffe auf die Lunge?

ANTWORT:
Diese Stoffe bewirken fast alle eine Kontraktion der glatten
Muskulatur, steigern die Kapillarpermeabilität, begünstigen die
Aktivierung pharmakologisch wirksamer Plasmafaktoren und erzeu-
gen direkt oder indirekt die Akkumulation von Granulozyten usw.
im Interstitium.

FRAGE:
Welchen Stellenwert haben die endogenen Amine bei der Entwicklung des akuten Lungenversagens? Es wurde erwähnt, daß z. B.
die Kinine eine Halbwertszeit von wenigen Sekunden hätten. Ist
es vorstellbar, daß unter diesen Bedingungen eine Inhibitorbe-
handlung überhaupt sinnvoll sein könnte?

ANTWORT:
Die Kinine dürfen keinesfalls isoliert gesehen werden. Wir müssen uns vorstellen, daß diese Substanzen in der Art eines "Ein-
klinkeffektes" wirken, d. h. einen Prozeß in Gang setzen, der
anschließend unabhängig weiterläuft. Kinine als solche und allein sind ganz sicher nicht für die Auslösung eines akuten Lungenversagens verantwortlich zu machen. Hier müssen offensichtlich mehrere Substanzen zusammenwirken.

FRAGE:
Ist es vorstellbar, daß die pathogene Wirkung der Mediatoren
von bestimmten äußeren Umständen (Mikrozirkulationsstörung,
Azidose usw.) abhängig ist?

ANTWORT:
Dies ist in einem gewissen Umfange denkbar. Normalerweise sind
physiologische Inhibitoren und metabolisierende Enzyme vorhanden, die für eine rasche Inaktivierung der Mediatoren sorgen.
Liegen diese Stoffe nicht in der nötigen Konzentration vor,
dann sind eben die Bedingungen für eine Perpetuierung der Wirkung der Mediatoren gegeben.

FRAGE:
An anderer Stelle wurden Befunde gezeigt, wonach es über eine
Komplementaktivierung zu einer Haftung der Leukozyten in der
Lungenendstrombahn kommt. Können diese Leukozyten histologisch
nachgewiesen werden? Besteht ein Zusammenhang zwischen der Kom-

plementaktivierung und der erhöhten Haftfähigkeit der Leukozyten? Welche Rolle spielen die Leukozyten im Rahmen des akuten Lungenversagens?

ANTWORT:
Die Leukozyten sind histologisch durchaus nachweisbar. Die Granulozyten spielen eine entscheidende Rolle, da sie lysosomale Enzyme enthalten, die die Kapillarpermeabilität erhöhen, indem sie die Spalten des Endothels vergrößern und sogar die Endothelzellmembran zerstören können. Sie lösen damit lokale Nekrosen aus. Es ist bekannt, daß die neutrophilen Leukozyten selektiv unter der Wirkung aktivierter Komplementkomponenten akkumulieren, aber auch unter der Wirkung von Imidazolessigsäure, einem Metaboliten des Histamins.

Diese Leukozytenanlagerung in der Endstrombahn der Lunge ist elektronenmikroskopisch häufig nachgewiesen worden. Es ist jedoch noch offen, ob dies ein ursächlicher Mechanismus für die Kapillarpermeabilitätsstörung ist. Tatsache ist, daß Membranen und darunter vermutlich auch vitale Membranen zerstört werden.

FRAGE:
Ist eine normale therapeutische Dosierung von Azetylsalizylsäure relevant für etwaige negative Auswirkungen, wie sie im Beitrag SCHMUTZLER gezeigt wurden?

ANTWORT:
Die antithrombotische Wirkung der Azetylsalizylsäure ist denkbar bei sehr kleinen Dosen. Sie kommt sehr leicht an Thrombozyten heran und hemmt die Zyklooxygenase in den Thrombozyten irreversibel. Ein Thrombozyt, der einmal mit Azetylsalizylsäure in Berührung gekommen ist, kann nie mehr das aggregationsfördernde Thromboxan synthetisieren, dies können erst wieder neu gebildete Thrombozyten. Um einen ähnlichen Effekt bei anderen, nicht in der Blutbahn zirkulierenden Zellen zu erreichen, braucht man wesentlich höhere Dosierungen von Azetylsalizylsäure. Auch die antirheumatische oder antientzündliche Wirkung ist erst bei wesentlich höheren Konzentrationen zu erwarten, bei denen dann auch mit allen negativen Begleiterscheinungen der Azetylsalizylsäuretherapie zu rechnen ist. Das gleiche Enzym, das für die Synthese des Thromboxans verantwortlich ist, ist auch verantwortlich für die Bildung aller anderen Prostaglandine. Azetylsalizylsäure hemmt also neben der Bildung von Thromboxan gleichzeitig die Bildung von aggregationshemmendem Prostazyklin, das auch in Thrombozyten gebildet wird. Es ist die Frage, was in einer gegebenen klinischen Situation wichtiger ist.

FRAGE:
STAUB hat kürzlich postuliert, daß durch die Applikation von Prostaglandin E_1 die durch Endotoxine hervorgerufene Permeabilitätsstörung verhindert werden könnte (4). Ist es vorstellbar, daß damit selektiv eine Permeabilitätsstörung reversibel gemacht bzw. verhindert werden könnte?

ANTWORT:
Das wäre durchaus vorstellbar. Ähnliche Befunde sind aus anderen Organbereichen bekannt, bei denen es gelungen ist, durch Prostaglandin E_1 eine erhöhte Permeabilität herabzusetzen. Insgesamt erscheint die Substitution dieser Substanz durchaus diskutierenswert, wenn auch klare Indikationen für ein solches Vorgehen bisher nirgends belegt sind. Es ist aber sicher gerechtfertigt, eine Annäherung an die Normalkonzentration zu versuchen.

FRAGE:
Gibt es Daten dafür, wonach die niedere Dosierung von Heparin beim akuten Lungenversagen nützlich sein könnte (Dosierung 150 - 200 E/h)?

ANTWORT:
Zur Thromboseprophylaxe ist der Wert des Heparins unbestritten. Sie kann sich dadurch auch positiv auf die Prophylaxe eines akuten Lungenversagens auswirken. Es muß jedoch genauso klar betont werden, daß eine Anwendung des Heparins bei manifestem Lungenversagen unwirksam sein muß.

Literatur

1. BOOT, J. R., COCKERILL, A. F., DAWSON, W., MALLEN, D. N. B., OSBORNE, D. J.: Modification of prostaglandin and thromboxane release by immunological sensitation and successive immunological challenges from guinea-pig lung. Int. Arch. Allergy 57, 159 (1978)

2. MITTERMAYER, Ch., OSTENDORF, P., RIEDE, U. N.: Pathologisch-anatomische Untersuchungen bei der respiratorischen Insuffizienz durch Schock. I. Lichtmikroskopische und biochemische Analyse. Intensivmed. 14, 252 (1977)

3. SANDRITTER, W., MITTERMAYER, Ch., RIEDE, U. N., FREUDENBERG, N., GRIMM, H.: Shock lung syndrome (a general review). Path. Res. Pract. 162, 7 (1978)

4. STAUB, N. C.: Factors affecting pulmonary fluid and protein exchange. V. Europ. Kongr. Anästh., Paris, 4. - 9.9.1978

Die Klinik des akuten progressiven Lungenversagens

Von G. Wolff

Das klinische Konzept

Das zentrale Anliegen des Intensivmediziners ist, die Entstehung des progressiven Lungenversagens im Zusammenhang mit den klinischen Beobachtungen zu sehen. Deshalb sucht man auch retrospektiv im Krankheitsverlauf von Patienten, bei denen sich ein akutes progressives Lungenversagen ausgebildet hat, nach gemeinsamen Zügen. Dabei fällt immer wieder folgende Kombination auf:

1. Bestimmte, eindeutig beschreibbare, nicht offensichtlich bedrohliche pathologische Zustände, die einige Stunden bis Tage mehr oder weniger unverändert angehalten haben.

2. Eine bestimmte (andere), eindeutig beschreibbare akute Veränderung, die eventuell nur Minuten oder Stunden angedauert hat.

Diesem Zusammentreffen einer anhaltenden, prädisponierenden und einer akuten, auslösenden Veränderung folgt das "pulmonary capillary leak syndrome", aus welchem sich dann das akute progressive Lungenversagen entwickelt.

Die länger dauernden, prädisponierenden Zustände erhöhter Empfindlichkeit nennen wir "Konstellationen". Zu ihnen gehören z. B. die erniedrigte funktionelle Residualkapazität (in hohem Alter, bei Adipositas, nach jeder Allgemeinnarkose), Flüssigkeitsverschiebungen und Kreislaufveränderungen, wie der Zustand nach positiver Flüssigkeitsbilanz, das low flow-Syndrom (19, 20); die kurz dauernden auslösenden akuten Veränderungen nennen wir "Trigger". Zu ihnen gehören die Sepsis, der Schock und die akute systemische Hypertension (Tabelle 1).

Ein solches, allein auf klinischer Erfahrung basierendes Konzept und die für die Behandlung und Prognose entscheidenden Entwicklungsstufen des akuten progressiven Lungenversagens sollen hier vorgestellt werden. Zwei Konstellationen - die erniedrigte funktionelle Residualkapazität und das low flow-Syndrom - sollen mit klinischen Beispielen illustriert werden.

In Tabelle 2 sind die typischen funktionellen Veränderungen des akuten progressiven Lungenversagens und ihr Verlauf übersichtsartig zusammengestellt; entsprechend der unterschiedlichen klinischen Manifestation der funktionellen Veränderungen werden sie in Veränderungen der Zirkulation, in Veränderungen der Atemmechanik und in Veränderungen des Gasaustausches unterteilt, und hier die venöse Beimischung (welche vor allem die Oxygenation

Tabelle 1. Klinisches Konzept der Entstehung des "adult respiratory distress syndrome" (ARDS) respektive des akuten progressiven Lungenversagens. In einem Zustand erhöhter Empfindlichkeit (Konstellation) können gewisse akute Veränderungen (Trigger) ein "pulmonary capillary leak syndrome" auslösen, aus welchem sich das ARDS entwickelt (Siehe Text)

	Konstellation	Trigger
FRC $\downarrow$	Alter, Adipositas Narkose	
Kreislauf	low flow syndrome Linksherzinsuffizienz Hypervolämie, 3. Raum positive Wasserbilanz	Sepsis Schock ← akute Hypertension
Gerinnung	Verbrauchskoagulopathie	
? kolloidosmotischer Druck		

ARDS

bestimmt) von der Totraumventilation (welche vor allem die Kohlensäureelimination determiniert) getrennt.

"Frühes" Stadium

Erste Veränderungen und Frühsymptome

Als Folge des pulmonary capillary leak syndrome steht in der Frühphase die Exsudation im Vordergrund. Die erste funktionelle Kreislaufveränderung ist die pulmonal-vaskuläre Hypertension als Folge des Anstiegs des pulmonal-vaskulären Widerstandes. Zu Beginn sind allerdings ihre klinischen Symptome so unauffällig, daß sie der Diagnose entgehen, wenn nicht aus einem anderen Grunde bereits ein pulmonal-arterieller Katheter (mit Ballon und Thermodilution) eingelegt worden ist. Die pulmonal-vaskuläre Hypertension wird somit als Frühzeichen nur dann erfaßt, wenn systematisch nach ihr gesucht wird, d. h. wenn bereits bei Verdacht auf akutes progressives Lungenversagen die Hämodynamik mit Hilfe des pulmonal-arteriellen Katheters überwacht wird.

Die früheste Veränderung des Gasaustausches verursacht eine Erniedrigung des arteriellen Sauerstoffpartialdruckes (P_aO_2) bei Raumluftatmung ($F_IO_2 = 0,21$) und findet sich meist kombiniert mit einer Hyperventilation, d. h. mit erniedrigtem arteriellem Kohlensäurepartialdruck (P_aCO_2); das Charakteristische an dieser regionalen Hypoventilation ist, daß die - verglichen mit dem Sollwert - reduzierte Arterialisation des Blutes durch Sauerstoffzugabe normalisiert wird.

Tabelle 2. Schematische Darstellung des Verlaufs des "adult respiratory distress syndrome" (ARDS) mit grob vereinfachter Beschreibung der Veränderungen von Zirkulation, Gasaustausch und Atemmechanik (Siehe Text)

Stadium	Zirkulation	Gasaustausch — venöse Beimischung	Gasaustausch — Totraumventilation	Atemmechanik	Behandlung	Letalität
„früh" Exsudation	$PVR\uparrow$ Rö. neg. Swan-Ganz! ZPB: $\dfrac{AoP < 100}{PAP > 25} < 4$	„Regionale Hypoventilation" $- P_aO_2 \ (F_IO_2 = 0{,}2)\downarrow$ $- P_aCO_2 \downarrow$	(Solange Schock $V_D/V_T\uparrow$, d.h. nicht infolge morphologischer Lungenveränderung)	$FRC\downarrow \longrightarrow VC\downarrow$ Compliance $\downarrow \to RR\uparrow$		
Therapie der Frühveränderungen = Prophylaxe des ARDS	Prinzip:	1. FRC $\uparrow$ $\longrightarrow$ CPPB, CPPV 2. neg. Wasserbilanz $\longrightarrow$ Diuretika 3. „Bedarfs-Herzindex" $\longrightarrow$ kreislaufaktive Pharmaka			einfach kurz sicher	?
„spät" Exsudation + Proliferation	$PVR\uparrow\uparrow$ CPPV: $\dfrac{AoP < 90}{PAP > 30}$ – Quotient! < 3 Kreislaufpharmakotherapie unumgänglich $\leftarrow \dot{V}O_2\uparrow\leftarrow$ $\downarrow$ O_2-Aufnahme bedroht	CPPV offensichtlich unumgänglich "True Shunt" $P_aO_2 \ (F_IO_2 > 0{,}5)\downarrow$ O_2-Aufnahme limitierend 1. Komplikation Pneumonie $\downarrow$ RL-Shunt $\uparrow\uparrow$	$V_D/V_T\uparrow$ $\downarrow$ $\dot{V}\uparrow \to RR\uparrow\uparrow \longleftarrow$ 2. Komplikation Pneumothorax mit Luftfistel $> 10\%\ \dot{V}$ $\longrightarrow$ insp. Fluß $\uparrow$ $\longrightarrow$ PEEP $\downarrow$ differenzierte Beatmung undurchführbar	Compliance $\downarrow$ $\downarrow$ $V_T\downarrow$	aufwendig kompliziert hektisch	> 20% > 50% > 80%
„zu spät" Proliferation	$CI < 4\ l/min/m^2$ CPPV: $\dfrac{AoP < 80}{PAP > 40} < 2$ $\dfrac{LAP}{RAP} < 1$ ($\longrightarrow$ Shuntumkehr)	unter CPPV kann F_IO_2 bis auf ca. 0,5 reduziert werden	$V_D/V_T > 0{,}7$ $RR > 20/min$ $P_aCO_2 > 50\ mm\ Hg$ CO_2-Elimination ungenügend	"Stiff Lung" V_T max $< 10\ ml/kg$ $PEIP > 50\ cm\ H_2O$ $PEEP < 10\ cm\ H_2O$	ruinös	> 90%

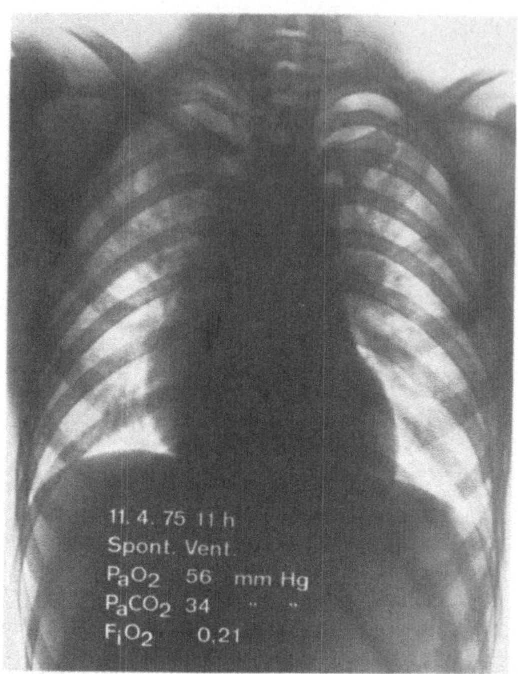

Abb. 1. Thoraxröntgenaufnahme eines Jugendlichen unmittelbar
nach dem direkten Thoraxtrauma. Die an der vorderen Brustwand
sichtbare Prellmarke verläuft von links oben (Klavikulafraktur)
nach rechts unten. Dementsprechend ist die FRC im linken Oberlappen und rechten Unterlappen reduziert, was zur Verschiebung
des unteren Mediastinums nach rechts Anlaß gibt

Die Totraumventilation (Totraumquotient = V_D/V_T) ist im Frühstadium nur erhöht, wenn ein noch unbehandelter Schock vorliegt,
d. h. das erhöhte V_D/V_T ist in diesem Stadium nie die Konsequenz
frischer anatomischer Lungenveränderungen, sondern die funktionelle Folge des durch Schock erhöhten Ventilations-Perfusions-
Quotienten.

Als Veränderung der Atemmechanik findet sich immer eine reduzierte funktionelle Residualkapazität (FRC); sie kann am Krankenbett (mit einfachen Mitteln) nur indirekt erfaßt werden, indem bei Verlust an FRC unfehlbar auch die exspiratorisch gemessene Vitalkapazität (VC) erniedrigt ist. Außerdem ist die Compliance erniedrigt; dieser Complianceverlust ist wahrscheinlich
hauptverantwortlich für den Anstieg der Atemfrequenz bis zur
Hyperventilation.

Dazu ein Beispiel:
Der jugendliche, polytraumatisierte Patient mit Lungenkontusion
im rechten Unterlappen und linken Oberlappen zeigt bei der Not-
fallaufnahme unter spontaner Raumluftatmung (F_IO_2 = 0,21) einen
P_aO_2 von 56 mm Hg und einen P_aCO_2 von 34 mm Hg (Abb. 1). Eine
Stunde später (Abb. 2) beträgt der P_aO_2 immer noch 57 mm Hg,

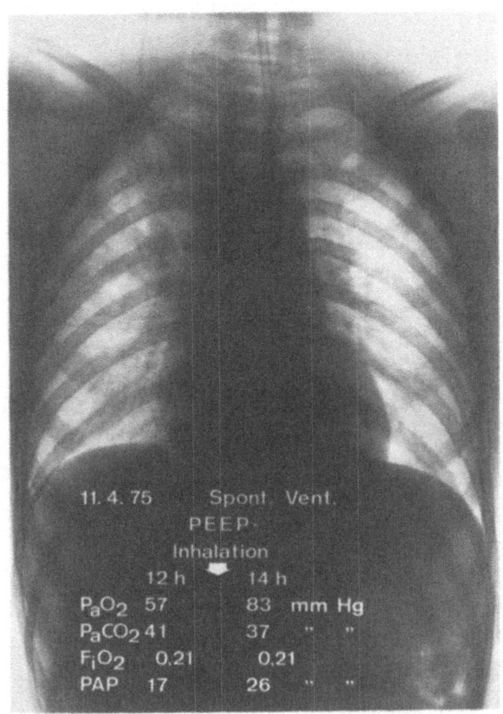

Abb. 2. Thoraxröntgenbild desselben Patienten wie in Abb. 1 nach
wenigen Stunden der Atemtherapie mit positivem Atemwegsdruck.
Die Mediastinalverschiebung ist geringer, der Lappenspalt zwischen rechtem Ober- und Mittellappen eher höher getreten, d. h.
die FRC im rechten Unterlappen konnte vergrößert werden, womit
der arterielle Sauerstoffpartialdruck (P_aO_2) deutlich anstieg
(von 57 auf 83 mm Hg). In derselben Zeit ist aber der pulmonal-
vaskuläre Widerstand angestiegen, so daß der pulmonal-arterielle
Mitteldruck (PAP) von 17 auf 26 mm Hg stieg. Deshalb Intubation
und Beatmung (Siehe Text)

der P_aCO_2 ist jedoch bereits im Begriffe anzusteigen und beträgt
inzwischen 41 mm Hg; dieser scheinbare Normwert des P_aCO_2 (von
41 mm Hg) ist vom ganzen Verlauf her gesehen jedoch ein Zeichen
der Verschlechterung, nämlich ein Hinweis darauf, daß jetzt die
Hyperventilation nicht mehr zu Hypokapnie führen kann, weil inzwischen das V_D/V_T angestiegen ist. Wegen des Verdachtes auf beginnendes akutes Lungenversagen wird ein pulmonal-arterieller
Katheter eingelegt. Der pulmonal-arterielle Mitteldruck (PAP_m)
beträgt 17 mm Hg (Abb. 2). Der Patient wird nun auf Zusehen hin
über eine Gesichtsmaske mit positivem Atemwegsdruck behandelt
(CPPB oder CPAP). Dabei verbessert sich zwar der Gasaustausch,
und der P_aO_2 beträgt nach 2 h 83 mm Hg; gleichzeitig ist jedoch
der pulmonal-vaskuläre Widerstand weiter angestiegen, so daß
der PAP_m (Druckmessung unter ZPB) jetzt 26 mm Hg beträgt. Diese
fortschreitende Widerstandserhöhung im pulmonalen Strombett wurde als Indikation zur Intubation und Beatmung gewertet. Unter
volumenkontrollierter Beatmung mit PEEP fiel der pulmonal-vas-

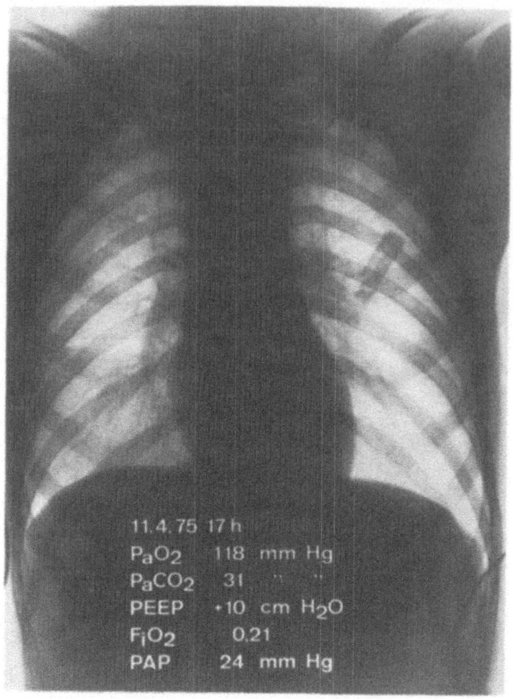

Abb. 3. Thoraxröntgenbild desselben Patienten wie in Abb. 1 und
2. Nach 3 h Überdruckbeatmung Normalisation des Gasaustausches
und wieder leichtes Absinken des pulmonal-vaskulären Widerstandes (Siehe Text)

kuläre Widerstand rasch wieder ab, so daß der PAP_m nach wenigen
Stunden (Druckmessung jetzt unter CPPV) nur noch 24 mm Hg (Abb.
3) und drei Tage später nach Extubation bei normalem Gasaustausch
nur noch 12 mm Hg betrug (Abb. 4).

Die zusammenfassende Betrachtung der funktionellen Veränderungen in der Frühphase des akuten progressiven Lungenversagens
zeigt, daß drei entscheidende Größen klinisch so einfach meßbar sind, daß ihre in kurzen Abständen wiederholte Messung tatsächlich vom Pflegepersonal verlangt und dem Patienten zugemu-
tet werden kann, daß sich also diese drei Größen als Frühsymptome
in der Praxis eignen (16, 19), nämlich
1. P_aO_2 unter Raumluftatmung,
2. Vitalkapazität, mit Mundstück exspiratorisch gemessen,
3. Atemfrequenz.

Dabei muß betont werden, daß eine einmalige Messung nur selten
Klarheit verschafft, daß aber die Verlaufsbeobachtung aufgrund
der in kurzen Intervallen wiederholten Messungen den "Trend" einer ungünstigen Entwicklung früh sichtbar werden läßt.

Jedoch können alle drei Frühsymptome auch Folgen anderer Veränderungen sein, d. h. sie können den Beginn des akuten Lungen-

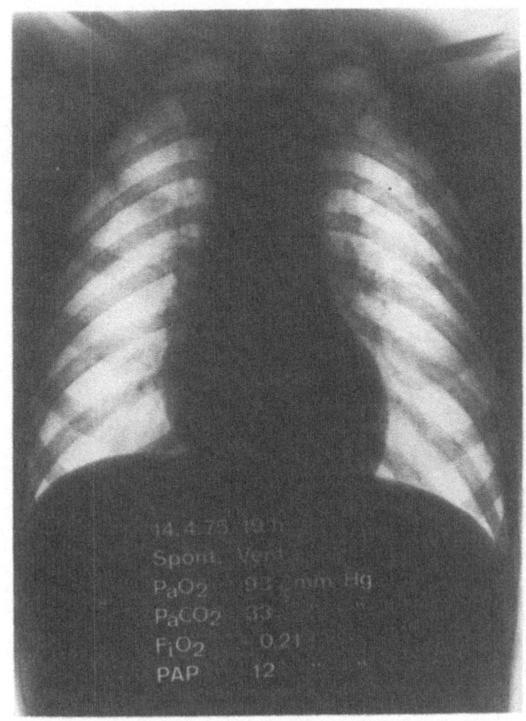

Abb. 4. Thoraxröntgenbild desselben Patienten wie in Abb. 1, 2
und 3. Nach zwei Tagen Beatmung und einem Tag weaning Extubation: normaler Gasaustausch und normaler pulmonal-vaskulärer
Widerstand (Siehe Text)

versagens nicht beweisen, sondern nur Gefahr signalisieren, indem sie auf ein möglicherweise beginnendes akutes Lungenversagen hinweisen. Dies soll an einer nicht seltenen Fehleinschätzung
des Thoraxröntgenbildes gezeigt werden, wobei diese Betrachtung
auch Gelegenheit geben wird, auf die für den Kliniker in der
Frühphase einzig mögliche Terminologie und Begriffsbestimmung
einzugehen.

Der Begriff der "posttraumatischen respiratorischen Insuffizienz"

Eine radiologisch sichtbare Atelektase bietet kein besonderes
diagnostisches Problem. Deshalb wird gelegentlich angenommen,
daß ein "unauffälliges" Thoraxröntgenbild, d. h. ein Bild ohne
Verschattungen, das Vorliegen von Atelektasen oder Aspiration
ausschließen lasse. Das Resultat dieser negativen Diagnostik
wird noch bestätigt, wenn weder die Tracheobronchialtoilette
noch die Bronchoskopie Hinweise auf Aspiration geben, und wenn
weder äußere Prellmarken, subkutanes Emphysem, Rippenfrakturen
oder Pneumothorax auf eine Lungenparenchymverletzung hinweisen.

Als Beispiel Abb. 5. Wenn dann gleichzeitig die arterielle Blutgasanalyse eine Gasaustauschstörung beweist, dann ist der Kli-

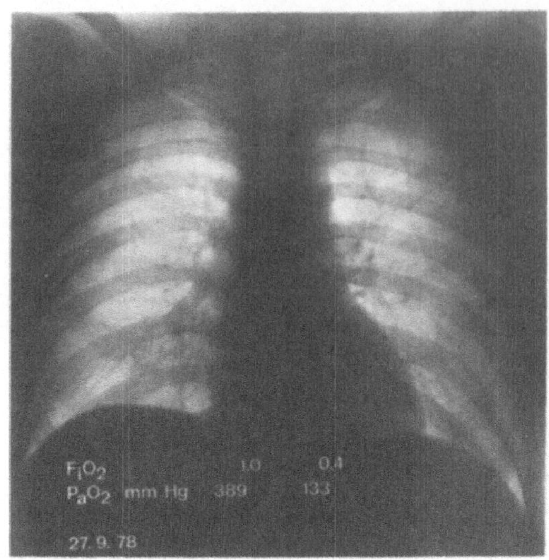

Abb. 5. Scheinbar unauffälliges Thoraxröntgenbild nach Trauma.
Pathologischer pulmonaler Gasaustausch (Siehe Text)

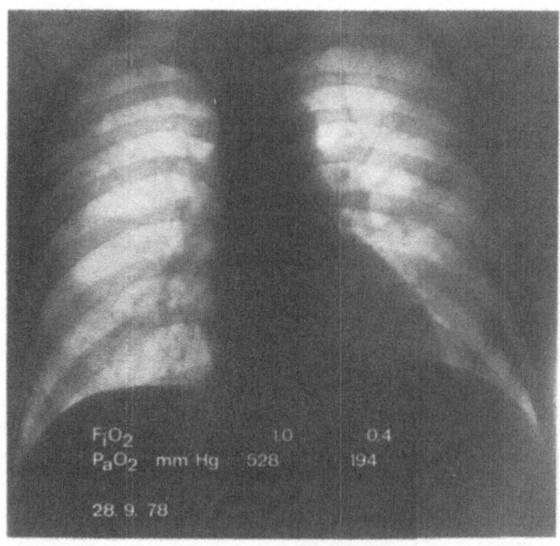

Abb. 6. Thoraxröntgenbild desselben Patienten wie in Abb. 5
nach Beatmung (Siehe Text)

niker versucht, das Schlimmste zu befürchten und aus der Kombination "Gasaustauschstörung ohne morphologische Veränderung"
die Diagnose beginnendes akutes progressives Lungenversagen zu
stellen. Werden dann nach einigen Stunden Beatmung normale Blutgase festgestellt, so bietet sich die beglückende Annahme an,

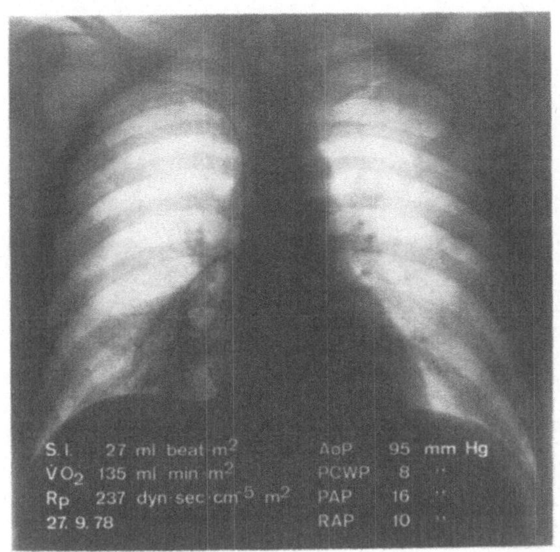

Abb. 7. Angiogramm durch den pulmonal-arteriellen Katheter, dessen Ballon in der rechten Unterlappenarterie vor der Injektion gebläht wurde (wedged-Stellung). Das Angiogramm wurde zum selben Zeitpunkt wie die Übersichtsaufnahme, Abb. 5, durchgeführt. Die dicht aneinanderliegenden Arterienäste zeigen die Belüftungsstörung des rechten Unterlappens

man hätte dieses geheimnisvolle akute progressive Lungenversagen erfolgreich abgewendet, denn radiologisch ist keine Änderung festzustellen (Abb. 6). Bei diesem polytraumatisierten Patienten betrug der P_aO_2 unmittelbar nach Beginn der volumenkontrollierten Beatmung (CPPV, PEEP = 10 cm H_2O) bei F_IO_2 = 0,4 nur 133 mm Hg und bei F_IO_2 = 1 nur 389 mm Hg, und war nach 16 h auf 194 mm Hg respektive 528 mm Hg angestiegen. Allerdings sind nicht nur die beiden konventionellen Thoraxröntgenbilder (Abb. 5 und 6) hergestellt worden, sondern es ist jeweils auch über den pulmonal-arteriellen Katheter (in wedged-Stellung) angiographiert worden. Zufällig lag der pulmonal-arterielle Katheter im rechten Unterlappen, so daß mit dem Angiogramm die Gefäße des rechten Unterlappens dargestellt worden sind. Dabei ist auf dem ersten Angiogramm (Abb. 7) anhand der nahe aneinandergerückten Pulmonalarterienäste die bisher nicht diagnostizierte Atelektase sichtbar geworden, während zum Zeitpunkt der normalen Blutgasanalyse im zweiten Angiogramm (Abb. 8) die unauffällig gespreizten Pulmonalarterienäste anzeigen, daß die Atelektase entfaltet werden konnte.

Es wurde immer schon darauf hingewiesen, daß bei der in Notfallsituationen und auf Intensivpflegestationen üblichen anterior-posterior belichteten Thoraxröntgenaufnahme retrokardial der ganze linke Unterlappen verschwinden kann, wenn er atelektatisch kollabiert; auch rechts können paravertebral einige atelektatische Segmente im Mediastinalschatten untergehen. Das Beispiel zeigt jedoch, daß selbst im radiologisch gut einsehbaren Gebiet

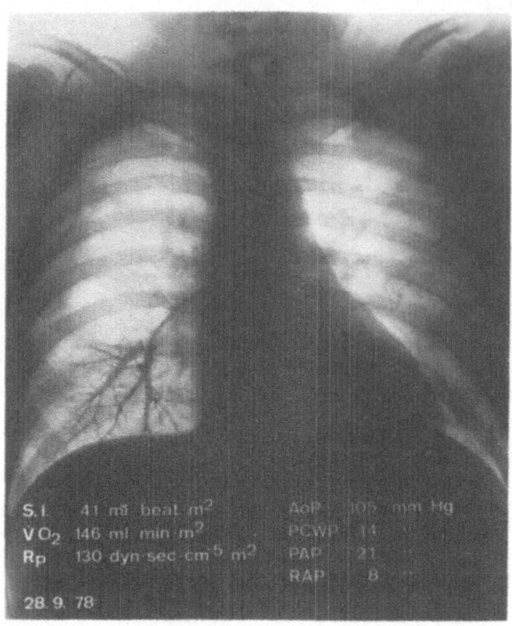

Abb. 8. Gleiche Technik wie Abb. 7, dieses Angiogramm wurde zum Zeitpunkt der Abb. 6 durchgeführt. Normales Angiogramm im rechten Unterlappen. Die normal gespreizten Arterienäste zeigen (vgl. mit Abb. 7) den normal entfalteten rechten Unterlappen

eine banale Atelektase undiagnostiziert bleiben kann. Für die Nomenklatur des Klinikers sind folgende Konsequenzen zu ziehen: Wird bei einem Trauma bei "unauffälligem" Thoraxröntgenbild und bei Fehlen auch aller anderen Hinweise auf eine morphologisch faßbare pulmonale Veränderung mit Hilfe der arteriellen Blutgasanalyse eine Gasaustauschstörung festgestellt, so darf nur die wohl vage, jedoch ehrliche Diagnose "posttraumatische respiratorische Insuffizienz" gestellt werden. Der Verlauf wird erlauben, diese Diagnose retrospektiv zu spezifizieren; leider allerdings nicht in jedem Fall.

Die Verminderung der FRC

Es ist gut bekannt, daß die Reduktion der FRC auch mit multiplen Atelektasen einzelner, diffus verteilter Alveolen einhergehen kann, daß diese in ihrer Gesamtzahl einen erhöhten intrapulmonalen Rechts-links-Shunt verursachen und auch die Voraussetzung für pulmonale Komplikationen bilden (3, 12, 14). Zu wenig bewußt ist aber, daß die funktionelle Residualkapazität nicht nur von anatomischen, sondern (als funktionelle Größe) ganz entscheidend auch von anderen und auch von extrathorakalen Veränderungen beeinflußt wird, und daß sich die FRC innerhalb von Sekunden dramatisch ändern kann. Folgende Veränderungen sind bekannt:

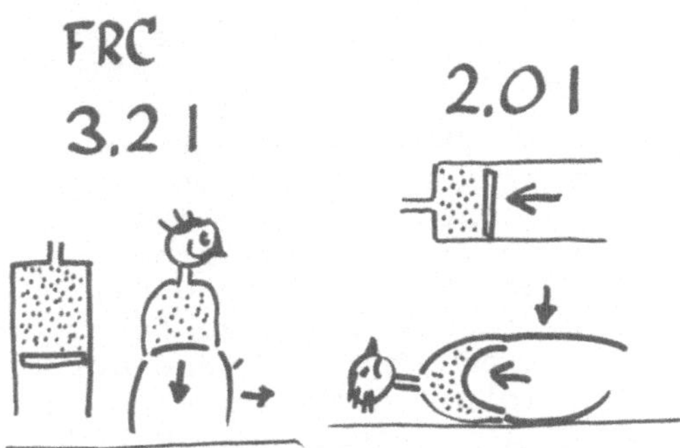

Abb. 9. Schematische Darstellung der funktionellen Residualkapazität und ihrer Abhängigkeit von der Körperlage. Der Spritzen-
stempel entspricht dem Zwerchfell (Siehe Text)

1. Die FRC ist abhängig von der Körperlage. Normalerweise beträgt sie im Stehen 3,2 l und sinkt, je flacher der Gesunde
liegt (Abb. 9). Sie beträgt in horizontaler Flachlage nur
noch 2 l (2, 4, 9, 13).

2. Sogar an Lungengesunden hat jede Narkose ungünstige Folgen:
Die FRC fällt, das Zwerchfell steigt (quantitativ um den Verlust an FRC) in den Thorax und der P_aO_2 sinkt; eine hohe
Sauerstoffkonzentration verursacht keinen zusätzlichen Abfall des P_aO_2. Der narkosebedingte Verlust an FRC steigt in
vorgerücktem Alter und mit dem Übergewicht. Die FRC fällt
nur wenig, wenn der Patient nicht in Narkose, sondern bei
Bewußtsein beatmet wird. Die Veränderung hält postoperativ
tagelang an, jedenfalls ist die postoperative Erniedrigung
des P_aO_2 während fünf bis sechs Tagen nachgewiesen worden
(7, 8, 10, 11, 15). Für manche Patienten kann deshalb ohne
besondere Untersuchung die pulmonale Gefahr vorausgesehen
werden: der ältere, übergewichtige, flach liegende, tief se-
dierte Patient ist ein Risikopatient; der jüngere, wache,
sitzend beatmete Patient hat viel bessere Aussichten.

Die "latente respiratorische Insuffizienz"

Nachdem bekannt war, daß der P_aO_2 intraoperativ abfällt und
postoperativ tagelang erniedrigt bleibt (Abb. 10 a), haben YA-
KAITIS et al. (21) untersucht, ob dieser postoperative Abfall
des P_aO_2 mit peroperativer PEEP-Beatmung verhindert werden könne. Dabei zeigte sich: Unter der peroperativen Beatmung mit PEEP
war der P_aO_2 wohl erhöht, er fiel aber nach der postoperativen
Extubation auf dieselben Werte, als wenn peroperativ mit ZEEP
beatmet worden wäre (Abb. 10 b). Wir haben deshalb untersucht,
ob nach peroperativer Beatmung mit PEEP (CPPV) der postoperativ
zu erwartende Abfall des P_aO_2 verhindert werden könne, wenn der
Patient nach Operationsende mit positivem Atemwegsdruck spontan
atmet (CPPB oder CPAP) und erst 3 h später extubiert wird (1).
Die Untersuchung ergab, daß in der Kontrollgruppe mit Extubation unmittelbar nach Operationsende der P_aO_2 postoperativ er-

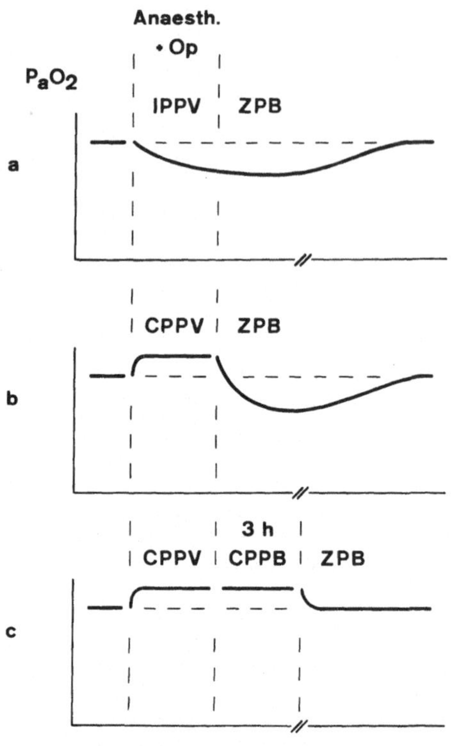

Abb. 10. Verlauf des arteriellen PO_2 per- und postoperativ.
a) Peroperative Beatmung mit ZEEP (IPPV), nach der postoperativen Extubation bildet sich eine Hypoxämie aus, welche einige Tage anhält.
b) Peroperative Beatmung mit PEEP (CPPV) führt zu "übernormalem" P_aO_2 während der Operation, doch bildet sich nach der Extubation am Ende der Operation sofort eine Hypoxämie aus, welche ebenfalls tagelang anhält.
c) Peroperative Beatmung mit PEEP (CPPV) und postoperative Spontanatmung mit positivem Atemwegsdruck (CPPB) während 3 h lassen den P_aO_2 auf "übernormal" steigen; nach der Extubation kehrt der P_aO_2 auf Ausgangswerte zurück und ist nie erniedrigt.
In unserer Untersuchung (ANDERES et al., 1979) wurden die Situationen a) und c) verglichen

niedrigt war und noch nach drei Tagen den Ausgangswert nicht erreicht hatte, während in der Patientengruppe mit postoperativer Spontanatmung mit CPAP der P_aO_2 nie unter den Ausgangswert abfiel. Die Untersuchung erlaubt folgende Überlegung: Nach Operationsende unter CPPV ist der Gasaustausch zwar unauffällig, aber die Geometrie der Alveolen ist nicht stabil, so daß unter Spontanatmung mit ZEEP rasch eine Verschlechterung auftritt und der Gasaustausch tagelang pathologisch bleibt. Atmet der Patient jedoch unmittelbar postoperativ spontan mit CPAP, so ist innerhalb weniger Stunden die Stabilität der alveolären Geometrie wieder erreicht, so daß der Gasaustausch nach diesen 3 h sich auch unter Spontanatmung mit ZEEP (ZPB) nicht mehr verschlechtert. Der Zustand nach der Operation muß demnach als eine Form der latenten respiratorischen Insuffizienz betrachtet werden.

Atemschmerzen, FRC und Epiduralanästhesie

Es ist bekannt, daß unter der Wirkung atmungsabhängiger Schmerzen die FRC fällt. Dafür ist die Rippenserienfraktur das klassische klinische Beispiel. Auch ohne "flail chest" fallen FRC und P_aO_2, und die Vitalkapazität genügt nicht mehr, um einen kräftigen, effektiven Hustenstoß zu erzeugen. Auf dieser Grundlage entwickelt sich, auch bei zunächst gesundem Lungenparenchym, unvermeidbar die Pneumonie. Solche Patienten wurden deshalb bisher zur sogenannten "inneren Schienung" während etwa zwei Wochen volumenkontrolliert mit PEEP beatmet; auch Rippenosteo-

synthesen werden propagiert. Unter thorakaler Epiduralanästhesie normalisiert sich jedoch die Spontanatmung rasch, so daß auf die "innere Schienung" durch Beatmung in der Regel verzichtet werden kann (5). Nach ausgezeichneten klinischen Erfolgen ist der Einfluß von thorakaler Epiduralanästhesie auf einzelne Lungenfunktionsparameter untersucht worden (6). Dabei wurde nachgewiesen, daß unter thorakaler Epiduralanästhesie die dynamische Compliance steigt, daß die Vitalkapazität steigt, daß die funktionelle Residualkapazität steigt und daß die Resistance abfällt. Doch selbst wenn der Verlauf unter Epiduralanästhesie zunächst günstig ist, können wir uns nicht blind auf die Wirkung der Epiduralanästhesie verlassen; vielmehr muß der Patient kontinuierlich überwacht werden. Auch dazu wird die exspiratorisch gemessene Vitalkapazität, die Atemfrequenz und der P_aO_2 unter Raumluftatmung ($F_IO_2 = 0,21$) gemessen. Wenn diese Werte günstig bleiben, kann die Behandlung fortgesetzt werden. Wenn aber nach einiger Zeit
- die Vitalkapazität unter die kritische Grenze von 15 ml/kg KG abfällt, wenn
- der P_aO_2 bei $F_IO_2 = 0,21$ unter 60 mm Hg sinkt, oder wenn
- die Atemfrequenz über 25/min ansteigt,
muß vom ursprünglichen Behandlungsplan abgegangen werden, d. h. es muß sofort intubiert und beatmet werden.

"Spätes" Stadium und Pneumonie

Im späten Stadium (Tabelle 2) findet sich eine stark ausgeprägte venöse Beimischung als "true shunt", d. h. auch bei hoher inspiratorischer Sauerstoffkonzentration bleibt der P_aO_2 erniedrigt und die Beatmung ist offensichtlich unumgänglich. Der pulmonal-vaskuläre Widerstand ist so hoch, daß er selbst unter Beatmung erhöht bleibt. Die Totraumventilation ist nun auch bei kompensiertem Kreislauf stark angestiegen, so daß das Atemminutenvolumen erhöht werden muß. Wegen des massiven Complianceverlustes muß das Atemzugvolumen herabgesetzt werden. Das notwendigerweise erhöhte Atemminutenvolumen und die unumgängliche Reduktion des Atemzugvolumens erzwingen eine stark erhöhte Beatmungsfrequenz.

In dieser Phase entscheiden zwei Komplikationen über das weitere Schicksal. Die erste gravierende Komplikation ist eine Pneumonie nach sekundärer Infektion. Sie setzt den Rechts-links-Shunt massiv herauf und verursacht einen Anstieg der Sauerstoffaufnahme, so daß Kreislaufpharmaka fast immer erforderlich werden. Die dominierende Störung der Lungenfunktion ist die Sauerstoffaufnahme, sie wird gelegentlich zum begrenzenden Faktor.

Die zweite Komplikation ist der Pneumothorax mit andauernder Luftfistel. Bei jedem inspiratorischen Druckanstieg entweicht ein Teil des Atemhubs in die Pleurahöhle und muß über die Thoraxdrainagen weggesaugt werden. Die Bedeutung der Luftfistel liegt jedoch primär nicht im Gasverlust als solchem, sondern in dessen Konsequenzen für die Beatmung. Diese Konsequenzen sind bei schwerem Complianceverlust prinzipiell anders als in der gewohnten Situation mit nur geringem Complianceverlust, wie z. B. unmittelbar nach dem Trauma. Um diesen Unterschied aufzuzeigen, soll anhand der Luftfistel zunächst noch einmal auf die frühe Phase zurückgegriffen werden.

Probleme der Luftfistel im frühen Stadium

Die Luftfistel in der Frühphase mit fast normaler Compliance (wie nach Thoraxtrauma mit oberflächlichen Lungenrissen) ist jedermann geläufig. Hier ist der Gasverlust per se meist bedeutungslos, jedenfalls solange es gelingt, eine intrathorakale Gasretention (Pneumothorax) zu verhindern. Nicht selten wird in solchen Situationen mehr als 30 % des Atemminutenvolumens über die Pleuradrainagen abgesaugt. Steigt der Verlust aber höher, so treten technische Schwierigkeiten der Beatmung auf. Es müssen jetzt die inspiratorischen Druckspitzen minimalisiert werden, weil nur so der Verlust über die Lecks gesenkt werden kann. Dazu muß das Atemzugvolumen eher erniedrigt, der PEEP aber vielleicht sogar erhöht werden.

Da das Atemzugvolumen in der Regel exspiratorisch gemessen und kontrolliert wird, muß bei zunehmendem Luftverlust über die Pleuradrainagen das gemessene Atemzugvolumen abfallen; die naheliegende Reaktion des Unerfahrenen ist, "reflexartig" das inspiratorische Atemzugvolumen zu vergrößern, bis exspiratorisch wieder der gewünschte Wert gemessen werden kann. In der überwiegenden Zahl der Fälle ist diese Reaktion nicht nur nicht indiziert, sondern auch schädlich.

Nicht indiziert ist die Vergrößerung des Atemzugvolumens, weil das über die Pleuradrainagen entweichende Gas Kohlensäure enthält, also atemaktiv ist; d. h. nur wenn mit arterieller Blutgasanalyse eine Hyperkapnie bewiesen werden kann, darf das Atemzugvolumen respektive Atemminutenvolumen erhöht werden. Es ist sogar lohnend, das aus der Pleurahöhle entweichende Gas zu sammeln und mit dem gleichzeitig über die Trachea ausgeatmeten Gas zu vergleichen. Ist nämlich die (gemischte) Kohlensäurekonzentration des über die Pleuradrains abgesaugten Atemgases ($F_{\bar{E}}CO_2$ pleural) niedriger als in dem über die Trachea ausgeatmeten und am Exspirationsventil gesammelten Gas ($F_{\bar{E}}CO_2$ tracheal), so liegt eine zentrale Bronchusverletzung vor; eine solche müßte bronchoskopisch lokalisiert und operativ saniert werden. Viel häufiger aber ist $F_{\bar{E}}CO_2$ pleural höher als $F_{\bar{E}}CO_2$ tracheal; dann ist die Lunge an ihrer viszeralen Pleura oberflächlich und meist multipel eingerissen; bei solchen peripheren Lungenparenchymverletzungen ist eine Operation nicht indiziert, weil vorübergehend ein Teil der Kohlensäure ohne jeden Nachteil auch über die Pleuradrains eliminiert werden kann. Gelingt es, mit geschickter Plazierung der Bülau-Drains die Lunge entfaltet zu halten, so sind diese oberflächlichen multiplen Lecks in spätestens einer Woche spontan geheilt.

Schädlich ist die unnötige Vergrößerung des Atemzugvolumens, weil es die Lecks mit dem größeren "Durchzug" länger offenhält.

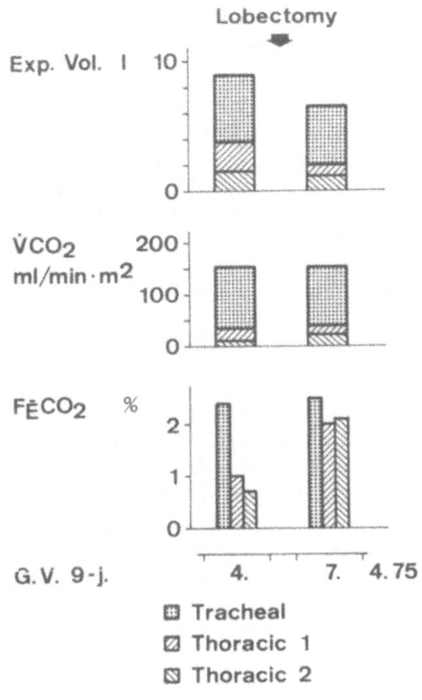

Abb. 11. Gasvolumen (Exp. Vol.) in l/min, Kohlensäureelimination ($\dot{V}CO_2$) und gemisch exspiratorische Kohlensäurekonzentration, gemessen an der Trachea und an zwei Thoraxdrainagen (Thoracic 1 und Thoracic 2) eines jungen Patienten mit tiefem Lungenriß mit Eröffnung eines zentralen Bronchus sowie kleineren oberflächlichen Lungenrissen vor und nach Lobektomie. Die $F_{\overline{E}}CO_2$ des aus den Thoraxdrainagen abgesaugten Gases erreicht nach der Lobektomie nahezu den Wert des über die Trachea ausgeatmeten Gases (Siehe Text)

Zwei Beispiele mögen dies verdeutlichen:
Der neunjährige Knabe wurde uns 24 h nach dem Trauma intubiert und beatmet und mit schwerster respiratorischer Insuffizienz zugewiesen. 50 % der Beatmungsgase wurden über die linksseitigen Thoraxdrainagen weggesaugt. Die $F_{\overline{E}}CO_2$ pleural dieser Verluste war wesentlich tiefer als die $F_{\overline{E}}CO_2$ tracheal zur selben Zeit (Abb. 11). Unter der Annahme einer mindestens partiell zentralen Luftwegsverletzung wurde thorakotomiert und der weit aufgerissene linke Unterlappen samt dem geborstenen Unterlappenbronchus entfernt. Am Oberlappen blieben noch wenige oberflächliche Verletzungen. Postoperativ war die $F_{\overline{E}}CO_2$ pleural nahezu gleich hoch wie die $F_{\overline{E}}CO_2$ tracheal·

Der 26jährige Polytraumatisierte war von einem Stapler gegen eine Betonwand gepreßt worden und erlitt dabei ein massives stumpfes Thoraxtrauma. Nach Erstversorgung auswärts wurde er wegen respiratorischer Insuffizienz mit massivem Luftverlust aus den Pleuradrainagen zu uns verlegt. Das Atemminutenvolumen betrug inspiratorisch 11 l/min, wovon 5 l/min über die Pleuradrains "verloren"gingen. Am folgenden Tag wurden 6 l/min über die Bülau-Drains abgeleitet, während über die Trachea nur noch 4 l/min ausgeatmet wurden. Wären nur diese 4 l/min atemaktiv gewesen, so würde, selbst unter der Voraussetzung eines normalen V_D/V_T von 0,3, die alveoläre Ventilation 3 l/min nicht erreicht haben, d. h. eine ausgeprägte Hyperkapnie hätte beobachtet werden müssen. Der athletisch gebaute, 90 kg schwere Mann hatte aber normale arterielle Blutgase. Tatsächlich benötigte er einige Tage später, nachdem die Luftlecks geheilt waren und das ganze inspiratorische Atemhubvolumen über die Trachea aus-

104

geatmet und dort erfaßt werden konnte, ein Atemminutenvolumen
von 9 l/min. Das Gas, welches über die Thoraxdrainagen weggesaugt worden war, hatte sich somit am Gasaustausch normal beteiligt.

Tritt jedoch die Lungenfistel erst in der späten Phase auf,
wenn die Compliance bereits erniedrigt ist, oder ist die Lungenfistel dann noch nicht behoben, so ist sie immer eine ganz
schwere Belastung des Verlaufs.

Probleme der Luftfistel im späten Stadium

Bei der Beatmung in den bisher besprochenen Situationen wird
mit Rücksicht auf die immer ungleich verteilten bronchialen Widerstände der inspiratorische Fluß so niedrig wie möglich gewählt, weil so mit langsamem intratrachealem Druckanstieg die
poststenotischen (eher stark veränderten) Lungenbezirke besser
ventiliert werden und die weniger veränderten Lungenbezirke in
geringerem Ausmaß überbläht werden. Besteht jedoch ein Leck mit
Luftfistel bei starkem Complianceverlust, so geht bei niedrigem
inspiratorischem Fluß am Leck soviel Inspirationsgas verloren,
daß der intratracheale Druck kaum ansteigt und die Lungenbezirke mit stark erniedrigter Compliance nicht mehr ausreichend ventiliert werden. Infolge von massivem Complianceverlust nimmt
bei tiefem inspiratorischem Fluß der Verlust über das Leck sogar so stark zu, daß bei Inspektion des Thorax kaum noch Atem-
bewegungen sichtbar sind.

In dieser Situation ist man gezwungen, die Inspirationsphase
zu verkürzen, d. h. den inspiratorischen Fluß zu erhöhen. Das
Leck ist dann meist so groß, daß auch in Exspiration Atemgas
über die Pleuradrains entweicht, so daß der PEEP nicht mehr gehalten werden kann. Dies bedeutet, daß die differenzierte Beatmung der veränderten Lungenbezirke gar nicht mehr durchführbar
ist.

Für den Verlauf ist somit der Complianceverlust entscheidend.
Aus diesem Grund soll die Indikation zu jedem chirurgischen Eingriff mit äußerster Zurückhaltung gestellt werden. Für Lungenparenchymverletzungen gibt es bei schlechter Compliance nur eine Art der Chirurgie, und das ist die Resektionschirurgie mit
dichter Bronchusnaht. Ein parenchymerhaltendes Verfahren mit
direkter Lungennaht ist bei erniedrigter Compliance nicht möglich. Jede chirurgische Intervention hat somit einen Parenchym-
verlust zur Folge und verschlechtert durch diesen zusätzlich
chirurgisch bedingten Complianceverlust die Grundsituation.
Bronchusrisse müssen selbstverständlich operativ versorgt werden.

Der Complianceverlust ist in der Regel durch die Fibrose verursacht. Völlig machtlos steht man ihm gegenüber, wenn die Fibrose verknöchert, wie bei dem 22jährigen Patienten, der nach
64 Tagen Beatmung verstorben ist (Abb. 12).

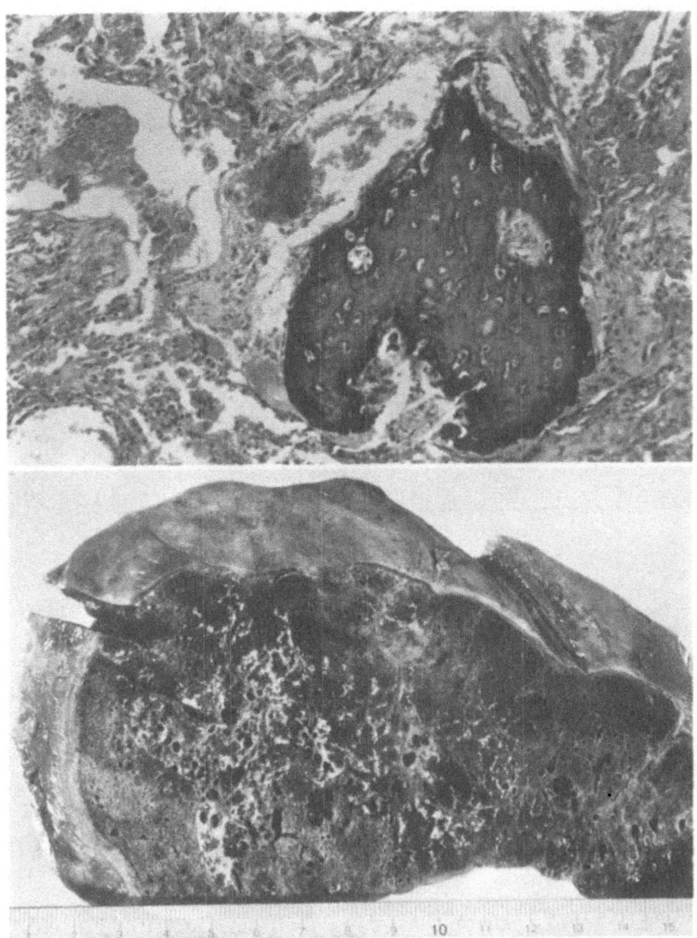

Abb. 12. Schnitt durch eine Lunge mit schwerster Fibrose und Verknöcherung (weiß). Es sind deutlich die bronchiektatisch ausgeweiteten Bronchien zu erkennen. Terminalstadium eines akuten progressiven Lungenversagens nach mehreren pneumonischen Schüben und nach Beatmung während 64 Tagen. Oben ist das Bild der Verknöcherung sichtbar.

Wir danken an dieser Stelle Herrn PD Dr. P. Dalquen, Pathologisch-anatomisches Institut Basel, für die freundliche Überlassung dieser Befunde.

"Zu spätes" Stadium

In diesem Stadium wird es nicht mehr gelingen, den Herzindex über 4 1/min/m² zu erhöhen, der pulmonal-vaskuläre Widerstand ist so groß, daß der Aortendruck kaum mehr als das Doppelte des

pulmonal-arteriellen Druckes erreicht, und der Rechtsvorhofdruck ist höher als der Linksvorhofdruck. Wenn ein offenes Foramen ovale oder ein Vorhofseptumdefekt bisher einen intrakardialen Links-rechts-Shunt ermöglicht haben, kommt es jetzt zur
Shuntumkehr mit intrakardialem Rechts-links-Shunt. Diese Voraussetzung haben immerhin ca. 5 % aller Patienten. Liegt aber
keine Kommunikation zwischen den Vorhöfen vor, so ist in diesem Stadium die Sauerstoffzufuhr wieder relativ einfach, limi-
tierend wird die Kohlensäureelimination. Das V_D/V_T ist weit
über 0,7 erhöht, und es wird auch mit extrem hohen Beatmungs-
volumina nicht gelingen, den P_aCO_2 zu normalisieren. Die Atemmechanik entspricht der einer völlig steifen Lunge; der PEEP
wird reduziert werden müssen, ebenso das Atemzugvolumen. Die
Behandlung als Ganzes ist ruinös, d. h. sie bindet einen un-
verhältnismäßig großen Teil des Personals.

Posttraumatische hämodynamische Veränderungen als "Konstella-
tion" oder "Trigger"

Zur Darstellung der hämodynamischen Veränderungen soll anhand
eines 16jährigen Verletzten erneut auf die Frühphase zurückgegriffen werden. Der Patient erlitt 24 h nach dem stumpfen Bauch-
trauma eine (früh-) sekundäre Milzruptur und wurde unmittelbar
nach der notfallmäßig durchgeführten Splenektomie bei unauffäl-
liger Lungenfunktion extubiert und zur "Überwachung" auf unsere Intensivpflegestation verlegt. Bei der nach ganz kurzer Zeit
schlagartig einsetzenden respiratorischen Insuffizienz wurde
nach Notintubation in großen Mengen gelbes Trachealsekret aspi-
riert. Das Thoraxröntgenbild (Abb. 13) zeigt alle Zeichen eines
(zentralen) Lungenödems.

Interessanterweise hat der kolloidosmotische Druck (KOD) dieser
aus der Trachea aspirierten Flüssigkeit in den ersten 2 h nur
11 mm Hg betragen, ist aber nach 4 h auf 19 mm Hg gestiegen,
während der KOD des Plasmas unverändert auf dem Normalwert blieb
(zwischen 24,0 und 24,5 mm Hg). Somit scheint der kapillar-al-
veoläre Plasmadurchtritt initial einem Transsudat, einige Stunden später jedoch eher einem Exsudat entsprochen zu haben.

Zweifellos war der Patient während der Splenektomie übertrans-
fundiert worden; die entscheidende Therapie der akuten respiratorischen Insuffizienz bestand in der negativen Wasserbilanz
während der notfallmäßig begonnenen volumenkontrollierten Beatmung mit PEEP; doch soll hier ein anderes Problem erörtert
werden.

Die Hämodynamik ist durch den pulmonal-arteriellen Mitteldruck
von 29 mm Hg, den Herzindex von nur 2,4 l/min/m² und den pulmonal-vaskulären Widerstand von 500 dyn s cm⁻⁵/m² charakterisiert.
Während der ersten 24 h der Therapie sank der pulmonal-vaskuläre Widerstand von 500 auf 190 dyn s cm⁻⁵/m², d. h. fast auf Normalwert. Gleichzeitig stieg der Herzindex von 2,4 auf 5 l/min/m²,
und ebenfalls zur selben Zeit normalisierte sich der pulmonale

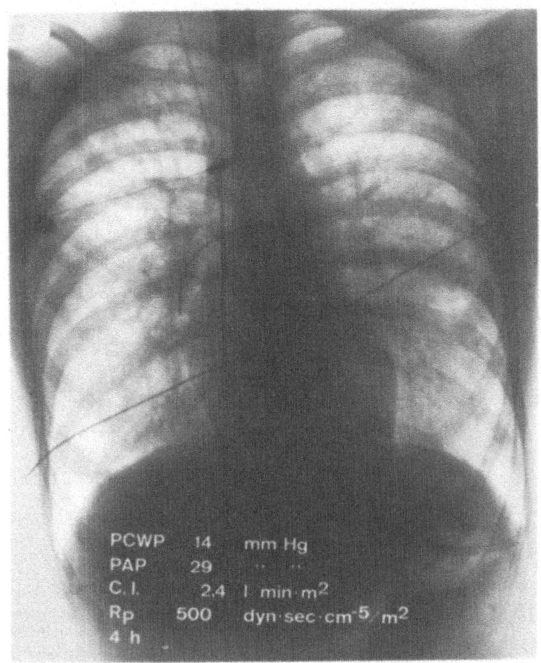

Abb. 13. Thoraxröntgenbild eines 16jährigen Traumapatienten 4 h
nach der unmittelbar nach Notfallsplenektomie schlagartig auf-
getretenen akuten respiratorischen Insuffizienz. Trotz normalem
linksventrikulärem Füllungsdruck (pulmonary capillary wedged
pressure = PCWP = 14 mm Hg) ist das Herzminutenvolumen zu tief
(Herzindex = C. I. = 2,4 l/min/m²). Gleichzeitig ist der pulmonal-vaskuläre Widerstand massiv erhöht (Rp = pulmonary vascular
resistance = 500 dyn s cm^{-5}/m²). Das akute progressive Lungenversagen ist hier unter dem klinischen Bild des Lungenödems
bei normalem linksventrikulärem Füllungsdruck, deutlich erniedr-
rigtem Herzindex und massiv erhöhtem pulmonal-vaskulärem Widerstand aufgetreten (Siehe Text)

Gasaustausch. Abb. 14 zeigt den hämodynamischen Verlauf anhand
der Herzfunktionskurve. Zu Beginn (6 h) betrug der pulmonal-ka-
pillare Verschlußdruck 15 mm Hg, der Rechtsvorhofdruck 10 mm Hg
und der Schlagindex 20 ml/Schlag. Nach klinisch erfolgreicher
Behandlung betrug der Schlagindex bei denselben Vorhofdruckwer-
ten zwischen 50 und 60 ml/Schlag und der Herzindex 5,4 l/min/m².
Diese Meßwerte lassen manche Frage stellen: Ein Herzindex von
3,0 l/min/m² gilt als normal; ist somit der Ausgangsherzindex
von 2,4 l/min/m² nur "unwesentlich" erniedrigt? Warum erreicht
bei dem jungen, bisher kerngesunden Patienten nach dem Trauma
trotz leicht erhöhter Vorhofdrucke der Herzindex kaum die untere Normgrenze? Warum ist 24 h später der Herzindex bei unver-
änderten Vorhofdrucken weit über die sogenannte "Norm" erhöht?

Heute können erst vorläufige Antworten gegeben werden.

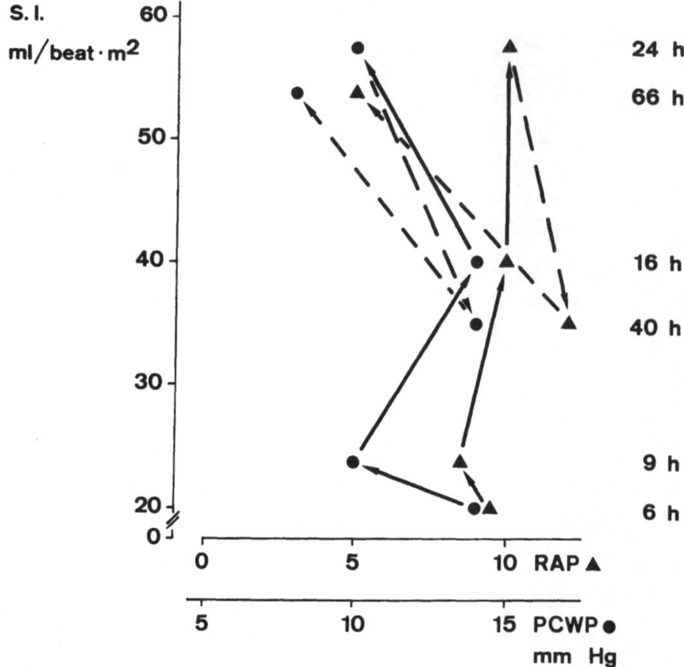

Abb. 14. Herzfunktionskurve des gleichen Patienten wie Abb. 13.
S. I. = Schlagindex; RAP = right atrial pressure; PCWP = pulmonary capillary wedged pressure. Die Skalen von rechtem und
linkem Vorhofdruck sind um 5 mm verschoben aufgetragen, so daß
die entsprechenden Punkte vom rechten und linken Herzen normalerweise praktisch aufeinanderfallen würden. Die durchgezoge-
nen Linien (6 h - 24 h) zeigen Meßwerte unter Überdruckbeatmung
mit PEEP (CPPV). Unter der anschließend begonnenen Spontanatmung
mit PEEP (unterbrochene Linien) fällt der Schlagindex zunächst
ab (40 h). Erst nach 66 h ist auch unter Spontanatmung mit PEEP
(CPPB) der Schlagindex normal. Die Erholung von der Herzinsuffizienz findet also unter CPPV rascher statt. Bei Übergang auf
CPPB tritt zunächst ein "Rückschritt" ein. Nach weiteren 24 h
ist die Herzfunktion auch unter CPPB normal und bald auch ohne
weitere Atemhilfe

1. Der periphere Kreislauf und die Herzfunktionskurve sind nach
   Trauma verändert. Wie bei der Schilderung des Frühstadiums
   des akuten progressiven Lungenversagens schon erwähnt wurde,
   ist das erste Zeichen der Anstieg des pulmonal-vaskulären
   Widerstandes, der sogar zur Rechtsherzinsuffizienz führen
   kann. Außerdem findet sich nach Trauma auch eine Widerstandserhöhung im Systemkreislauf. Kommt zu dieser afterload-Er-
   höhung beider Ventrikel noch irgendein anderer ungünstiger
   Faktor, wie Azidose oder Hypoxie oder vielleicht doch der
   "myocardial depressant factor" hinzu, so bleibt selbst nach
   iatrogener Steigerung des preload trotz Anstiegs beider Vorhofdrucke der an und für sich zu erwartende Kontraktilitäts-
   anstieg aus. Formal entspricht dieses Verhalten einer myoge-
   nen Herzinsuffizienz.

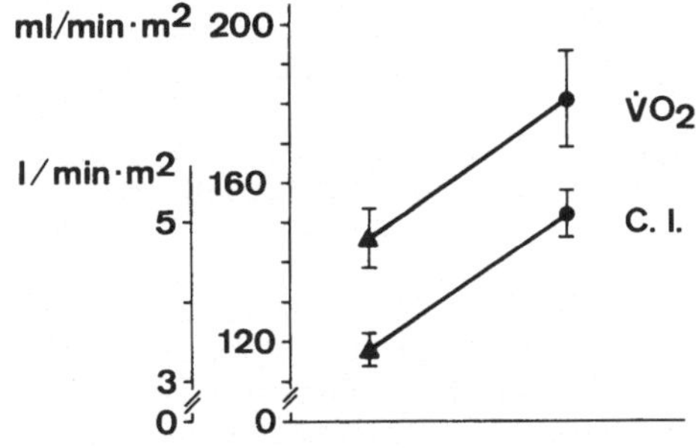

Abb. 15. $\dot{V}O_2$ = Sauerstoffaufnahme; C. I. = Herzindex.
Mittelwerte von hämodynamischen Untersuchungen an 21 Patienten
jeweils unter "standard management" und unter "special circulatory management". Bei diesen polytraumatisierten Patienten konnte mit Volumentherapie allein (standard management) nur ein
Herzindex von wenig über 3 l/min/m² und eine Sauerstoffaufnahme
von 145 ml/min/m² erreicht werden; dabei waren weder die periphere Zirkulation noch die Funktion der parenchymatösen Organe
normal. Unter Pharmakotherapie ("special circulatory management")
stieg die Sauerstoffaufnahme auf 180 ml/min/m² und der Herzindex auf den erforderlichen Wert von 5 l/min/m²; dieser Wert entspricht dem "Bedarfsherzindex" (Siehe Text)

2. Ist nach Trauma der Stoffwechsel erhöht.

In Abb. 15 sind die Mittelwerte von hämodynamischen Untersuchungen an 21 Polytraumapatienten zusammengestellt. Das Gemeinsame
dieser Patientengruppe besteht darin, daß mit Volumentherapie
alleine der periphere Kreislauf nicht normalisiert werden konnte (erste Messung nach "standard management") (20). Erst unter
geeigneter pharmakologischer Therapie war die Funktion der parenchymatösen Organe normal (zweite Messung unter "special circulatory management"). Der Aortendruck betrug vorher 90 mm Hg,
nachher 100 mm Hg, der pulmonal-arterielle Mitteldruck war vorher 23, nachher 21 mm Hg; die Druckwerte scheinen sich also nicht
wesentlich geändert zu haben. Entscheidend ist jedoch, daß die
Proportion zwischen Aortendruck und pulmonal-arteriellem Druck
zugunsten des Aortendruckes sich verändert hat. Der Linksvorhofdruck blieb praktisch gleich, der Rechtsvorhofdruck ist etwas
abgesunken. Die Widerstände im Lungenkreislauf und im Systemkreislauf fielen ab. Gemeinsam mit dem Anstieg des Herzindex
war auch die Sauerstoffaufnahme angestiegen, und zwar auf Werte, die um 50 % über der Norm liegen. Diese Beobachtungen lassen schließen, daß unter der Verbesserung der Hämodynamik Gewe-
bepartien, deren Stoffwechsel bisher reduziert oder anaerob war,
nun dem oxydativen Stoffwechsel zusätzlich erschlossen worden
sind. Diese Beobachtungen erlauben den Schluß, daß der Herzindex soweit (über die Norm von 3 l/min/m² hinaus) gesteigert wer-

den muß, bis mit weiterer Steigerung des Herzindex die Sauerstoffaufnahme nicht mehr weiter ansteigt. Die optimale Größe
des Herzzeitvolumens ist somit keine Konstante, sondern den
Stoffwechselbedürfnissen der jeweiligen Situation angepaßt. Dieses optimale Herzzeitvolumen nennen wir deshalb "Bedarfsherzzeitvolumen".

Die Aufgabe des Kreislaufs und damit auch das Ziel unserer therapeutischen Bemühungen ist, die Perfusion aller peripheren Gewebe zu garantieren. Der nach Trauma erhöhte Stoffwechsel benötigt im Mittel eine Sauerstoffaufnahme von 150 ml/min/m², während der Gesunde in Ruhe mit 80 ml/min/m² auskommt. Soll die
arteriovenöse Sauerstoffdifferenz nicht wesentlich über 3 ml/
100 ml ansteigen, so muß der Herzindex um 4,5 l/min/m² betragen.
Mit anderen Worten: Der Bedarfsherzindex des polytraumatisierten Patienten beträgt ca. 4,5 l/min/m².

Therapie der Frühveränderungen = Prophylaxe des akuten progressiven Lungenversagens

Abschließend soll noch einmal die Frühphase (Tabelle 2) besprochen werden.

Auch wenn die Frühveränderungen des akuten progressiven Lungenversagens dem Kliniker oft entgehen müssen, kann dennoch das
Frühstadium erfaßt werden, wenn die drei einfachen Parameter
- Atemfrequenz,
- P_aO_2 (bei Raumluftatmung),
- exspiratorisch gemessene Vitalkapazität
nicht nur einmal, sondern im Sinne einer Trendanalyse in kurzen
Intervallen immer wieder bestimmt werden. Wird trotz optimaler
konservativer Therapie der Trend zur Verschlechterung dieser
drei Parameter festgestellt, und wird diesem Trend als einem
"Frühzeichen" des akuten progressiven Lungenversagens mit ent-
schlossenem Handeln begegnet durch Kampf gegen jede "Konstellation", die zur Entwicklung eines akuten progressiven Lungenversagens prädestiniert, d. h.
- wird sofort die funktionelle Residualkapazität mit allen Mitteln vergrößert,
- wird sofort eine negative Wasserbilanz in drastischem Ausmaß
  erzwungen,
- wird sofort das Herzzeitvolumen der Traumasituation angepaßt,
  d. h. wird das Bedarfsherzzeitvolumen gegebenenfalls mit pharmakologischer Kreislauftherapie erreicht,
so ist die Behandlung einfach, kurz und sicher, und die letale
respiratorische Insuffizienz bleibt aus (17, 18).

Literatur

1. ANDERES, C., ANDERES, U., GASSER, D., DITTMANN, M., TURNER,
   J., BRENNWALD, J., KELLER, R., FERSTL, A., WOLFF, G.: Post-

operative spontaneous breathing with CPAP to normalize late
postoperative oxygenation. Intens. Care Med. 5, 15 (1979)

2. BATES, D. V.: Respiratory function in disease, 2nd edition.
Philadelphia, London: W. B. Saunders 1971

3. BEECHER, H. K.: Effect of laparotomy on lung volume. Demon-
stration of a new type of pulmonary collapse. J. clin. Invest. 12, 651 (1933)

4. COTES, J. E.: Lung function, 3rd edition. Oxford: Blackwell
1975

5. DITTMANN, M., LEHMANN, K., FREDE, K. E., WOLFF, G.: Postoperative thorakale Epiduralanästhesie zur Ermöglichung der
Frühextubation bei polytraumatisierten Patienten mit Rippen-
serienfrakturen. Schweiz. med. Wschr. 107, 1637 (1977)

6. DITTMANN, M., KELLER, R., WOLFF, G.: A rationale for epidural
analgesia in the treatment of multiple ribfractures. Intens.
Care Med. 4, 193 (1978)

7. DON, H. F., WAHBA, M., CRAIG, D. B.: Airway closure, gas
trapping and the functional residual capacity during anesthesia. Anesthesiology 36, 533 (1972)

8. FROESE, A. B., BRYAN, A. C.: Effects of anesthesia and para-
lysis on diaphragmatic mechanics in man. Anesthesiology 41,
242 (1974)

9. HEWLETT, A. M., HULAND, H. G., NUNN, J. F., HEATH, J. R.:
Functional residual capacity: II. Spontaneous respiration.
Brit. J. Anaesth. 46, 486 (1974)

10. HEWLETT, A. M., HULAND, G. H., NUNN, J. F., MILLEDGE, J. S.:
Functional residual capacity during anesthesia: III. Arti-
ficial ventilation. Brit. J. Anaesth. 46, 495 (1975)

11. KITAMURA, H., SAWA, T., IKEZONO, E.: Postoperative hypox-
emia: the contribution of age to the maldistribution of ventilation. Anesthesiology 36, 244 (1972)

12. LAVER, M. B., BENDIXEN, H. H.: Atelectasis in the surgical
patient. Recent conceptual advances. Progr. Surg. (Basel)
5, 1 (1966)

13. LEBLANC, P., RUFF, F., MILLIC-EMILI, J.: Effects of age and
body position on "airway closure" in man. J. appl. Physiol.
28, 448 (1970)

14. PONTOPPIDAN, H., GEFFIN, B., LOWENSTEIN, E.: Acute respiratory failure in the adult. Boston, Massachusetts: Little,
Brown and Company 1973

15. REHDER, K., SESSLER, A. D., MARSH, H. M.: General anesthesia
and the lung. Amer. Rev. Resp. Dis. 112, 541 (1975)

16. WOLFF, G., GRÄDEL, E., GASSER, D.: Die künstliche Beatmung
    auf Intensivstationen, 2. neu bearbeitete Auflage. Berlin,
    Heidelberg, New York: Springer 1977

17. WOLFF, G., DITTMANN, M., RÜEDI, Th., BUCHMANN, B., ALLGÖWER,
    M.: Koordination von Chirurgie und Intensivmedizin zur Ver-
    meidung der posttraumatischen respiratorischen Insuffizienz.
    Unfallheilkunde 81, 425 (1978)

18. WOLFF, G., DITTMANN, M., FREDE, K. E.: Klinische Versorgung
    des Polytraumatisierten: Indikationsprioritäten und Thera-
    pieplan. Chirurg 49, 737 (1978)

19. WOLFF, G., VISCHER, A., MARCHEV, M.: Frühsymptome des "adult
    respiratory distress syndromes". Intensivmedizin - Notfall-
    medizin - Anästhesiologie 1979 (Im Druck)

20. WOLFF, G., DITTMANN, M., FREDE, K. E., BUCHMANN, B., SKAR-
    VAN, K., RITTMANN, W.: Hämodynamische Veränderungen. In:
    "ARDS". Symposium der Schweizerischen Gesellschaft für In-
    tensivmedizin (eds. G. WOLFF, R. KELLER, P. SUTER). Berlin,
    Heidelberg, New York: Springer 1979

21. YAKAITIS, R. W., THOMAS, J. D., MAHAFFEY, J. E.: Effects
    of intraoperative PEEP on postoperative arterial oxygena-
    tion. Anesth. Analg. 54, 427 (1975)

Individuell adaptierter Einsatz verschiedener Beatmungsmethoden zur Therapie des akuten Lungenversagens

Von P. Suter

Für den gezielten Einsatz der uns heute zur Verfügung stehenden Beatmungstechniken sollten wir von unseren Patienten zwei Dinge gut kennen:

1. Eine präzise Diagnose der vorliegenden respiratorischen Störung,
2. den Effekt der therapeutischen Maßnahmen auf die Sauerstoffversorgung und Kohlendioxydausscheidung.

Ein akutes Lungenversagen macht in vielen Fällen die mechanische Unterstützung der Ventilation notwendig. Die verwendeten Mittel und Techniken sollen in erster Linie die Sauerstoffaufnahme und die CO_2-Abgabe durch eine adäquate Ventilation sicherstellen sowie den pulmonalen Gasaustausch soweit verbessern, daß hohe Sauerstoffkonzentrationen und ihre Nebenwirkungen vermieden werden können. Zusätzlich sollen mit der Therapie die lokalen Bedingungen geschaffen werden, welche eine rasche Heilung des Lungenversagens erlauben. Obwohl sich einige allgemein gültige Richtlinien für die Beatmung aufstellen lassen, bleibt doch der wichtigste Teil der Therapie das entsprechend dem respiratorischen Grundproblem ausgewählte Beatmungsmuster und dessen Adaptation an die Entwicklung von klinischem Bild und Lungenfunktion unter dieser Therapie.

Vereinfacht dargestellt müssen mit der Therapie einige Hauptsymptome rein "symptomatisch" angegangen werden, z. B. die Hypoxämie und die Verschlußtendenz peripherer Atemwege und Alveolen (Tabelle 1). Die Erniedrigung des arteriellen Sauerstoffpartialdruckes (P_aO_2) kann mit einer Erhöhung der inspiratorischen Sauerstofffraktion (F_IO_2) meist nur vorübergehend oder teilweise kompensiert werden; das Spontanatemmuster oder die Beatmungsform sowie die Veränderungen der Gasaustauschoberfläche durch die Lungenkrankheit und unsere Therapie spielen hier eine wichtige Rolle. Entsprechend den pathophysiologischen und histologischen Veränderungen (5) muß eine spezifische Therapie die Kollapstendenz von Atemwegen und Alveolen verhindern oder vermindern. Das kann z. B. mit einem positiven Atemwegsdruck erreicht werden, welcher die Eröffnung und/oder Offenhaltung von Gasaustauscheinheiten ermöglicht und damit einmal die Gasaustauschoberfläche vergrößert und zweitens den Verlust von Surfactant in die Hypophase und die Bronchien vermindert (2, 3). Selten in der akuten Phase, jedoch häufig in späteren Stadien treten Schwierigkeiten der CO_2-Ausscheidung auf, welche infolge der Zerstörung des Lungengefäßbettes (9) und einer Verminderung der funktionellen alveolären Ventilation entstehen. Die alveoläre Ventilation und damit die CO_2-Ausscheidung können in erster Linie durch die Atemfrequenz und das Hubvolumen beeinflußt werden. Veränderungen der Gasaus-

Tabelle 1. Symptome und spezifische Therapie des akuten Lungenversagens

P_aO_2	"Kollaps von Alveolen"	P_aCO_2
$\uparrow$	$\uparrow$	$\uparrow$
- F_IO_2	+ Atemwegsdruck:	V_A:
- Atemmuster /	Eröffnung	f
Beatmung	Offenhaltung	V_T
- Gasaustausch-	von Alveolen	(Gasaustausch-
oberfläche		oberfläche)

tauschoberfläche spielen hier eine weniger große Rolle, wieder mit Ausnahme des Spätstadiums des akuten Lungenversagens.

Grundeinstellung des Beatmungsmusters

Beim akuten Lungenversagen muß ein Patient dann intubiert und beatmet werden, wenn er die vom Organismus geforderte Atemarbeit, Gasaustausch und Sauerstofftransport nicht mehr allein sicherstellen kann. Die diesbezüglichen Richtlinien und Grenzwerte für Atemmechanik und Gasaustausch sind seit mehreren Jahren festgelegt und haben sich in der Praxis bewährt (5, 6). Wenn die Entscheidung zur Beatmung gefallen ist, wird die folgende Grundeinstellung vorgenommen (Tabelle 2):

Tabelle 2. Grundeinstellung

V_T	12 - 15 ml/kg KG
f	assistiert/kontrolliert, 8 - 10/min
F_IO_2	1,0, dann nach P_aO_2 $\rightarrow$ 0,4
PEEP	5 cm H_2O

Ein Atemzugvolumen von 12 - 15 ml/kg Körpergewicht; Atemmodus assistiert/kontrolliert mit einer Sicherheits- oder "Kontroll"-frequenz von 8 - 12/min; eine inspiratorische Sauerstofffraktion (F_IO_2) von 1,0 bis zur ersten Blutgaskontrolle, dann schrittweise Reduktion entsprechend dem P_aO_2 bis 0,4; ein positiver endexspiratorischer Druck (PEEP) von anfänglich 5 cm H_2O. Diese Grundeinstellung wird mit Hilfe der folgenden Meßgrößen an den individuellen Patienten und sein pulmonales Problem adaptiert (Abb. 1): P_aO_2, P_aCO_2, Atemwegsdruck (P_{aw}). Wenn diese Grundeinstellung zum gewünschten Resultat führt,

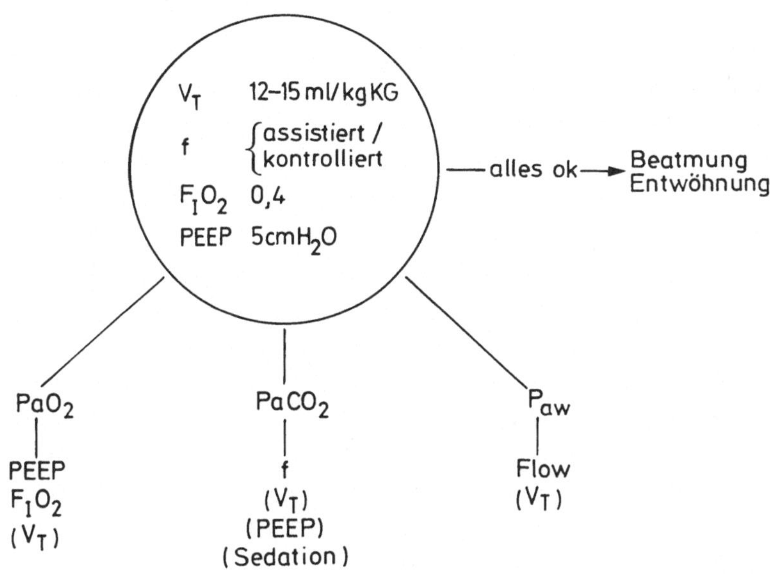

Abb. 1

d. h. zu einer guten Oxygenierung, einem korrekten P_aCO_2 und
pH bei stabilen Kreislaufverhältnissen, so entscheiden wir so-
gleich, ob eine assistiert/kontrollierte Beatmung weitergeführt
werden muß, oder ob wir sofort die ersten Schritte in Richtung
Entwöhnung vom Respirator oder eine Beatmungshilfe auf einer
für uns weniger aufwendigen und für den Patienten selbststän-
digeren Stufe durchführen können. Von dieser zweiten Möglichkeit machen wir in zunehmendem Maße Gebrauch, um die Entwöhnung
so früh wie möglich zu beginnen, die spontane Atemarbeit zu
schulen und den Patienten möglichst wenig sedieren zu müssen.

Als Techniken des Überganges zur Spontanatmung (Abb. 2) werden
entweder IMV (intermittent mandatory ventilation = intermittierende maschinelle Ventilation mit Spontanatemmöglichkeit
zwischen den von der Maschine applizierten Hubvolumen), CPAP
(kontinuierlicher positiver Atemwegsdruck bei Spontanatmung)
oder einfach normale kurze Spontanatemphasen angewendet. Es
hat sich bis heute weder ein allgemein gültiges Rezept für die
Entwöhnung herauskristallisiert, noch ist die Überlegenheit
der einen oder anderen Methode bewiesen worden (6).

Auf jeder Stufe dieser "Decrescendo"-Beatmungstherapie müssen
PaO_2, $PaCO_2$ und Spontanfrequenz gemessen werden, um - wenn nötig - Korrekturen mit dem exspiratorischen Druck, der maschinellen Atemfrequenz oder der F_IO_2 durchführen zu können (Abb. 2).

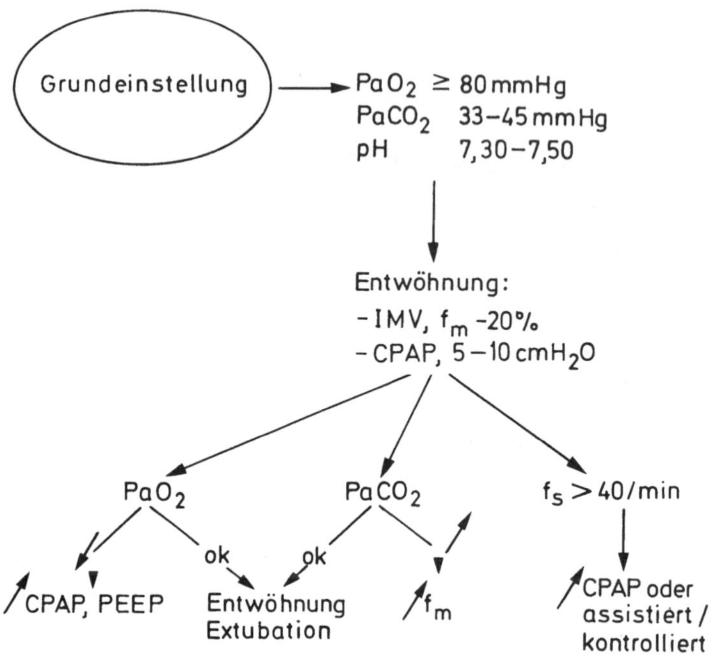

Abb. 2

Adaptation der Grundeinstellung

Wenn die Lungenfunktion mit der erwähnten Grundeinstellung zu wünschen übrig läßt, muß diese Einstellung entsprechend der einzuregulierenden Größe adaptiert werden. Ein inadäquates PaCO$_2$ wird mit Hilfe der Atemfrequenz, in schwierigeren Fällen durch eine Modifikation von Atemzugvolumen oder dem PEEP korrigiert. Es muß jedoch darauf hingewiesen werden, daß möglichst immer assistiert/kontrolliert beatmet wird, wobei das Atemzentrum des Patienten pH und P$_a$CO$_2$ autonom reguliert. In gewissen Fällen von starker Polypnoe oder unregelmäßiger Atmung, z. B. bei zentralnervösen Störungen, Pneumonien und interstitiellem Lungenödem, ist eine gute Sedation oder sogar eine "Bremsung" des Atemzentrums, z. B. mit Diazepam oder Morphium, notwendig, um eine Normalisierung des P$_a$CO$_2$ und eine Koordination von Patient und Beatmungsgerät zu erreichen. Eine pathologische Erhöhung des PaCO$_2$ soll nur dann korrigiert werden, wenn der arterielle pH zu tief ist, d. h. unter 7,30, und keine chronische Lungenerkrankung vorliegt. Die Korrektur soll durch eine Unterstützung der Atemarbeit vorgenommen werden, was meistens durch eine Erhöhung der Frequenz von IMV oder der assistiert/kontrollierten Beatmung erfolgen muß. Diese Situation stellt isoliert keine Indikation für eine intermittierende Atemphysiotherapie dar, z. B. mit dem Bird oder den Inhalog-Geräten, oder für eine Behandlung mit CPAP; dies sind beides Methoden, welche bei Vorliegen eines Atemwegproblems oder einer Hypoxämie von gewissem Nutzen sind. Ungeeignet ist auch der Einsatz von zentral stimulierenden Medikamenten, z. B. Naloxon und Doxapram, in solchen Fällen, wo die Reserven der Atemarbeit begrenzt sind.

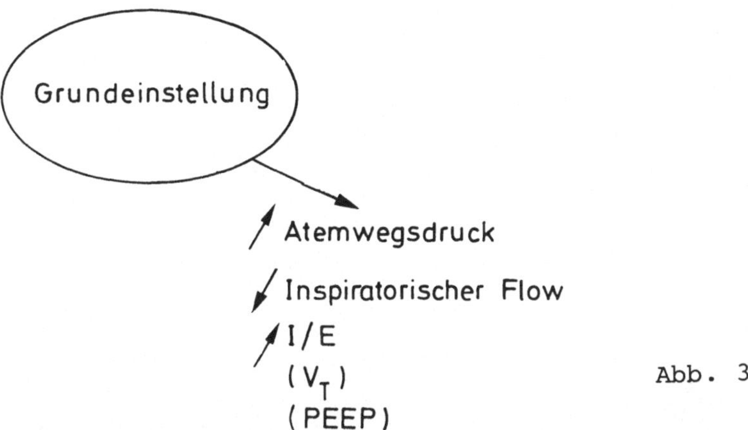

Abb. 3

Ein anderes Element, welches entsprechend der pulmonalen Aus-
gangslage und der akuten Lungenkrankheit individuell adaptiert
werden muß, ist der Atemwegsdruck (Abb. 3). Diese Größe wird direkt bestimmt durch die Elastizität und die Resistenz des respiratorischen Systems. Der mittlere und maximale Wert des
Atemwegsdruckes sowie der Differentialdruck können von uns durch
die Einstellung von inspiratorischem Flow, dem Zeitverhältnis
Inspiration zu Exspiration, dem Atemzugvolumen und dem endexspiratorischen Druck beeinflußt werden. Die Vorteile der Rekrutierung und Offenhaltung von Gasaustauscheinheiten müssen dabei gegen die Gefahren von Barotrauma, kardiovaskulären Nebenwirkungen und Surfactantverlust bei jedem Patienten abgewogen
werden.

Ist die arterielle Sauerstoffspannung unbefriedigend, welche
mit der Grundeinstellung erzielt wird, oder die benötigte F_IO_2
zu hoch, so werden wir beim akuten Lungenversagen (ALV) eine
Dehnung des Lungenparenchyms versuchen, um die funktionelle Residualkapazität (FRK) und die Gasaustauschoberfläche zu vergrößern, indem kollabierte oder schlecht ventilierte Lungenabschnitte eröffnet und belüftet werden (Abb. 4). Es sei jedoch
in Erinnerung gerufen, daß dieses Vorgehen ungeeignet ist beim
Vorliegen eines Lungenemphysems: Bei diesen Patienten muß wegen des Verdünnungseffektes in der pathologisch erhöhten FRK
das Atemhubvolumen erhöht werden, um eine Verbesserung des P_aO_2
zu erzielen. Charakteristischerweise ist jedoch beim akuten
Lungenversagen die FRK erniedrigt (5) und kann durch den PEEP
verbessert werden. Ziel dieses Vorgehens ist es, eine maximale
Rekrutierung von funktioneller Alveolaroberfläche bei gering-
ster Überdehnung von Gasaustauscheinheiten zu erreichen. Im
Frühstadium, d. h. während der ersten Tage des akuten Lungen-
parenchymschadens, kann mit PEEP meistens eine deutliche Verbesserung der FRK, der Compliance (C) und des P_aO_2 herbeige-
führt werden; der Wert dieser Technik ist etabliert. In späteren Stadien hingegen, besonders wenn die Organisation und Fibro-
sebildung vorangeschritten sind, resultiert eine geringere Verbesserung von FRK und P_aO_2 aus der Behandlung mit PEEP, während sich die Compliance kaum mehr ändert oder sogar absinkt.
In diesen Fällen muß durch eine Variation von Hubvolumen (V_T)
und PEEP versucht werden, einen optimalen Gasaustausch zu er-

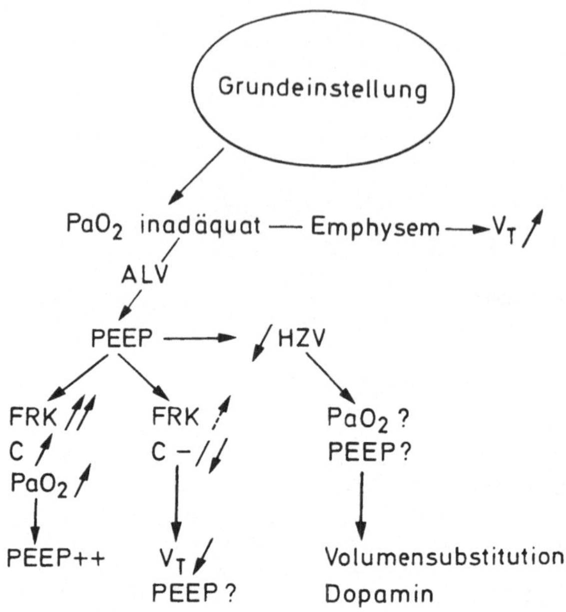

Abb. 4

reichen. Rein atemmechanisch gesehen, kann eine optimale Situation durch die höchste Compliance definiert werden, da diese
Größe sowohl bei erniedrigter FRK wie auch bei einer Überdehnung des Systems abfällt (8). Für praktische Belange spielt
bei diesen Patienten der Einfluß von Hypoxämie und Beatmung
auf den Kreislauf eine entscheidende Rolle für die Sauerstoffversorgung des Organismus. Das Herzzeitvolumen (HZV) fällt mit
hohem PEEP häufig ab, auch die Bedürfnisse betreffend P$_a$O$_2$,
Sauerstoffangebot und PEEP müssen so exakt wie möglich evaluiert
werden, um ein optimales Resultat der Beatmung zu erreichen. Dabei müssen vielfach ein primär tiefes HZV oder die kardiovaskulären Nebenwirkungen der Beatmung mitbehandelt werden. Das kann
durch eine Expansion des intravaskulären Volumens (7) oder Kar-
diotonika, z. B. Dopamin (1, 4), erreicht werden.

Zusammengefaßt besteht ein individuell adaptierter Einsatz der
Beatmungstechnik an die klinische Situation bei akutem Lungenversagen aus

1. einer optimalen Dehnung und Beatmung der Lunge mit dem Ziel
   einer maximalen Rekrutierung kollabierter und minderbelüf-
   teter Lungensegmente und Verhinderung einer Überdehnung;

2. einer genauen Überwachung des Herz-Kreislauf-Systems und ei-
   ner gezielten therapeutischen Beeinflussung der durch die
   Grundkrankheit oder die Beatmungstechnik verschlechterten
   Herzfunktion.

Literatur

1. BENZER, H., HAIDER, W., KUNDI, M. et al.: Die Kombination
   von kontinuierlicher Überdruckbeatmung (PEEP) und Dopamin
   beim postcardiochirurgischen Patienten. Herz 2, 465 (1977)

2. FARIDY, E. E.: Effect of distension on release of surfactant
   in excised dogs' lungs. Respir. Physiol. 27, 99 (1976)

3. FARIDY, E. E.: Effect of ventilation on movement of surfactant in airways. Respir. Physiol. 27, 323 (1976)

4. HEMMER, M., SUTER, P. M.: Treatment of cardiac and renal
   effects of PEEP with dopamine in patients with acute respiratory failure. Anesthesiology (In press)

5. PONTOPPIDAN, H., GEFFIN, B., LOWENSTEIN, E.: Acute respiratory failure in the adult. New Engl. J. Med. 287, 690 - 698,
   743 - 752, 799 - 806 (1972)

6. PONTOPPIDAN, H., WILSON, R. S., RIE, M. A.: Respiratory intensive care. Anesthesiology 47, 96 (1977)

7. QVIST, J., PONTOPPIDAN, H., WILSON, R. et al.: Hemodynamic
   response to mechanical ventilation with PEEP: The effect of
   hypervolemia. Anesthesiology 42, 45 (1975)

8. SUTER, P. M., FAIRLEY, H. B., ISENBERG, M. D.: Effect of
   tidal volume and positive end-expiratory pressure on compliance during mechanical ventilation. Chest 73, 158 (1978)

9. ZAPOL. W. M., SNIDER, M. T.: Pulmonary hypertension in severe
   acute respiratory failure. New Engl. J. Med. 296, 476 (1977)

Der Einfluß des Beatmungsmusters auf Gasaustausch und Lungenmechanik

Von M. Baum

Wenn man vor dem Bedienungspaneel eines modernen Respirators
steht, so ist man mit einer erstaunlichen Vielzahl von Knöpfen
und Einstellelementen konfrontiert. Da - anders als in der Un-
terhaltungselektronik - die Qualität des Respirators nicht an
der Anzahl der Bedienungselemente gemessen wird - hier ist es
sogar eher umgekehrt -, müssen funktionelle Gründe für ihr Vorhandensein existieren. Sie dienen der Beeinflussung des Beatmungsmusters, wobei im wesentlichen die in Tabelle 1 aufgezählten Funktionen vorhanden sein können. Zunächst muß die Gaszusammensetzung festgelegt werden, wobei neben der obligatorischen
inspiratorischen Sauerstoffkonzentration die zusätzliche Regelung einer inspiratorischen CO_2-Beimischung denkbar wäre. Die
Gasmenge kann auf vielerlei Wegen vorgegeben werden, am gebräuchlichsten durch die Einstellung des Tidalvolumens, aber ebenso
als Minutenvolumen, Inspirationsfluß oder Beatmungsdruck möglich. Als Formfaktoren werden jene Variablen bezeichnet, die
die Konturen der Druck- und Strömungskurve beeinflussen können.
Hier sind zu nennen: das Inspirationsflowmuster, das inspiratorische Plateau und das exspiratorische Plateau. Zu guter Letzt
wird noch die Zeitfolge der In- und Exspiration festgelegt werden müssen, was über das I:E-Verhältnis und die Frequenz erfolgt.
Die umrandeten Größen in Tabelle 1 stellen jene Parameter dar,
die wohl am häufigsten zur Einstellung des Respirators herangezogen werden. Nach dieser Übersicht wäre - betrachtet man den
Respirator für sich - die eingangs gestellte Frage nach der Funktion der Bedienungsknöpfe beantwortet.

Tabelle 1. Variation des Beatmungsmusters durch Einstellung der:

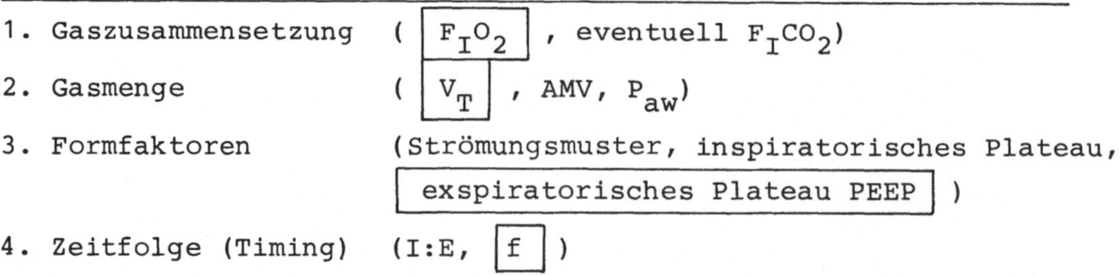

1. Gaszusammensetzung	($\boxed{F_IO_2}$, eventuell F_ICO_2)
2. Gasmenge	($\boxed{V_T}$, AMV, P_{aw})
3. Formfaktoren	(Strömungsmuster, inspiratorisches Plateau, $\boxed{\text{exspiratorisches Plateau PEEP}}$)
4. Zeitfolge (Timing)	(I:E, $\boxed{f}$)

Ich will versuchen, einen Überblick über die bekannten und die
vermuteten Auswirkungen der Variation der einzelnen Einstellungen auf den Patienten, im speziellen auf den Gasaustausch, die
Lungenmechanik und die Zirkulation zu geben. Diese Aufgabe ist
insofern schwierig, da die Auswirkungen einer Veränderung einer
einzelnen Größe oft maßgeblich davon abhängig sind, unter welchen sonstigen Beatmungsbedingungen sie getroffen wurden. So

Tabelle 2. F_IO_2

Therapieziel:	P_aO_2 ↑, O_2-Transport ↑

F_IO_2 ↑ ⟶ 1. Q_s/Q_t ↑

        a) Resorptionsatelektasen (WEST, SUTER)

        b) Vasodilatation hypoxischer Lungenge-
           fäßabschnitte (SUTER)

        c) Aktive Umverteilungsmechanismen V/Q ↓
           (KERR)

⟶ 2. FRC ↓ (bei F_IO_2 = 1) (SUTER)

⟶ 3. PAP ↓

Gefahren, Grenzen: 1. O_2-Toxizität (? KETTLER)

                    2. Wirkungslos bei hohem Q_s/Q_t

---

werden z. B. die Kreislaufrückwirkungen eines PEEP maßgeblich
davon abhängen, ob der PEEP mit IPPV oder mit IMV kombiniert
wird. Die Vorteile einer Plateauphase werden wesentlich davon
bestimmt sein, welches Strömungsmuster dem Plateau zuvorgegan-
gen ist. Um hier nicht ins uferlose zu geraten, möchte ich meine Aussagen auf die Verhältnisse während eines maschinellen
Atemhubs beschränken und bewußt die Beatmungsformen des IMV,
CPAP und EPAP übergehen.

In Tabelle 2 sind die Auswirkungen einer Variation der inspiratorischen Sauerstoffkonzentration aufgelistet. Durch diese Einstellung erfolgt eine Anpassung des arteriellen PO_2 an die Bedürfnisse des Patienten. Sie wird in der Regel so hoch wie erforderlich und so gering wie möglich gewählt werden. Es ist bekannt, daß eine Steigerung der F_IO_2 mit einer Erhöhung des pulmonalen Shunts Hand in Hand geht. Sehr eindrucksvoll kann dies
anhand der Abb. 1 demonstriert werden, die einer Arbeit von
WEST (19) entnommen ist und die die Ventilations-Perfusions-
Verteilung bei unterschiedlichen inspiratorischen Sauerstoffkonzentrationen darstellt. Auf der Abszisse ist das Ventilations-
Perfusions-Verhältnis im logarithmischen Maßstab aufgetragen,
die Ordinate ist in Einheiten des pulmonalen Blutflusses geeicht.
Bei Luftatmung existieren beim lungengesunden Patienten eine
Reihe von Lungenkompartimenten, in denen ein sehr niedriges Ventilations-Perfusions-Verhältnis besteht. Obwohl sie relativ hy-
poventiliert sind, tragen diese Lungenareale dennoch zum Gasaustausch bei. Die Umstellung auf reinen Sauerstoff führt zur
Denitrogenation dieser Areale und somit zum Kollaps dieser
Alveolarbezirke. Die zuvor hypoventilierten Kompartimente sind
nun gänzlich in Shuntregionen umgewandelt worden, was einem
Ventilations-Perfusions-Verhältnis von Null entspricht. Im dargestellten Fall ergibt sich ein Shunt von etwa 10 %. Die Tendenz
zu solchen Resorptionsatelektasen ist vom regionalen Ventilations-Perfusions-Verhältnis und von der O_2-Konzentration abhän-

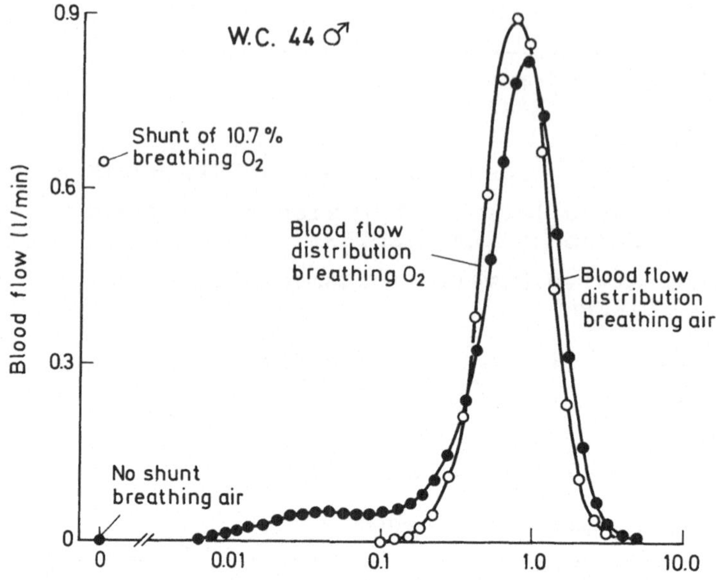

Abb. 1. Blutfluß (Ordinate) in Lungenkompartimenten mit unterschiedlichem V̇/Q̇-Verhältnis (Abszisse) bei Luftatmung (Punkte) bzw. bei O₂-Atmung (Kreise) (Nach 19)

gig. Den Zusammenhang zeigt Abb. 2, wobei die schraffierte Fläche Wertpaare darstellt, die zum Kollaps der Alveole führen. Es ergibt sich, daß dies bei sehr niedrigen Ventilations-Perfusions-Verhältnissen bereits bei relativ "ungefährlichen" Sauerstoffkonzentrationen um 60 % erfolgen kann. Die vom Kollaps betroffenen Alveolarregionen sind um so größer, je höher die Sauerstoffkonzentration wird. Der Zeitraum, in dem solche Atelektasen entstehen können, kann aus Abb. 3 abgelesen werden, die wiederum der Arbeit von WEST (19) entnommen ist. In dieser Darstellung ist die Entstehungszeit von Resorptionsatelektasen bei unterschiedlichen inspiratorischen Sauerstoffkonzentrationen in Abhängigkeit von den Ventilations-Perfusions-Verhältnissen aufgetragen. Bei reinem Sauerstoff können die geschilderten Veränderungen bereits nach 5 - 30 min je nach regionalem Ventilations-Perfusions-Verhältnis auftreten. Unter diesem Gesichtspunkt ist der klinisch oft praktizierte Hyperoxietest zumindest mit $F_IO_2 = 1$ vielleicht sogar ein Beitrag zur Atelektasenbildung. Neben der Erhöhung des Shunts findet der Alveolarkollaps in einer Erniedrigung der FRC seinen Niederschlag, die SUTER (14) bei $F_IO_2 = 1$ nachweisen konnte. Eine F_IO_2 von 0,9 führte im beobachteten Zeitraum von 20 min zu keinem signifikanten Abfall der FRC, was mit Abb. 3 gut übereinstimmt, aus der sich eine Minimalzeit von 40 min für den Alveolarkollaps bei 90 % Sauerstoff ablesen läßt. In der gleichen Untersuchung hat SUTER auf einen Abfall des Pulmonalisdruckes hingewiesen, der auf Vasodilatation hypoxischer Lungengefäßabschnitte beruhen soll. Auch dieser Mechanismus wirkt shunterhöhend, da er zu einer Umverteilung des pulmonalen Blutflusses führt. Aktive Umverteilungsmechanismen von Ventilation und Perfusion durch hohe Sauer-

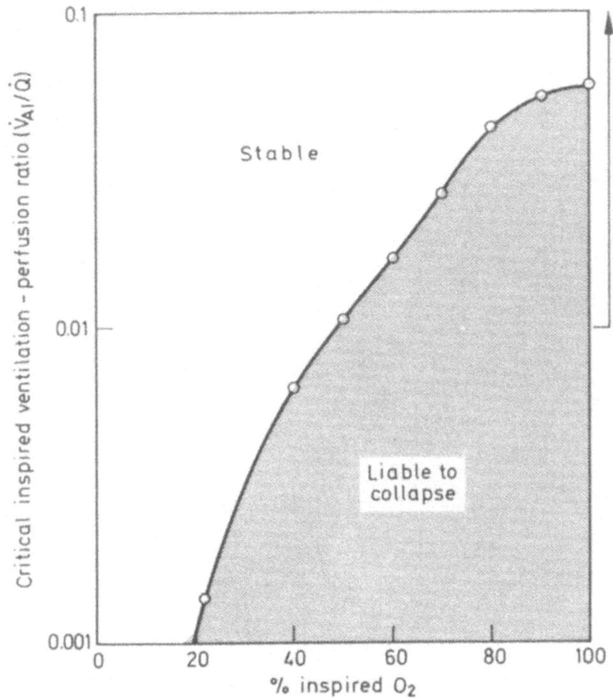

Abb. 2. Kollapsgefährdete Alveolarbezirke als Funktion des regionalen $\dot{V}/\dot{Q}$-Verhältnisses und der F_IO_2 (Nach 19)

stoffkonzentration postuliert KERR (5) mit dem nicht leicht zu widerlegenden Argument, daß die Shunterhöhung bei Übergang auf eine niedrige F_IO_2 durchaus reversibel ist, was bei einem zugrundeliegenden Atelektasemechanismus wohl kaum der Fall wäre.

Unter den Gefahren und Grenzen hoher Sauerstoffkonzentrationen ist die Sauerstofftoxizität der wohl am meisten diskutierte Faktor. Derzeit wird ein Schädigungsmechanismus angenommen, der über die Freisetzung von Radikalen im hyperoxischen Erythrozyten abläuft. Dies wurde mehrfach in tierexperimentellen Untersuchungen an lungengesunden Tieren verschiedener Spezies nachgewiesen. Andererseits sprechen klinische Ergebnisse, etwa die der Gruppe KETTLER (18) dafür, daß hohe Sauerstoffkonzentrationen toleriert werden, wenn damit keine Hyperoxygenation des Blutes auftritt, sprich, der Patient trotz hoher F_IO_2 einen niedrigen PaO_2 aufweist. Wesentlich eindeutiger ist die Frage nach der Sinnhaftigkeit hoher Sauerstoffkonzentrationen zu beantworten. Das sogenannte Isoshuntdiagramm (Abb. 4), das den Zusammenhang zwischen inspiratorischer Sauerstoffkonzentration und dem zu erwartenden arteriellen PO_2 wiedergibt, zeigt, daß Erhöhungen der F_IO_2 bei einem Shunt größer als 30 % kaum mehr Auswirkungen auf die arterielle Oxygenation haben. Der höhere F_IO_2 wird zur Gänze durch einen gleichzeitigen Zuwachs der $AaDO_2$ kompensiert. Die einzige Indikation für extrem hohe F_IO_2 wird

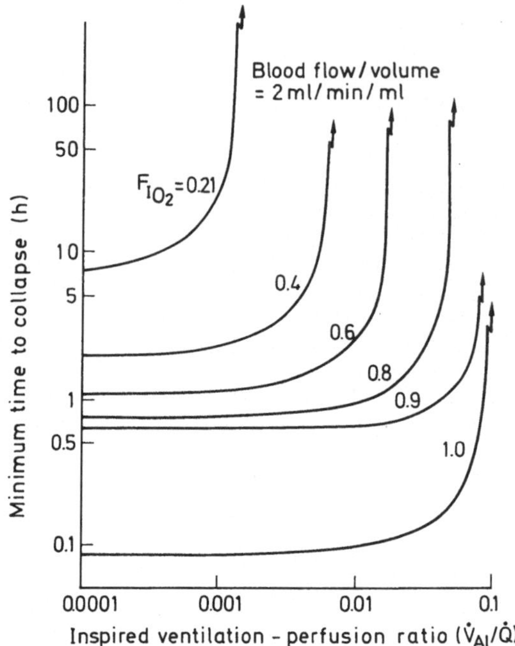

Abb. 3. Entstehungsgeschwindigkeit von Resorptionsatelektasen in Abhängigkeit vom $\dot{V}/\dot{Q}$-Verhältnis bei verschiedenen F_IO_2

also eine arterielle Hypoxie aufgrund einer Diffusionsstörung sein.

Die nächste Einstellgröße, deren physiologischen bzw. pathophysiologischen Auswirkungen zu besprechen sein werden, ist das Tidalvolumen (Tabelle 3). Über das optimale Tidalvolumen sind heftige Diskussionen im Gange. Die Auswirkungen hoher Tidalvolumina sind maßgeblich von der Verwendung und vom Niveau des PEEP abhängig. Die beiden Hauptargumente für den Einsatz hoher Tidalvolumina zwischen 15 und 20 ml/kg - die Verringerung der $AaDO_2$ und die Befriedigung des subjektiven Lufthungers - können ebenso durch ein höheres PEEP-Niveau erzielt werden. Andererseits hat BENZER (1) kürzlich darauf hingewiesen, daß aus der Sicht des Surfactantsystems eine Erhöhung der FRC mit relativ kleinen Beatmungsexkursionen eine schonendere Therapie darstellen könnte. Am Kaninchen läßt sich nachweisen, daß eine Hyperinflation mit Beatmungsdrücken von 45 cm H_2O zu schweren Oberflächenspannungsstörungen führt. Bei zusätzlicher Einschaltung eines PEEP von 10 cm H_2O können diese Schäden jedoch vermieden werden. Auch die Gefahren eines Barotraumas scheinen bei wechselnden Drücken (IPPV) größer als bei statischen Drücken (PEEP) der gleichen Höhe. So bleibt als PEEP-unabhängige Auswirkung einer Erhöhung des Tidalvolumens die Senkung des P_aCO_2 durch eine Verringerung der V_D/V_T trotz gleichzeitigem Ansteigen des physiologischen Totraums (4, 7).

In der verteilungsgestörten Lunge führt die Erhöhung des Tidalvolumens im allgemeinen zu einer Verbesserung der Compliance.

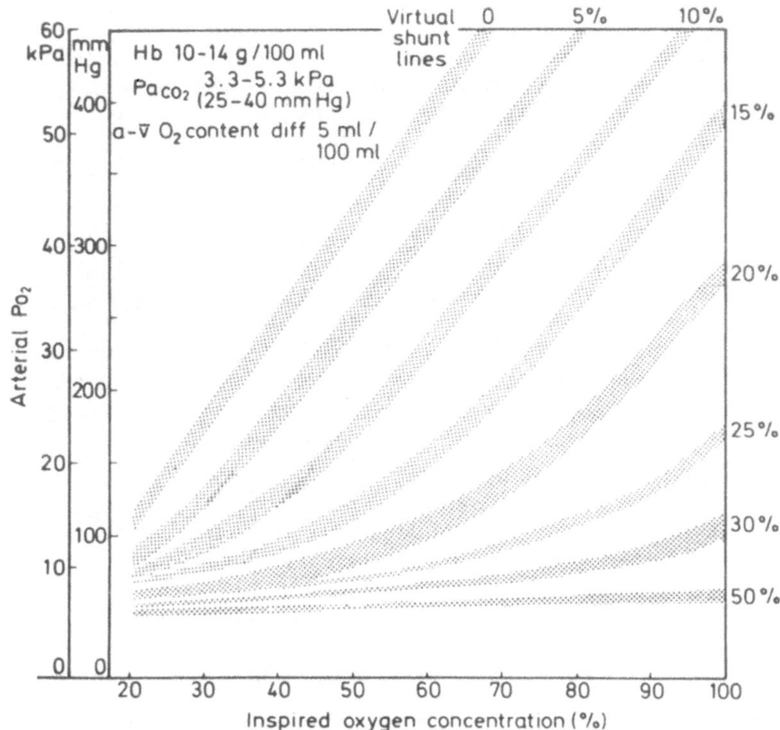

Abb. 4. Isoshuntdiagramm

Tabelle 3. V_T

Therapieziel:	P_aCO_2 ↓, evtl. $AaDO_2$ ↓, kein "Lufthunger"
V_T (AMV) ↑ ⟶	1. $V_D$phys ↑, $V_D$alv ↑ (WATSON)
⟶	2. V_D/V_T ↓ (LUNN, HEDENSTIERNA)
⟶	3. C_{dyn} ↑ (LUNN, MACKLEM)
⟶	4. Barorezeptorenaktivität ↓
Gefahren und Grenzen:	1. Barotrauma
	2. Surfactantsystem (BENZER)

Eine Hyperinflation, die bis in den flachen Teil des Druck-Volumen-Diagramms der Lunge reicht, kann aber auch den umgekehrten Effekt zur Folge haben.

In der Folge möchte ich die wohl am meisten umstrittene Gruppe von Einstellmöglichkeiten - die von mir mit Formfaktoren bezeich-

Tabelle 4. Formfaktoren a)

Therapieziel:		Verbesserung der Gasverteilung, Atelektaseprophylaxe
Strömungsmuster	⟶	1. niedrige Beatmungsdrücke (constant flow)
	⟶	2. P_aO_2 ↑ (ROBINSON), C_{tot} ↑, V_D/V_T ↑ (JOHANSSON) (dezelerierender Flow ohne Plateau)
	⟶	3. Auswaschzeit kürzer bei akzelerierendem Flow als bei konstantem Flow bei Verwendung eines Plateaus (McASLAN)
Endinspiratorisches Plateau	⟶	1. Verbesserte Gasverteilung (HERZOG, BAUM) (Modelluntersuchungen)
	⟶	2. V_D/V_T ↓, Q_s/Q_t ↓ (KNELSEN, LYAGER) (Tierexperiment)
	⟶	3. C_{tot} ↑ (evtl. Streßadaptation)

neten Größen - behandeln (Tabelle 4). Mit ihrer Hilfe glaubt
man bewirken zu können, daß trotz unverändertem Volumen, Frequenz, Sauerstoffkonzentrationen usw. durch Veränderung der Kurvenkonturen ein optimaler Beatmungseffekt erzielt werden kann.
Sehr fraglich erscheint mir dies für das inspiratorische Strömungsmuster. Untersuchungen des isolierten inspiratorischen
Flowmusters (ohne Plateau) zeigen, daß der konstante Flow mit
den niedrigsten Beatmungsspitzendrücken verbunden ist, daß aber
andererseits der dezelerierende Flow zu einer geringfügigen Erhöhung des P_aO_2 und der totalen Compliance führt. Fügt man eine Plateauphase an, so kehren sich die Verhältnisse abermals um.
DAMMANN und McASLAN (3) konnten zeigen, daß die Auswaschzeiten
bei Patienten mit verteilungsgestörten Lungen bei Verwendung
eines akzelerierenden Flow mit Plateau kürzer waren als bei
Anwendung eines konstanten Flow mit Plateau. Um diesen Punkt
nicht völlig ohne eigene Stellungnahme zu übergehen, würde ich
derzeit für einen dezelerierenden Flow plädieren, wenn kein
Plateau verwendet werden kann, da dieses Muster durch sein Absinken der endinspiratorischen Strömung gegen Null einen plateauähnlichen Effekt hat. Steht ein Plateau zur Verfügung, sehe ich
keine unterschiedliche Wirkung zwischen konstantem und akzelerierendem Flow. Die Kombination dezelerierender Flow und Plateau
scheint mir dagegen nicht sinnvoll. Daß ein inspiratorisches
Plateau zumindest während IPPV Vorteile für den Gasaustausch
und die Lungenmechanik mit sich bringt, ist sehr wahrscheinlich.
In Versuchen am Lungenmodell konnten wir zeigen, daß die Gasverteilung in verschieden schnellen Lungenkompartimenten dadurch
einheitlicher wird (8). Im allgemeinen wird dies durch eine Re-

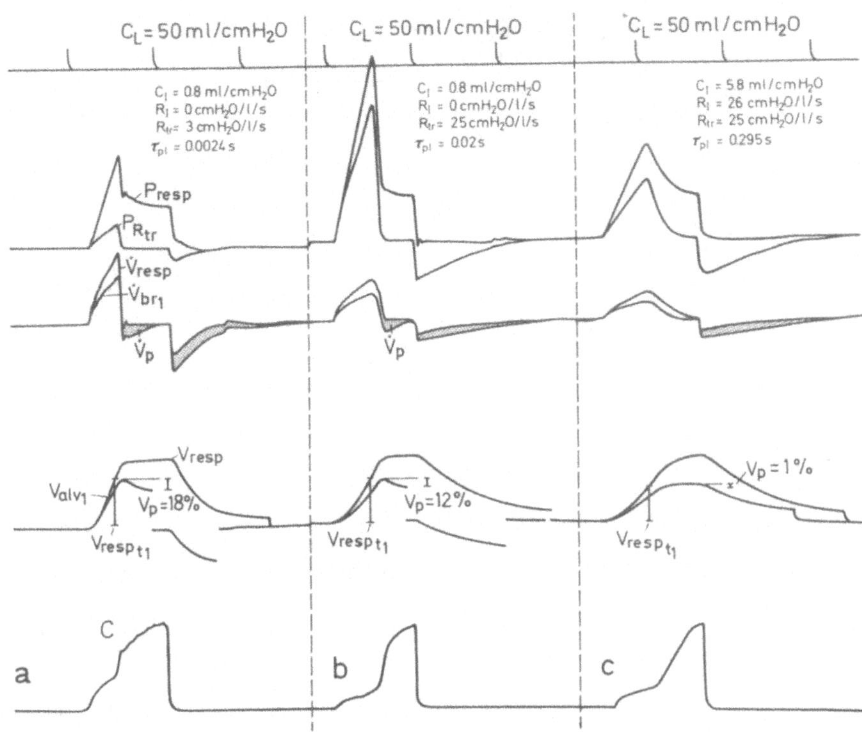

Abb. 5. Beeinflussung der Pendelluft (V_p) durch die interne
Compliance des Respirators. Messungen am Lungenmodell

distribution während der Plateauphase erzielt; das so rückver-
teilte Gas ist als Pendelluft in die Literatur eingegangen (Abb.
5). Nun kann man aber zeigen, daß durch die Anpassung der internen Compliance und Resistance des Respirators an die Lungenmechanik des Patienten eine gleichmäßige Verteilung auch ohne Auftreten von Pendelluft erzielt werden kann.

Neben diesen, die Lungenmechanik betreffenden Faktoren wurden
im Tierexperiment Verbesserungen des Gasaustausches durch die
Plateauphase beschrieben (6). WOLFF (20) hat diese Ergebnisse
auch am Patienten bestätigen können. WATSON (17) hat bereits
1962 auf die Abhängigkeit des V_D/V_T von der Inspirationsdauer
hingewiesen (Abb. 6). Bei Inspirationszeiten unter 1 s kommt
es zu einem bedeutenden Anstieg des V_D/V_T, während Inspirationszeiten über 1,5 s zu keiner weiteren Verbesserung führen. Ursache dafür mag die Kontaktzeit des Alveolargases mit dem Ka-
pillarblut sein, die notwendig ist, um ein komplettes Äquilibrium
zu erreichen. In Abb. 7 ist dieser Zusammenhang für CO_2 dargestellt. Zwar ist in der gesunden Lunge der komplette Austausch
nach 0,25 s gegeben, eine eingeschränkte Diffusionskapazität bewirkt aber eine deutliche Verlängerung der Austauschzeiten. Ähnlich liegen die Verhältnisse für Sauerstoff (Abb. 8), so daß
sich aus diesen, einer Arbeit von WAGNER (16) entnommenen Ergeb-

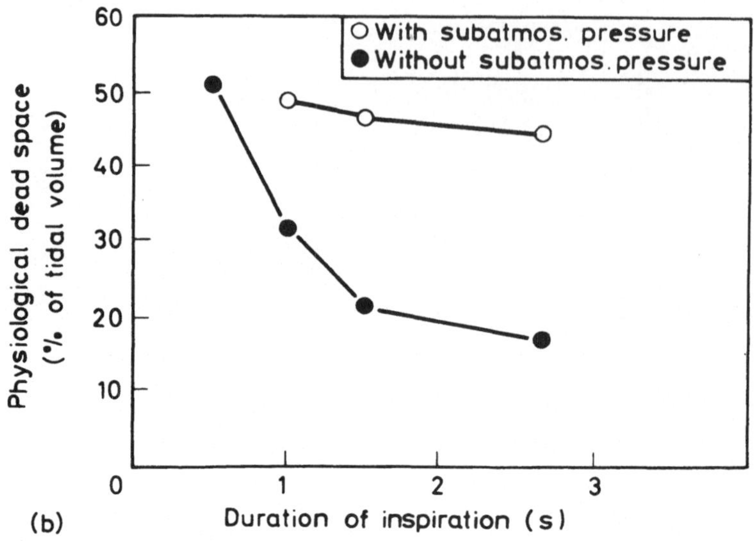

Abb. 6. Physiologischer Totraum als Funktion der Inspirations-dauer (Nach 17)

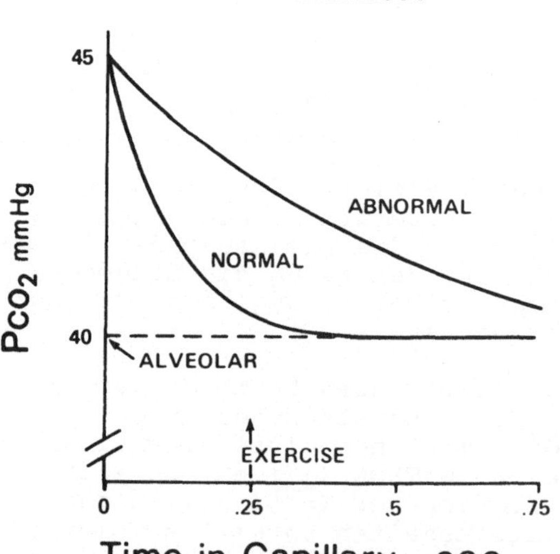

Abb. 7. Einfluß der Kontaktzeit auf die Arterialisierung des gemischt-venösen Kapillarblutes (CO_2-Ausscheidung) bei normaler Lunge und bei einer Lunge mit Diffusionsstörung

nissen die Forderung von Plateauzeiten von mindestens 0,6 – 0,8 s ableiten läßt.

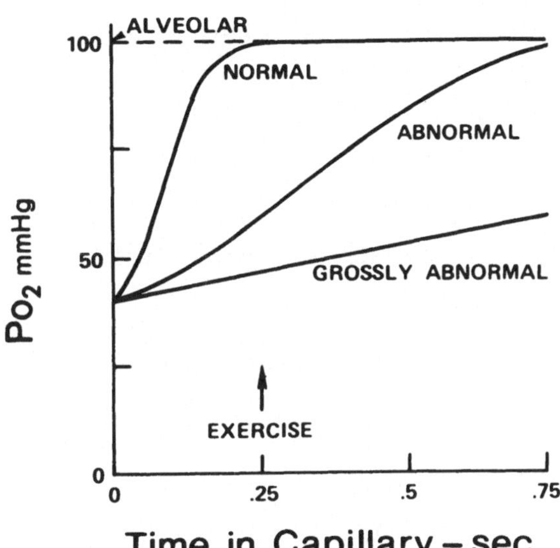

Abb. 8. Einfluß der Kontaktzeit auf die Arterialisierung des gemischt-venösen Kapillarblutes (O_2-Aufnahme) bei normaler Lunge und verschiedenen Graden einer Diffusionsstörung

Unter die Gruppe der Formfaktoren habe ich auch den PEEP eingereiht (Tabelle 5). Ich möchte hier nicht detailliert auf die ohnehin bekannten Effekte von PEEP eingehen. Tierexperimentelle Ergebnisse am lungengesunden Hund weichen oft stark von klinischen Beobachtungen am Beatmungspatienten ab. Voraussetzung für die Verwendung von PEEP ist eine reduzierte FRC. Je höher der Grad der Lungenschädigung ist, um so geringer wird die Rückwirkung des PEEP auf den Kreislauf sein. Da wir es hier mit transmuralen Drücken zu tun haben, die die Auswurfleistung des Herzens bestimmen, hat die Messung der Vorhofdrücke ohne gleichzeitige Berücksichtigung des gesamten intrathorakalen Druckniveaus keinen Aussagewert. Bei entsprechenden Füllungsdrücken muß PEEP keineswegs zu einer Reduktion des Herzminutenvolumens führen, sondern kann augmentierend für den linken Ventrikel wirken (2). Gleichzeitig wird die Wiederherstellung einer annähernd normalen FRC den pulmonalen Gefäßwiderstand zu senken vermögen und auf diesem Weg auch den rechten Ventrikel entlasten.

Dagegen ist die Lymphdrainage, deren Bedeutung für die Balance des Lungenwassers unumstritten ist, unter 10 cm PEEP beim Hund auf etwa ein Drittel reduziert (10). Ein Nachweis für die Verringerung des interstitiellen Wassers durch PEEP ist zwar rechnerisch zu erbringen, aber bisher noch nicht am Patienten beobachtet worden (11).

Damit möchte ich den Themenkreis PEEP verlassen und mich der Besprechung des Timing zuwenden (Tabelle 6). Die Festlegung eines geeigneten Rhythmus soll zu einer optimalen Adaptation des

Tabelle 5. Formfaktoren b)

PEEP (optimal, wenn O_2-Transport maximal; CaO_2 x HMV = max)

1. FRC ↑

2. Q_s/Q_t ↓ } SUTER

3. $V_D$anat ↑

4. V_D/V_T optimierbar (V_D/V_T ↑ bei lungengesundem Hund (SYKES))

5. R_{aw} ↓ (Verbesserung der Gasverteilung)

6. C_{tot} optimierbar (Atelektase < Optimum > Überdehnung)

7. Kreislauf ↓ (QVIST) (abhängig von intravasalem Volumen)

Grenzen, Gefahren: 1. interstitielles Emphysem

2. Spannungspneumothorax

3. Lymphfluß ↓ (PILAN) (kein Nachweis für Verringerung des interstitiellen Wassers durch PEEP (PONTOPPIDAN))

4. Nierenfunktion ↓

Tabelle 6. Timing

Therapieziel: Optimale Anpassung an den Lungenzustand, Minimierung der Kreislaufrückwirkungen, Patientenadaptation

I:E-Verhältnis → 1. P_{aw} ↓ , P_{oes} ↑
(t_I ↑)

→ 2. $AaDO_2$ ↓ , Q_s/Q_t ↓ (REYNOLDS)

→ 3. FRC ↑ (air trapping)

→ 4. Kreislaufeffekte wie PEEP

→ 5. Barorezeptorenaktivität ↓ (BOCK)

Frequenz → 1. P_aCO_2 ↑ (AMV-konstant)
(f ↑)

→ 2. P_{oes} ↓ (HEDENSTIERNA)

→ 3. Barorezeptorenaktivität ↓ (HFPPV, SJÖSTRAND)

Patienten führen und gleichzeitig günstige Bedingungen für den Gasaustausch und den Kreislauf schaffen. Eine Möglichkeit dies

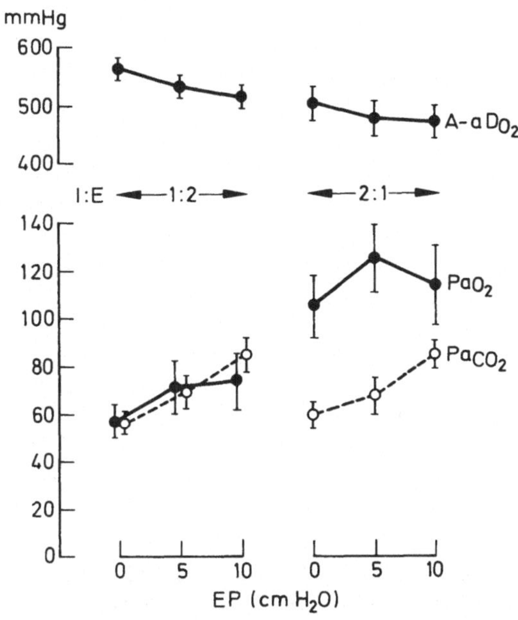

Abb. 9. P_aO_2-Anstieg bei Umkehrung des I:E-Verhältnisses bei der Beatmung von Kindern mit hyalinen Membranlungen (Nach 12)

zu tun, liegt im I:E-Verhältnis. Verlängert man die Inspiration zu Lasten der Exspiration, so werden für dasselbe Tidalvolumen geringere Atemwegsdrücke aufzubringen sein. Dagegen wird der mittlere intrathorakale Druck ansteigen. Zumindest beim hyalinen Membrankind führt diese Technik zu einer Verringerung des Shunts und damit auch der $AaDO_2$. Abb. 9, einer Arbeit von REYNOLDS (12) entnommen, der maßgeblich an der Entwicklung der sogenannten reversed I:E ratio beteiligt ist, zeigt die Veränderungen in den Blutgasen bei einem Übergang einer Beatmung mit dem klassischen I:E-Verhältnis von 1:2 auf ein solches von 2:1. Unabhängig vom gewählten PEEP-Niveau beobachtet man einen deutlichen Anstieg des arteriellen PO_2. Die alveoläre Ventilation ist dabei in beiden Fällen gleich, wie aus den P_aCO2-Werten hervorgeht. Die Verkürzung der Exspirationszeit hat natürlich einen PEEP-ähnlichen Effekt zur Folge, der über einen air trapping-Mechanismus zustande kommt. Für eine völlige Entleerung der Lunge benötigt man die drei- bis vierfache pulmonale Zeitkonstante, was unter diesen Bedingungen nicht gegeben ist. Um es in anderen Worten auszudrücken: Bei einem normalen Zeitverhältnis von 1:2 herrscht am Ende der Exspiration im allgemeinen ein gleich hoher Druck in allen belüfteten Teilen der Lunge, während der Inspiration können je nach Grad der Verteilungsstörung unterschiedlich hohe Drücke in verschiedenen Abschnitten auftreten. Bei einem Atemzeitverhältnis von 2:1 ist endinspiratorisch ein annähernd gleich hoher Druck in sämtlichen Kompartimenten der Lunge erreicht, während der Exspiration sinken aber die einzelnen Lungenkompartimente auf verschieden hohe PEEP-Niveaus ab. Inwieweit diese Technik auch beim erwachsenen Patienten indiziert ist, ist für meine Begriffe noch nicht abzusehen.

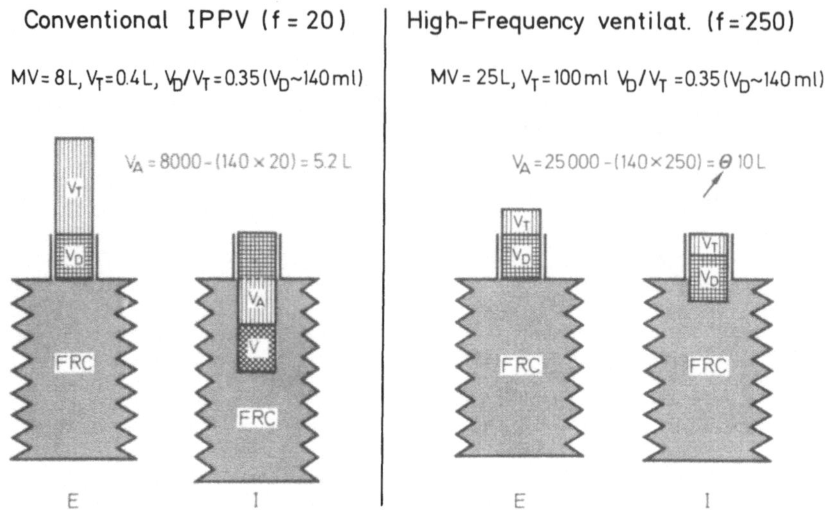

Abb. 10. Schematische Darstellung der Größen Totraumventilation und alveoläre Ventilation während konventioneller IPPV (links) bzw. während high frequency jet ventilation (rechts)

Schließlich möchte ich noch dem letzten Punkt der Tabelle 6 - der Frequenz - besonderes Augenmerk schenken. Es ist bekannt, daß mit Ansteigen der Atemfrequenz bei gleicher Gesamtventilation die alveoläre Ventilation sinkt (Abb. 10 links). Eine Steigerung der Atemfrequenz wird irgendwann zu einer ausschließlichen Totraumventilation führen und damit keinen Gasaustausch mehr gewährleisten. Daß dieses Konzept nicht ganz stimmen konnte, mußte spätestens nach der Inauguration der high frequency positive pressure ventilation (HFPPV) durch SJÖSTRAND (13) klar werden, der Beatmungsfrequenzen von 60 - 100/min am Patienten realisieren konnte. Mittlerweile existiert eine Beatmungstechnik, die sogenannte high frequency jet ventilation (HFJV), die beim derzeitigen Stand Beatmungsfrequenzen von 250 - 350/min zuläßt. Geht man an diese Beobachtung mit dem klassischen Instrumentarium der Lungenphysiologie heran, so errechnet sich eine negative alveoläre Ventilation und damit ergibt sich die Unmöglichkeit eines Gasaustausches (Abb. 10 rechts). Nun kann ein Gasaustausch ja auf verschiedene Arten bewerkstelligt werden (Abb. 11). Physiologisch erfolgt er durch Zufügen eines Frischgasvolumens zur FRC, der Durchmischung der beiden Fraktionen und dem Absaugen der so durchmischten eingangs zugeführten Gasfraktion. Kausal ist dafür ein durch eine Druckdifferenz verschobenes Volumen. Ein Gastransport kann aber auch durch einen diffusionsartigen Prozeß im Gas erfolgen, der sich aufgrund einer Partialdruckdifferenz einstellt. Wir sprechen dann von einer Diffusionsatmung oder nach NUNN (7) von "apnoic molecular mass movement". Hält man die Partialdruckdifferenz entsprechend groß, kann damit lange Zeit ein ausreichender Gasaustausch aufrechterhalten werden. Allerdings kann der Gradient für CO_2 nicht beliebig erhöht werden, da nur die Differenz zwischen Frischgas

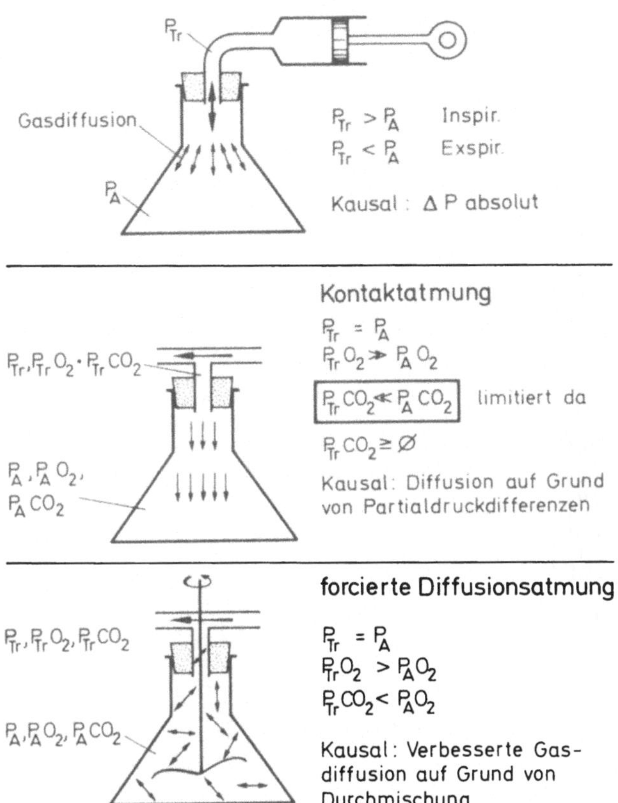

Abb. 11. Modellvorstellungen über die Gasaustauschvorgänge während konventioneller Beatmung, während Kontaktatmung und während forcierter Diffusionsventilation

und Alveolargas als treibende Kraft zur Verfügung steht. Daher kommt es zu einem kontinuierlichen Anstieg des P_aCO_2 um 3 - 6 Torr/min. Bei der "forcierten Diffusionsbeatmung" wird durch Zuführung einer zusätzlichen mechanischen Energie, in Abb. 11 als Rührer dargestellt, eine Durchmischung des Gases erzielt und der Diffusionsprozeß damit entsprechend beschleunigt. Nichts anderes aber liegt der high frequency jet ventilation zugrunde, bei der kurze Druckimpulse freigesetzt werden, die sich in der Lunge ausbreiten und zu der gewünschten Durchmischung führen. Daß es wirklich nur um die Anheizung der Diffusion geht, leite ich aus eigenen Tierversuchen ab, wo mittlerweile Frequenzen von 3.500/min mit Tidalvolumen von 4 - 5 ml möglich sind.

Das dazu notwendige Instrumentarium zeigt Abb. 12. Der Gasfluß wird aus einem Mischer entnommen, einem Magnetventil zugeführt, das entsprechend getaktet wird, und schließlich dem Tubus zugeführt. Im Tubus läuft ein Katheter von ca. 1,7 mm Innendurchmesser bis an die Spitze vor, durch den der getaktete Gasstrom mit ca. 0,5 - 2 bar Druck eingeblasen wird. Der Tubus ist offen,

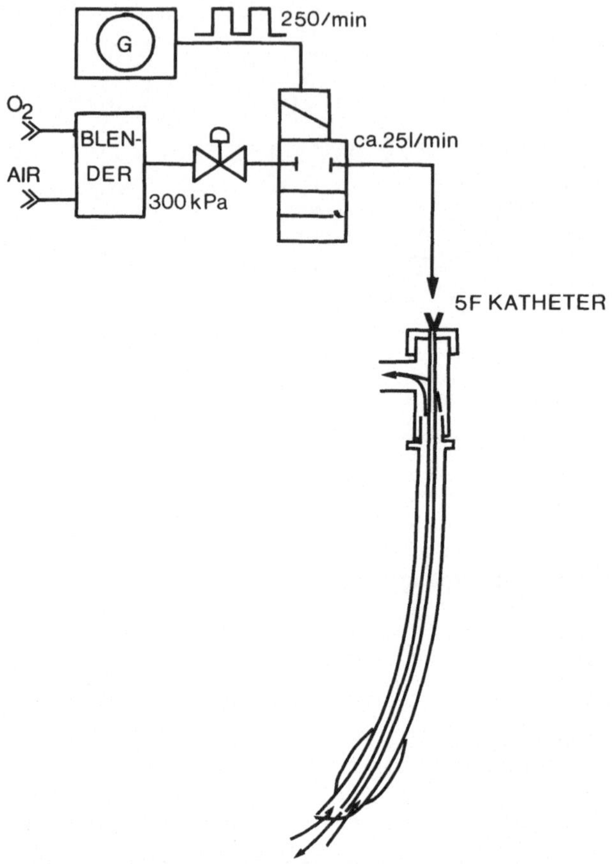

Abb. 12. Prinzipieller Aufbau eines high frequency jet ventilation-Systems (Erklärung siehe Text)

Tabelle 7. High frequency jet ventilation

Vorteile	Nachteile
Geringe intrathorakale Druckschwankungen, praktisch Ruhigstellung der Lunge bei Frequenzen > 500/min	Pathophysiologische Auswirkungen der Methode weitestgehend unbekannt
Keine Kreislaufrückwirkungen wie bei IPPV	Derzeit kein geeignetes Monitoring für Effizienz des Gasaustausches
Tubus gegen Atmosphäre offen, keine Druckbelastung durch Husten, Absaugen während Beatmung möglich	
Überlagerung von Spontanatmung sowie Kombination mit konventionellen Beatmungsmethoden möglich	Spezialtubus erforderlich
Technisch einfach und preisgünstig realisierbar	

so daß das Ausatemgas mehr oder minder kontinuierlich am Jet-
Kanal vorbei ins Freie strömt. Die möglichen Vor- und Nachteile der klinischen Anwendung einer solchen neuen Beatmungsmetho-
de sind in Tabelle 7 summarisch zusammengefaßt.

<u>Literatur</u>

1. BENZER, H.: Probleme der "respiratorischen Beatmung". Internationales Symposium "Das akute progressive Lungenversagen",
   Wien 1978 (Im Druck)

2. DAMMANN, J. F., McASLAN, T. C.: The optimal waveform for
   mechanical ventilation. 7th annual scientific symposion of
   the society of critical care medicine, Abstracts 1978

3. HEDENSTIERNA, G., LÖFSTRÖM, J. B.: Cardiac output and venous
   admixture during intermittent positive pressure breathing.
   Influence of respiratory frequency and arterial carbon di-
   oxide tension. Brit. J. Anaesth. $\underline{45}$, 1201 (1973)

4. KERR, J. H.: Pulmonary oxygen transfer during IPPV in man.
   Brit. J. Anaesth. $\underline{47}$, 695 (1975)

5. KIRBY, R. R., PERRY, J. C., CALDERWOOD, H. W., RUIZ, B. C.,
   LEDERMAN, D. S.: Cardiorespiratory effects of high positive
   end-expiratory pressure. Anesthesiology $\underline{43}$, 533 (1975)

6. KNELSON, J. H., HOWATT, W. F., DeMUTH, G. R.: Effect of
   respiratory pattern on alveolar gas exchange. J. appl.
   Physiol. $\underline{29}$, 328 (1970)

7. LUNN, J. W., MAPLESON, W. W., CHILCOAT, R. T.: Effects of
   changes of frequency and tidal volume of controlled ventilation: measurements at constant arterial PCO_2 in dogs.
   Brit. J. Anaesth. $\underline{47}$, 2 (1975)

8. MEIER, A., BAUM, M.: The influence of the internal compliance
   of a respirator on the alveolar gas distribution. Acta anaesth. scand., Suppl. 63, 1 (1976)

9. NUNN, J. F.: Applied respiratory physiology. London, Boston:
   Butterworths 1977

10. PILON, R. N., BITTAR, D. A.: The effect of positive end-
    expiratory pressure on thoracic-duct lymph flow during con-
    trolled ventilation in anesthetized dogs. Anesthesiology $\underline{39}$,
    5 (1973)

11. PONTOPPIDAN, H., GEFFIN, B., LOWENSTEIN, E.: Acute respira-
    tory failure in the adult. New Engl. J. Med. $\underline{287}$, 16 (1972)

12. REYNOLDS, E. O. R.: Management of hyaline membrane disease.
    Brit. Med. Bull. $\underline{31}$, 1 (1975)

13. SJÖSTRAND, O.: Experimental and clinical evaluation of
    high-frequency positive-pressure ventilation HFPPV. Acta
    anaesth. scand., Suppl. 64, 165 (1977)

14. SUTER, P. M., FAIRLEY, H. B., SCHLOBOHM, R. M.: Shunt, lung
    volume and perfusion during short periods of ventilation
    with oxygen. Anesthesiology 43, 6 (1975)

15. SUTER, P. M., FAIRLEY, H. B., ISENBERG, M. D.: Optimum end-
    expiratory airway pressure in patients with acute pulmonary
    failure. New Engl. J. Med. 292, 284 (1975)

16. WAGNER, P. D., WEST, J. B.: Effects of diffusion impairment
    on O_2 and CO_2 time courses in pulmonary capillaries. J. appl.
    Physiol. 33, 62 (1972)

17. WATSON, W. E.: Observations on physiological deadspace during
    intermittent positive pressure respiration. Brit. J. Anaesth.
    34, 502 (1962)

18. WENKER, K. H., TEICHMANN, J., KONTOKOLLIAS, J., SONNTAG, H.,
    KETTLER, D.: Langzeitbeatmung mit hohen inspiratorischen O_2-
    Konzentrationen. Ein Beitrag zur Frage der O_2-Toxizität. In:
    Technische Neuerungen in der Anaesthesie und Intensivpflege.
    Anaesthesie aktuell 1, 1976

19. WEST, J. B.: New advances in pulmonary gas exchange. Anesth.
    Analg. 54, 4 (1975)

20. WOLFF, G.: Die künstliche Beatmung auf Intensivstationen,
    2. Auflage. Berlin, Heidelberg, New York: Springer 1977

Anforderungen an Beatmungsgeräte aus klinischer Sicht

Von J. Kilian und P. Lotz

Das technische Rüstzeug zur Beatmung besteht in einer großen
Vielfalt verfügbarer Geräte, die sich im Funktionsprinzip und
im Spektrum der Möglichkeiten sowie in den Leistungsdaten teilweise wesentlich unterscheiden.

Prinzip bei der Auswahl dieser Geräte muß sein, jedem Patienten die für seinen speziellen Fall optimale Respiratortherapie
zukommen zu lassen, wobei der Anwender von seinem Geldgeber
verpflichtet ist, dies auf möglichst ökonomische Weise zu tun.
Klinische Anforderungen an Beatmungsgeräte haben in erster Linie von der Situation des Patienten, die zur Beatmung zwingt,
auszugehen. Hieraus ergeben sich Forderungen an Funktionsmerkmale und Leistungskriterien.

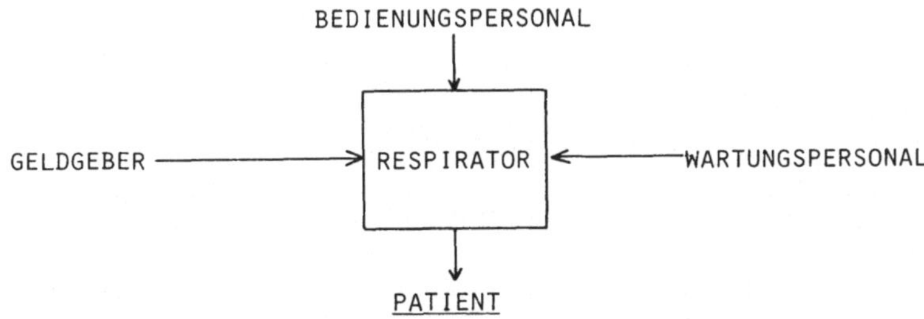

Abb. 1. Anforderungen an Beatmungsgeräte

Darüber hinaus sind jedoch auch Forderungen von seiten der Ärzte
und des Pflegepersonals zu berücksichtigen. Sie beziehen sich
auf die Bedienbarkeit der Geräte. Forderungen des Wartungsper-
sonals betreffen schließlich alle Dinge, die bis zur Wiederin-
betriebnahme nach erfolgtem Gebrauch des Beatmungsgerätes zusammenhängen.

Dies alles sind Grundforderungen, die Einzelbedürfnissen gerecht
werden müssen. Forderungen komplexerer Natur ergeben sich aus
den verschiedenen Einsatzbereichen für Respiratoren. Sie werden
überlagert von den Forderungen nach Ökonomie - sowohl im Sinne
des rein Pekuniären als auch im Sinne der Arbeitsökonomie -,
zwar das Optimale, nicht aber das Maximale zu verwenden.

Ziel der Beatmungstherapie ist es, die Partialdrucke von O_2 und
CO_2 im arteriellen Blut durch maschinelle Ventilation der Lunge
zu normalisieren und normal zu erhalten.

Eine Beatmung wird entweder wegen einer Störung der Atemregulation, einer Störung der Lungenfunktion oder wegen beidem notwendig. Das Beatmungsgerät kann damit sowohl die Funktion des Atemzentrums als auch diejenige des Bewegungsapparates für die Inspiration übernehmen.

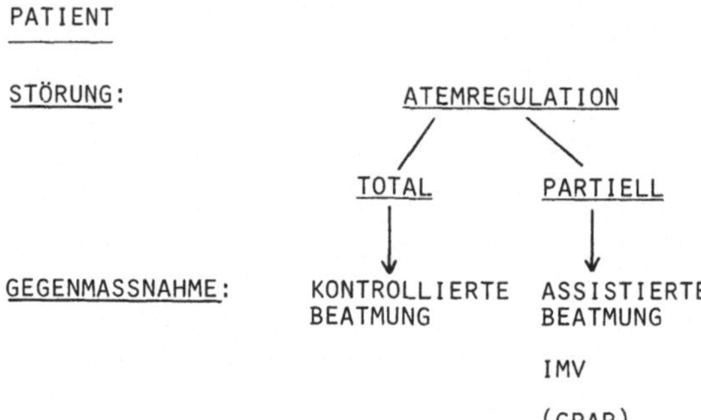

Abb. 2. Konsequenzen aus einer gestörten Atemregulation

Bei Störungen der Atemregulation sind zwei Fälle zu unterscheiden: der totale und der partielle Ausfall der Eigenatmung. Der totale Ausfall' erfordert, daß die Rhythmusbildung für die Ventilation der Lunge ins Beatmungsgerät verlegt wird. Die erste Forderung an ein Beatmungsgerät lautet daher, daß es die Lungenventilation selbsttätig in Gang halten kann. Daraus resultiert die kontrollierte Beatmung. So wie im Rahmen der Atemregulation des gesunden Organismus die Ventilation der Lunge an die jeweilige Stoffwechselgröße des Organismus durch Variation von Atemfrequenz und Atemtiefe angepaßt wird, muß auch ein Gerät zur kontrollierten Beatmung eine Variation dieser beiden Parameter zulassen. Dabei ergibt sich die Weite des Verstellbereiches bei normaler Lungenfunktion nur aus der interindividuellen Variation der Ventilation des ruhenden Organismus, bedingt durch Körpergröße, Körpergewicht, Alter und Geschlecht. Dieser Bereich muß jedoch soweit erweiterbar sein, daß sowohl bei Stoffwechselsteigerungen (z. B. Fieber) als auch bei Störungen der Lungenfunktion ein genügend hoher Gasaustausch garantiert ist.

Es ist bekannt, daß - bedingt durch den unterschiedlichen Verlauf der Dissoziationskurven von O_2 und CO_2 im Blut - der O_2-Partialdruck durch Hyperventilation nicht im gleichen Maße gesteigert wie der CO_2-Partialdruck gesenkt werden kann (8). Dieser Umstand kann bereits bei geringfügigen Funktionseinschränkungen der Lunge zur Erhöhung der O_2-Konzentration in der Inspirationsluft zwingen. Da die Atmung reinen Sauerstoffs minderbelüftete Alveolen zum Kollabieren bringen kann (5) und zudem bei längerer Einwirkungsdauer toxisch auf die zellulären Elemente der Gasaustauschzone der Lunge einwirkt (4), lautet die Forderung nach einer O_2-Konzentration, die gerade so hoch

ist, daß sie einen normalen O_2-Partialdruck im arteriellen Blut
garantiert. Dies ist normalerweise im Bereich von 30 - 40 Vol.%
O_2 der Fall.

Schwierigere Probleme wirft der partielle Ausfall der Atemregulation auf. Hierbei sind Atemtiefe, Atemfrequenz und Atem-
rhythmus gleichförmig oder periodisch wechselnd gestört.

Die vor allem in der Intensivtherapie bestehende Tendenz, eine
vorhandene Restfunktion der Spontanatmung zu erhalten und das
Beatmungsgerät nur zur Substitution des fehlenden Volumens zu
benützen, stellt hohe Anforderungen an die Einrichtung, die eine assistierende Beatmung gewährleistet, den Trigger. Dieses
Schaltelement sorgt dafür, daß das spontane Inspirationsbestre-
ben des Patienten in einen zeitgerecht ausgelösten Atemhub vorgewählter Tiefe des Beatmungsgerätes umgewandelt wird. Dazu ist
erforderlich, daß die Triggerschwelle, also das Druckniveau,
bei dessen Erreichen der Trigger ausgelöst wird, variabel ist.
Die Triggerschwelle muß immer unter dem endexspiratorischen
Druckniveau liegen. Wie tief darunter, das hängt davon ab, wie-
viel inspiratorischen Sog der Patient aufbringen kann oder soll.

ASSISTIERTE BEATMUNG

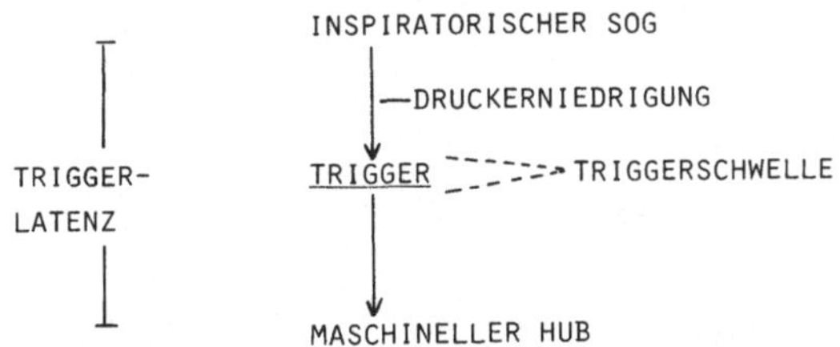

Abb. 3. Der Trigger als Vermittler zwischen dem Inspirations-
bestreben des Patienten und der maschinell vermittelten Inspiration. Die Triggerlatenz sollte nicht größer als 150 ms sein

Um zu einer guten Synchronisierung zwischen Spontanatmung und
dem durch Trigger ausgelösten maschinellen Hub zu kommen, muß
die Zeit zwischen Auslösung des Triggers und Beginn des maschinellen Hubes, die sogenannte Triggerlatenz, möglichst klein
sein.

Die Synchronisierung zwischen Eigenatmung und maschinellem Hub
spielt ebenfalls eine bedeutende Rolle bei der intermittierend
mandatorischen Beatmung (IMV), aber auf organisatorisch höherer
Ebene. Damit es nicht wie bei der klassischen intermittierend
mandatorischen Beatmung zu einer rein zufälligen Synchronisierung zwischen Patientenatmung und maschinellem Atemhub kommen
kann, muß der Trigger in einstellbaren Zeitabständen jeweils
für ein gewisses Zeitintervall ansprechbar gemacht werden.

Weitere Anforderungen an ein Beatmungsgerät ergeben sich aus
Störungen der Lungenfunktion.

Aufgabe des Beatmungsgerätes im engeren Sinne ist es, in allen
Alveolen die bestmöglichen Vorbedingungen für den Gasaustausch
zu schaffen, d. h. die Sicherstellung der Konvektion als Voraussetzung für die Diffusion. Genauer gesagt: Sicherstellung
einer möglichst homogenen Verteilung der Konvektion, um über-
all die gleichen Vorbedingungen für die Diffusion zu haben.

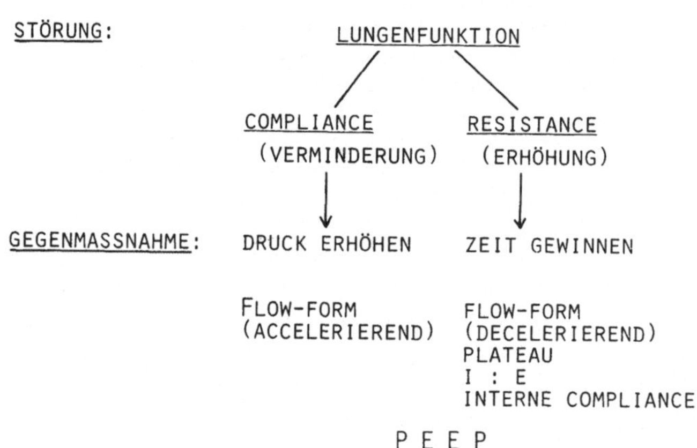

Abb. 4. Konsequenzen aus einer gestörten Lungenfunktion

Störfaktoren einer homogenen Konvektion in der Lunge sind re-
gionale Veränderungen der Compliance und der Resistance. Von
praktischer Bedeutung sind dabei Verminderungen der Compliance
und Erhöhungen der Resistance.

Da Füllung und Entleerung funktioneller Kompartimente der Lunge bekanntlich exponentiell erfolgen, kann der Zeitbedarf für
diese Vorgänge durch die Zeitkonstante der e-Funktion charakterisiert werden. Die Zeitkonstante ist definitionsgemäß das
Produkt aus Compliance und Resistance, d. h. die Füllung eines
funktionellen Kompartiments der Lunge ist abhängig von seiner
Compliance und Resistance (6).

Daraus folgt, daß bei alleiniger Complianceverminderung und ge-
gebenem Druck die Füllung einer Alveole zwar schneller erfolgt
als bei normaler Compliance, das Belüftungsvolumen jedoch kleiner sein wird.

Als Forderung läßt sich daraus herleiten, daß ein Respirator
für die Überwindung einer globalen Complianceverminderung ge-
nügende Druckreserven haben muß bzw. den erforderlichen Druck
genügend rasch aufbauen kann. Andererseits ist unter dem Aspekt

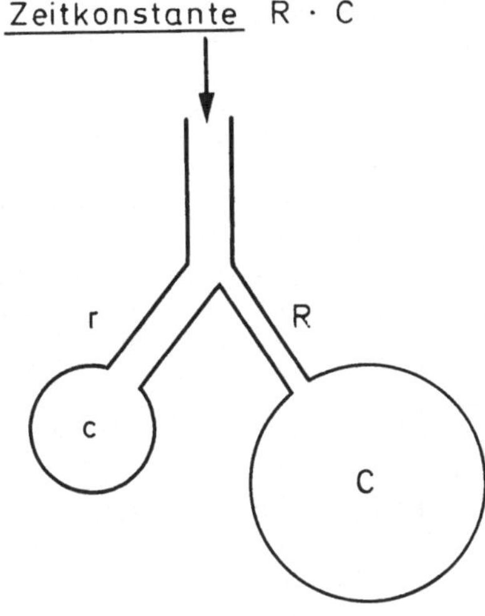

Abb. 5. Auswirkungen einer großen oder kleinen Zeitkonstanten
auf die Lungenfunktion.
Die Zeitkonstante (R x C) ist ein Parameter für die Steilheit
der e-Funktion.
Für die Füllung eines Lungenkompartiments gilt:

$$V_t = V_o \times (1 - e^{-\frac{t}{R \, x \, C}}), \text{ für die Entleerung } V_t = V_o \times e^{-\frac{t}{R \, x \, C}};$$

V_o = Anfangsvolumen; V_t = Volumen zum Zeitpunkt t; e = Basis
der natürlichen Logarithmen mit dem Zahlenwert 2,718; R = Resistance; C = Compliance.
Je größer das Produkt R x C ist (das die Dimension der Zeit hat,
wie leicht herzuleiten ist), desto flacher wird der Anstieg
oder Abfall der e-Funktion.
In der Darstellung soll durch Kleinbuchstaben ein kleiner Wert
von Resistance und Compliance, durch Großbuchstaben ein großer
Wert dieser beiden Größen ausgedrückt werden.
Bei kleiner Zeitkonstante, die praktisch immer durch eine kleine Compliance gegeben ist, wird nicht die Zeit zum limitierenden Faktor für die Füllung, sondern der Druck, mit dessen Hilfe
die kleine Compliance überwunden werden muß. Eine große Zeitkonstante ist in der Praxis vor allem durch eine erhöhte Resistance bedingt

der Complianceverminderung als fortschreitendem Prozeß, wie er
bei jeder länger dauernden Beatmung zu beobachten ist, die Forderung nach Volumenkonstanz zu erheben, was beinhaltet, druck-
gesteuerte Beatmungsgeräte von der Langzeitbeatmung auszuklam-
mern.

Zur Überwindung einer regional verminderten Compliance eignet
sich ein akzelerierender Beatmungsflow (10).

Die Forderungen, die sich aus einer global wie regional erhöhten Resistance ergeben, laufen denen bei verminderter Compliance
teilweise entgegen. Entscheidend ist die Feststellung, daß durch
die erhöhte Resistance die Zeitkonstante der Füllung oder Entleerung der Lunge oder eines Lungenkompartiments erhöht wird.
Damit wird aber die Zeit selbst zum begrenzenden Faktor für
die Füllung. Eine Erhöhung des Beatmungsflow über einen kritischen Wert hinaus kann bewirken, daß in Gebieten mit erhöhtem
Widerstand die laminare in eine turbulente Strömung übergeht
und damit der Widerstand weiter wächst.

Ist der Widerstand global erhöht, wie z. B. bei obstruktiven
Atemwegserkrankungen, muß für Füllung und Entleerung der Alveole
die maximal mögliche Zeit zur Verfügung stehen, also ein Atemzeitverhältnis nahe 1:1. Außerdem ist ein möglichst niedriger
Flow erforderlich.

Zur Überwindung regional erhöhter Widerstände ist das Vorhandensein eines inspiratorischen Druckplateaus wichtig (7), außerdem haben sich ein dezelerierender Flow (10) sowie eine große
interne Compliance des Beatmungsgerätes (2) als günstig erwiesen.

Wegen des mit zunehmender Dauer der Beatmung stets kombinierten Auftretens von Regionen mit erniedrigter Compliance neben
Regionen mit erhöhter Resistance hatten diese Gerätecharakte-
ristika bis vor wenigen Jahren eine besonders große Bedeutung.
Heute muß man dagegen den wichtigsten Beitrag zur Überwindung
sowohl einer verminderten Compliance als auch einer erhöhten
Resistance in der Erhöhung des endexspiratorischen Druckes sehen. Dies vermag einen Alveolenkollaps zu verhindern oder zumindest zu verzögern und bewirkt durch eine Weiterstellung aller Luftleitungen der Lunge eine Senkung der Atemwegswiderstän-
de (1, 3).

Aus diesen Gründen hat in der Klinik die primäre Beatmung mit
positiv endexspiratorischem Druck inzwischen einen hohen Stellenwert (9). Die Einrichtung zur Erhöhung des endexspiratorischen Druckes ist daher generell für alle Respiratoren zu fordern.

Dies gilt nicht nur für die verschiedenen Formen der Beatmung,
sondern ebenso für die Spontanatmung mit kontinuierlich erhöhtem Atemwegsdruck (CPAP). Im Zusammenhang hiermit sind niedrige in- und exspiratorische Widerstände des Beatmungsgerätes zu
fordern, um die Atemarbeit des Patienten möglichst gering zu
halten.

Um eine optimale Beatmung unter allen möglichen Bedingungen zu
garantieren, sollte ein Beatmungsgerät möglichst viele derjenigen Funktionsmerkmale in sich vereinigen, die eine im Mittel
günstige Beatmung zulassen. Dabei sollten Einstellung und Überwachung einfach und sicher sein. Das Ideal wäre ein Beatmungs-

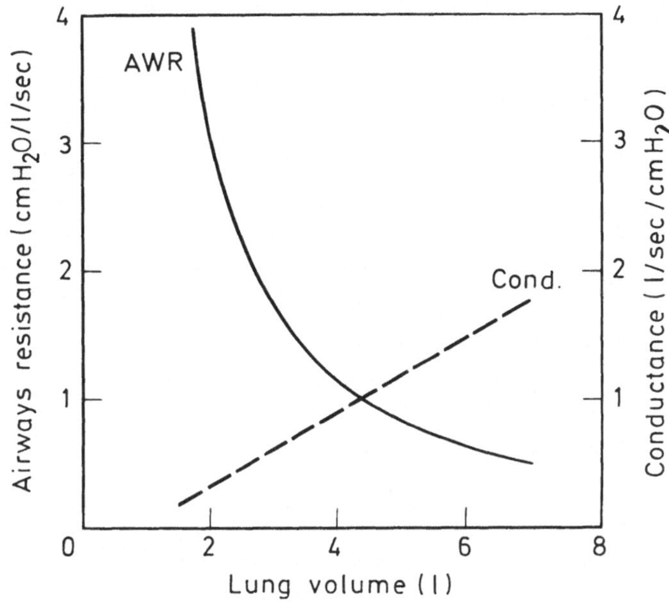

Abb. 6. Beziehung zwischen Lungenvolumen und Atemwegswiderstand (bzw. dessen Reziprokwert, der Atemwegsleitfähigkeit = Conductance). (Nach BRISCOE und DUBOIS, 3)

gerät, das sich selbst an die atemmechanischen Gegebenheiten des Patienten anpaßt und den Erfolg seiner ventilatorischen Optimierungsmaßnahmen selbst kontrolliert.

Wichtig ist schließlich die Frage der Bedienbarkeit eines Respirators. Grundsätzlich ist zu fordern, daß "man wissen muß", was man am Respirator einstellt. Dazu gibt es zwei Möglichkeiten: Entweder die Einstellknöpfe lassen quantitativ definierte und jederzeit reproduzierbare Einstellungen zu und sind auch dementsprechend beschriftet oder die eingestellte Funktion wird durch ein entsprechend genau und reproduzierbar arbeitendes Meßinstrument angezeigt. Für besonders wichtige Größen wie Atemminutenvolumen und inspiratorische Sauerstoffkonzentration ist eine Kombination aus beiden wünschenswert.

Die Bedienungselemente eines Beatmungsgerätes müssen klar und verständlich, übersichtlich und verwechslungssicher angebracht sein. Es muß zu garantieren sein, daß Anweisungen des Arztes hinsichtlich einer bestimmten Respiratoreinstellung vom Pflegepersonal eindeutig ausgeführt werden können. Um die initiale Einstellung rasch und sicher durchführen zu können, sollte eine Normaleinstellung durch spezielle Einstellmarken gekennzeichnet sein.

Zum Schutz des Patienten sollte eine Sperre gegen Überblähung der Lunge und ein Alarm gegen Unterschreitung des eingestellten Atemminutenvolumens vorhanden sein.

Tabelle 1. Wünschenswerte Eigenschaften des Universalrespirators

Beatmungsformen:	kontrolliert
	assistiert
	IMV/CPAP
Einstellbare Funktionen:	AMV/V_T
	AF
	F_IO_2
	PEEP
	Plateau
	I:E
	Flowpattern
Leistungsgarantie:	Konstanz von Volumen
	F_IO_2
	PEEP
	niedrige Werte für innere Widerstände
	Triggerlatenz

Die Anfeuchtung und Erwärmung des Atemgases muß garantiert sein
und eine Sperre gegen Überhitzung des Befeuchters vorhanden
sein.

Die Atemschläuche sollen möglichst leicht sein.

Zum Schutz von Patient und Pflegepersonal sollte der Lärmpegel
des Beatmungsgerätes möglichst niedrig liegen.

Ein wichtiges Kapitel stellt auch die Pflege und Wartung des
Beatmungsgerätes dar. Hierbei ist zu fordern, daß das Patien-
tenteil leicht demontierbar und wieder remontierbar ist. Vor
erneuter Inbetriebnahme des Beatmungsgerätes muß sicher sein,
daß der Respirator einwandfrei funktioniert. Die erforderlichen
Funktionskontrollen müssen einfach durchführbar sein. Eine Justierung sollte einfach sein. Besser ist, wenn der Respirator
so stabil in seiner Funktion ist, daß eine Überprüfung der einzelnen Funktionen nur in großen Intervallen notwendig ist.

Der mit heutigen technischen Mitteln maximal mögliche Respirator verwirklicht folgende Funktionen: Er kann kontrolliert beatmen, ist volumenkonstant, hat eine variable Flowform, ein
variierbares Atemzeitverhältnis und einen variablen endexspiratorischen Druck. Die inspiratorische O_2-Konzentration ist stufenlos von Raumluft bis zu reinem O_2 einstellbar. Er kann assistiert beatmen, produziert ein patientensynchrones IMV und
erlaubt Spontanatmung mit CPAP.

Dieser Respirator ist groß, teuer und für manche Situationen
zu umfangreich in seinen Möglichkeiten. Der Forderung nach Ökonomie sowohl in finanzieller als auch in arbeitstechnischer Hin-
sicht wird dadurch entsprochen, daß man die Einsatzbereiche und

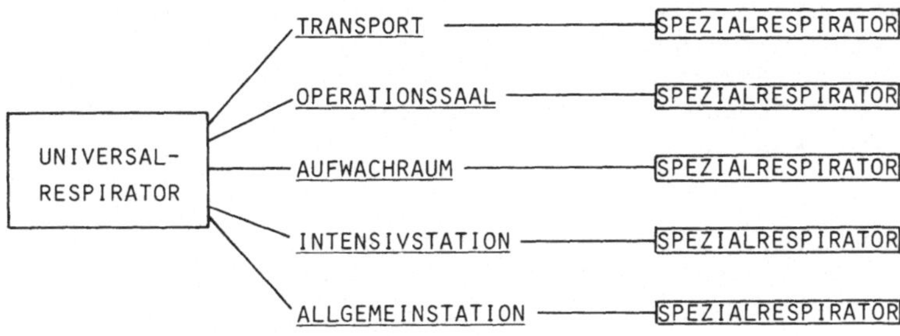

Abb. 7. Einsatzbereiche von Respiratoren

die aus ihnen entspringenden Erfordernisse an einen Respirator
betrachtet und kritisch überprüft. Es ist zu fragen, ob es einen universellen Respirator für alle Bereiche gibt oder ob hierfür jeweils ein Spezialrespirator anzuwenden wäre.

Folgende Einsatzbereiche für ein Beatmungsgerät können definiert werden:

1. Notfallbereich,
2. OP-Bereich,
3. Aufwachraum,
4. Intensivstation,
5. Allgemeinstation.

1. Notfallbereich:
Bei Verwendung eines Beatmungsgerätes im Notfall- und Trans-
portbereich werden zwei Hände (= ein Helfer) frei. Folgende
Anforderungen sind an ein solches Gerät zu stellen: Es muß
klein und leicht sein, volumenkonstant arbeiten, besonders
leicht bedienbar und mit einem PEEP-Ventil versehen oder zu
versehen sein.

Es braucht nur kontrollierend beatmen zu können. Für die kurze
Zeit des Einsatzes eines solchen Respirators scheint es uns sicherer zu sein, einen Rest von Spontanatmung eventuell durch
Muskelrelaxierung ganz aufzuheben und so eine suffiziente Beatmung zu gewährleisten. Unter der in Notfallsituationen gebo-
tenen Eile ist ein kontrollierendes Gerät auch rascher einzustellen und sicherer im Betrieb. Als Funktionskontrolle für den
Beatmungsdruck und zur Abschätzung der Atemfrequenz, besonders
unter den Lärmverhältnissen im Hubschrauber, erscheint zumindest ein Manometer für den Beatmungsdruck unabdingbar. Eine O_2-
Konzentration von mindestens 30 - 40 Vol.% O_2 sollte garantiert
sein.

2. OP-Bereich:
Für den Betrieb im Operationssaal ist ebenfalls ein ausschließlich kontrollierend arbeitendes Gerät erforderlich, das im übrigen die Möglichkeit einer Beatmung auch bei gestörter Lungenfunktion bietet.

146

Die optimale Form der Beatmung muß für jeden OP-Tisch jederzeit gewährleistet sein. Für den Gebrauch im Operationssaal ist
die einfache Bedienbarkeit und rasche Inbetriebnahme ein wichtiges Kriterium. Über die Notwendigkeit einer assistierenden
Beatmung intraoperativ durch das Gerät liegen zu wenige zwin-
gende Untersuchungen und Ergebnisse vor, die eine solche Forderung gerechtfertigt erscheinen ließen. Sie kann außerdem jederzeit von Hand getätigt werden.

3. Aufwachraum:
Im Aufwachbereich sind verschiedene Patientengruppen zu versorgen: Es gibt solche, die bewußt unter weiterer Relaxierung kontrolliert nachbeatmet werden.

Es gibt Patienten, die wegen eines Überhanges von Narkotika und
Relaxanzien noch nicht ausreichend spontan atmen. Sie müssen assistiert beatmet werden.

Schließlich gibt es eine Gruppe, die zwar ausreichend spontan
atmen kann, bei der aber aufgrund der Länge oder der Lage des
Eingriffes (Zwerchfellnähe) Atelektasen zu erwarten sind. Diese
Patienten werden prophylaktisch beatmet, wofür sich neben assi-
stierender Beatmung mit intermittierendem Überdruck und PEEP
vor allem die Spontanatmung mit CPAP eignet (11).

4. Intensivstation:
Auf der Intensivstation wird das gesamte Spektrum der Möglichkeiten eines Respirators gefordert, wobei im Rahmen der Entwöhnung vor allem die Kombination von IMV und CPAP eine sehr große
Rolle spielt.

Es gibt zwar eine sehr kleine Gruppe von Patienten mit aufgeho-
bener Atemregulation und nicht gestörter Lungenfunktion, z. B.
Tetanuskranke und Patienten mit degenerativen Erkrankungen von
Muskulatur und Nervensystem, aber auch bei ihnen ergeben sich
Probleme im Sinne einer möglichen Verschlechterung der Lungenfunktion und schließlich der Entwöhnung vom Respirator, so daß
auch hier an jedem Bett der maximale Respirator zu fordern ist.

5. Allgemeinstation:
Auf der Allgemeinstation sind Beatmungsgeräte ausschließlich
zur intermittierenden Beatmung im Rahmen der Atem- und Inhalationstherapie notwendig. Sie werden unter Aufsicht des Anäsche-
sisten oder einer von ihm delegierten Atemtherapeutin in der
prä- und postoperativen Phase bei respiratorisch gefährdeten
Patienten, insbesondere bei solchen mit obstruktiven Atemwegserkrankungen eingesetzt.

Eine Überwachung der Gerätefunktion ist nur insofern erforderlich, als die exakte Durchführung der Therapie gewährleistet
sein muß.

Bei der intermittierenden assistierten Beatmung muß wegen des
bevorzugten Anwendungsbereiches bei obstruktiven Lungenerkrankungen der inspiratorische Flow variierbar sein, damit der minimale für eine Inspiration mögliche Flow appliziert werden
kann.

Tabelle 2. Wünschenswerte Leistungskriterien und einstellbare Funktionen bei Respiratoren in den einzelnen Einsatzbereichen

	kontrolliert	assistiert	IMV	CPAP	volumen-konstant	PEEP	F_IO_2	I:E	Flow
Transport	x				x	x	x		
Operationssaal	x				x	x	x	x	x
Aufwachraum	x	x		x	x	x	x	x	x
Intensivstation	x	x	x	x	x	x	x	x	x
Allgemeinstation		x		x					x

Der Haupteinsatzbereich dieser intermittierenden Beatmung ist
die Inhalationsbehandlung, die ausschließlich als Beatmungsinhalation durchgeführt werden soll. Für die Nachbehandlung ober-
bauch- und thoraxoperierter Patienten kann auch die alleinige
intermittierende CPAP-Behandlung angezeigt sein.

Zusammenfassend kann man sagen, daß aus klinischer Sicht das
Konzept des Spezialrespirators für jeden Einsatzbereich zu befürworten ist. Dabei ist die umfangreichste Ausstattung des
Respirators im Aufwachraum und auf der Intensivstation notwendig, wobei im Aufwachraum IMV verzichtbar erscheint und eine
Ausrüstung zur alleinigen Verabfolgung von CPAP stark im Vordergrund steht. Mit Ausnahme der Allgemeinstation, wo rein assistierende Geräte eingesetzt werden können, möglicherweise
auch zur Spontanatmung mit CPAP, ist in allen übrigen Bereichen ein Gerät zu befürworten, das neben allgemeinen, auf den
Einsatzbereich zugeschnittenen Merkmalen auf jeden Fall eine
kontrollierte Beatmung und PEEP produzieren kann, das volumenkonstant arbeitet und eine variable Einstellung der inspiratorischen O_2-Konzentration ermöglicht. Weitere Funktionsmerkmale
sind als fakultativ zu betrachten.

Literatur

1. ASHBAUGH, D. G., PETTY, Th. L.: Positive end-expiratory
   pressure. Physiology, indications, and contraindications.
   J. thorac. cardiovasc. Surg. 65, 165 (1973)

2. BAUM, M., MEIER, A.: Der Einfluß der internen Compliance eines Respirators auf die intrapulmonale Gasverteilung während
   der Plateauphase. Jahrestagung DGAW, Lübeck-Travemünde,
   7. - 9.10.1976

3. BRISCOE, W. A., DUBOIS, A. B.: Relationship between airway
   resistance, airway conductance and lung volume in subjects
   of different age and body size. J. clin. Invest. 37, 1279
   (1958)

4. CLARK, J. M., LAMBERTSEN, C. J.: Pulmonary oxygen toxicity:
   A review. Pharmacol. Rev. 23, 37 (1971)

5. DANTZKER, D. R., WAGNER, P. D., WEST, J. B.: Instability of
   lung units with low $\dot{V}_A/\dot{Q}$ ratios during O_2 breathing. J. appl.
   Physiol. 38, 886 (1975)

6. HILL, D. W.: Physics applied to anaesthesia. London, Boston:
   Butterworths 1976

7. KNELSON, J. H., HOWATT, W. F., DeMUTH, G. R.: Effect of respiratory pattern on alveolar gas exchange. J. appl. Physiol.
   29, 328 (1970)

8. PIIPER, J.: Physiologie der Atmung. In: Physiologie des
   Menschen (eds. O. H. GAUER, K. KRAMER, R. JUNG), Bd. 6:
   Atmung. München, Berlin, Wien: Urban & Schwarzenberg 1972

9. REINEKE, H.: Lungenveränderungen während Dauerbeatmung.
   Anaesthesiologie und Wiederbelebung, Bd. 105. Berlin, Heidelberg, New York: Springer 1977

10. RÜGHEIMER, E.: Vergleichende physikalische Untersuchungen
    von Beatmungsgeräten. Anästh. Inform. 13, 75 (1972)

11. SCHMIDT, G. B., O'NEILL, W., KOTB, K., HWANG, K., BENNETT,
    E. J., BOMBECK, C. Th.: Continuous positive airway pressure
    in the prophylaxis of the adult respiratory distress syn-
    drome. Surg. Gynec. Obstet. 143, 613 (1976)

Konstruktionsmerkmale verschiedener Respiratorsysteme

Von H. Frankenberger und E. Schwanbom

1. Einleitung

Die primäre Aufgabe eines Respiratorsystems ist nach den Definitionen von KUCHER und STEINBEREITHNER (13) und NUNN (15) die
Normalisierung des Gasaustausches eines Patienten durch Ventilation der Lungen. Um dieses Ziel zu erreichen, sind Respiratorsysteme unterschiedlichen Umfangs zu einem Routinewerkzeug
in der klinischen Intensivmedizin geworden. Versucht man den
Systemaufbau dieser Respiratorsysteme zu analysieren, so läßt
sich ein derartiges System gemäß Abb. 1 in folgende Komponenten gliedern:
Mischer, Respirator, Geräteüberwachung und Anfeuchter.

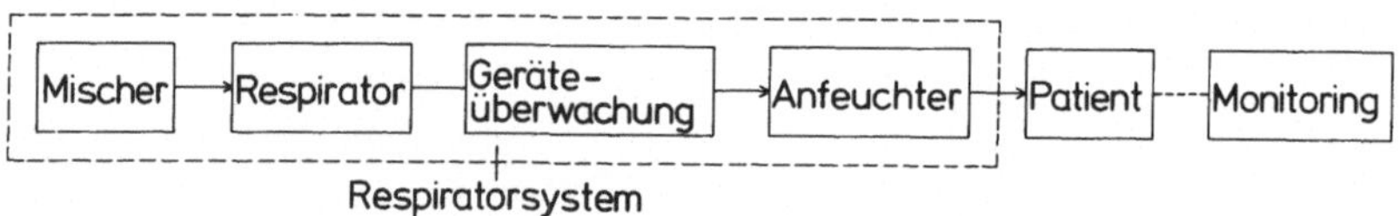

Abb. 1. Respiratorsystem - Systemaufbau

Die Durchführung einer Respiratorbehandlung läßt sich mit den
in Tabelle 1 dargestellten Systemaufgaben beschreiben. Logisti-
sche Fragen wie Gas- und Energieversorgung sind vor der Durchführung einer Respiratortherapie ebenso zu klären wie die Kontrolle der Betriebsbereitschaft des Systems. Zur Geräteaufbe-
reitung sind die entsprechenden Voraussetzungen zu schaffen.

Im Schwerpunkt des klinischen Interesses liegt ohne Zweifel die
Systemaufgabe "Respiratortherapie". Der gerade in den letzten
Jahren erwachsene Stand der Respiratortherapie ist beim ersten
Überblick gekennzeichnet durch eine Vielzahl von Verfahren und
Ausführungsformen, die gemäß den amerikanischen Gepflogenheiten
in Form von Abkürzungen, wie z. B. PEEP, wiedergegeben werden
und rasch auch im deutschen Sprachraum zu einer Art Nomenklatur
geworden sind.

In Tabelle 2 sind nur einige wenige dieser Begriffe nach der
Nomenklatur von GRENVIK (6) dargestellt.

Im Rahmen dieser Arbeit soll ein Versuch unternommen werden,
die in den letzten Jahren neu hinzugekommenen Therapieverfahren, wie z. B. SIMV, logisch mit den bisher bekannten Verfahren zu verknüpfen. Hierdurch können die für die neuen Verfahren entscheidenden Merkmale herausgearbeitet und konstruktiv

Tabelle 1. Respiratorsystem - Systemaufgaben

Logistik Fragen klären	Kontrolle der Betriebs- bereitschaft	Respirator- therapie	Aufbereitung
O_2-Versorgung	Dichtigkeit	Adaptation	Reinigung
Air-Versorgung	Funktion	Durchführung	Sterilisation
H_2O-Versorgung	Betriebsart	Entwöhnung	Desinfektion
Elektrische Versorgung			Vorkontrolle

Tabelle 2. Gängige Abkürzungen in der Respiratortherapie (Siehe auch Definitionen im Anhang)

MV	CPAP	EPAP	MMV
CMV	IPPV	IPAP	PNPB
AMV	IPPB	IMV	NCP
ZEEP	CPPV	IAV	PNPV
NEEP	CPPB	IDV	ECMO
PEEP	SB	SIMV	HFPPV

analysiert werden. Das bietet eine wesentliche Voraussetzung für die Erstellung von für den Techniker und für den Mediziner gemeinsam anwendbaren Begriffsdefinitionen und Beurteilungskriterien, die zugrunde gelegt werden müssen bei der kritischen Frage: Mit welchen Gerätekonstruktionen werden die klinischen Anforderungen an einen Respirator am zweckmäßigsten erfüllt?

2. Ventilationsformen

Verfahrenstechnisch läßt sich die normale Ventilation als eine Volumenverschiebung zwecks Gasaustausch beschreiben. Charakterisierende Parameter für diesen Prozeß sind neben dem Gasaustauschparameter die für die Volumenverschiebung zu leistende Arbeit und die dafür erforderliche Steuerung des Ventilationsvorgangs. Unter Zuhilfenahme der Begriffe Arbeit und Steuerung lassen sich die verschiedenen Ventilationsformen in einer Matrix zuordnen (Abb. 2).

Die für die Ventilation zu leistende Arbeit kann entweder durch das Beatmungsgerät oder durch den Patienten erbracht werden. Im ersten Falle spricht man von maschineller Ventilation (MV). Für eine Steuerung durch das Beatmungsgerät hat sich im amerikanischen Sprachbereich der Begriff CMV (kontrollierte maschi-

			Steuerung durch:	
			Respirator: (Control) $P^a_{insp} \uparrow EEP$	Patient: (Assist) $P^a_{insp} \downarrow EEP$
Arbeit durch:	Gerät:	$P^e_{insp} > EEP$	CMV	AMV
	Patient:	$P^e_{insp} \leq EEP$	—	SB

Abb. 2. Zuordnung von Ventilationsformen

nelle Ventilation) und für eine Steuerung durch den Patienten der Begriff AMV (assistierte maschinelle Ventilation) durchgesetzt.

Erfolgt die Ventilationsarbeit und ihre Steuerung ausschließlich vom Patienten, so spricht man von Spontanatmung oder spontaneous breathing (SB).

Physikalisch lassen sich die Begriffe Ventilationsarbeit und Steuerung über eine Betrachtung der Atemwegsdrucke während einer Beatmungsphase beschreiben. Von Bedeutung ist hierbei die Beziehung zwischen dem Atemwegsdruck am Anfang (P^a_{insp}) bzw. am Ende der Inspiration (P^e_{insp}) und dem endexspiratorischen Druck EEP. Ist beispielsweise $P^e_{insp} > EEP$, so wird die Ventilationsarbeit prinzipiell vom Gerät geleistet.

Charakterisierend für die Steuerung ist neben dem Absolutbetrag des Atemwegsdruckes der zeitliche Verlauf zu Beginn der Inspiration. Liegt beispielsweise P^a_{insp} ansteigend monoton über EEP, so findet eine Steuerung durch das Gerät statt.

3. Atem- und Beatmungsformen

Ordnet man die Ventilationsformen den verschiedenen endexspiratorischen Druckniveaus zu, erhält man für die verschiedenen Atem- und Beatmungsformen eine Matrix gemäß Abb. 3.

In dieser Matrix lassen sich eine Vielzahl der in Tabelle 2 dargestellten Begriffe logisch verknüpfen. (Die Bedeutung der gebräuchlichsten dieser Begriffe ist aus dem Anhang zu ersehen.)

Ventilationsformen mit dem endexspiratorischen Druckniveau EEP = 0 (ZEEP) sind die klassischen Beatmungsformen IPPV und IPPB

Endexsp. Druckniveau	Ventilationsformen		
	CMV	AMV	SB
EEP $= 0$	IPPV	IPPB	ZPB
EEP > 0	CPPV	CPPB	EPAP
EEP $= P^e_{insp}$	DV	CPAP (LA)	CPAP (CF)
EEP < 0	PNPV	PNPB	

Abb. 3. Zuordnung von Atem- und Beatmungsformen

bzw. die Trivialform der Spontanatmung. Für diese hat sich
neuerdings der Begriff ZPB eingebürgert.

Die Einführung eines positiven endexspiratorischen Druckniveaus
EEP > 0 (PEEP) führt zu den Beatmungsformen CPPV und CPPB und
zu der Atemform EPAP.

Die Erhöhung des endexspiratorischen Durckniveaus EEP auf Werte, die dem endinspiratorischen Druck entsprechen oder die Her-
absenkung des endinspiratorischen Druckniveaus auf das Niveau
des endexspiratorischen Druckes führt zu Beatmungs- und Atemformen, auf die im folgenden besonders eingegangen wird. Diese
Beatmungs- und Atemformen erfordern bei der Integration in ein
Respiratorsystem neue konstruktive Merkmale.

Im Rahmen dieses Beitrages wird auf Ventilationsformen mit
EEP < 0 (NEEP) nicht eingegangen, da diese in der modernen Respiratortherapie keinen Stellenwert mehr haben.

Aufgrund der in Abb. 3 gegebenen Zuordnung sind die verschiedenen Atem- und Beatmungsformen in ihrer physikalischen Gesetz-
mäßigkeit hinreichend festgelegt, um eine Klassifikation nach
technischen Merkmalen durchführen zu können.

3. 1. Maschinelle Beatmungsformen

Die klassische Klassifikation von Beatmungsgeräten nach MUSHIN
et al. (14) orientiert sich an den Gasflüssen bei der maschinellen Ventilation und kam so zu den Begriffen Strömungsgenera-
tor und Druckgenerator. Neben der Art der Steuerung der Umschaltung von Inspiration auf Exspiration wird auf die Logistik
des Antriebs Bezug genommen. Dieses Schema erlaubt keine ein-
deutige und klinisch brauchbare Identifikation des Leistungs-
vermögens eines Respirators, besonders im Grenzverhalten.

Tabelle 3. Beurteilungskriterien für ein Klassifizierungsschema

	Dräger UV 1	Bird Mk VII
Art der Steuerung	Zeit/Zeit + Trigger	Druck/Zeit + Trigger
Begrenzungsparameter	Volumen	Druck
Freiheitsgrad	Atemwegsdruck	Volumen, Frequenz, I:E
Kopplungsgrad	hart	weich
Arbeitsprinzip	Behältersystem, exspiratorisch dosierend mit Primär-Sekundär-System	Strömungssystem,- "Flowdivider" inspiratorisch dosierend ohne Primär-Sekundär-System

Von BAUM et al. (2) wurde der Versuch unternommen, ein Klassifizierungsschema so aufzubauen, daß eine klinisch relevante Beschreibung der Wechselwirkung Respirator - Patient möglich ist.
Diesem Schema liegen die in Tabelle 3 dargestellten Kriterien
zugrunde.

Zur Kennzeichnung der bislang dargestellten Beatmungsformen ist
neben einer Festlegung der Umschaltung von Inspiration auf Exspiration auch eine Festlegung der Steuerung von Exspiration
auf Inspiration erforderlich. Hierdurch wird im wesentlichen
das Verhalten des Respirators bezüglich Volumenkonstanz und
Frequenzverhalten definiert.

Der in diesem Klassifizierungsschema eingeführte Begriff des
Freiheitsgrades zeigt an, welche Beatmungsparameter, wie z. B.
I:E, t_{ip}, V_T...., sich dann verändern können, wenn die Atemmechanik der Lunge sich verändert. Diese Beatmungsparameter können nicht alleine vom Respirator aus kontrolliert werden, sondern ergeben sich aus der Interaktion von Lungenmechanik und
Respiratorfunktion.

In Tabelle 4 sind die Freiheitsgrade für die Inspirationsphase
von einigen zur Zeit marktgängigen Respiratoren exemplarisch
dargestellt. Je mehr Freiheitsgrade ein Beatmungsgerät besitzt,
desto diffiziler ist die Einstellung des Gerätes und um so häufiger muß die Einstellung des Gerätes überprüft und, falls erforderlich, nachgestellt werden. Die Tendenz, die Zahl der Freiheitsgrade bei modernen Respiratoren so niedrig wie möglich zu
halten, ist sicherlich hieraus zum Teil ersichtlich.

Ein weiteres wichtiges Konstruktionsmerkmal ist - wie in Tabelle 3 dargestellt - der Begrenzungsparameter, der für die Funk-
tionssicherheit des Gerätes im Grenzverhalten von Bedeutung ist.
Im Regelfall werden primär die Freiheitsgrade durch Begrenzungs-

Tabelle 4. Freiheitsgrade für die Inspirationsphase bei Normaleinstellung

	Bird	ER 300	MA 1 B	Baby-log 1	SV 900	UV 1
Druck (P_{AW})		x	x		x	x
Volumen (V_T oder V_E)	x			x		
Frequenz (f)	x					
Atemzeitverhältnis (I:E)	x		x			
Plateau (T_{IP})		x				

parameter abgesichert. Beispielsweise wird bei den Geräten MA 1, SV 900 und UV 1 bei Erreichen eines vorwählbaren maximalen Inspirationsdruckes auf Exspiration umgeschaltet. Bei Eintreten dieses Ereignisses verläßt das Gerät den Freiheitsgrad Druck und weicht auf andere Freiheitsgrade, z. B. Volumen, Frequenz, I:E, aus.

Auf eine nähere Beschreibung der Klassifizierungsmerkmale Arbeitsprinzip und Kopplungsgrad wird hier verzichtet, da diese bereits früher eingehend beschrieben wurden (16).

3. 2. Spontanatmungsformen

Die bisherige Klassifikation der maschinellen Ventilationsformen beschränkte sich - bezogen auf den Begriff Freiheitsgrad - auf die Inspirationsphase. Für die Exspirationsphase gilt, daß bei passiver Exspiration Atemwegsdruck und Atemgasflow die Freiheitsgrade sind. Der endexspiratorische Druck stellt den Begrenzungsparameter dar.

Bei der Spontanatmung erfolgt die Exspiration normalerweise ebenfalls passiv. Für die Klassifikation der Spontanatmung erscheint es daher sinnvoll, die technischen Merkmale von verschiedenen PEEP-Systemen heranzuziehen. Die Begriffe Steuerung und Kopplung können nicht herangezogen werden. Die Steuerung erfolgt per Definition durch den Patienten. Der Begriff Kopplungsgrad entfällt bei dieser Atemform, da das Beatmungsgerät keine Volumenverschiebungsarbeit verrichtet.

Die technischen Merkmale von verschiedenen PEEP-Systemen lassen sich durch die Funktionen
- Druck-Zeit-Verhalten während der Atemphasen und
- Flow-Zeit-Verhalten während der Atemphasen
beschreiben. Das Druck-Zeit-Verhalten der Atemphasen ist exemplarisch in Abb. 4 dargestellt.

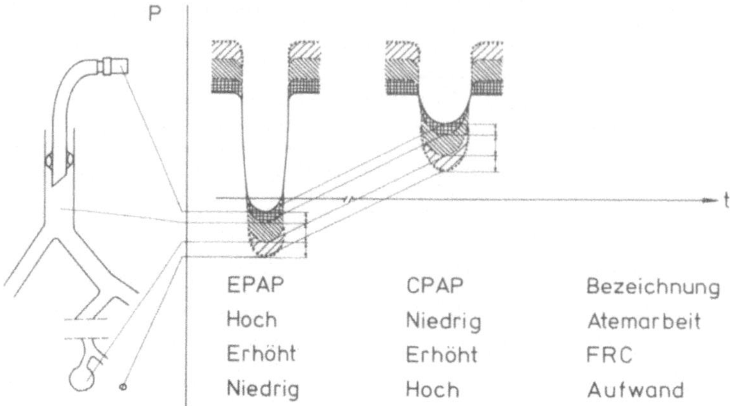

Abb. 4. Druck-Zeit-Verhalten bei EPAP und CPAP

Ausgehend von der Trivialform der Spontanatmung (ZPB), wo der
am Mund gemessene Atemwegsdruck gleich dem Umgebungsdruck ist,
erhält man bei Anlegen eines erhöhten Druckniveaus in der Exspirationsphase eine Spontanatemform, die mit EPAP bezeichnet
wird. Gegenüber ZPB ist die funktionelle Residualkapazität (FRC)
erhöht, ebenso die Atemarbeit.

Wird kontinuierlich während In- und Exspiration ein erhöhter
Druckniveaubereich angelegt, so spricht man von der Atemform
CPAP. Bei üblichen Respiratorsystemen ist es nur zulässig von
einem Druckniveaubereich zu sprechen, weil durch die Volumenverschiebung physikalisch bedingte Druckschwankungen entstehen.

Eine Ausnahme bildet lediglich die Eiserne Lunge, wo vom Prinzip her der CPAP-Druck konstant ist.

Vergleicht man EPAP- mit CPAP-Systemen bezüglich der vom Patienten zu leistenden Arbeit, so ergibt sich für CPAP im allgemeinen eine verringerte Atemarbeit bei gleichbleibender funktioneller Residualkapazität. Nach KLEIN (12) hat dies auch einen
Einfluß auf den venösen Rückfluß im Kreislaufsystem.

Eine Aussage über das Flow-Zeit-Verhalten beinhaltet die Begriffe Strömungswiderstand, Schwellwert und dynamisches Ansprechverhalten.

Dies soll an verschiedenen, in einen Atemgasstrom eingefügten
PEEP-Ventilen näher erläutert werden (Abb. 5).

Der Schwellwert ist das Druckniveau, das bei Flow 0 gehalten
werden muß. Von den dargestellten Ventilen hat der Resistor
keinen Schwellwert, sein PEEP-Niveau wird ausschließlich durch
den Druckverlust bestimmt, der bei der Strömung über den Widerstand entsteht. Das Widerstandsverhalten der PEEP-Ventile ist
von der jeweiligen Ausführungsform stark abhängig und definiert
die Flowabhängigkeit. Die Ansprechzeit ist ein wichtiger Parameter für die Spontanatmung. Die prinzipiell bedingte mäßige

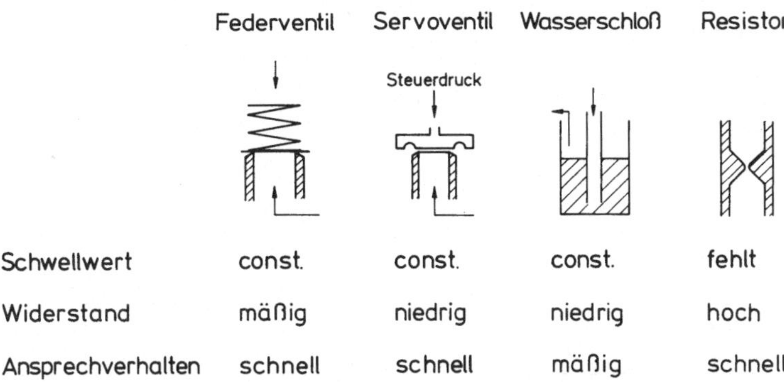

	Federventil	Servoventil	Wasserschloß	Resistor
Schwellwert	const.	const.	const.	fehlt
Widerstand	mäßig	niedrig	niedrig	hoch
Ansprechverhalten	schnell	schnell	mäßig	schnell

Abb. 5. Ausführungsformen für PEEP-Ventile

Ansprechzeit eines Wasserschlosses kann nur durch geeignete
Ausführungen des Respiratorsystems für Spontanatmung kompensiert werden.

Ein gutes PEEP-System sollte möglichst geringen Widerstand und
schnelles Ansprechverhalten aufweisen, um den intrapulmonalen
Druck auf das eingestellte PEEP-Niveau möglichst schnell abzu-
bauen.

3. 3. CPAP-Systeme

Vergegenwärtigt man sich die in Abb. 3 gegebene Zuordnung von
Atem- und Beatmungsformen, so ist in der Matrix die Zeile EEP =
P^e_{insp} noch nicht behandelt. Hier muß zwischen zwei verschiedenen
CPAP-Formen unterschieden werden: dem lungenautomatischen und
dem continuous flow-CPAP. Diese unterschiedlichen CPAP-Systeme
sind bedingt durch die unterschiedlichen Steuerungsformen für
einen Respirator.

Das lungenautomatische CPAP-System läßt sich als Extremform der
assistierten maschinellen Ventilation ansehen (Abb. 6). Der bei
der Spontaneinatmung entstehende Unterdruck öffnet das Steuerventil und gibt die gewünschte Atemgasmenge so lange frei, wie
der Ausgangsdruck unter dem Referenzdruck liegt.

Die Einatemphase wird abgelöst durch die Ausatemphase, in der
das Steuerventil geschlossen gehalten wird, weil durch die Ausatmung der Ausgangsdruck größer als der Referenzdruck ist.

Die technische Realisierung eines lungenautomatischen CPAP-Sy-
stems erfordert die in Abb. 7 dargestellten Funktionselemente.
Der Vorteil dieses Verfahrens liegt in der einfachen Möglichkeit, eine exspiratorische Volumenmessung des Atemgases vorneh-
men zu können.

Das in Abb. 7 ebenfalls dargestellte continuous flow-System muß
dagegen als reine Spontanatmungsform angesehen werden. Eine Volumenmessung auf der Exspirationsseite ist mit herkömmlichen
Mitteln nicht möglich.

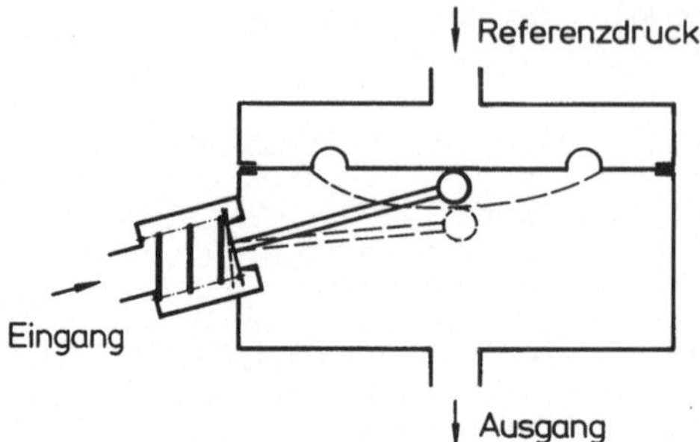

Abb. 6. Funktionsprinzip eines Lungenautomaten

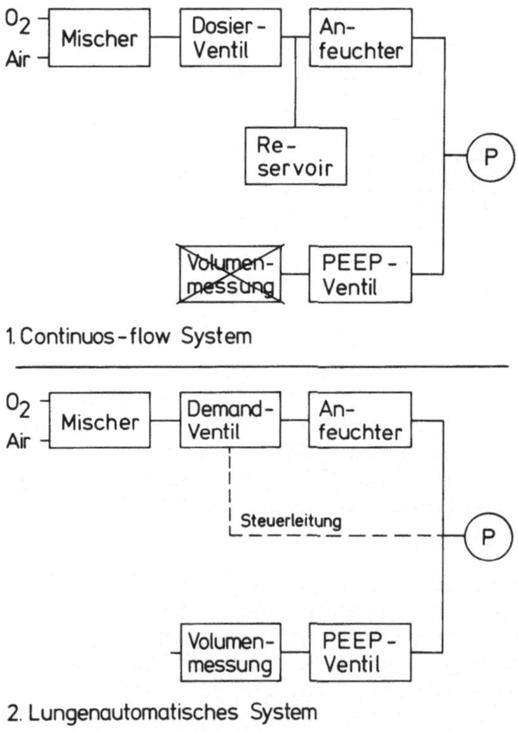

Abb. 7. CPAP-Systeme
1. Continuous flow-System
2. Lungenautomatisches System

3. 4. Diffusionsventilation

In dem Zuordnungsschema von Atem- und Beatmungsformen (Abb. 3)
bleibt der Fall zu analysieren, in dem der Patient keine Atemarbeit aufzubringen hat und das Druckniveau trotzdem im Prinzip
konstant bleibt. Unter diesen physikalischen Randbedingungen

kann der Gasaustausch nicht durch Volumenverschiebung, sondern
nur durch Diffusion erfolgen (die durch die Herzaktion bedingten Volumenverschiebungen in den Lungen werden hierbei nicht
betrachtet).

Die von verschiedenen Autoren wie KLAIN (11), SJÖSTRAND (10)
und BAUM (1) praktizierte Methode der Hochfrequenzbeatmung
stellt unseres Erachtens eine Form der Diffusionsventilation
dar, weil
- das jeweilige Hubvolumen kleiner als das Totraumvolumen und
- die jeweilige Frequenz größer als die entsprechende Zeitkonstante der Lunge
sind.

Ohne Heranziehen des Begriffes Diffusion läßt sich die Wirkung
der Hochfrequenzbeatmung nicht erklären. Dagegen ist von der
Theorie des Stoffaustausches her bekannt (3), daß die Überlagerung der molekularen Diffusion mit einer Störfunktion zu einer Vermischung der Gasphasen führt. Phänomenologisch macht
sich dies durch einen gegenüber der molekularen Diffusion wesentlich erhöhten "effektiven" Diffusionskoeffizienten bemerkbar (9).

4. Mischformen der Beatmung

4. 1. Zuordnung der Mischformen der Beatmung

Aus der Sicht des Gerätekonstrukteurs erscheint es sinnvoll,
die von DOWNS et al. (4) 1973 erstmals beschriebene Beatmungs-
methode IMV als eine Mischform zwischen Spontanatmung und kontrollierter Beatmung zu bezeichnen (Abb. 8). Dieser Ansatz erlaubt eine systematische Zuordnung anderer Mischformen zu den
jeweiligen Grundkomponenten der Atem- und Beatmungsformen. In
Tabelle 5 sind die bisher zum Einsatz gekommenen Beatmungsformen und Atemformen in einer Matrix eingeordnet. IPPB gemischt
mit ZPB ergibt IDV, wenn die Länge der Spontanatmungsphase
durch eine vorwählbare Anzahl von Spontanatmungshüben bestimmt
wird. IAV erhält man, wenn die Länge der Spontanatmungsphase
durch eine vorwählbare Zeit festgelegt wird.

Nachteilig an IDV und IAV ist, daß bei Nichtansprechen des
Triggers (nicht ausreichende Spontanatmung oder Verstellung
des Triggers) der maschinelle Hub ausbleibt. Dieses Problem
ist inhärent der IPPB-Beatmung. Hierbei hat es sich bewährt,
den Freiheitsgrad Frequenz zu limitieren durch Überlagerung einer Sicherheitsfrequenz, die bei Ausbleiben eines Triggers den
maschinellen Hub auslöst.

Diese Betrachtungsweise kann analog auf das IAV-Verfahren über-
tragen werden (Abb. 9). Nach Ablauf der Spontanatmungsphase
wird die IPPB-Ventilationsform des Gerätes eingeschaltet, d. h.
der Trigger des Gerätes kann ausgelöst werden. Die Dauer der
Triggerbereitschaft wird limitiert durch eine Erwartungszeit,

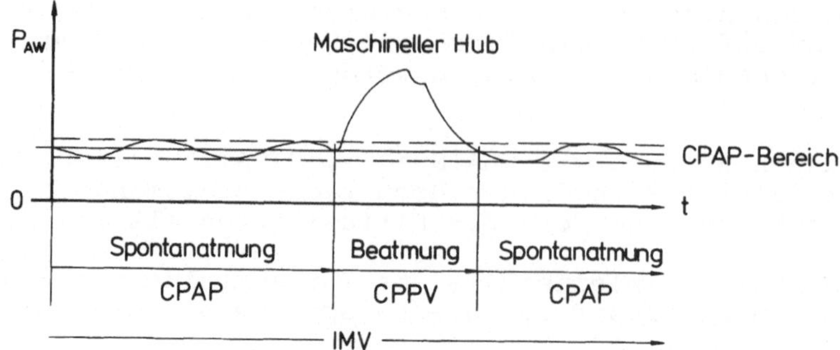

Abb. 8. Atemwegsdruck P_{AW} als Funktion der Zeit bei IMV

Tabelle 5. Zuordnung von Mischformen der Beatmung

	CPPV	ZPB	EPAP	CPAP
IPPV (* IPPB)	Interm. PEEP	IMV (SIMV) IMV (MMV)	–	–
CPPV (* CPPB)	–	–	N.N.	IMV (SIMV)/CPAP IMV (MMV)/CPAP
IPPB	–	IAV/IDV	–	–
CPPB	–	–	N.N.	IAV/CPAP

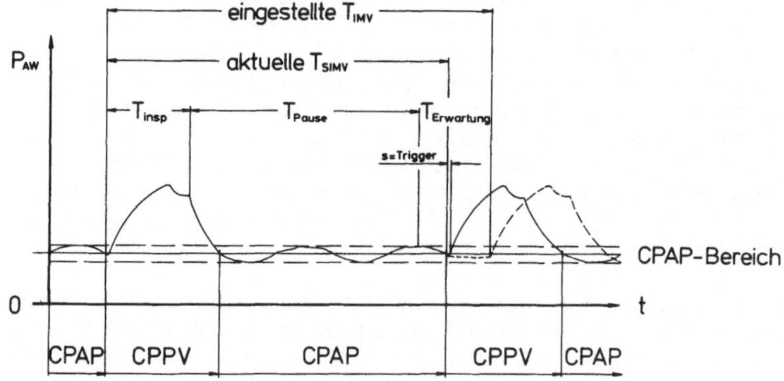

Abb. 9. Atemwegsdruck P_{AW} als Funktion der Zeit bei SIMV

die abhängig von dem Gerätetyp bis zu 4 s betragen kann. Wird
die Triggerfunktion in diesem Zeitintervall ausgelöst, erfolgt
der maschinelle Hub, und nach der Ausatmung folgt eine neue
Spontanatmungsphase. Erfolgt dagegen keine Auslösung des Triggers, folgt nach Ablauf der Erwartungszeit ein maschineller
IPPV-Hub. Dieses Verfahren wird SIMV genannt und stellt eine

Möglichkeit dar, die Spontanatmung und den maschinellen Hub zu synchronisieren. Die Vorteile der synchronisierten gegenüber der nicht synchronisierten IMV sind wenig untersucht. Neuere Arbeiten deuten an, daß bei SIMV der mittlere Atemwegsdruck durch Herabsenken des Spitzendruckes während des maschinellen Hubes etwas niedriger wird (7). Klinisch relevant ist jedoch die Tatsache, daß die sich ergebende SIMV-Frequenz nicht identisch mit der vorwählbaren IMV-Frequenz sein kann. Besonders bei höheren IMV-Frequenzen kann dies zu einer Fehleinschätzung des Anteiles der maschinellen Ventilation führen.

Nach Ansicht von HEWLETT et al. (8) muß dies nicht nachteilig sein. Das von ihm beschriebene MMV-Verfahren geht davon aus, daß die Garantie der Ventilation primär ist. Von untergeordneter Bedeutung ist, ob der Patient oder das Gerät diese Ventilation liefert. Prinzipiell funktioniert das MMV-Verfahren wie ein SIMV-Verfahren mit variabler IMV-Frequenz. Die jeweilige IMV-Frequenz ergibt sich aus einer Bilanzierung zwischen einer vorgegebenen Mindestventilation in Form von Atemminutenvolumen und der durch Spontanatmung tatsächlich erfolgten Ventilation. Die defizitäre Ventilation wird vom Gerät so lange aufaddiert, bis ein vorgewählter maschineller Beatmungshub erreicht ist. Es handelt sich hier also um ein SIMV-Verfahren, bei dem die Dauer der Spontanatmungsphase durch den Quotienten maschineller Hub zu defizitärer Ventilation bestimmt wird.

4. 2. Ausführungsformen

Unabhängig davon, welche Mischform der Beatmung zum Einsatz kommt, ist sie in der Mehrzahl aller Fälle mit CPAP kombiniert. Eine eigene Bezeichnung hierfür hat sich bislang noch nicht eingebürgert.

In Abb. 10 sind, bezogen auf die Spontanatmungsphase, drei prinzipiell verschiedene Realisierungsmöglichkeiten von IMV und EPAP bzw. CPAP dargestellt. Die zur Zeit marktgängigen Respiratoren lassen sich vom Prinzip her einer der drei hier aufgezeigten Realisierungsmöglichkeiten zuordnen. Umgebungssysteme lassen sich als Zubehörsätze an Respiratoren adaptieren, die nicht ursprünglich für diese Mischform der Beatmung ausgelegt waren. Die einfache raumsparende Ausführung ist gepaart mit dem Verzicht auf CPAP. Das hier realisierte EPAP-System ist - wie bereits vorher ausgeführt - im allgemeinen mit einer erhöhten Atemarbeit verbunden.

Reservoirsysteme findet man teils als Zubehörsätze für Respiratoren, teils funktionell integriert in Respiratoren. Diese Ausführungsform eignet sich besonders für Kleinkinderbeatmungssysteme, wo bei ausreichendem Gasfluß das Reservoir entsprechend klein gehalten werden kann. In Kombination mit einem Flowdivider-Gerät nach BAUM (2) kann dies zu einem sehr kompakten Gerätesystem führen (5). Integriert findet man diese Reservoirsysteme in einigen Balggeräten wie Bennett MA 2 und Hospal 251. In diesen Geräten übernimmt der Balg eine Doppelfunktion:
- Reservoir für die Spontanatmung und
- Dosiersystem für die maschinelle Ventilation.

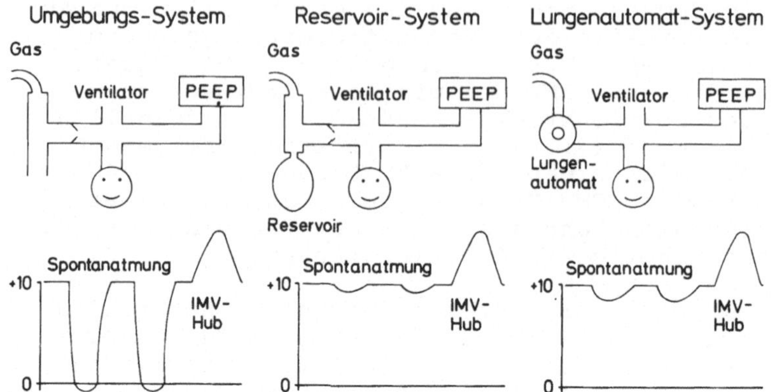

Abb. 10. Realisierungsmöglichkeiten von IMV (Nach KLEIN, 1977)

Prinzipielle Schwierigkeiten bereitet bei dieser Realisierung die Volumenmessung während der Spontanatmungsphase, die sich nur mit zusätzlichem technischem Aufwand verwirklichen läßt.

Lungenautomatensysteme findet man in Respiratoren wie Bourns Bear I, Dräger UV 1 und Siemens SV 900 B integriert. Der Vorteil dieser Lungenautomatensysteme liegt in der Möglichkeit einer einfachen Systemüberwachung durch eine exspiratorische Volumenmessung. Die Anwendung eines Lungenautomatensystems setzt das Vorhandensein eines O_2-Luft-Druckgasmischers voraus.

Den hier dargestellten drei Systemen ist gemeinsam, daß die Spontanatmungsmöglichkeit in die maschinelle Ventilation funktionell, zum Teil auch konstruktiv integriert ist. Dies stellt eine wesentliche Voraussetzung der Adaptation des Respirators an den jeweiligen Patientenzustand während der unterschiedlichen Phasen einer Respiratortherapie dar.

5. Schlußbemerkungen

Stellt man die Adaptation des Respirators an den Patienten in den Vordergrund, können zusammenfassend folgende Punkte festgehalten werden:

- Die Möglichkeit der Adaptation des Respirators an den Patienten während der verschiedenen Phasen einer Respiratortherapie setzt die Integration von Spontanatmungsmöglichkeiten in das Respiratorsystem voraus.

- Mit Hilfe der Begriffe Arbeit und Steuerung läßt sich ein Klassifikationsschema erstellen, das die Interaktion zwischen Respirator und Patient darstellt.

- Die sich hieraus ergebende funktionelle Analyse von maschinellen und Spontanatmungsformen und deren Zuordnung zueinander führt zu einer Funktionssystematik von Respiratoren.

- Diese Funktionssystematik führt zu unterschiedlichen Konstruktionsmerkmalen bei der Realisierung von Spontanatmungsverfahren, die in Respiratorsysteme integriert sind.

Literatur

1. BAUM, M.: Persönliche Mitteilung

2. BAUM, M., FRANKENBERGER, H., SCHWANBOM, E., STEINBEREITHNER, K.: Classification of ventilators - A new approach. 7th Annual Symposium of the SCCM, Abstracts, p. 77. New Orleans 1978

3. BIRD, R. B., STEWART, W. E., LIGHTFOOT, E. N.: Transport phenomena. New York, London: Wiley 1960

4. DOWNS, J., KLEIN, E. F., DESAUTELS, D., MODELL, J., KIRBY, R.: Intermittent mandatory ventilation - A new approach to weaning patients from mechanical ventilation. Chest $\underline{64}$, 331 (1973)

5. FRANKENBERGER, H., SCHWANBOM, E., WARNOW, D.: Neuere Entwicklungen in der Respiratortechnologie für Neugeborene. 5. Symposium Pädiatrische Intensivmedizin, Düsseldorf 1978. Schriftenreihe INA. Stuttgart: Thieme (Im Druck)

6. GRENVIK, A.: Optimal ventilation patterns terminology. Int. Congr. on Emergency and Critical Care Medicine, Part II, 10th Postgraduate Symposium, Pittsburgh 1976

7. HEENAN, T., BRUCE, R., JUMPER, L., DOWNS, J.: The cardiopulmonary effects of synchronous and asynchronous intermittent mandatory ventilation. ASA Chicago 1978, Abstracts of Scientific Papers, p. 443

8. HEWLETT, A. M., PLATT, A. S., TERRY, V. G.: Mandatory minute volume - A new concept in weaning from mechanical ventilation. Anaesthesia $\underline{32}$, 163 (1977)

9. HINZE, J. O.: Turbulence. New York: Mc Graw - Hill 1959

10. JONZON, A., ÖBERG, P. A., SEDIN, G., SJÖSTRAND, U.: Experimental and clinical evaluation of high frequency positive pressure ventilation (HFPPV). Acta anaesth. scand., Suppl. 64 (1977)

11. KLAIN, M., BRIAN SMITH, R.: High frequency percutaneous transtracheal jet ventilation. Crit. Care Med. $\underline{5}$, 280 (1977)

12. KLEIN, E. F.: The many faces of PEEP. 4th Annual Postgraduate Seminar in Respiratory Care, Miami Beach 1977

13. KUCHER, R., STEINBEREITHNER, K.: Intensivstation, -pflege, -therapie, p. 245. Stuttgart: Thieme 1972

14. MUSHIN, W. W., RENDELL-BAKER, L., THOMPSON, P. W., MAPLESON, W. W.: Automatic ventilation of the lungs. Oxford, Edinburgh: Blackwell 1969

15. NUNN, J. F.: Applied respiratory physiology. London: Butterworths 1972

16. SCHWANBOM, E., BAUM, M., FRANKENBERGER, H.: Technische Möglichkeiten eines Respiratorsystems. In: Der Risikopatient in der Anästhesie. 2. Respiratorische Störungen. Klinische Anästhesiologie und Intensivtherapie (eds. F. W. AHNEFELD, H. BERGMANN, C. BURRI, W. DICK, M. HALMAGYI, E. RÜGHEIMER), p. 126. Berlin, Heidelberg, New York: Springer 1976

Respiratorische und hämodynamische Parameter für eine Beurteilung des Beatmungseffektes

Von P. Lawin und M. Wendt

Mit zunehmenden Kenntnissen über die Pathophysiologie der Lunge unter Beatmung und durch neue diagnostische Methoden konnten in den letzten Jahren immer mehr Parameter zur Beurteilung des Beatmungseffektes herangezogen werden. Die heute für die Therapie relevanten Methoden werden im folgenden kurz dargestellt.

Tabelle 1. Beurteilung des Beatmungseffektes

Respiratorische Parameter
Hämodynamische Parameter
Metabolische Parameter
Röntgenologische Diagnostik
Klinische Zeichen

Grundsätzlich sind zur Beurteilung des Beatmungseffektes (Tabelle 1) Parameter erforderlich, die respiratorische, hämodynamische und metabolische Funktionen repräsentieren. Ferner sind röntgenologische Untersuchungen und klinische Zeichen aussagekräftig.

Bei der kontrollierten Beatmung wird die Autoregulation der Atmung ausgeschaltet, Atemsteuerung und Atemarbeit werden vom Respirator übernommen. Parameter wie Atemfrequenz und Atemminutenvolumen, die beim spontan atmenden Patienten entscheidende Hinweise für Suffizienz oder Insuffizienz der Lungenfunktion liefern, können zur Beurteilung des Beatmungseffektes also nicht herangezogen werden.

Tabelle 2

Respiratorische Parameter
Compliance

Die einzige und leicht ermittelbare respiratorische Meßgröße, die effektive Compliance (Tabelle 2) des respiratorischen Systems, ist aus den Werten von Druck und Volumen zu ermitteln (Abb. 1). Eine sich ständig erniedrigende Compliance ist die Antwort der respiratorischen Malfunktion auf den morphologischen Umbau der Lunge, d. h. erniedrigt sich die Compliance, so ist die Lunge steifer geworden. Wird die Gasaustauschfläche der Lunge durch Fortschreiten des akuten Lungenversagens ver-

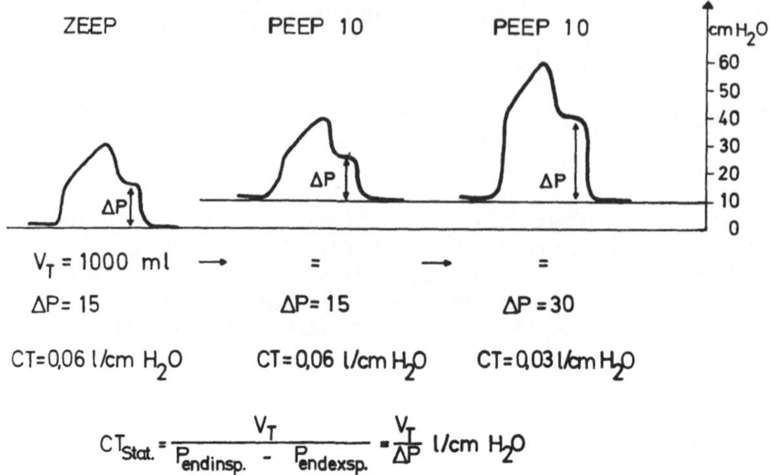

$$CT_{Stat.} = \frac{V_T}{P_{endinsp.} - P_{endexsp.}} = \frac{V_T}{\Delta P} \; l/cm \; H_2O$$

Abb. 1. Die Bestimmung der totalen Compliance als einfaches
Maß für die Ermittlung von "best PEEP". Voraussetzung dafür
ist ein Beatmungsgerät mit einer Plateaudruckkurve zur Ermittlung der Differenz von endinspiratorischem und endexspiratorischem Beatmungsdruck (Darstellung nach LAWIN)

ringert, so werden unphysiologisch hohe Atemvolumina - bis zu
20 1/min - erforderlich. Dann ist die Compliance an den heute
zur Verfügung stehenden Respiratoren visuell aber nicht mehr
zu ermitteln: Die Geräteanzeigen lassen ein endinspiratorisches
Pausenplateau nicht mehr erkennen. Für die Beurteilung des Beatmungseffektes im Rahmen der Langzeitbeatmung sollte der Ein-
zelwert der so ermittelten Compliance nicht überschätzt werden.
Der Aussagewert der Compliancemessung liegt vielmehr im Trend.

Die akute Erniedrigung der Compliance stellt eine Ausnahme dar:
Sie ist ein Alarmzeichen für akute Atemwegsblockade oder ein
Barotrauma der Lunge. Leider ist es heute noch nicht möglich,
während der Beatmungstherapie die Lungenkapazitäten und -volu-
mina, insbesondere die funktionelle Residualkapazität, klinisch
zu bestimmen. Dieser Wert würde deutlicher Indikationen zu Beatmung und Entwöhnung aufzeigen sowie den Beatmungserfolg verdeutlichen. Die Bestimmung der FRC ist mit Hilfe eines Massen-
spektrometers auch am Patientenbett möglich, wegen der hohen
Kosten jedoch nur in wenigen Kliniken durchführbar.

Weitere rein respiratorische Meßgrößen, die den Beatmungseffekt
ausdrücken könnten oder die nähere Auskünfte über Teilabschnit-
te oder Teilfunktionen der Lunge geben könnten, stehen zur Zeit
klinisch nicht zur Verfügung.

Alle im folgenden aufgezählten Parameter (Tabelle 3) repräsentieren Funktionen der verbundenen Systeme Respiration und Hämodynamik gleichermaßen. Sie sind also Kombinationsparameter.
Auch sie gestatten nur einen Einblick in die Globalfunktion von
Lunge und Hämodynamik. Die Funktion einzelner Lungenabschnitte

Tabelle 3. Respiratorisch-hämodynamische Parameter

$S_{\bar{v}}O_2$	gemischt-venöse O_2-Sättigung
$P_{\bar{v}}O_2$	gemischt-venöser O_2-Partialdruck
P_aO_2	arterieller O_2-Partialdruck
S_aO_2	arterielle O_2-Sättigung
CaO_2	arterieller O_2-Gehalt (Vol.%)
$C_{\bar{v}}O_2$	gemischt-venöser O_2-Gehalt (Vol.%)
P_aCO_2	arterieller CO_2-Partialdruck
$P_{\bar{v}}CO_2$	gemischt-venöser CO_2-Partialdruck
$AaDO_2$	alveolo-arterielle O_2-Druckdifferenz
V_D/V_T	Verhältnis Totraumvolumen/Hubvolumen
$\dot{Q}_S/\dot{Q}_T$	intrapulmonaler Rechts-links-Shunt
$\dot{Q}_T \times CaO_2$	O_2-Transport

kann jedoch immer noch nicht isoliert beurteilt werden. Warum wäre dieses bedeutsam für die Klinik? Fast nie sind alle Lungenabschnitte gleichermaßen durch Kontusion, Pneumonie oder durch Frühstadien eines morphologischen Umbaues im Sinne des akuten Lungenversagens betroffen. Die Beatmungstherapie, die für die geschädigten Abschnitte sinnvoll ist, stellt für die nicht betroffenen Abschnitte eine unnötige Aggression dar. Diagnostische Parameter, die den positiven Beatmungseffekt auf geschädigte Lungenabschnitte oder Auswirkung der Beatmung auf die nicht vorgeschädigten Lungenabschnitte repräsentieren könnten, gibt es nicht. Vorweg kann also festgestellt werden: Alle im folgenden genannten Meßgrößen sind die Summe von pathologischen und normalen Teilfunktionen. Daraus ergibt sich der Schluß: Eine Diagnose mit globaler Aussagekraft ermöglicht nur eine globale aspezifische Therapie.

Der wichtigste Parameter zur Beurteilung der Beatmung ist die Gasanalyse. Sie gibt Informationen über Oxygenierung, Diffusion der Gase, Säuren-Basen-Status und erlaubt eine Quantifizierung der alveolären Ventilation. Diese Werte sind weiter Voraussetzung für die Bestimmung von Shunt und O_2-Transportkapazität. Die Parameter Sauerstoff- und CO_2-Partialdruck im arteriellen Blut dürfen in ihrer Aussagekraft aber nicht überschätzt werden. Erst im Vergleich mit dem O_2-Gehalt des venösen Mischblutes erhält der arterielle Sauerstoffdruck seine klinische Bedeutung für die O_2-Versorgung des Gesamtstoffwechsels.

Die $AaDO_2$ (Tabelle 4) ist ein semiquantitativer Index für den physiologischen Shunt und somit für das Ausmaß der potentiell reversiblen pulmonalen Funktionseinschränkung. Auch die Verbesserung der Lungenfunktion durch die Beatmung kann durch diesen Verlaufsparameter erfaßt werden. Eine über den Normwert (30 – 40 mm Hg) erhöhte $AaDO_2$ ist ein Zeichen für den Anteil der Al-

Tabelle 4

$$AaDO_2 = P_AO_2 - P_aO_2$$

$$P_AO_2 = P_IO_2 - P_aCO_2 \; \frac{P_IO_2 - P_{\bar{E}}O_2}{P_{\bar{E}}CO_2} \qquad \text{(FILLEY)}$$

$$P_AO_2 = P_IO_2 - P_aCO_2 \quad (F_IO_2 = 1,0)$$

veolen, die nicht oder nicht voll für die Oxygenierung zur Verfügung stehen. Die Ermittlung der $AaDO_2$ bei einem F_IO_2 = 1,0 ist leicht möglich. Dabei ist jedoch zu bedenken, daß durch diese maximale inspiratorische Sauerstoffkonzentration Resorptionsatelektasen entstehen. Dadurch werden höhere $AaDO_2$-Werte ermittelt als sie sich unter einem niedrigeren inspiratorischen Sauerstoffgehalt ergeben würden. Die unter aktuellen Bedingungen ermittelte $AaDO_2$ ist daher repräsentativer. Diese Tatsache erfährt jedoch eine Einschränkung dadurch, daß es bisher keine Geräte gibt, die einen exakten inspiratorischen Sauerstoffgehalt angeben. Daraus ergibt sich zwingend die Forderung, bei der Entwicklung neuer oder verbesserter Respiratoren die Möglichkeit der exakten Kontrolle des inspiratorischen und des exspiratorischen PO_2 zu ermöglichen. Heute ist eine Durchführung nur über die Kontrolle mit einem Massenspektrographen möglich. Ob dieser hohe Aufwand aber für die klinische Praxis in einem vertretbaren Verhältnis zur Aussagekraft steht, sei dahingestellt.

Tabelle 5. Faktoren, die die $AaDO_2$ beeinflussen (PONTOPPIDAN)

1. Die Höhe des Rechts-links-Shunts ($\dot{Q}_S/\dot{Q}_T$ x 100), i. e. der prozentuale Anteil des HZV ($\dot{Q}_T$), der an nichtbelüfteten Alveolen ($\dot{Q}_S$) vorbeifließt.

2. $a\bar{v}DO_2 = C_aO_2 - C_{\bar{v}}O_2 = \dfrac{\dot{V}O_2}{\dot{Q}_T}$ (FICK)

3. F_IO_2 Verteilungsstörungen bei Werten < 1

4. Die Position der Hämoglobin-Sauerstoff-Dissoziationskurve

Das Verhältnis V_D/V_T (Tabelle 6) (normal 0,3 - 0,4) ist definiert als der prozentuale Anteil des Atemzugvolumens, der nicht an der Eliminierung des CO_2 aus dem Blute Anteil hat. Er ist ein relativ stabiles Maß für die kardiopulmonale Funktion beim beatmeten Patienten. Der Totraumanteil des Atemzugvolumens ist schwierig zu erfassen, da er mit der Änderung des Totraumes oder des Atemzugvolumens variiert.

V_D/V_T (Tabelle 7) wird stark beeinflußt durch das Herzzeitvolumen, aber auch durch das Atemzugvolumen und die weiteren Be-

Tabelle 6

$$V_D/V_T \;=\; \frac{P_aCO_2 \;-\; P_{\bar{E}}CO_2 \;\text{(corr.)}}{P_aCO_2}$$

Tabelle 7

Einen Anstieg von V_D/V_T findet man bei:

1. Ventilations-Perfusions-Veränderungen,
   etwa durch eine Embolie

2. Hypotonie und Schock

3. Einem Anstieg des Beatmungsmitteldruckes.
   Dabei kommt es zu einer Umleitung der Perfusion von über-
   dehnten Alveolen nach atelektatischen Bereichen.

atmungsparameter. Der inspiratorische O_2-Gehalt hat darauf jedoch keinen Einfluß. Einen Anstieg des V_D/V_T-Verhältnisses findet man bei Ventilations-Perfusions-Veränderungen, Hypotonie
und Schock sowie bei einem Anstieg des Beatmungsmitteldruckes.

Besondere Bedeutung hat dieser Parameter bei Patienten, die
spontan hyperventilieren, oder bei Patienten, deren Atemminutenvolumen durch die Beatmung über die Norm erhöht wird und die
dennoch nur einen normalen PCO_2-Wert aufweisen. Die Ursache
hierfür liegt in einem erhöhten physiologischen Totraum.

$AaDO_2$ und V_D/V_T sind zwei nützliche Parameter mit unterschiedlicher Aussagekraft. Die $AaDO_2$ ist aussagekräftig speziell in
der Frühphase der Lungenveränderung. Häufig kommt es unter der
Beatmung mit der Normalisierung des Ventilations-Perfusions-
Verhältnisses zu einer relativ raschen Normalisierung der $AaDO_2$.
Das Verhältnis V_D/V_T sowie auch die funktionelle Residualkapazität und die Compliance bleiben aber noch längere Zeit pathologisch als Ausdruck der pulmonalen Funktionseinschränkung und
können somit auch Indikator für eine Fortsetzung der maschinellen Beatmung sein.

Die erforderliche Bestimmung des mittleren PCO_2 in der Exspirationsluft ($P_{\bar{E}}CO_2$) ist im klinischen Betrieb zur Zeit ein um-
ständliches Verfahren. Neuere Geräte und Methoden zur kontinuierlichen Analyse des PCO_2 in der Exspirationsluft können - bei
entsprechender Genauigkeit - einen erheblichen Fortschritt bedeuten.

Mit der Bestimmung des intrapulmonalen Rechts-links-Shunts wird
der Teil des Herzzeitvolumens erfaßt, der ohne Oxygenierung wieder dem großen Kreislauf zugeführt wird. Sein Anteil am Herzzeitvolumen ist normalerweise kleiner als 5 %. Gründe für die
Shuntzunahme sind in Tabelle 8 aufgeführt.

Tabelle 8

Gründe für einen Anstieg von $\dot{Q}_S/\dot{Q}_T$ liegen in folgenden Bereichen:

1. Beeinträchtigung der Diffusion
2. Ventilations-Perfusions-Mißverhältnisse
3. Veränderungen des anatomischen Shunts
4. Alveolarkollaps

Tabelle 9. Berechnung von $\dot{Q}_S/\dot{Q}_T$

Bei voller Sauerstoffsättigung des Hämoglobin ($P_aO_2 = 150$ mm Hg)

$$\dot{Q}_S/\dot{Q}_T = \frac{(P_AO_2 - P_aO_2) \times 0{,}0031}{a\bar{v}DO_2 + (P_AO_2 - P_aO_2) \times 0{,}0031}$$

Bei einem P_aO_2 kleiner als 150 mm Hg

$$\dot{Q}_S/\dot{Q}_T = \frac{C_cO_2 - C_aO_2}{C_cO_2 - C_{\bar{v}}O_2}$$

dabei ist $C_cO_2 = (Hb \times 1{,}39) \, S_aO_2 + (P_aO_2 \times 0{,}0031)$

Zu seiner Berechnung sind folgende Meßgrößen erforderlich:
P_AO_2, P_aO_2 und $a\bar{v}DO_2$ als O_2-Gehaltsdifferenz (Tabelle 9). Hierzu sind also arterielle und gemischt-venöse Blutgasanalysen erforderlich.

Auf Intensivstationen ist es angebracht, die Shuntformel in einem Taschencomputer parat zu haben, um eine schnelle Ermittlung solcher Parameter zu ermöglichen.

Die Größe des Shunts ist ein wichtiger Verlaufsparameter zur Trendanzeige des Therapieerfolges. Er gewinnt somit prognostische Bedeutung. So ist ein fixierter Shuntanteil über 50 % als therapierefraktär einzustufen. Eine therapeutische Konsequenz aus der Bestimmung des Shunts kann nur in einer Änderung des PEEP und/oder einer Änderung der F_IO_2 liegen.

Kreislauf und Beatmung beeinflussen sich unter pathophysiologischen Bedingungen ebenso negativ wie sie sich unter physiologischen Gegebenheiten positiv ergänzen. Die in Tabelle 10 aufgezeigten Parameter der Hämodynamik sind zu ihrer Differenzierung notwendig.

Die Aussagekraft des zentralvenösen Druckes ist dadurch limitiert, daß er nur repräsentativ ist für den Funktionszustand des rechten Ventrikels (Tabelle 11). Insbesondere unter Beatmungsbedingungen ist in vielen Fällen die hämodynamische Situation des linken Ventrikels aber nicht identisch mit der des

Tabelle 10. Hämodynamische Parameter

HF	Herzfrequenz/min
P art.	mm Hg systolisch/diastolisch/$\overline{M}$ (mm Hg)
P pulm. art.	mm Hg systolisch/diastolisch/$\overline{M}$ (mm Hg)
POP	pulmonary artery occlusion pressure (mm Hg)
CVP	central venous pressure (mm Hg)
Q_T	cardiac output (l/min)
	(HZV)
COP	colloid-osmotic pressure

Tabelle 11

Der ZVD hängt ab von:

1. dem Volumen und dem Fluß von Blut in den zentralen Gefäßen
2. der Dehnbarkeit und der Kontraktilität des rechten Ventrikels
3. dem Gefäßtonus im Niederdrucksystem
4. dem intrathorakalen Druck

rechten. Die Abb. 2 zeigt die unterschiedliche Ventrikelfunktionskurve des rechten und linken Ventrikels als Beispiel hierfür.

Bei kritisch Kranken - meist Beatmungspatienten - reicht daher das Routinemonitoring zur Differenzierung und Überwachung der Therapie nicht aus. Hier ist der Pulmonaliskatheter absolut indiziert.

Die Beatmung beeinflußt unmittelbar die Hämodynamik. Bekannt sind der negative Einfluß der PEEP-Beatmung auf den transmuralen Füllungsdruck des Herzens und die daraus resultierende Reduzierung des Herzzeitvolumens. Aus dieser Erkenntnis ergab sich die Forderung nach Kompensation durch Volumenzufuhr und/ oder Dopamin und Ermittlung des optimalen PEEP-Wertes.

Die Aussagekraft des pulmonary occlusion pressure (POP) ist unter PEEP eingeschränkt. Der sonst mögliche Rückschluß auf den linksatrialen Druck ist unter PEEP dann nicht gestattet, wenn der intrathorakale, d. h. der Beatmungsdruck den linken Vorhofdruck übersteigt. Aus diesem Dilemma kann man nicht dadurch heraus, daß man kurzzeitig von PEEP auf CEEP übergeht. Man würde hierdurch nämlich eine instabile hämodynamische Situation schaffen, in der man sich auf den absteigenden Schenkel der Starlingschen Ventrikelfunktionskurve zubewegen würde.

Der zweilumige Swan-Ganz-Katheter (Tabelle 12) ermöglicht Untersuchungen zur qualitativen Kontrolle der Hämodynamik und der Oxygenierung des Gesamtorganismus. Mit dem vierlumigen Swan-

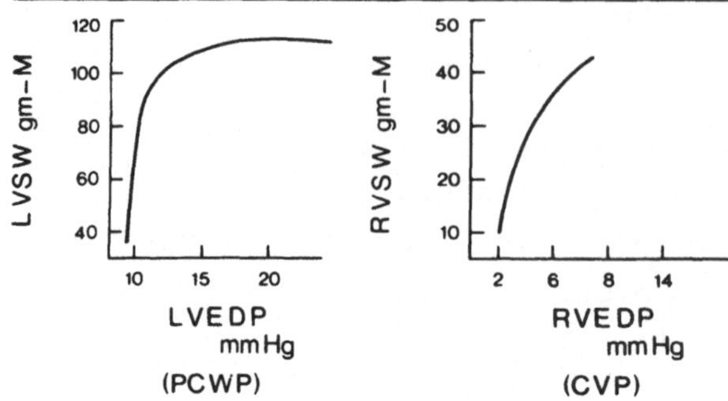

Abb. 2. Beispiel für unterschiedliche rechts- und linksventri-
kuläre Funktionskurven. Dieses Bild veranschaulicht, daß der
CVP kein Parameter zur Beurteilung der Funktion des linken Ven-
trikels sein kann (Aus BERK, 2)
LVEDP - Linksventrikulärer enddiastolischer Druck
RVEDP - Rechtsventrikulärer enddiastolischer Druck
LVSW   - Linksventrikuläre Schlagarbeit
RVSW   - Rechtsventrikuläre Schlagarbeit
PCWP   - Pulmonalisverschlußdruck
CVP   - ZVD

Tabelle 12

Der Swan-Ganz-Katheter erlaubt zusätzlich zu den mittels einer
Arteriennadel und eines zentralvenösen Katheters bestimmten Pa-
rametern folgende Bestimmung:

1. systolischer und diastolischer Druck, Mitteldruck und Verschlußdruck in der Arteria pulmonalis,

2. zentrale Körpertemperatur,

3. Entnahme von gemischt-venösem Blut zur Bestimmung etwa der
   $a\bar{v}DO_2$ zur Berechnung des HZV nach FICK und von $\dot{Q}_S/\dot{Q}_T$,

4. Bestimmung des HZV und seiner rechnerischen Varianten durch
   Thermodilution oder Farbstoffverdünnung,

5. Berechnung des Gefäßwiderstandes im großen und kleinen Kreislauf sowie der Arbeit des rechten und des linken Herzens,

6. Bestimmung der Sauerstoffausschöpfung, des Sauerstoffange-
   botes, des Sauerstoffverbrauches und des Shunts,

7. weitere errechnete Werte und Kurven zur Funktion des Herzens

---

Ganz-Katheter kann man darüber hinaus das Herzzeitvolumen bestimmen. So kann der Respiratoreffekt auf Hämodynamik, O_2-Sauer-
stoffangebot und Sauerstoffausschöpfung quantitativ erfaßt werden.

Voraussetzung für die Anwendung von invasiven Methoden - insbesondere von intrakardialen Kathetern auf Intensivstationen -

Tabelle 13. Pulmonaliskatheter - Komplikationen

Ballonruptur
Lungeninfarkt
Lungenarterienruptur
Knotenbildung
Rhythmusstörungen
Thromboembolie
Infektion

Tabelle 14. Pulmonaliskatheter - Indikationen

Patient ist oder wird respiratorisch und/oder hämodynamisch
instabil.

Ein Patient ist instabil bei folgenden Bedingungen:

- PEEP > 5 cm H_2O und F_IO_2 > 0,4 länger als 12 h

- positiv inotrop wirkende Medikamente werden benötigt

- Medikamente zur Reduktion des Afterload werden benötigt

- anhaltender Volumenverlust

---

ist die Beachtung der VDE 0750, die besondere technische Si-
cherheitsmaßnahmen fordert. Von den Pulmonaliskathetern sind
aber auch typische Komplikationen (Tabelle 13) bekannt geworden. Die Komplikationsrate wird erhöht, wenn die technischen
Sicherheitsbestimmungen nicht konsequent erfüllt werden.

Trotz der Komplikationsmöglichkeiten durch den Pulmonaliskatheter ist seine Indikation wegen der großen Aussagekraft zu
dem Beatmungseffekt großzügig bei den Patienten zu stellen,
die respiratorisch und/oder hämodynamisch instabil sind. Dabei sind klinische Gesamtaspekte und Prognose mit zu berücksichtigen.

Die Indikationen für das Anlegen eines Pulmonaliskatheters sind
in Tabelle 14 zusammengefaßt. Diese Indikationen stellen einen
Vorschlag dar, dabei sind klinische und auch juristische Gesichtspunkte mit berücksichtigt.

Ein zusätzlicher nützlicher Parameter ist der kolloidosmotische
Druck. Er sollte über 20 mm Hg liegen. Der pulmonary occlusion
pressure als Kapillardruck und der kolloidosmotische Druck repräsentieren Parameter der Starling-Gleichung. Sie sind bisher
die einzigen klinischen Parameter zum Abschätzen des Lungenwassers. Die von LUNDSGAARD-HANSEN angegebenen Formeln (Tabelle 15) zur Berechnung des kolloidosmotischen Druckes sind in
der Klinik von praktischem Wert. Mit der Entwicklung der transthorakalen Messung der Thoraximpedanz wäre hier ein weiterer
wichtiger Parameter zu gewinnen. Zusammen mit der $AaDO_2$ stün-
den dann zwei nicht invasiv gewonnene Parameter zur Frühdia-
gnostik des Lungenversagens zur Verfügung.

Tabelle 15

---

g Albumin = (GE gewünscht - GE aktuell) x Plasmavolumen x 2
KOD   = (GE g % x 4) - 0,8

Tabelle 16

O_2-Gehalt (Vol.%)   =   Hb (g) x 1,34 (ml) x O_2-Sättigung %
ohne physikalisch   ——
gelösten O_2 100

O_2-Kapazität des Blutes:

Hb (g) x 1,34 (ml O_2/g)

z. B. 15 x 1,34 = 20 ml O_2/100 ml Blut

O_2-Transportkapazität = Herzzeitvolumen (ml/min) x O_2-Gehalt
(ml O_2/100 ml Blut)

Hypoxie ist die häufigste Indikation zur Beatmungstherapie.
Hypoxie wird vermieden durch ein ausreichendes Sauerstoffan-
gebot an die Zelle. Das Sauerstoffangebot an die Zelle ist das
Produkt aus den drei variablen Faktoren:

HZV x arterielle O_2-Sättigung x Hämoglobinkonzentration.

Das Ergebnis dieses Produktes ist die O_2-Transportkapazität
(Tabelle 16). Die Beurteilung des Beatmungseffektes bei der
Hypoxiebehandlung kann somit über die Bilanzierung der O_2-Trans-
portkapazitäten im arteriellen und gemischt-venösen Blut erfolgen.

Die arteriovenöse Sauerstoffgehaltsdifferenz ($a\bar{v}DO_2$) (Tabelle
17) repräsentiert diese wichtige Beziehung. Sie ist nach dem
Fickschen Prinzip eine Funktion des Sauerstoffverbrauches und
des Herzzeitvolumens. So ist die Kenntnis des Sauerstoffgehal-
tes im venösen Mischblut unerläßlich für die Beurteilung der
Sauerstoffutilisation, der Oxygenierung von Organen und der
aktuellen hämodynamischen Verhältnisse im Systemkreislauf und
in den Teilkreisläufen. Da die zentralvenöse Sauerstoffsättigung den Unterschied des angebotenen und des vom Gewebe ver-
brauchten Sauerstoffes wiedergibt, kann angenommen werden, daß
eine niedrige zentralvenöse Sauerstoffsättigung als Indikator
für ein zunehmendes Sauerstoffdefizit anzusehen ist. Die zentralvenöse Sauerstoffsättigung ist ein aussagekräftiger und relativ leicht zu ermittelnder Indikator der Funktion der verbundenen kardiorespiratorischen Systeme.

Die Antwort des Zellstoffwechsels (Tabelle 18) auf Hypoxie wird
gegeben durch den Laktatwert und die Wasserstoffionenproduktion.
Um den Erfolg der Behandlung einer Hypoxie mit Beatmung an der
Zelle beurteilen zu können, wären Kenntnisse über die O_2-Sauer-
stoffdruckverhältnisse in der Zelle wünschenswert. Ein wichti-

Tabelle 17

$$a\overline{v}DO_2 \; = \; C_aO_2 \, - \, C_{\overline{v}}O_2$$

Normwert $a\overline{v}DO_2$ = 3,7 - 4,1 Vol.%
(mittleres Alter)

Tabelle 18. Metabolische Parameter

---

pH
Standardbikarbonat
Basenüberschuß
Laktat

---

ger Beitrag zur Lösung dieser Fragen ist durch die Entwicklung
der Gewebesauerstoffelektroden gegeben. Die im Histogramm gewonnene Trendanzeige - Absolutwerte gibt es nicht - kann Konsequenzen für die Therapie nur gestatten, wenn sie im Vergleich
mit den metabolischen, respiratorischen und hämodynamischen Meßgrößen gesehen wird.

Es ist heute möglich, eine Vielzahl für die Beurteilung respiratorischer und hämodynamischer Störungen wichtiger Parameter
auch im stationären Bereich einer Intensiveinheit zu gewinnen.
Sie sind Leitpunkte des therapeutischen Handelns. Der Arzt darf
dabei jedoch nicht in den Fehler verfallen, nur Laborwerte und
Meßgrößen zu behandeln und zu korrigieren. Vielmehr müssen auch
der Gesamtaspekt des Kranken, klinische Zeichen und röntgenologische Hinweise beachtet werden. Wenn z. B. die Direktmessung
des Herzzeitvolumens nicht möglich ist, so können Veränderungen,
die Ausdruck eines verminderten Herzzeitvolumens sind, wie z. B.
Abfall des Harnzeitvolumens, Hypotonie, Tachykardie und andere
klinische Zeichen, wichtige Hinweise liefern und Anlaß für gezielte und differenziertere Diagnostik und dementsprechend für
eine Änderung des Therapieplanes sein.

Literatur

1. BARTELS, H. u. a.: Glossary on respiration and gas exchange.
   J. appl. Physiol. __34__, 549 (1977)

2. BERK, I. L.: Handbook of critical care. Boston: Little,
   Brown and Company 1976

3. BONE, R. C.: Compliance and dynamic characteristic curves
   in acute respiratory failure. Crit. Care Med. __4__, 173 (1976)

4. BUCHBINDER, N.: Hemodynamic monitoring. Anesthesiology __45__,
   146 (1976)

5. CHANG, P. C., WEIL, M. H., PORTIGAL, L. D., SHOEMAKER, W.:
   Prognostic indices and predictors for patients in circulatory shock. In: Recent advances in intensive therapy. London: Churchill-Livingstone 1977

6. COHEN, R. D.: Lactate metabolism. Anesthesiology 43, 661
   (1975)

7. FIGUERAS, J. u. a.: Relationship between pulmonary hemodynamics and arterial pH and carbon dioxid tension in critically ill patients. Chest 70, 466 (1976)

8. HEDLEY-WHITE, J. u. a.: Applied physiology of respiratory
   care. Boston: Little, Brown and Company 1976

9. HENNING, R. J., SHUBIN, H., WEIL, M. H.: Afterload reduc-
   tion with phentolamine in patients with acute pulmonary
   edema. Amer. J. Med. 63, 568 (1977)

10. JOHNSON, B.: Monitoring of ventilation and lung mechanics
    during automatic ventilation. A new device. Bull. Physiol.
    path. resp. 10, 733 (1974)

11. LAWIN, P.: Erkennung und Behandlung der arteriellen Hypoxie.
    Prakt. Anästh. 12, 159 (1977)

12. LUNDSGAARD-HANSEN, P., PAPPOVA, E.: Infusionstherapie und
    Flüssigkeitslunge. In: Volumenregulation und Flüssigkeits-
    lunge, INA, Bd. 2. Stuttgart: Thieme 1976

13. MARKELLO, R.: Assessment of ventilation-perfusion inequali-
    ties by arterial-alveolar nitrogen differences in intensive-
    care patients. Anesthesiology 37, 4 (1972)

14. NUNN, J. F.: Applied respiratory physiology. London: Butter-
    worths 1977

15. PACE, N. L.: A critique of flow-directed pulmonary arterial
    catheterisation. Anesthesiology 47, 455 (1977)

16. PONTOPPIDAN, H. u. a.: Acute respiratory failure in the
    adult. New Engl. J. Med. 287, 690 (1972)

17. PONTOPPIDAN, H. u. a.: Respiratory intensive care. Anesthe-
    siology 47, 96 (1977)

18. PRAKASH, O.; SIMON, M.: Use of mass spectrometry and infra-
    red CO_2 analyzer for bedside measurement of cardiopulmonary
    function during anesthesia and intensive care. Crit. Care
    Med. 5, 180 (1977)

19. RHEDER, K.: The function of each lung of anesthetized and
    paralysed man during mechanical ventilation. Anesthesiology
    37, 16 (1972)

20. SKILLMANN, J. J.: Intensive care. Boston: Little, Brown and
    Company 1975

21. SULLIVAN, S. F.: Oxygen transport. Anesthesiology $\underline{37}$, 140 (1972)

22. SYKES, M. K., McNICOL, M. W., CAMPBELL, E. J. M.: Respiratory failure. Oxford, Edinburgh: Blackwell 1976

23. TOMESCU, A. S. u. a.: Relation between lowered colloid osmotic pressure, respiratory failure and death. Crit. Care Med. $\underline{5}$, 239 (1977)

24. WEIL, M. H., CARLSON, R. W.: Colloid osmotic pressure and pulmonary edema. Chest $\underline{72}$, 692 (1977)

25. WEIL, M. H.: Measurement of cardiac output (editorial). Crit. Care Med. $\underline{5}$, 118 (1977)

26. WEIL, M. H. u. a.: Relationship between colloid osmotic pressure and pulmonary artery wedge pressure in patients with acute cardiorespiratory failure. Amer. J. Med. $\underline{64}$, 643 (1978)

27. WEST, J. B.: Blood flow to the lung and gas exchange. Anesthesiology $\underline{41}$, 124 (1974)

28. WILSON, R. F., SIBBALD, W. J.: Acute respiratory failure. Crit. Care Med. $\underline{4}$, 79 (1976)

29. WILSON, R. F., PONTOPPIDAN, H.: Acute respiratory failure: diagnostic and therapeutic criteria. Crit. Care Med. $\underline{2}$, 293 (1974)

30. WOLFF, G.: Die künstliche Beatmung auf Intensivstationen. Berlin, Heidelberg, New York: Springer 1977

Probleme der Adaptation und Entwöhnung bei Respiratorbeatmung

Von D. Spilker

Wie im folgenden noch deutlich werden wird, spielen Fragen der
Atemregulation bei der Adaptation und bei der Entwöhnung von
Patienten im Rahmen einer Respiratortherapie eine große Rolle.
Daher sollen einige Anmerkungen zur Physiologie der Atemregula-
tion vorangestellt werden.

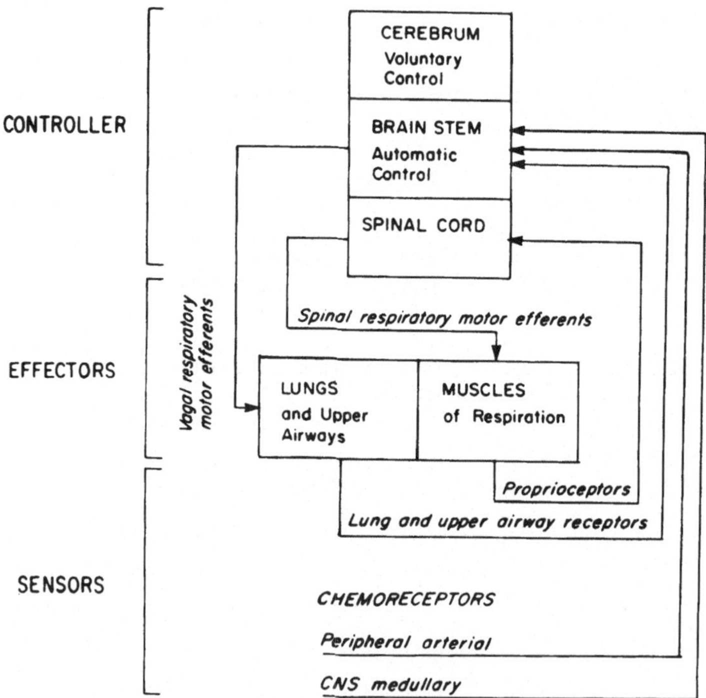

Abb. 1. Schematische Darstellung des respiratorischen Regula-
tionssystems (Nach BERGER et al., <u>2</u>)

Das respiratorische Regulationssystem besteht aus dem Atemzentrum als Kontrollorgan, dem Atemapparat als Ziel der Regula-
tionsvorgänge und den Rezeptoren als peripheren Fühlern (Abb. 1).
Das Atemzentrum steuert über efferente Impulse an die Atemmuskulatur die Ventilation durch Veränderungen der Frequenz, des
Atemzugvolumens und des Atemzeitverhältnisses. Den aktuellen

Bedürfnissen angepaßt und modifiziert wird dieser motorische "output" durch Afferenzen chemischer und mechanischer Rezeptoren.

Das Prinzip und die klinische Bedeutung der chemischen Regulation der Atmung sind allgemein bekannt (2).

HERING und BREUER beschrieben die Selbststeuerung der Atmung durch den "Nervus vagus" vor über 100 Jahren, trotzdem ist die Bedeutung der Mechanorezeptoren für die Atemregulation beim gesunden und kranken Menschen weiterhin unklar (2, 7). Es gibt jedoch mehr und mehr Hinweise dafür, daß gerade in Zusammenhang mit modernen, mechanisch unterstützten Formen der Spontanatmung diesen durch Dehnungsrezeptoren der Lunge und der Thoraxwand vermittelten Reflexen klinische Bedeutung zukommt.

In der Lunge selbst werden bislang drei Rezeptorpopulationen unterschieden.

Sogenannte "irritant receptors" liegen in der Schleimhaut der Atemwege, sie reagieren auf eine Reihe chemischer und mechanischer Reize mit Husten, Hyperpnoe und Bronchokonstriktion.

Dehnungsrezeptoren in der glatten Muskulatur der Bronchien vermitteln den klassischen Hering-Breuer-Reflex.

Schließlich gibt es die von PAINTAL (13) beschriebenen J-Rezeptoren ("juxta pulmonary capillary receptors"), die in der Wand oder ganz in der Nähe der Lungenkapillaren liegen sollen.

Der normale Stimulus für diese Rezeptoren sind Lungenstauung und Zunahme des interstitiellen Flüssigkeitsvolumens in der Lunge ("Dehnungsrezeptoren des interstitiellen Raumes"). Erregung der J-Rezeptoren durch Lungenstauung, durch Anstieg des Lungenkapillardruckes und auch durch körperliche Belastung soll über diesen Reflex zu Dyspnoe und Hyperpnoe führen. Ob diese Vorstellungen in dieser Form stichhaltig sind, ist nicht unwidersprochen (2).

Schließlich gibt es Reflexe, die den Tonus der Atemmuskulatur, die Koordination von Interkostalmuskulatur und Zwerchfell und die Stabilität des Brustkorbes aufrechterhalten. So führt nach Untersuchungen von REMMERS (16) die Stimulation von Dehnungsrezeptoren im Bereich der mittleren Thoraxwand zu einer Hemmung der Zwerchfellinspiration, die Inspirationszeit wird so verkürzt. Die funktionelle Rolle dieses Reflexes verdeutlicht Abb. 2. Kontraktionen des Zwerchfells erhöhen den intraabdominellen Druck und bewirken eine nach außen gerichtete Kraft auf die untere Thoraxwand. Gleichzeitig übt der negative intrapleurale Druck einen nach innen gerichteten Zug auf die mittlere Thoraxwand aus. Zusammen sind diese Kräfte auf eine Deformierung ("distortion") (16) des Brustkorbes gerichtet. Kommt es infolge des Überwiegens der Zwerchfellkontraktion zu einer solchen Distorsion des knöchernen Thorax, so werden Dehnungsrezeptoren in der Thoraxwand erregt und die Inspirationsbewegung des Zwerchfells beendet. Eine unökonomische Arbeitsweise soll so verhin-

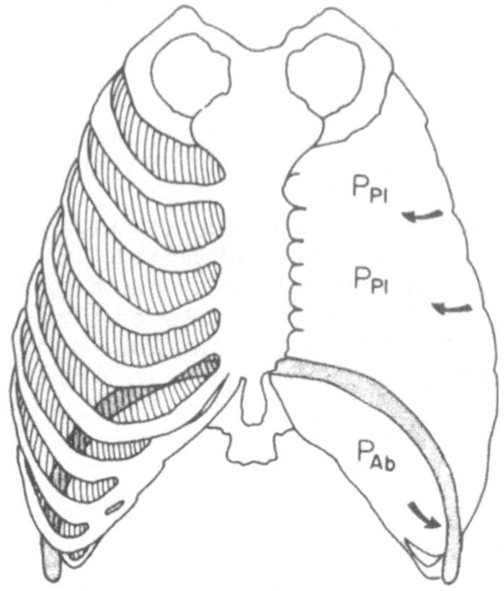

Abb. 2. Darstellung der Kräfte, die während der Inspirationsphase auf den knöchernen Thorax einwirken. Die Zwerchfellkontraktion bewirkt einen Druckanstieg im Abdomen (P_{Ab}) und übt einen Druck nach außen auf die inkompletten Rippen aus. Der subatmosphärische intrapleurale Druck (P_{Pl}) übt dagegen einen nach innen gerichteten Druck auf die kompletten Rippen aus. Beide Kräfte zusammen wirken in Richtung auf eine Distorsion des knöchernen Thorax (Nach REMMERS, 16)

dert werden. KNILL et al. (12) konnten das Vorhandensein dieses Reflexes bei Neugeborenen bestätigen. Sie sprechen ihm eine wesentliche Rolle beim Entstehen der oft gefährlichen apnoeischen Phasen in diesem Alter zu. SPEIDEL et al. (20) sowie HAGAN et al. (8) konnten zeigen, daß die Anwendung von CPAP bei solchen Kindern die Deformation des Brustkorbes und damit die apnoeischen Phasen zu verhindern vermag. Sie führen das auf eine Verminderung der afferenten Impulse über diesen die Inspiration hemmenden Reflex zurück. Es liegt nahe zu spekulieren, ob dieser Reflex auch eine Rolle bei dem Phänomen der Atemmuskeldiskoordination erwachsener Patienten spielt.

Probleme der Adaptation bei Respiratortherapie

Jede effektive apparative Unterstützung der Atmung setzt eine Synchronisation von Spontanatmung des Patienten und Respirator voraus. Adaptation kann dabei einmal Anpassung des Patienten an das Beatmungsgerät, zum anderen Anpassung des Respirators an den Patienten bedeuten. Die beiden Extreme stellen dabei auf der einen Seite die völlig kontrollierte Beatmung, auf der anderen Seite eine Form der mechanischen Unterstützung des Gasaustausches dar, bei der die Eigenatmung des Patienten vollständig erhalten ist. Ein Beispiel für die letzte Möglichkeit ist die hochfrequente Beatmung (HFPPV) mit erhaltener Spontanatmung (11) (Tabelle 1).

Die Spontanatmung bei einem Patienten mit einer respiratorischen Insuffizienz als Folge eines akuten Lungenversagens ist dadurch gekennzeichnet, daß er mit einer hohen Frequenz und kleinen Atemzugvolumina bei erniedrigter FRC atmet. Für die primäre Respiratoreinstellung und damit für die Adaptation von Patient und Respirator sind gerade diese Parameter entscheidend.

Tabelle 1. Empfohlene Beatmungsmethoden bei der Therapie des akuten Lungenversagens (Siehe Text)

AF ↕ Klinische Kenngrößen
AZV ↓ einer akuten respira-
FRC ↓ torischen Insuffizienz

	Kontrollierte Beatmung (WOLFF u. a., 1977)	Assistierte Beatmung	Respiratorische Beatmung (BENZER, 1978)	IMV (DOWNS, 1973)	IMV + Super-PEEP (KIRBY, 1975)	HFPPV (KLAIN, 1977) (SJOESTRAND, 1977)
AF	8 - 12/min	vom Patienten bestimmt	> 20/min	IMV-Frequenz nach P_aCO_2	IMV-Frequenz nach P_aCO_2	100 - 200/min (- 3000/min)
AZV	10 - 15 ml/kg KG	7 - 10 ml/kg KG	< 10 ml/kg KG	10 - 15 ml/kg KG (IMV - HUB)	10 - 15 ml/kg KG (IMV - HUB)	
PEEP	10 - 15 - 20 cm H_2O	10 - 15 - 20 cm H_2O	> 20 cm H_2O	bis 20 cm H_2O	bis 40 (- 80) cm H_2O	
	Endinsp. Pause + I:E 1:2 - 2:1		Insp. Pause: Ø I:E 1:3			

Die optimale Respiratoreinstellung zur Therapie des akuten Lungenversagens ist durchaus umstritten (Tabelle 1). Mischformen der mechanischen Unterstützung des Gasaustausches mit erhaltener Spontanatmung gewinnen zunehmend an Bedeutung, nicht nur in der Entwöhnungsphase, sondern auch als primäre Beatmungstherapie.

Zusammen mit einer Reihe anderer Autoren (14, 15, 23) sind wir der Meinung, daß eine kontrollierte Beatmung im Frühstadium eines akuten Lungenversagens nicht nur den Gasaustausch zu sichern vermag, sondern den in der Lunge ablaufenden pathogenetischen Prozeß in der Regel innerhalb kurzer Zeit stoppen und umkehren kann. Unser taktisches Vorgehen ist darauf gerichtet, so rasch wie möglich eine ausreichende Oxygenierung bei nicht toxischen inspiratorischen O_2-Konzentrationen zu erreichen, um dann bald auf eine der mechanisch unterstützenden Formen der Spontanatmung - IMV und CPAP - überzugehen. Ist die das Lungenversagen auslösende Noxe nicht mehr wirksam und sind keine neuen Komplikationen eingetreten, so ist der Beginn der Entwöhnung in aller Regel nach ganz wenigen Tagen oder sogar Stunden möglich. Nach diesem Konzept bedeutet Adaptation in der ersten Phase einer maschinellen Beatmung Adaptation des Patienten an den Respirator.

Die Adaptation eines Patienten an ein Beatmungsgerät bedeutet immer einen Eingriff in die Atemregulation, der auf zwei Wegen möglich ist: einmal durch Anwendung von Medikamenten, zum anderen durch Modifikationen der Beatmungstechnik selbst.

Möglichkeiten, die Regulation der Atmung zu beeinflussen, um einen Patienten an das Beatmungsgerät zu adaptieren, zeigt Tabelle 2.

Eine Verminderung des Atemantriebs über die Chemorezeptoren kann pharmakologisch z. B. durch Korrektur einer metabolischen Azidose, durch Senkung der Körpertemperatur, durch Verminderung des Sauerstoffbedarfes mittels Analgesie bei Schmerzen und bei motorischer Unruhe durch Sedierung erreicht werden. Ein erhöhter Atemantrieb infolge pathologischer Blutgaswerte kann durch entsprechende Korrektur der Respiratoreinstellung behoben werden. Eine durch Hyperventilation bewußt herbeigeführte Hypokapnie stellt keine empfohlene Methode der Adaptation dar, da vor allem die zerebrale und koronare Perfusion vermindert wird.

Eine Möglichkeit der Anpassung des Respirators an die Frequenz des Patienten bei Aufrechterhaltung des eingestellten Atemhubmusters ist die getriggerte oder assistierte Beatmung.

Als Vorteile einer assistierten Beatmung gelten leichtere Adaptation an das Gerät bei erhaltener Atemregulation des Patienten, so daß er seine notwendige alveoläre Ventilation über die Atemfrequenz selbst steuern kann. Diese Vorteile können unserer Erfahrung nach nur benutzt werden, wenn es sich um ruhige, kooperative Patienten ohne Dyspnoe und ohne erhöhten Atemantrieb handelt. Solche Patienten sind aber auch ohne große Schwierigkeiten an ein kontrolliert arbeitendes Beatmungsgerät zu adaptieren.

Tabelle 2. Möglichkeiten der Adaptation von Patienten an den Respirator durch Einflußnahme auf die Atemregulation

	Afferente Impulse			Atemzentrum	Efferente Impulse
	Chemo- rezeptoren	Lungen- rezeptoren	Propriozeptive Reflexe		
Pharmaka	Azidose ↓ Temperatur ↓ O_2-Bedarf ↓ Analgesie	EVLW ? ↓ PCP ? ↓		medikamentöse Atemdepression	Relaxation der Atem- muskulatur
Beatmungstechnik	P_aO_2 ↑ P_aCO_2 ↓ assistierte Beatmung	AZV ↑ PEEP ↑ I:E ↑	sPEEP ? CPAP ?		

Während einer normalen Spontanatmung wird die notwendige alveoläre Ventilation über Frequenz und Atemzugvolumen reguliert, einem assistiert beatmeten Patienten steht nur die Variation der Frequenz zur Verfügung. Wir haben wiederholt gesehen, daß beatmete Patienten mit erhöhtem Atemantrieb hyperventiliert wurden und die CO_2-Spannung in gefährliche Bereiche abfiel, ohne daß die Patienten ihre Triggerfrequenz entsprechend gesenkt hätten. Auf der anderen Seite sind unruhige Patienten und Patienten mit Atemnot häufig nicht so an eine assistierte Beatmung anzupassen, daß eine ausreichende Ventilation gewährleistet ist. Eine assistierte Beatmung hat daher unserer Meinung nach keinen wesentlichen Stellenwert in der Respiratortherapie von Patienten mit akutem Lungenversagen.

Wenn das oben beschriebene Konzept von PAINTAL (13) zutrifft, dann könnte ein über die J-Rezeptoren gesteigerter Atemantrieb durch Verminderung des interstitiellen Lungenödems und durch Senkung des pulmonalen Kapillardruckes zu beeinflussen sein (Tabelle 2).

Schließlich kann der motorische output des Atemzentrums durch Beatmungsformen, die den intrathorakalen Mitteldruck erhöhen, über den durch die Dehnungsrezeptoren vermittelten Hering-Breuer-Reflex vermindert werden, wie BOCK (3) tierexperimentell zeigen konnte. Praktische Möglichkeiten stellen die Anwendung von PEEP, von hohen Atemzeitverhältnissen und von großen Atemzugvolumina unter Anwendung von Totraumvergrößerern dar.

Schließlich weisen die von SPEIDEL et al. (20) und HAGAN et al. (8) mitgeteilten Befunde darauf hin, daß die Anwendung von positiven Drucken während Spontanatmung die von Interkostalmuskelspindeln ausgehenden Afferenzen zu beeinflussen vermag.

Die bekannteste und verbreitetste Möglichkeit, eine Adaptation durch Verminderung des Atemantriebs der Patienten zu erreichen, stellt die medikamentöse Atemdepression dar.

Schließlich ist eine vollständige Unterdrückung der Spontanatmung der Patienten durch Unterbrechung der efferenten Impulse durch Relaxation der Atemmuskulatur möglich.

War früher eine volumenkonstante Beatmung gleichbedeutend mit einer Dauerrelaxierung, so haben neuere Respiratortypen und eine zunehmende Beachtung der beschriebenen Adaptationsmöglichkeiten dazu geführt, daß Muskelrelaxanzien heute nur noch ausnahmsweise eingesetzt werden. Auch die Dosierung der Analgetika und Sedativa ist in den letzten Jahren im eigenen Bereich erheblich zurückgegangen und wird individuell gehandhabt. Ziel ist im Idealfall ein schmerzfreier, motorisch ruhiger und an den Respirator adaptierter Patient, der jederzeit weckbar, orientiert und kooperativ ist. Bei solchen Patienten ist dann nach Besserung der Lungenfunktion der Übergang von Beatmung auf Spontanatmung in der Regel rasch und problemlos.

Probleme der Entwöhnung bei Respiratortherapie
=====

Voraussetzung für einen Versuch, einen Patienten nach einer
Phase der maschinellen Beatmung vom Respirator zu entwöhnen,
ist der Wegfall der Gründe, die zur Beatmung geführt haben.
Für das akute Lungenversagen bedeutet das, daß sich die Lungenfunktion soweit gebessert haben muß, daß auch unter Spontanatmung ein ausreichender Gasaustausch zu erwarten ist. Verschiedene Kriterien der Atemmechanik und des Gasaustausches werden
als prognostische Parameter für einen erfolgreichen Entwöhnungsversuch angegeben (Tabelle 3). Es sind dies die gleichen Parameter, wie sie von verschiedenen Autoren auch für die Indikation zu einer Beatmung herangezogen werden (15, 23), nur diesmal mit anderem Vorzeichen.

Tabelle 3. Atemphysiologische Voraussetzungen für eine erfolgreiche Entwöhnung vom Respirator nach maschineller Beatmung

Atemmechanik	AF	$<$ 35/min
	AZV	$>$ 5 ml/kg KG
	MV	$<$ 10 l/min
	MWMV*	$>$ 2 x MV in Ruhe
	VC	$>$ 10 - 15 ml/kg KG
	IK	< -20 cm H_2O
	FRC	$>$ 50 % des Normalwertes
	C	$>$ 30 ml/cm H_2O
	Atemarbeit	$<$ 1,5 m kg/min
Gasaustausch	P_aO_2 (F_IO_2 = 0,4)	$>$ 80 mm Hg
	$AaDO_2$ (F_IO_2 = 1,0)	$<$ 350 mm Hg
	$\dot{Q}_S/\dot{Q}_T$	$<$ 0,15
	V_D/V_T	$<$ 0,6

*MWMV: maximales willkürliches Minutenvolumen

In der praktischen Arbeit kommt es darauf an, aussagekräftige
und leicht zu bestimmende Parameter zu haben. Untersuchungen
haben gezeigt, daß die prognostische Aussage durch aufwendig
zu bestimmende Parameter wie $AaDO_2$, Shuntblutmenge oder FRC
nicht verbessert wird (17).

Die in Tabelle 4 aufgeführten prognostischen Kriterien haben
sich bei uns bewährt. Atemfrequenz und Atemminutenvolumen geben einen Hinweis auf den Ventilationsbedarf. Die inspiratorische Kraft ist ein Maß für die Ventilationsreserve. Die Bestimmung des Totraumquotienten ist in unseren Augen wünschenswert,
da bei einem hohen Totraumanteil eine längere Entwöhnungsphase
zu erwarten ist, die eine Indikation zur Anwendung von IMV darstellt. Die angegebenen Parameter für die Oxygenierung stellen
einen Anhaltspunkt dar. Häufig wird eine Entwöhnung unter Anwendung von CPAP und IMV schon viel früher im Verlauf eines
akuten Lungenversagens begonnen (4, 10).

Tabelle 4. Einfache prognostische Parameter für eine erfolgreiche Entwöhnung vom Respirator nach einer maschinellen Beatmung

AF	$< \ 35/min$
MV	$< \ 10 \ l/min$
IK	$< -20 \ cm \ H_2O$
V_D/V_T	$< \ 0,6$
P_aO_2	$> \ 80 \ mm \ Hg$
	bei PEEP $\leq \ 5 \ cm \ H_2O$
	AZV $\leq \ 12 \ ml/kg \ KG$
	I:E $\leq \ 1:1,5$
	$F_IO_2 \ \leq \ 0,4$

Ein wichtiger und aussagekräftiger, aber leider nicht routinemäßig zu bestimmender Parameter ist die Größe der Atemarbeit. HENNING et al. (9) konnten zeigen, daß eine auf über 1,5 m kg/min erhöhte Atemarbeit mit einer auf Dauer suffizienten Spontanatmung nicht vereinbar ist. Es ist daher gerade in der Entwöhnungsphase von entscheidender Bedeutung, die Atemarbeit so niedrig wie möglich zu halten und alles zu vermeiden, was sie erhöhen könnte. Diese Feststellung hat erhebliche Bedeutung für die Konstruktion der apparativen Systeme, die bei den verschiedenen Formen der mechanisch unterstützten Spontanatmung in der Entwöhnungsphase zur Anwendung kommen. Hier kommt es im wesentlichen darauf an, die in- und exspiratorischen Widerstände der Schlauchsysteme sowie die Triggerlatenz der CPAP- und SIMV-Funktion möglichst klein zu halten.

Tabelle 5. Verschiedene apparative Methoden zur Entwöhnung vom Respirator nach einer maschinellen Beatmung

Spontanatmung über T-Stück
Assistierte Beatmung
$_s$PEEP
CPAP
IMV

In Tabelle 5 sind Methoden der Entwöhnung von einer maschinellen Beatmung wiedergegeben. Bis vor kurzer Zeit war der Übergang von kontrollierter Beatmung über assistierte Beatmung auf Spontanatmung über ein T-Stück der übliche Weg der Entwöhnung.

Mit der assistierten Beatmung in der Entwöhnungsphase verband man die Vorstellung, durch eine Steigerung der Triggerschwelle die Atemmuskulatur zu trainieren. Ein Inspirationsversuch bei einer hohen Triggerschwelle bedeutet eine isovolumetrische Anstrengung mit erhöhter, ineffektiver Atemarbeit, die vor allem bei Respiratoren mit geringer interner Compliance bei den Patienten das Gefühl von Atemnot hervorruft. Durch einen solchen, in der ersten Phase der Inspiration frustranen Inspirationsversuch kann eine Distorsion des Thorax mit gegensinnigen Bewegungen von Thoraxwand und Zwerchfell provoziert werden und der inspirationsinhibierende Reflex über Afferenzen der Interkostalmuskulatur ausgelöst werden, wie KNILL und BRYAN (12) bei Kindern nachgewiesen haben. Mit zunehmender Höhe der Triggerschwelle wird dadurch die Adaptation des Patienten an den Respirator schwieriger. Eine Entwöhnung über eine assistierte Beatmung ist aus diesen Gründen und auch aus eigener klinischer Erfahrung kein Verfahren, das die Entwöhnung leichter gestaltet.

In den letzten Jahren sind Entwöhnungstechniken entwickelt worden, die die Entwöhnungsphase in vielen Fällen erleichtern und einen viel früheren Beginn der Entwöhnung möglich machen. Es sind dies einmal das von DOWNS et al. (4) beschriebene Verfahren der intermittierenden Beatmung (IMV) sowie die Anwendung von positiven Drucken auch während der Spontanatmung, entweder nur während der Exspirationsphase - $_s$PEEP - oder sowohl in der Inspirationsphase als auch in der Exspirationsphase - CPAP - (5, 18, 21).

Während der Entwöhnungsphase kommt es häufig beim Übergang von Beatmung auf Spontanatmung zu einem Abfall der arteriellen O_2-Spannung durch kollabierende Alveolen sowie zu einem Anstieg der arteriellen CO_2-Spannung infolge nicht ausreichender Ventilation (6). Die alveoläre Ventilation kann durch Anwendung von IMV, am vorteilhaftesten in der synchronisierten Form als SIMV, normalisiert werden.

Durch Anwendung von positiv endexspiratorischen Drucken während der Spontanatmung ist der Abfall des P_aO_2 sowie der Anstieg der $AaDO_2$ völlig zu vermeiden (5). Abb. 3 zeigt die Ergebnisse eigener Untersuchungen bei 20 Patienten während der Entwöhnung nach maschineller Beatmung. Nach einer Phase der Beatmung mit einem PEEP von 5 cm H_2O bei einer F_IO_2 von 1,0 wurden in randomisierter Reihenfolge Messungen während Spontanatmung mit $_s$PEEP und ohne positiv endexspiratorischen Druck (ZPB) vorgenommen. Dabei stieg die $AaDO_2$ von 306 mm Hg während CPPV auf 363 mm Hg während ZPB signifikant an. Während $_s$PEEP war die $AaDO_2$ mit 304 mm Hg praktisch mit derjenigen unter CPPV identisch. Zwischen der Gruppe der erfolgreich entwöhnten Patienten (Gruppe A) und der nicht erfolgreich entwöhnten Patienten (Gruppe B) bestand während CPPV kein Unterschied, so daß diesem Parameter keine prognostische Bedeutung hinsichtlich einer erfolgreichen Entwöhnung zukommt (siehe oben).

Bei der Anwendung von positiven Drucken während Spontanatmung wird zwischen $_s$PEEP und CPAP unterschieden (Abb. 4). Während Spontanatmung mit CPAP fällt im Gegensatz zur Spontanatmung mit

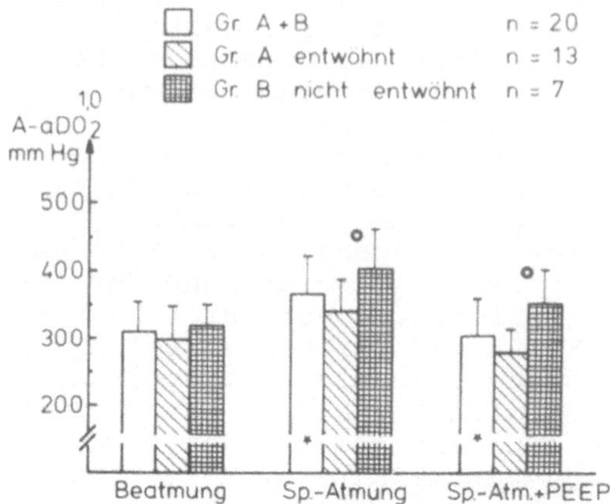

Abb. 3. Veränderungen der AaDO$_2$ beim Übergang von Beatmung zur Spontanatmung und bei Anwendung von PEEP während Spontanatmung (Siehe Text)

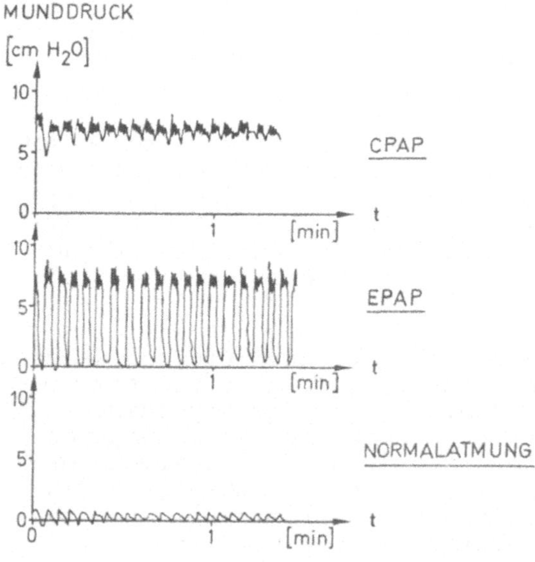

Abb. 4. Das Verhalten der Atemwegsdrucke (P$_{aw}$) während Spontanatmung, während Spontanatmung mit positiv endexspiratorischem Druck (sPEEP) und während Spontanatmung mit konstant positivem Atemwegsdruck (CPAP)

sPEEP der Munddruck während der Inspirationsphase nicht auf 0 cm H$_2$O ab. Über die atemphysiologischen Unterschiede beider Methoden ist noch wenig bekannt. STURGEON et al. (22) fanden bei Anwendung von CPAP eine geringere Atemarbeit als während sPEEP.

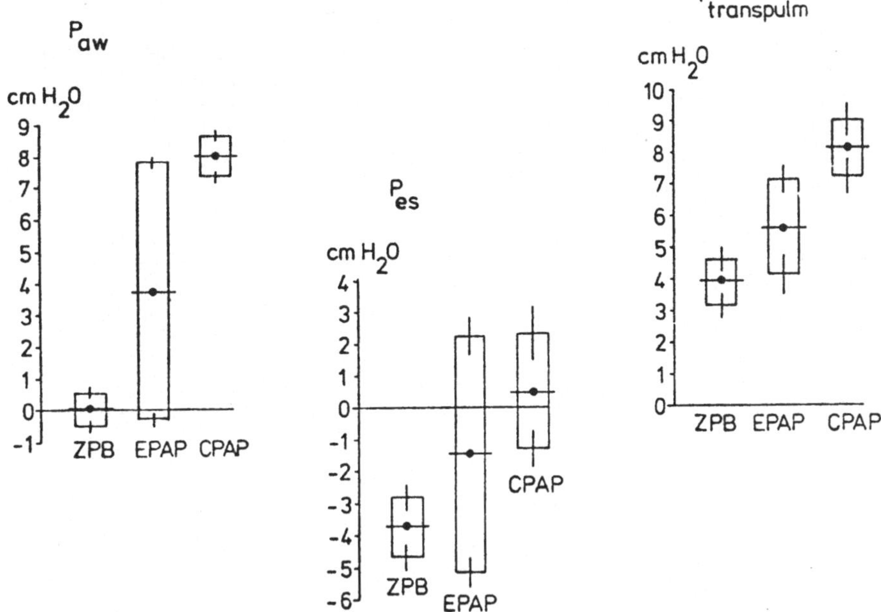

Abb. 5. Darstellung des Atemwegsdruckes (P_{aw}), des Ösophagusdruckes (P_{es}) und des transpulmonalen Druckes ($P_{transpulm}$) bei gesunden Versuchspersonen während Spontanatmung (jeweils linke Säule), während sPEEP (jeweils mittlere Säule) und während CPAP (jeweils rechte Säule). Die Säulen beschreiben jeweils die maximale Druckamplitude des inspiratorischen und endexspiratorischen Druckes

Die Erklärung für die höhere Atemarbeit bei sPEEP im Vergleich zu CPAP geht auch aus Untersuchungen aus dem eigenen Bereich hervor, die LOTZ an gesunden Versuchspersonen gemacht hat (Abb. 5). Dabei zeigt sich, daß die Amplitude der transpulmonalen Druckschwankung im Verlauf eines Atemzyklus, die mit der Höhe der Atemarbeit in linearer Beziehung steht, während sPEEP sowohl gegenüber normaler Spontanatmung als auch gegenüber Spontanatmung mit CPAP deutlich größer ist.

In eigenen tierexperimentellen Untersuchungen fanden wir keinen Unterschied zwischen beiden Formen der Spontanatmung in Hinblick auf die Hämodynamik und die Oxygenierung. Unter den Ventilationsparametern (Tabelle 6) waren die Atemfrequenz während CPAP und dadurch bedingt auch der Totraumquotient niedriger als während sPEEP. Atemzugvolumen und alveoläre Ventilation stiegen unter CPAP geringfügig an, der Unterschied war aber nicht signifikant. Die Höhe der FRC war nicht verschieden und offensichtlich nur abhängig von der Höhe des endexspiratorischen Druckes. Die auch von anderen Autoren (18) berichtete Frequenzabnahme bei Anwendung von CPAP kann nicht durch die Abnahme des Atemantriebs bei normalisierten Blutgasen erklärt werden, sondern dürfte Folge eines über Mechanorezeptoren vermittelten Reflexmechanismus sein.

Tabelle 6. Ventilationsparameter während normaler Spontanatmung (ZPB), Spontanatmung mit positiv endexspiratorischem Druck ($_s$PEEP), Spontanatmung mit konstant positivem Atemwegsdruck (CPAP) und kontrollierter Beatmung mit positiv endexspiratorischem Druck (CPPV). Positiv endexspiratorischer Druck jeweils 5 cm H_2O. Tierexperimentelle Untersuchungen (siehe Text)

	ZPB	$_s$PEEP	CPAP	CPPV	ZPB
f min^{-1}	73 $\pm$ 13	45 $\pm$ 14	36 $\pm$ 12	19 $\pm$ 2	84 $\pm$ 14
			$p < 0{,}001$		
V_E ml kg^{-1} min^{-1}	508 $\pm$104	351 $\pm$106	363 $\pm$118	437 $\pm$111	505 $\pm$ 95
			n. s.		
V_T ml kg^{-1}	7,0 $\pm$ 1,0	8,5 $\pm$ 2,6	10,0 $\pm$ 2,9	23,5 $\pm$ 7,0	6,1 $\pm$ 0,7
			n. s.		
V_A ml kg^{-1} min^{-1}	166 $\pm$ 51	158 $\pm$ 53	172 $\pm$ 52	241 $\pm$ 81	176 $\pm$ 45
			n. s.		
V_D/V_T	0,65 $\pm$ 0,007	0,57 $\pm$ 0,1	0,53 $\pm$ 0,1	0,45 $\pm$ 0,09	0,65 $\pm$ 0,07
			$p < 0{,}01$		
FRC ml kg^{-1}	19,2 $\pm$ 4,3	25,4 $\pm$ 4,0	24,8 $\pm$ 2,0	26,5 $\pm$ 4,5	17,9 $\pm$ 2,9
			n. s.		

Während der Entwöhnungsphase werden häufig nicht koordinierte asynchrone Bewegungen von Zwerchfell und Thoraxwand beobachtet. Von PONTOPPIDAN (14) wurde für dieses Phänomen der Ausdruck "Diskoordination der Atemmuskulatur" geprägt. Abb. 6 zeigt ein Beispiel für eine solche völlig gegensinnige Bewegung von Thoraxwand und Zwerchfell während der Entwöhnungsphase vom Respirator. Es handelt sich dabei nicht um ein für die Entwöhnungsphase typisches Phänomen. Es wurde auch von anderen Autoren (1, 19) bei Patienten mit akuter respiratorischer Entgleisung bei chronisch obstruktiven Lungenerkrankungen beobachtet.

Diese Störung der Atemmechanik kann durch erhöhte inspiratorische Widerstände provoziert werden. Sie ist gekennzeichnet durch kurze Inspirationszeiten, niedrige Atemzugvolumina und hohe Atemfrequenzen. Die Arbeit des Atemapparates ist in hohem Maße unökonomisch. GRASSINO (6) konnte zeigen, daß die Atemarbeit bei einer solchen Atemmuskeldiskoordination bezogen auf das gleiche Atemzugvolumen um den Faktor 4 erhöht sein kann. Daraus wird klar, daß dieser Zustand in der Regel mit einer auf Dauer ausreichenden Spontanatmung nicht vereinbar ist. Untersuchungen an 20 eigenen Patienten während der Entwöhnungsphase bestätigen das (Tabelle 7). Von diesen 20 Patienten konnten 13 erfolgreich entwöhnt werden, bei sieben Patienten schlug der Entwöhnungs-

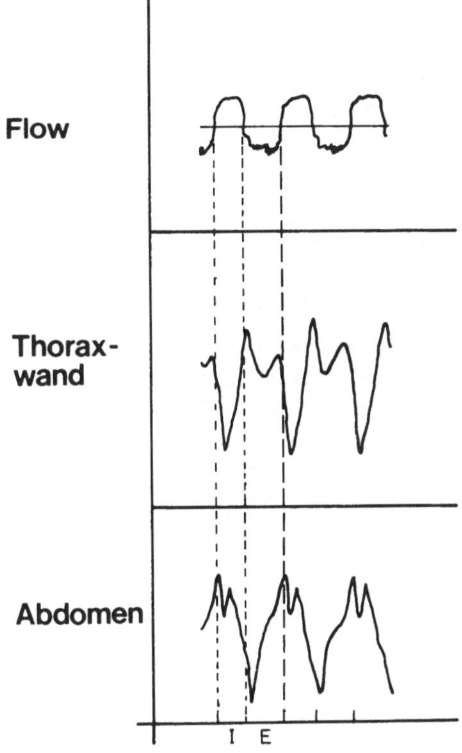

Abb. 6. Diskoordination der Atemmuskulatur während der Entwöhnungsphase. Obere Zeile: Die pneumotachographisch registrierte Atemstromstärke. Mittlere und untere Zeile: Die mittels einer Impedanzmethode aufgezeichneten Bewegungen von Thoraxwand und Bauchwand, dabei bedeutet eine Bewegung nach oben eine Inspirationsbewegung

Tabelle 7. Häufigkeit der Atemmuskeldiskoordination (AMD) in der Entwöhnungsphase während normaler Spontanatmung (ZPB) und während Spontanatmung mit positiv endexspiratorischem Druck (sPEEP). Gruppe A: Patienten, die erfolgreich entwöhnt wurden. Gruppe B: Patienten mit fehlgeschlagenem Entwöhnungsversuch

Gruppe	A	B	Gr. A. + B
ZPB	5/13	6/7	11/20
sPEEP	2/13	6/7	8/20

versuch fehl. Sechs dieser sieben Patienten zeigten das Phänomen der Atemmuskeldiskoordination sowohl während Spontanatmung als auch während sPEEP. In der Gruppe der erfolgreich entwöhnten Patienten zeigten während Spontanatmung fünf von 13, während sPEEP nur zwei von 13 Patienten dieses Phänomen. Diese Ergebnisse zeigen zum einen, daß das Phänomen der Atemmuskeldiskoordination ein prognostisch ungünstiges Zeichen ist, und zum anderen, daß die Anwendung von positiven Drucken während Spontanatmung möglicherweise einen therapeutischen Ansatzpunkt bietet.

Zusammenfassung

1. Eine kontrollierte Beatmung bedeutet nicht automatisch Sedierung und Relaxierung. Ziel ist der schmerzfreie und kooperative Patient.

2. Die Anwendung von CPAP verbessert auch während Spontanatmung durch Erhöhung der FRC die Oxygenierung, die Anwendung von SIMV normalisiert die alveoläre Ventilation.

3. Die Atemarbeit der Patienten in der Entwöhnungsphase muß so gering wie möglich gehalten werden. Das hat Implikationen für die Konstruktion von Systemen, die bei Formen der mechanisch unterstützten Spontanatmung zur Anwendung kommen. Die CPAP- und SIMV-Funktion ist ein wesentliches Kriterium für die Beurteilung von Respiratoren.

4. Fragen der Atemregulation haben sowohl für die Adaptation der Patienten an Beatmungsgeräte als auch während der Entwöhnungsphase nach maschineller Beatmung praktische Bedeutung.

Literatur

1. ASHUTOSH, K., GILBERT, R., AICHINCLOSS, J. H., PEPPI, D.: Asynchronous breathing movements in patients with chronic obstructive pulmonary disease. Chest 67, 553 (1975)

2. BERGER, A. J., MITCHELL, R. A., SEVERINGHAUS, J. W.: Regulation of respiration. New Engl. J. Med. 297, 92 (1977)

3. BOCK, K. H.: Untersuchungen zum Einfluß des Respirators auf die Spontanatmung. Habilitationsschrift, Ulm 1978

4. DOWNS, J. B., PERKINS, H. M., MODELL, J. H.: Intermittent mandatory ventilation. Arch. Surg. 109, 519 (1974)

5. FEELEY, T. W., SAUMAREZ, R., KLICK, J. M., McNABB, T. G.: Positive end-expiratory pressure in weaning patients from controlled ventilation. Lancet 1975 II, 725

6. GRASSINO, A.: Influence of chest wall configuration on the static and dynamic characteristics of the contracting diaphragm. In: Loaded breathing (eds. L. D. PENGELLY, A. S. REBUCK, E. J. M. CAMPBELL). Toronto: Longman Ltd. 1974

7. GUZ, A., NOBLE, M. I. M., EISELE, J. H., TRENCHARD, D.: The role of vagal inflation reflexes in man and other animals. In: Breathing. Hering-Breuer Centenary Symposion (ed. R. PORTER). London: Churchill 1970

8. HAGAN, R., BRYAN, A. C., BRYAN, M. H., GULSTON, G.: Neonatal chest wall afferents and regulation of respiration. J. appl. Physiol. 42, 362 (1977)

9. HENNING, R. J., SHUBIN, H., WEIL, M. H.: The measurement
   of the work of breathing for the clinical assessment of
   ventilator dependence. Crit. Care Med. 5, 264 (1977)

10. KIRBY, R. R., DOWNS, J. B., CIVETTA, J. M., MODELL, J. H.,
    DANNEMILLER, F. J., KLEIN, F. F., HODGES, M.: High level
    positive end expiratory pressure (PEEP) in the acute respi-
    ratory insufficiency. Chest 67, 156 (1975)

11. KLAIN, M., SMITH, R. B.: High frequency percutaneous trans-
    tracheal jet ventilation. Crit. Care Med. 5, 280 (1977)

12. KNILL, R., BRYAN, A. C.: An intercostal-phrenic inhibitory
    reflex in human newborn infants. J. appl. Physiol. 40, 352
    (1976)

13. PAINTAL, A. S.: The mechanism of excitation of type J re-
    ceptors and the J reflex. In: Breathing. Hering-Breuer Cen-
    tenary Symposion (ed. R. PORTER). London: Churchill 1970

14. PONTOPPIDAN, H., GEFFIN, B., LOWENSTEIN, E.: Acute respira-
    tory failure in the adult. New Engl. J. Med. 287, 690 (1972)

15. PONTOPPIDAN, H., WILSON, R. S., RIE, M. A., SCHNEIDER, R.
    C.: Respiratory intensive care. Anesthesiology 47, 96 (1977)

16. REMMERS, J. E.: Functional role of the inspiratory termina-
    ting reflex from intercostal muscle spindles. In: Respira-
    tory centers and afferent systems (ed. D. DURON). Paris:
    INSERM 1976

17. SAHN, S. A., LAKSHMINARAYAN, S.: Bedside criteria for the
    discontinuation of mechanical ventilation. Chest 63, 1002
    (1973)

18. SCHÄR, B., VIQUERAT, C., DEMOTTEZ, V., HEMMER, M., SUTER,
    P.: Beeinflussung der Atemmechanik und des Gasaustausches
    durch kontinuierlich positiven Atemwegsdruck (CPAP) bei ge-
    sunden Erwachsenen und Patienten nach Herzoperationen unter
    Spontanatmung. Intensivmed. 13, Suppl. 1, 14 (1976)

19. SHARP, J. T., GOLDBERG, N. B., DRUZ, W. S., FISHMAN, H. C.,
    DANEN, J.: Thoraco-abdominal motion in chronic obstructive
    pulmonary disease. Amer. Rev. resp. Dis. 115, 47 (1977)

20. SPEIDEL, B. D., DUNN, P. M.: Use of nasal continuous posi-
    tive airway pressure to treat severe recurrent apnoea in
    very preterm infants. Lancet 1976 II, 658

21. SPILKER, D., LOTZ, P., BOCK, K. H., KILIAN, J., AHNEFELD,
    F. W.: Die Anwendung von PEEP und CPAP bei spontanatmenden
    Patienten mit posttraumatischer respiratorischer Insuffi-
    zienz. Vortrag, Zentraleuropäischer Anästhesiekongreß,
    Bremen 1975

22. STURGEON, C. L., DOUGLAS, M. E., DOWNS, J. B., DANNEMILLER,
    F. J.: PEEP and CPAP: cardiopulmonary effects during spon-
    taneous ventilation. Anesth. Analg. 56, 633 (1977)

23. WOLFF, G.: Die künstliche Beatmung auf Intensivstationen.
    Berlin, Heidelberg, New York: Springer 1977

Das Monitoring des beatmeten Patienten – eine kritische Analyse

Von K. Steinbereithner und M. Baum

Jedem Versuch, Probleme der Beatmungsüberwachung in ein "logisch" gliederndes Schema zu bringen, haftet unvermeidlich eine
sehr subjektive Note an. Je nachdem, ob klinische (13), funk-
tionsanalytische (6, 36) bzw. organbezogene Aspekte im Vordergrund stehen, werden sich die Schwerpunkte sinngemäß verschie-
ben. Es sei daher nicht als "lochbrillenhafte" Einseitigkeit
aufgefaßt, wenn im folgenden weitgehend an der seinerzeit (32)
von uns vorgeschlagenen Einteilung festgehalten wird. Zum anderen darf Verständnis dafür erwartet werden, daß das so be-
deutsame Moment der laufenden klinischen Beurteilung in diesen
Ausführungen höchst stiefmütterlich behandelt werden muß. Schließlich wird die geforderte "kritische" Kommentierung von Überwa-
chungsparametern bzw. -verfahren nur ausnahmsweise die leidige
Frage schlüssig beantworten können, wo das "Muß" aufhört und
das "Soll" - das ja vielfach mit dem "Kann" eng verflochten
ist - beginnt.

Tabelle 1. Respiratorüberwachung (Teilweise nach 15)

Parameter	Meßwert-anzeige	Alarm hoch	Alarm nieder	Ausfall
Gasversorgung				+
Antrieb				+
Steuerung				+
O_2-Konzentration*	+	+	+	+
Inspiratorische Gastemperatur*	+	+		+
Befeuchterflüssigkeit*			+	+
V_T (E)	+		+	
AMV	+		+	
Beatmungsdruck	+	+**	+	
Frequenz	+		+	

* Servoeinstellung als Idealforderung
** eventuell kombiniert mit Entlastungsventil (28)

1. Gerätefunktion

In Tabelle 1 wurde die von uns (2) erstellte Auflistung der bei
einem Beatmungssystem zu fordernden Überwachungseinrichtungen
um mehrere "Idealforderungen" ergänzt. Das Monitoring sollte
neben der technischen Gerätefunktion einschließlich Konstanz
therapierelevanter Einstellungen sowie der Anzeige von Komplikationen auch ein bestimmtes Minimum an Effektivitätsparametern
umfassen. Die gestellten Forderungen (etwa: Frequenztreue) beziehen sich natürlich auch auf "neuere" Beatmungsverfahren wie
CPAP, IMV usw.. Jedes Maschinenmonitoring sollte integraler Bestandteil des Gerätes sein, da eine Umrüstung stets ein gewisses Maß an Improvisation voraussetzt.

Tabelle 2. Gerätefunktion (Kontroll- und Warneinrichtungen;
gegenwärtiger Entwicklungsstand)

Respirator	
Frequenz- und Volumenkonstanz	±
Atemzeitverhältnis	++
F_IO_2	+
Druckgrenzen	±
(Temperaturkonstante) Befeuchtung	±
Strom- und/oder Gasausfall	±
Leckage	?
Konnektoren und Schläuche	
Totraumkonstanz	+
Trennung von Verbindungen	+
Obstruktion	± ?
Tuben und Cuff	
Dislokation, Knickung	±
Cuffdruck (Druckkonstanz, Minimierung) (7)	±
(Form- und Materialoptimierung)	?

Daß der derzeitige Stand der technischen Realisierung eine wirksame Kontrolle des Gesamtsystems, einschließlich Verbindungen
(Dekonnektion!) usw., keinesfalls gewährleistet (Tabelle 2),
sollte von der Industrie als Herausforderung verstanden werden.

2. Kontrolle der Ventilation

Wie Tabelle 3 ausweist, verfügen wir zur Überwachung der Beatmung nur über ein recht beschränktes Instrumentarium wirklich
"klinikreifer" Parameter. Dies beginnt bereits bei einer so
grundlegenden Größe wie dem Atemzugvolumen (V_T); so lange weitgehend störungsfreie neue Verfahren der Volumenmessung (z. B.
nach dem Vortexprinzip; 3) nicht allgemein einsetzbar sind,
scheint uns daher auch die Forderung von SHAPIRO et al. (28),
das "tidal volume" im Intensivbereich ähnlich dem EKG weithin
sichtbar anzuzeigen, etwas verfrüht.

Tabelle 3. Ventilation

(Prüfe Lageeinfluß bei einseitigen Prozessen!)

V_T, Frequenz

P_aCO_2: Möglichst Eukapnie (PO_2, HZV, Bronchiolentonus)
Cave Hirndruckerhöhung, $\dot{Q}_S/\dot{Q}_T\uparrow$,
Azidose

"Effektive" Compliance:

$$\frac{V_T}{\text{Plateaudruck minus endexspiratorischem Druck}} \quad (\underline{38})$$

P_ECO_2 ($P_{\bar{E}}CO_2$, F_ECO_2)

Compliance; Resistance
(Volumen-Druck-Relation, "Atemschleifen")

Totraumventilation
(V_D/V_T, eventuell $aADCO_2$)

FRC

Atemarbeit; $\dot{V}_{O_2}$; $\dot{V}_{CO_2}$

("closing volume" ($\underline{40}$))

Zur (kontinuierlichen) Blutgasmessung wird noch Stellung zu
nehmen sein. Die Problematik der Bestimmung von "effektiver"
bzw. "totaler" (statischer) Compliance (zur Abhängigkeit von
der Respiratorcharakteristik, vergl. RÜGHEIMER, $\underline{27}$; WOLFF, $\underline{43}$)
erscheint inzwischen genügend ausdiskutiert.

Größeres Interesse findet in letzter Zeit wieder die Kohlensäure-
bestimmung in der Ausatemluft. Die Entwicklung schnell anspre-
chender CO_2-Analysatoren (Elema, Dräger) und zunehmender Einsatz
des Respirationsmassenspektrometers (trotz Störanfälligkeit in
Dauerbetrieb) haben die Sinnhaftigkeit solcher Messungen erneut
evident gemacht (Tabelle 4) ($\underline{24}$, $\underline{25}$). Inwieweit auch die Messung von F_ICO_2 entsprechend den Vorstellungen der Gruppe GREN-
VIK (P_aCO_2-Optimierung, CO_2 als titrierbare Droge; vergl. MIL-
LEN et al., $\underline{21}$) sich als notwendig erweist, bleibt abzuwarten.

Die im zweiten Teil von Tabelle 3 angeführten Parameter erfordern entweder den Einsatz von Atemmechanik- und Gasaustausch-
rechnern, die für beatmete Patienten am Markt noch nicht ver-
fügbar sind, oder derzeit eher aufwendige Zusatzeinrichtungen
für Helium- bzw. Stickstoffanalysen. Immerhin berechtigt die
Tatsache, daß derartige methodisch auch bei Beatmungspatienten
anwendbare Verfahren schon existieren ($\underline{36}$, $\underline{37}$, $\underline{40}$), zu Hoffnun-
gen für die Zukunft.

(Das Fehlen von $\dot{V}_A/\dot{Q}$ in Tabelle 3 mag zur Kritik herausfordern;
wir sind aufgrund eigener Erfahrungen ($\underline{35}$) der Ansicht, daß
sich $\dot{V}_A$ derzeit aus verschiedensten Gründen (Meßfehler einzelner Rechenglieder, laufend wechselnde Einflüsse diverser kar-
diopulmonaler Parameter) unter Beatmung nur sehr bedingt zur

Tabelle 4. Informationswert der F_ECO_2 (P_ECO_2, $P_{\bar{E}}CO_2$) (Nach $\underline{9}$, $\underline{39}$)

Hinweis auf P_aCO_2 (möglichst direkt bestimmen!)

Zeichen erhöhter Totraumventilation
(Embolie! DD: "sigh")

Gleichmäßigkeit der Ventilation ("fighting")

Hinweis auf Verteilungsstörungen

Hilfe bei Umstellung des Beatmungsregimes
(kontrolliert-assistiert, "weaning", PEEP, IMV etc.)

Verrechnung eignet. Das präzise Meßverfahren der Gruppe WEST
($\underline{41}$) bleibt wohl hochspezialisierten Forschungszentren vorbe-
halten).

3. Oxygenierung

Die relevanten Oxygenierungsparameter sind in Tabelle 5, eher
nach Verfügbarkeit als nach funktionellen Aspekten gereiht,
zusammengefaßt. Zu F_IO_2: Klinisch hat sich die von WILSON und
SIBBALD ($\underline{42}$) angegebene Formel:

$$Soll-P_aO_2 = F_IO_2 \ (Vol.\%) \times 6$$

als grober Schätzparameter durchaus bewährt.

Zu P_aO_2: Da die transkutane PO_2-Messung (ähnliches gilt für
PCO_2-Elektroden dieser Art) wohl Trendaussagen, selten aber
Absolutmessungen ermöglicht (Tabelle 6), bleibt die blutige
PaO_2-Messung derzeit unerläßlich.

Ein on line-Blutgasmonitoring arteriell gemessen erscheint
zwar, da sich eine Reihe von teilweise recht preisgünstigen
Sensoren für PO_2 und PCO_2 (bzw. pH) am Markt befinden, durchaus im Bereich des Möglichen ($\underline{3}$), doch verhindern Driftproble-
me ($\underline{11}$) sowie Schwierigkeiten der Eichung unter sterilen Kau-
telen gegenwärtig noch weitgehend quantitative Langzeitmessun-
gen. Ähnlich große Schwierigkeiten zeigen sich in der Praxis
bei massenspektrometrischer Blutgasanalyse. Demgemäß sind bisher auch alle Bemühungen in Richtung einer Servokontrolle von
Respiratoren via Blutgasdauerregistrierung über Kurzzeitversu-
che an Tier und Mensch nicht hinausgelangt ($\underline{8}$).

$P_{\bar{v}}O_2$ oder $S_{\bar{v}}O_2$: Wesentlich ausgereifter erscheint das Prinzip
der Fiberoptikoxymetrie (eventuell kombiniert mit Druck- und
HZV-Messung nach Art eines Swan-Ganz-Katheters), so daß jüngst
eine Beatmungssteuerung auf diesem Wege vorgeschlagen wurde ($\underline{16}$).
Sowohl bei on line-Überwachung wie bei intermittierender Mes-
sung von $S_{\bar{v}}O_2$ bzw. $P_{\bar{v}}O_2$ sei allerdings nicht vergessen, daß bei
Sepsis, Peritonitis und Leberzirrhose in der Regel Anstiege die-
ser Parameter zu verzeichnen sind ($\underline{31}$).

Tabelle 5. Oxygenierungsparameter

F_IO_2	Minimierung wegen Lungenschäden und Shunterhöhung (<u>38</u>, <u>41</u>) anstreben
	Effekt jeder Veränderung testen
	P_aO_2 nicht unter 60 - 65 Torr
P_aO_2	zur Zeit unumgänglich;
	Dauerregistrierung (intravasal) noch unausgereift
	$P_{tc}O_2$ (transkutan) beim Erw. nur bedingt verläßlich
$P_{\bar{v}}O_2$	(bzw. $S_{\bar{v}}O2$ fiberoptisch): Beurteilung der Herzleistung und von Therapiemaßnahmen (<u>17</u>) (Anzeige akuter Hypoxie)
$AaDO_2$	(F_IO_2: (0,21), 0,5, 1,0)
$C_{av}\text{-}DO_2$	Herzleistung; O_2-Extraktion; Bestimmung von CI mit Hilfe von O_2-Reserve ($C_{\bar{v}}O2$) und O_2-Transportkapazität (C_aO2)
$\dot{Q}_S/\dot{Q}_T$	Beurteilung von Lungenzustand und Beatmungseffekt (indirekter FRC-Parameter)
	"Optimierung" von PEEP etc. (<u>38</u>)

(Hb; Hk)

(2,3 DPG; P_{50} - aktuell und korrigiert)

Tabelle 6. Limitierende Faktoren der transkutanen PO_2-Messung (<u>1</u>, <u>10</u>)

Deutliche Differenz zum P_aO2 (speziell bei Kreislaufinsuffizienz)

Empfindlich auf rasche Blutdruckschwankungen

Hypoxämie vergrößert P_a-P_{tc}-Gradienten

Drift (meßdauerabhängig)

Heiztemperaturabhängigkeit

Kontentbestimmung: Die direkte Messung bedarf noch erheblicher technischer Erfahrung und erscheint im Augenblick nur bedingt praktikabel. Dementsprechend gering ist ihre derzeitige klinische Bedeutung, obwohl die Kontentdifferenz neben der Ermittlung von Herzleistungsparametern vor allem zur exakten Berechnung des (intrapulmonalen) Rechts-links-Shunts unentbehrlich ist.

Tabelle 7. Mögliche Interrelationen zwischen $AaDO_2$ und F_IO_2-Erhöhung (Nach 39)

Abnahme venöser Beimischung ($\dot{V}_A/\dot{Q}$)	↓
Aufhebung hypoxischer Vasokonstriktion	↑ (→)
Umverteilung der Durchblutung	↑
Alveolarkollaps bei kritischem Abfall von $\dot{V}_A/\dot{Q}$	↑
HZV-Senkung	? (↓↑ →)

Der Wert der $AaDO_2$ hängt zwar von vielen, nicht immer korrelierenden Faktoren (Tabelle 6) ab, ihr Verhalten auf F_IO_2-Änderungen (Tabelle 7) ist weitgehend unbestimmt, dennoch stellt sie gegenwärtig als "Kenngröße des O_2-Transfer" im Oxygenator Lunge (18) den am häufigsten ermittelten Meßparameter dar. $\dot{Q}_S/\dot{Q}_T$ wird sodann meist aus Nomogrammen oder Tabellen (13, 43) abgegriffen. Die Berechtigung dieses Vorgehens (Wertigkeit zugrundeliegender Annahmen) kann hier ebensowenig diskutiert werden wie Einzelfragen der in den Tabellen 6 und 7 "angerissenen" Problematik.

Zu Ende dieses Abschnitts, gewissermaßen an der Schnittstelle Lungenparenchym - Lungenkreislauf, eine kurze Bemerkung zum Stellenwert des Ventilations-Perfusions-Scan: Im Moment gibt es keine Hinweise für eine "machbare" Methode am Beatmungspatienten.

4. Kardiozirkulatorische Überwachung

Daß eine Fülle von Aussagen hier schon aus "simplen" Herz-Kreislauf-Größen ableitbar ist, sei einleitend angemerkt (Tabelle 8) und möge nicht als Gemeinplatz verstanden werden.

Tabelle 8. Aussagewert von Kreislaufparametern bei Respiratorpatienten (28)

Blutdruck	Herzfrequenz	ZVD	Wahrscheinliche Ursache
↓	↑	↓	(Relative) Hypovolämie
↓	↓	↑	Vagusreiz, schwere Hypoxämie
↓	↑	↑	Rechtsherzüberlastung, "fighting"
↓	↓	↓	Kardiovaskuläres Versagen
↑	↑	↑	Angst, Schmerzen, "fighting"

Inwieweit sich mit derzeitigen Indikatormethoden unter Beatmung verläßliche HZV-Daten (etwa zur PEEP-Evaluierung, bei Entwöhnung usw.) gewinnen lassen, erscheint uns zumindest diskutabel. Auch bei atemphasengetriggerter Tracerapplikation ist - vor allem in Extremsituationen - stetes Mißtrauen am Platze (4, 22).

Tabelle 9. Herz-Kreislauf-System

Pulsfrequenz (Arrhythmie)
Blutdruck
ZVD
HZV (Fehlerquellen bei Beatmung)
Pulmonalarteriendruck (→ pulmonary vascular resistance)
"wedge pressure" ("fluid lung", PEEP-Optimierung)

Die routinemäßige Langzeitdruckmessung im kleinen Kreislauf
(Tabelle 9) kann hier nur gestreift werden. Trotz zahlreicher
Fehlmessungs- (speziell "wedge"-Druck unter PEEP: KANE et al.,
14; ROY et al., 26) und Komplikationsmöglichkeiten scheint uns
in kritischen Fällen ein Verzicht auf diese Überwachungsmöglich-
keit kaum zu rechtfertigen, da therapeutische Entscheidungen
(19) und prognostische Beurteilung (12, 44) wesentlich von den
erhobenen Werten abhängen.

5. Biochemische und sonstige Parameter

Die Aufzählung anderer Meßgrößen in Tabelle 10 stellt keine
"komplettierende Pflichtübung" dar, vielmehr kommt Kennzahlen
des Flüssigkeits- und Elektrolythaushaltes gerade beim Beatmeten (in Schlagworten: Diurese und Dopamineinsatz, Natriumreten-
tion als Ausdruck eines "sick cell"-Syndroms und/oder eines
Hyperaldosteronismus, kolloidosmotischer Druck als Prognosein-
dex usw.) größte Bedeutung zu.

Tabelle 10. Allgemeine (biochemische etc.) Parameter

Flüssigkeitsbilanz
Diurese (PEEP)
Körpergewicht
Elektrolytbilanz (Natrium, Kalium)
Osmolalität (Serum, Harn)
Serumproteine (Albumin, KOD)
Blutvolumen (PEEP ←→ HZV)

Die sonstige Routineüberwachung (z. B. bakteriologisches Moni-
toring) soll naturgemäß auch in Richtung beatmungsinhärenter
Komplikationen zielen. Aussagen zur Wertigkeit von in diesen
Rahmen gehörenden "Meß"-Verfahren pulmonaler Flüssigkeitsvolu-
mina (Impedanz, "thermal volume") können in Hinblick auf den
Beitrag von BERGMANN et al. (5) unterbleiben.

6. Prognoseindizes

Die weltweit sich abzeichnende Tendenz (34), Behandlungseinsatz
und -erfolg gerade in der Intensivmedizin miteinander zu korre-

Tabelle 11. Wichtige Prognoseparameter (speziell bei "Schocklunge") (29, 30)

Arterieller Mitteldruck (MAP); DP

Sauerstoffaufnahme ($\dot{V}_{O_2}$)

O_2-Extraktion (($C_aO_2 - C_{\bar{v}}O_2$):C_aO_2)

MPAP

PVR

pH; (Exzeß-)Laktat

---

lieren, hat in allen Bereichen derselben zu kritischen Analy-
sen Anlaß gegeben. Für die Respiratortherapie gibt es bisher
nur wenige relevante Studien (Tabelle 11). Weitere Bemühungen
in dieser Richtung scheinen weniger aus Triagegründen erforderlich, es besteht vielmehr ein echter Bedarf nach Entscheidungs-
hilfen therapeutischer Art (Beispiele: ECMO-Einsatz, Dialyse-
indikation und dergleichen mehr).

7. Computergesteuerte Überwachung

In Abb. 1 sind, anknüpfend an weiter oben gemachte Aussagen, jene "pulmonalen" Kenngrößen (unter Einbeziehung von Stickstoff
vor allem in Hinblick auf die Untersuchungen von MARKELLO et
al., 20) zusammengefaßt, deren laufende Ermittlung - wenngleich
vielfach mit nicht geringem Aufwand - heute meßtechnisch möglich ist; daraus läßt sich durch rechnerische Verknüpfung eine
große Zahl weiterer Parameter gewinnen. Die Realisierung einer
derartigen on line-Meßwertverrechnung ist in Ansätzen (mit dem
Endziel einer automatischen Beatmungssteuerung bzw. Testung
neuer Beatmungs- und sonstiger Therapieverfahren) bereits gegeben (Tabelle 12). Dieser optimistische Ausblick darf allerdings nicht darüber hinwegtäuschen, daß eine computermäßige Be-
wertung der "Gesamtfunktion" des Beatmungspatienten - unter Einbeziehung anderer Parameter, wie Nierenfunktion, Stoffwechsel-
daten usw. - noch lange Wunschvorstellung bzw. "science fiction"
bleiben wird (33).

Schlußbetrachtungen

Bemühen wir uns abschließend, die bisherigen Darlegungen kritisch zu werten, so besteht an sich wenig Grund zur Selbstzu-
friedenheit! Beginnend beim Maschinenmonitoring, das eine Reihe von Wünschen offenläßt, sind wir, abgesehen von einigen klinischen Forschungszentren, vielfach weit davon entfernt, in der
Überwachung des kritischen Respiratorpatienten auch nur jene
Verfahren routinemäßig zur Anwendung zu bringen, die (bei allerdings teilweise noch hohem technischem und finanziellem Einsatz)
heute bereits zur Verfügung stehen. Dieser Umstand führt gelegentlich zu Unsicherheit und Frustration, daneben verzögert er
aber auch die Kumulation von Erfahrung und daraus resultierende
Forderungen an die entwickelnde und forschende Industrie.

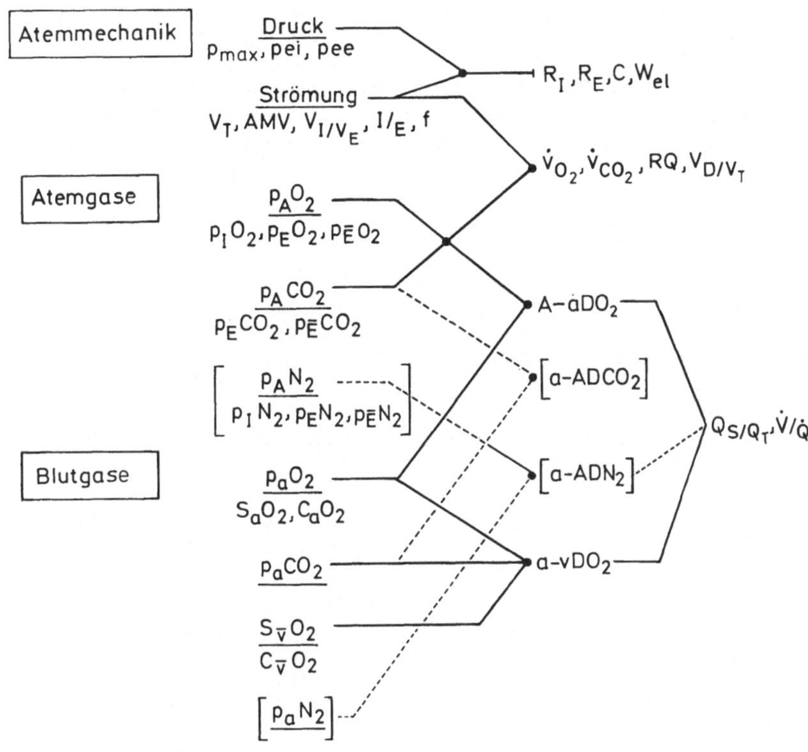

Abb. 1. Pulmonales Monitoring – Ausgangs- und abgeleitete Parameter (Modifiziert nach 3)

Tabelle 12. Computergestützte Überwachung (Entwicklungstendenzen)

Laufende Meßwertverrechnung (real time-Betrieb)

Multivariante Analyse und Verknüpfung relevanter Parameter on line (HZV, Kreislauf, Gasaustausch, Atemmechanik, Stoffwechsel usw.)

Automatische Respiratorsteuerung (laufende Anpassung)

Testung neuer Verfahren und/oder Indikationen

Prüfung von Medikamenteneffekten

(Erarbeitung von Analogmodellen usw.)

Versucht man eine Projektion in die Zukunft, so scheint angesichts mancher sich anbahnender Entwicklungen, etwa mit Blickrichtung anwendungsorientierter ("dedicated") Minicomputer, kein Anlaß zur Resignation zu bestehen. Der Wert allen Monitorings hängt allerdings entscheidend von der Bereitschaft des Intensivteams (also von Ärzten und Schwestern) ab, den Dialog

mit dem komplexen System: Therapiegerät - Patient - Überwa-
chungsbehelf als steten "intensiven" Lernprozeß zu verstehen,
was auch den Willen miteinschließt, tradierte Routine immer
wieder in Frage zu stellen. Die Fortschritte bei einem der
wichtigsten intensivtherapeutischen Verfahren, der Respiratortherapie, in den letzten Jahren sollte uns dennoch zuversicht-
lich bleiben lassen.

<u>Literatur</u>

1. AL DIAIDY, W., SKEATES, S. J., HILL, D. W., TINKER, J.:
   The use of transcutaneous oxygen electrodes in intensive
   therapy. Intens. Care Med. <u>3</u>, 35 (1977)

2. BAUM, M.: Referat 1. Österr. Sympos. Intensivmedizin, 24.
   Mai 1978, Kremsmünster

3. BAUM, M., RICHTER, J. A., SCHMID, D., MENDLER, N.: Die Überwachung der pulmonalen Funktion beatmeter Patienten. Herz
   <u>2</u>, 473 (1977)

4. BERGMANN, H., DRAXLER, V., GILLY, H., NECEK, S., SPORN, P.,
   STEINBEREITHNER, K.: Methodische Probleme der HZV-Bestim-
   mung. Wiss. Ber., p. 106. 2. Jahrestagung Österr. Ges. Biomed. Technik, Graz, 29.6. - 2.7.1977

5. BERGMANN, H., GILLY, H., NECEK, St.: Der Einfluß von Blut
   und parenteral zugeführter Flüssigkeit auf die Lungenstrombahn und Methoden zur quantitativen Erfassung statischer
   und dynamischer Flüssigkeitsvolumina in der Lunge. Vortrag
   Workshop "Akutes Lungenversagen", 1. - 4.11.1978, Meran

6. BURTON, G. B.: Respiratory gas exchange mechanisms. In: Respiratory care (eds. BURTON, GEE, HODGKIN), p. 185. Philadelphia: Lippincott 1977

7. CARROLL, R. G., McGINNIS, G. E., GRENVIK, A.: Performance
   characteristics of tracheal cuffs. Int. Anesth. Clin. <u>12</u>,
   111 (1974)

8. COON, R. L., ZUPERKU, E. J., KAMPINE, J. P.: Systemic arterial blood pH servocontrol of mechanical ventilation.
   Anesthesiology <u>49</u>, 201 (1978)

9. FALLAT, R. J., OSBORN, J. J.: Patient monitoring techniques.
   In: Respiratory care (eds. BURTON, GEE, HODGKIN), p. 950.
   Philadelphia: Lippincott 1977

10. GOECKENJAN, G., STRASSER, K.: Limitierende Faktoren der
    kontinuierlichen transkutanen pO_2-Überwachung bei erwach-
    senen Intensivpatienten. Abstr. 9. Gem. Tagung Dtsch. Österr.
    Ges. Internist. Intensivmed., p. 41. 15. - 17.9.1977, Linz

11. HUCHON, G., BLAYO, M. C., VALLOIS, J. M., CHIRICO, A., MO-
    RIZET, P., GAUDEBOUT, C.: Continuous intravascular monito-
    ring of PO_2 and PCO_2. A comparative in vitro- in vivo-study.
    Europ. J. intens. Care Med. 2, 23 (1976)

12. JARDIN, F., DELILLE, F., GURDJIAN, F., BLANCHET, F., MAR-
    GAIRAZ, A.: Profil hémodynamique du syndrome de détresse
    repiratoire aigue de l'adulte. Nouv. Presse méd. 6, 3401
    (1977)

13. JOHNSTON, R. F., SHIRLEY, D. W.: Physiological measurements
    in pulmonary failure. In: Critical care medicine (ed. W. W.
    OAKS), p. 179. New York: Grune & Stratton 1974

14. KANE, P. B., ASKANAZI, J., NEVILLE, J. F., MON, R. L., HAN-
    SON, E. L., WEBB, W. R.: Artifacts in the measurements of
    pulmonary artery wedge pressure. Crit. Care Med. 6, 36 (1978)

15. KIRBY, R. R., DESAUTELS, D., MODELL, J. H., SMITH, R. A.:
    Mechanical ventilation. In: Respiratory care (eds. BURTON,
    GEE, HODGKIN), p. 583. Philadelphia: Lippincott 1977

16. KOCH, H. U., NEUHOF, H.: Einsatz der kontinuierlichen intra-
    vasalen Messung der Sauerstoffsättigung zur Steuerung der
    Beatmung schwerkranker Patienten. Abstr. 9. Gem. Tagung
    Dtsch. Österr. Ges. Internist. Intensivmed., p. 14. 15. -
    17.9.1977, Linz

17. KRAUSS, X. H., VERDOUW, P. D., HUGENHOLTZ, P. G., NAUTA, J.:
    On-line monitoring of mixed venous oxygen saturation after
    cardiothoracic surgery. Thorax 30, 636 (1975)

18. LAKE, K. B., RUMSFELD, J. A.: The adult respiratory distress
    syndrome ("Shock lung"). In: Respiratory care (eds. BURTON,
    GEE, HODGKIN), p. 764. Philadelphia: Lippincott 1977

19. LAVER, M. B.: Kardiorespiratorische Probleme in der Inten-
    sivpflege. Langenbecks Arch. Chir. 342, 331 (1976)

20. MARKELLO, R., WINTER, P., OSZOWKA, A.: Assessment of ven-
    tilation-perfusion inequalities by arterial-alveolar nitro-
    gen differences in intensive-care patients. Anesthesiology
    37, 4 (1972)

21. MILLEN, J. E., OLLIVIER, L., GRENVIK, A.: A CO_2 mixer to
    control $FICO_2$ during mechanical ventilation. Med. Instrum.
    8, 151 (1974)

22. PACE, N. L.: A critique of flow-directed pulmonary arterial
    catherization. Anesthesiology 47, 455 (1977)

23. PONTOPPIDAN, H., GEFFIN, B., LOWENSTEIN, E.: Acute respira-
    tory failure in the adult (three parts). New Engl. J. Med.
    278, 690, 743, 799 (1972)

24. POTTER, W. A.: Mass spectrometry for innovative techniques of respiratory care, ventilator weaning and differential ventilation in an intensive care unit. Crit. Care Med. $\underline{4}$, 235 (1976)

25. RIKER, J. B., HABERMAN, B.: Expired gas monitoring by mass spectrometry in a respiratory intensive care unit. Crit. Care Med. $\underline{4}$, 223 (1976)

26. ROY, R., POWERS, S. R., FEUSTEL, P. J., DUTTON, R. E.: Pulmonary wedge catheterization during positive end-expiratory pressure ventilation in the dog. Anesthesiology $\underline{46}$, 385 (1977)

27. RÜGHEIMER, E.: Forderungen des Klinikers an ein Respiratorsystem. In: Der Risikopatient in der Anästhesie. 2. Respiratorische Störungen. Klinische Anästhesiologie und Intensivtherapie (eds. F. W. AHNEFELD, H. BERGMANN, C. BURRI, W. DICK, M. HALMAGYI, E. RÜGHEIMER), Bd. 12, p. 114. Berlin, Heidelberg, New York: Springer 1976

28. SHAPIRO, B. A., HARRISON, R. A., TROUT, C. A.: Clinical application of respiratory care, p. 311. Chicago: Year Book Medical Publishers 1975

29. SHOEMAKER, W. C., ELWYN, D. H., LEVIN, H., ROSEN, A. L.: Early prediction of death and survival in postoperative patients by non-parametric analysis of cardiorespiratory variables. Crit. Care Med. $\underline{2}$, 317 (1974)

30. SHUBIN, H., WEIL, M. H., AFIFI, A. A., PORTIGAL, L., CHANG, P.: Selection of hemodynamic, respiratory and metabolic variables for evaluation of patients in shock. Crit. Care Med. $\underline{2}$, 326 (1974)

31. SNYDER, J. V.: Referat Sympos. Emergency Crit. Care Med., 8. - 10.5.1975, Pittsburgh (USA)

32. STEINBEREITHNER, K.: Indikation und Kontrollparameter der maschinellen Beatmung. Intensivmed., Suppl. 1, 1 (1976)

33. STEINBEREITHNER, K.: Einführung in die Thematik - Versuch einer Standortbestimmung. Intensivbehandlung $\underline{1}$, 109 (1976)

34. STEINBEREITHNER, K.: Grenzen der Wiederbelebung und Intensivmedizin. Wien. med. Wschr. (Im Druck)

35. STEINBEREITHNER, K., DRAXLER, V., GILLY, H., SPORN, P., GEYER, A., BINDER, G.: Das Aspirationssyndrom. Vortrag Internationales Symposium "Akutes progressives Lungenversagen", 6. - 7.10.1978, Wien

36. SUTER, P.: Lungenfunktionsprüfung bei der akuten Lungeninsuffizienz: Techniken und therapeutische Konsequenzen. Vortrag Internationales Symposium "Akutes progressives Lungenversagen", 6. - 7.10.1978, Wien

37. SUTER, P. M., SCHLOBOHM, R. M.: Determination of functional
    residual capacity during mechanical ventilation. Anesthesio-
    logy 41, 605 (1974)

38. SUTER, P. M., FAIRLEY, M. B., ISENBERG, M.: Optimum endex-
    piratory airway pressure in patients with acute pulmonary
    failure. New Engl. J. Med. 292, 284 (1975)

39. SYKES, M. K., McNICOL, W. W., CAMPBELL, E. J. M.: Respira-
    tory failure, 2nd. ed.. Oxford: Blackwell 1976

40. WALTEMATH, C. L., BERGMAN, N. A.: Measurement of closing
    volume in apneic subjects. Crit. Care Med. 4, 139 (1976)

41. WEST, J. B.: Pulmonary gas exchange in the critically ill
    patient. In: The lung in the critically ill patient (ed.
    W. C. SHOEMAKER), p. 3. Baltimore: Williams & Wilkins 1976

42. WILSON, R. F., SIBBALD, W. J.: Acute respiratory failure.
    Crit. Care Med. 4, 79 (1976)

43. WOLFF, G.: Die künstliche Beatmung auf Intensivstationen,
    2. Auflage. Berlin, Heidelberg, New York: Springer 1977

44. ZAPOL, W. M., SNIDER, M. T.: Pulmonary hypertension in se-
    vere acute respiratory failure. New Engl. J. Med. 296, 476
    (1977)

Zusammenfassung der Diskussion zum Thema: „Monitoring und Beatmungstherapie"

FRAGE:
Welche diagnostischen Maßnahmen geben Auskunft über Auftreten
und Verlauf des akuten Lungenversagens?

ANTWORT:
Das wichtigste scheint zu sein daran zu denken, daß ein akutes
Lungenversagen bei einer bestimmten Konstellation entstehen
kann. Dieser Verdacht allein muß eine sorgfältige Überwachung
der Parameter Atemfrequenz, Vitalkapazität und arterieller PO_2
bei Raumluftatmung nach sich ziehen. Die Vitalkapazität wird
nicht mit dem Glockenspirometer, sondern mit einem der üblichen
bedside-Geräte gemessen, die die langsame Phase am Ende der Exspiration nicht mehr mit erfassen. Der dadurch entstehende kleine Fehler ist sogar erwünscht, da die Messung in jedem Falle etwas zu niedrige Werte ergibt, d. h. die Konsequenzen in jedem
Falle rechtzeitig gezogen werden können. Ein weiterer Fehler,
der erwünscht ist, kommt bei einer mangelnden Kooperation des
Patienten hinzu. Es hat sich gezeigt, daß immer dann besondere
Vorsicht am Platze ist, wenn die Kooperation des Patienten nicht
mehr ausreicht, um diese Maßnahme durchzuführen.

FRAGE:
Gibt es bestimmte Krankheitsbilder, bei denen gehäuft mit einer
Beatmung gerechnet werden muß?

ANTWORT:
Nicht die Krankheit scheint das entscheidende zu sein, sondern
bestimmte Konstellationen, die gehäuft zur Entwicklung eines
akuten Lungenversagens führen. Ohne Zweifel kennen wir Krankheitsbilder, bei denen wir mit dieser Konstellation rechnen müssen, z. B. die Peritonitis. Als "fördernde Faktoren" für die
Entwicklung eines akuten Lungenversagens sind eine verminderte
funktionelle Residualkapazität zu nennen, der Zustand eines low
flow-Syndroms und eine stattgehabte positive Wasserbilanz. Umgekehrt kann gefolgert werden, daß eine Beatmung nicht notwendig ist, solange die Atemmechanik und der Gasaustausch ausrei-
chen. Eine "weiße Lunge" im Röntgenbild, eine gestörte Hämodynamik, eine Bewußtseinstrübung reichen als Indikation zur Beatmung alleine nicht aus. Lediglich wenn der Atemmodus gestört
ist, ergibt sich hieraus ebenfalls die Indikation zur Beatmung.

Entscheidend scheint zu sein, gefährdete Patienten möglichst
frühzeitig zu erfassen und sie anhand der genannten Parameter
zu überwachen. Aus diesem Grund müssen die anzuwendenden Methoden möglichst einfach sein.

FRAGE:
Zur Erkennung gefährdeter Patienten wird die Kontrolle einfacher Parameter empfohlen. Wie sollen die Ergebnisse bewertet werden, wenn Vergleichs- bzw. Vorwerte fehlen?

ANTWORT:
Die Angabe von Normwerten und die Interpretation als pathologischer Befund kann im Einzelfall schwierig sein. Schwerpunkt muß bei gefährdet erscheinenden Patienten die Verlaufsbeobachtung sein. Ist z. B. ein erster Wert der Vitalkapazität bereits im stark pathologischen Bereich, so kann die Bestimmung des arteriellen PO_2 mit Sicherheit die Frage einer akut notwendigen Intubation beantworten. Ansonsten reichen die Verlaufsbeobachtungen in den meisten Fällen aus. Als Grenzwert für die Vitalkapazität hat sich eine Zahl von 15 ml/kg KG bewährt. Es hat sich gezeigt, daß nur in Ausnahmefällen bei mehrfachen Messungen einer Vitalkapazität von 12 ml/kg KG eine Intubation umgangen werden konnte.

FRAGE:
Die Messung der Vitalkapazität stellt ein Maß dar für die mechanischen Reserven. Wie ist in Relation dazu die Bestimmung der inspiratorischen Kraft zu sehen?

ANTWORT:
Die Messung der Vitalkapazität ist eine einfache Methode, die unter den Bedingungen der akuten respiratorischen Insuffizienz eine Aussage über die Größe der FRC erlaubt. Es gibt keine wesentliche Reduktion der Vitalkapazität beim ARDS ohne wesentliche Reduktion der FRC. Der Messung der inspiratorischen Kraft wird deswegen nicht so große Bedeutung beigemessen, weil sich die ganzen Komplikationen des akuten Lungenversagens auf Volumenänderungen und nicht auf Druckänderungen aufbauen (WOLFF). Diese letzte Feststellung ist jedoch unbewiesen; man denke in diesem Zusammenhang z. B. an die Rolle des Surfactant. Letzten Endes liefert die inspiratorische Kraft eine Angabe über die Kraftreserve des Patienten, die er für die Inspiration zur Verfügung hat (SUTER). In Untersuchungen an Patienten mit nierennahen Eingriffen konnten LOTZ, KNOCHE et al. nachweisen, daß postoperativ vom ersten bis fünften Tag eine positive Korrelation zwischen Vitalkapazität und inspiratorischer Kraft besteht, die präoperativ nicht bestand. Das heißt aber, daß zumindest bei der postoperativen respiratorischen Insuffizienz den Kraftreserven des Patienten eine nicht zu vernachlässigende Rolle beim Zustandekommen der Volumenänderungen zukommt. Sieht man die Verminderung der Vitalkapazität als Indikator für eine Verminderung der FRC an, lassen diese Ergebnisse den Schluß zu, daß Volumenänderungen jedenfalls im Rahmen der postoperativen respiratorischen Insuffizienz durch Druckänderungen zumindest mitbedingt sind. Hinzuzufügen wäre noch, daß hier auch ein Zusammenhang zwischen FRC und transpulmonalem Druck besteht. Auf dieser Beziehung basiert letztlich auch die Therapie der postoperativen respiratorischen Insuffizienz (LOTZ).

FRAGE:
Welche Technik der Blutentnahme bietet sich für die Kontrolle
des arteriellen PO_2 an?

ANTWORT:
Die Mehrzahl der Teilnehmer spricht sich dafür aus, daß Plastik-
verweilkanülen nur in Klinikbereichen gelegt werden sollten, in
denen eine kontinuierliche Überwachung durch entsprechend ge-
schultes Personal sichergestellt ist (z. B. Intensivstation,
Wachstation). Die arterielle Punktion ist in kritischen Fällen
einer kapillären Entnahme am hyperämisierten Ohrläppchen vorzuziehen.

FRAGE:
Gibt es röntgenologische Zeichen, ein interstitielles Ödem von
einer interstitiellen Pneumonie zu unterscheiden?

ANTWORT:
Von der Morphologie her prinzipiell nein; dennoch ergeben sich
röntgenologisch Zeichen, die eine Unterscheidung ermöglichen:
Das Ödem tritt fast immer beiderseits auf und vor allem perihilär (Schmetterlingsform). Unscharfe Hilusgefäße deuten auf
ein perivasales Ödem hin.

Das interstitielle Ödem ist eher röntgenologisch zu sehen als
durch Auskultation zu hören. Dennoch ermöglicht die Röntgenun-
tersuchung allein nicht immer eine sichere Diagnose. Klinik
(Fieber) und Verlaufsbeobachtung müssen berücksichtigt werden.
Ein interstitielles Ödem wird sich unter einer entsprechenden
Therapie rasch zurückbilden, eine interstitielle Pneumonie wird
z. B. nicht innerhalb von 24 h abklingen.

Röntgenologisch läßt sich der Übergang eines interstitiellen
Ödems in eine Fibrose an einer zunehmenden Schärfe der Gitter-
struktur erkennen.

FRAGE:
Welchen Stellenwert hat das Röntgen bei der Diagnose und Therapie des akuten Lungenversagens?

ANTWORT:
Ohne Zweifel ist der Stellenwert hoch. Es ermöglicht eine Dia-
gnosestellung der Ursachen eines akuten Lungenversagens, so z.
B. Ödem, Atelektase, Pneumothorax, Hämatothorax, Nachweis und
Lokalisation von Rippenfrakturen. Des weiteren ist eine Differenzierung möglich, inwieweit eine Mediastinalverschiebung vorliegt (Atelektase - Verschiebung des Mediastinums zur kranken
Seite; Infiltration - normalerweise keine mediastinale Verschiebung und wenn, dann zur gesunden Seite). Es braucht nicht erwähnt zu werden, daß sich bei dieser Diagnostik auch wesentliche therapeutische Konsequenzen ergeben.

FRAGE:
Wie häufig müssen und sollen Röntgenaufnahmen angefertigt werden? Welche Technik hat sich bewährt?

ANTWORT:
Röntgenaufnahmen sollen so häufig wie nötig angefertigt werden, d. h. bei jeder nicht voraussehbaren klinischen Befundänderung und bei jeder voraussehbaren Änderung, wenn sie therapeutische Konsequenzen hat. Bestehen diagnostische Zweifel, sollte ebenfalls kontrolliert werden.

Technik: Kurzbelichtungszeit durch hoch verstärkende Folien bei konstanten Aufnahmebedingungen (Röhrenabstand konstant!). Weichstrahltechnik.

FRAGE:
Kann röntgenologisch ein Ödem in der Frühphase beim akuten Lungenversagen erfaßt werden?

ANTWORT:
Ein zentrales interstitielles Ödem kann auch röntgenologisch frühzeitig exakt erfaßt werden. Einschränkend ist hier zu bemerken, daß bei überblähten Aufnahmen die Gefahr einer Bagatellisierung eines vorhandenen interstitiellen Ödems besteht.

Es muß klar formuliert werden, daß das Röntgenbild per se keine Entscheidung erlaubt, ob ein Patient beatmet werden muß oder ob z. B. eine Extubation möglich erscheint. Insgesamt sollte jedoch auf das Röntgenbild zur Verlaufsbeobachtung und zum Erfassen eventueller Komplikationen keinesfalls verzichtet werden. Schließlich kann das Röntgenbild bei Patienten auf peripheren Stationen einen ersten Hinweis liefern für den Beginn eines akuten Lungenversagens. Aufgrund eines pathologischen Lungenbefundes werden in vielen Fällen erst die oben beschriebenen Überwachungsmaßnahmen eingeleitet.

FRAGE:
Welche Kriterien gelten bei der Versorgung von Polytraumatisierten, wenn es um die Entscheidung "Intubation und Beatmung: Ja oder Nein" geht? Gibt es Unterschiede zwischen einer Frühbeatmung und einer prophylaktischen Beatmung?

ANTWORT:
Um diese Frage zu beantworten, bietet sich an, die Frage umzukehren: Muß dieser Patient intubiert und beatmet werden, oder postoperativ fragt man, darf dieser Patient extubiert werden. Prinzipiell sollte gelten, daß bewiesen werden muß, daß dieser Patient spontan atmen kann. Grundsätzlich ist davon auszugehen, daß der Polytraumatisierte sofort beatmet werden muß; von diesem Moment an stellt sich die obige Frage. Gerade bei Polytraumatisierten, bei denen eine operative Versorgung zu erwarten

ist, ist diese frühzeitige Intubation und Beatmung indiziert,
schon allein deshalb, um die zum Teil aufwendige Diagnostik
schmerzfrei und unter optimalen Bedingungen durchführen zu können.

Eine prophylaktische Beatmung findet sicherlich in vielen Fällen postoperativ statt, z. B. nach Herzoperationen. Von einer
Prophylaxe bei Polytraumatisierten sollte jedoch nicht gesprochen werden, in diesen Fällen handelt es sich mit Sicherheit
um eine Frühbeatmung im Sinne der Therapie von Frühveränderungen. Prophylaxe bedeutet eine Therapie ohne pathologische Werte in einer statistisch gesehen gefährdeten Situation (WOLFF).
In dem Augenblick, in dem irgendein Wert pathologisch wird, z.
B. die Vitalkapazität, handelt es sich nicht mehr um eine Prophylaxe, sondern um eine Therapie.

FRAGE:
Welchen Stellenwert hat die Inhalationstherapie im Rahmen der
Frage prophylaktische Beatmung oder Frühbeatmung?

ANTWORT:
Es gibt eine Reihe von Patienten, z. B. mit Thoraxtrauma, in
der postoperativen Phase, bei denen eine intensiv durchgeführte Inhalationstherapie, sei es in Form von IPPB, sei es mit
CPAP, ohne Zweifel mehr darstellt als den Versuch, durch einfache Inhalation ein Medikament (vorrangig Sekreto- und Bron-
cholytika) an den gewünschten Wirkort zu bringen (1). Bei sorgfältiger Technik kann die Inhalationstherapie durchaus als ge-
eignetes Verfahren angesehen werden, um z. B. die Bildung von
Atelektasen und damit den Beginn eines akuten Lungenversagens
zu verhindern.

FRAGE:
Welche Parameter müssen herangezogen werden, um einen Extuba-
tionsversuch zu rechtfertigen?

ANTWORT:
Prinzipiell sollte jeder "schockierte" Patient beatmet werden,
da dies einen Teil der Schocktherapie darstellt. Ist die Schock-
situation beherrscht, kann und muß überprüft werden, ob der Patient ausreichend spontan atmet, dazu eignet sich die Bestimmung der Spontanatmungsfrequenz, Registrierung der Vitalkapazität sowie die Messung des arteriellen PO_2 und PCO_2 unter Raumluftatmung am intubierten Patienten.

FRAGE:
Welche Parameter bieten sich an zur Überwachung der Effektivität einer Beatmung?

ANTWORT:
Eine wertvolle Information gibt die Messung des arteriellen
Sauerstoffpartialdruckes bei Beatmung mit verschiedenen inspiratorischen Sauerstoffkonzentrationen. Hier ist vor allem der
Wert unter Raumluftbeatmung und unter Beatmung mit einer F_IO_2
von 0,4 wichtig. Bei der Frage der Entwöhnung kommt der Größe
der $AaDO_2$ besondere Bedeutung zu. BENZER warnt vor der Beatmung
mit reinem Sauerstoff zur Messung der $AaDO_2$, da er bei Proban-
den nach 20minütiger reiner Sauerstoffbeatmung PO_2-Abfälle sah,
die über mehrere Stunden angehalten haben. Werden Messungen einmal bei Raumluft und einmal bei einem F_IO_2 von 0,4 durchgeführt,
so erfassen wir vorwiegend Verteilungsstörungen, bei dem Sprung
von Raumluft auf eine F_IO_2 von 1,0 erfassen wir vorwiegend die
Größe der Shuntdurchblutung. Der reine Shunt ist meistens ate-
lektasebedingt oder stellt das Endproblem einer Beatmung dar.

Steigert man die F_IO_2 von Raumluft bis zu reiner Sauerstoffbeatmung und gibt die Unterschiede in der $AaDO_2$ gegenüber dem Ausgangswert bei Raumluftbeatmung in Prozent an, so liegt dieser
Wert bei Luftatmung unter 10 % bei Gesunden, bei einer F_IO_2 von
0,4 liegt dieser Wert bei ungefähr 20 %, um beim Gesunden bis
zur reinen Sauerstoffatmung bei diesem Wert zu bleiben. Mit dieser Art der Berechnung kann man sehr gut unterscheiden zwischen
Verteilungsstörungen und Shuntzunahme (BENZER). Einschränkend
ist zu sagen, daß die Messung des PO_2 bei reiner Sauerstoffbeatmung ohne Zweifel ein nicht zu vernachlässigendes technisches
Problem darstellt.

Die Bestimmung von V_D/V_T kann bei Verwendung eines Capnogramms
ebenfalls wertvolle Hinweise liefern, während die Bestimmung
der Shuntdurchblutung $\dot{Q}_S/\dot{Q}_T$ nur unter Berücksichtigung des Herzzeitvolumens eine Interpretation erlaubt.

FRAGE:
Ist eine Teststellung mit exakt eingestellter F_IO_2 von z. B. 0,5
am Respirator zu fordern, um die erwähnten Untersuchungen jederzeit durchführen zu können?

ANTWORT:
Falls die vorhandenen und von der Industrie angebotenen Sauer-
stoffmischgeräte nicht den angezeigten Wert liefern, ist eine
solche Teststellung mit Sicherheit ein wertvoller Zusatz.

FRAGE:
Wann soll ein Pulmonaliskatheter gelegt werden?

ANTWORT:
Das Legen eines Pulmonalarterienkatheters stellt ohne Zweifel
einen Eingriff dar, der mit Komplikationen belastet sein kann.
Es muß in jedem Falle also eine klare Indikation gegeben sein.
Er wird immer indiziert sein, wenn ohne die mit ihm gewonnenen
Werte die Steuerung einer Therapie nicht ausreichend möglich
erscheint.

Die Indikation ist dann gegeben, wenn der Patient respiratorisch und zirkulatorisch instabil ist, es zu werden droht oder wo eine Instabilität nicht ausgeschlossen werden kann. Der Patient ist unter folgenden Bedingungen als instabil anzusehen (LAWIN):
- Bei einer Beatmung mit PEEP länger als 24 h und einer F_IO_2 größer als 0,4,
- bei der Anwendung positiv inotrop wirkender Substanzen,
- bei der Notwendigkeit von Therapiemaßnahmen zur Reduktion einer erhöhten Nachbelastung,
- bei anhaltendem Volumenverlust.

Als Indikation ist weiter zu diskutieren: bei Verdacht auf eine linksventrikuläre Insuffizienz oder bei einer manifesten Insuffizienz des linken Ventrikels im Sinne eines low output-Syndroms, außerdem bei Verdacht auf oder bei manifester Rechtsherzinsuffizienz. Auch hier ist der Schwerpunkt auf den dynamischen Verlauf zu legen: Besteht zu befürchten, daß sich eine solche Situation entwickelt, ist die Indikation bereits gegeben.

Ohne Zweifel stellt die Messung des Pulmonalarteriendruckes ein wichtiges diagnostisches Kriterium nicht nur in der Verlaufsbeobachtung, sondern auch zur Erfassung von Frühsymptomen dar, wie es auch in dem Beitrag von WOLFF zum Ausdruck kam.

Messung des Pulmonalarteriendruckes und kontinuierliche Messung der gemischt-venösen Sauerstoffsättigung als diagnostische Maßnahmen in der Frühphase eines akuten Lungenversagens scheinen gerade in dieser Kombination eine hohe Aussagekraft zu besitzen.

FRAGE:
Wann ergibt sich die Indikation zur Messung des Pulmonalarteriendruckes unter der Beatmung?

ANTWORT:
Die Indikation stellt sich mit Sicherheit dann, wenn eine Linksherzinsuffizienz zu erwarten oder nicht sicher auszuschließen ist. Therapeutische Maßnahmen sollten unter Kontrolle des Lungenkapillardruckes und des Herzzeitvolumens erfolgen. d. h. sie erfordern den Pulmonalarterienkatheter.

Die Messung des Pulmonalarteriendruckes ist mit Sicherheit eine Methode für den kritischen Zeitraum und weniger für die Routinelangzeitüberwachung. Die Messung des Pulmonalarteriendruckes und des kapillären Verschlußdruckes muß in allen den Fällen erfolgen, wo eine Beurteilung der Vor- und Nachlast des Herzens (z. B. Cor pulmonale, Linksherzinsuffizienz) und ihre medikamentöse Beeinflussung notwendig ist.

FRAGE:
Wie ist die Bestimmung des Herzzeitvolumens über einen Pulmonalarterienkatheter während einer Beatmung zu beurteilen?

ANTWORT:
Ganz allgemein gilt, daß alle Indikatormethoden eine mehrfache
Bestimmung erfordern. Nur dann kann man davon ausgehen, daß zu-
verlässig gemessen worden ist. Außerdem muß beachtet werden,
daß mit einer Zunahme der Streuung bei niedrigen Werten zu rechnen ist. Bei Verwendung der Thermodilutionsmethode muß darauf
geachtet werden, daß die Messung atemzeitgetriggert erfolgt.

FRAGE:
Gilt die Aussage, daß eine Zunahme des interstitiellen Druckes
zu einer Zunahme des Lymphabflusses führt, auch für die Lunge,
wo bekanntermaßen normalerweise ein negativer interstitieller
Druck herrscht? Es sind Befunde bekannt, wonach es bei Überdruckbeatmung zu einer Abnahme des Lymphflusses aus der Lunge
kommt.

ANTWORT:
Die Lymphbahnen in der Lunge sind so angelegt, daß sie bei einem Anstieg des interstitiellen Druckes geöffnet werden und es
erst dann zu einem Lymphfluß kommt. Bei Anstieg des interstitiellen Druckes auf positive Werte steigt der Lymphfluß sehr
stark an. Noch keine Aussage ist möglich, inwieweit diese Beobachtung lediglich für das transsudatorische Ödem zutrifft
oder ob der Lymphfluß auch bei einem Ödem aufgrund einer Exsudation ansteigt. Beachtet werden sollte, daß die Füllung der
Lymphgefäße normalerweise reflektorisch eine Propulsion auslöst, eine Überfüllung dagegen die Kontraktionen zum Erliegen
bringt. Trotz eines Anstiegs des interstitiellen Druckes nimmt
die Lymphproduktion dann drastisch ab, da das Lymphsystem als
Drainageapparat überfordert worden ist.

Zu diskutieren ist, ob bei einer bekannten Permeabilitätsstörung der Lunge der Einsatz kolloidhaltiger Infusionslösungen angebracht ist. Zumindest ist nicht auszuschließen, daß es in diesen Situationen zu einem raschen Übertritt der Kolloide aus dem
intravasalen in den interstitiellen Raum kommt. Dies bedeutet
in Extremfällen, daß nicht nur der peribronchiale interstitielle Raum, sondern auch der alveolo-kapilläre Spalt verbreitert
wird. Damit kommt es natürlich auch zu einer Zunahme der Diffusionsstrecke für Sauerstoff und CO_2.

FRAGE:
Ist die Bestimmung des kolloidosmotischen Druckes mit zu den
aussagekräftigen diagnostischen Maßnahmen bei Verdacht auf
akutes Lungenversagen zu rechnen?

ANTWORT:
Der KOD ist keinesfalls ein prognostischer oder therapeutischer
Parameter, man kann ihn als diagnostischen Hinweis interpretieren, wobei auf die Schwierigkeit exakt vergleichbarer Werte nur
am Rande hingewiesen sei.

FRAGE:
Welchen Stellenwert hat die Messung des Sauerstoffverbrauchs
und der CO_2-Produktion?

ANTWORT:
Im Rahmen der Diagnostik eines akuten Lungenversagens kommt diesen Messungen keine Bedeutung zu, da sie keine Lungenfunktionsparameter darstellen.

Die Messung am spontan atmenden Patienten ist sicherlich aus
metabolischen Gründen sehr interessant. Bei Beatmungspatienten
liegen zur Zeit noch zu wenige Daten vor, um eine solche Messung als Routinemaßnahme in Erwägung ziehen zu können.

Auch die Messung der CO_2-Produktion erscheint zwar wichtig, da
nach ihr eventuell die Beatmung gesteuert werden könnte, sie
ist im Moment jedoch ebenfalls nur von wissenschaftlichem Interesse.

Literatur

1. SCHMIDT, O. P.: Die Langzeittherapie der chronisch-obstruk-
   tiven Atemwegssyndrome. In: Der Risikopatient in der Anästhesie. 2. Respiratorische Störungen. Klinische Anästhesiologie
   und Intensivtherapie (eds. F. W. AHNEFELD, H. BERGMANN, C.
   BURRI, W. DICK, M. HALMAGYI, E. RÜGHEIMER), Bd. 12, p. 21.
   Berlin, Heidelberg, New York: Springer 1976

Prolongierte Intubation, Tracheotomie, Inhalationstherapie

Von Th. Pasch

1. 1. Indikationen

Die Ziele von Intubation und Tracheotomie sind im Prinzip gleich:
1. Sicherung einer unbehinderten Verbindung von außen zu den
   Atemwegen, besonders im Falle einer Respiratorbeatmung;
2. Schutz vor Aspiration;
3. Erleichterung der Tracheobronchialtoilette.

Damit sind die prinzipiellen Indikationen zu beiden Verfahren
gegeben. Die Probleme liegen im Detail, und es muß in jedem
Einzelfall abgewogen werden, welcher Methode der Vorzug zu geben ist. Einigkeit besteht heute darüber, daß die Nottracheo-
tomie durch die Notintubation fast vollständig ersetzt worden
ist, weil diese schneller, leichter und komplikationsloser
durchzuführen ist. Nur wenn die Intubation wegen Verlegung der
Kehlkopfpassage Schwierigkeiten macht, kann eine Nottracheoto-
mie angezeigt sein. Man sollte jedoch in solchen Fällen zunächst
eine transtracheale Sauerstoffinsufflation versuchen.

Bei allen anderen Formen der Ateminsuffizienz gilt heute die
Regel, daß der Patient zunächst translaryngeal intubiert wird
oder bleibt, wenn er post operationem zu beatmen ist. Diese Intubation wird in den meisten Fällen auf dem orotrachealen Wege erfolgen. Dieser hat neben unbestreitbaren Vorzügen (leichte
Intubationstechnik, großer Tubusdurchmesser mit geringem Strömungswiderstand und leichte Bronchialreinigungsmöglichkeit) eine Reihe von Nachteilen, die vorwiegend pflegerischer Art sind.
Hierzu gehören die Schwierigkeit der Fixation des Tubus und der
Mundpflege, die Notwendigkeit eines Bißschutzes, die Behinderung
des Schluckens und der Dauerreiz des Tubus in der Mundhöhle
(15). Bleibt der Patient länger als 12 - 24 h intubiert, so
wird deshalb der orotracheale Tubus durch einen nasotrachealen
ersetzt (21), wenn nicht eine Kontraindikation vorliegt. In erster Linie sind dazu die offene frontobasale Schädelfraktur,
hämorrhagische Diathesen, Koagulopathien und stärkere entzündliche oder traumatische Veränderungen im Bereich der Nase oder
ihrer Nebenhöhlen zu rechnen (13, 15). Bevor der Entschluß zur
prolongierten Intubation gefaßt wird, ist jedoch zu prüfen, ob
eine primäre Tracheotomie indiziert ist. Die Definitionen der
hier verwendeten Begriffe finden sich in Tabelle 1 und entsprechen der Nomenklatur von LINDHOLM (17).

Der Entschluß zur primären Tracheotomie ist nach unserer Ansicht dann zu fassen, wenn die Intubation technisch nicht möglich ist oder der Krankheitsverlauf mit einer über mehrere Wo-

Tabelle 1. Prolongierte Intubation und Tracheotomie: Definitionen (LINDHOLM, 1969)

Prolongierte Intubation	= Langzeitintubation = Intubation von mehr als 24stündiger Dauer
Primäre Tracheotomie	= Tracheotomie ohne vorausgegangene prolongierte Intubation
Sekundäre Tracheotomie	= Tracheotomie nach prolongierter Intubation

Tabelle 2. Vor- und Nachteile der nasotrachealen Langzeitintubation. Modifiziert nach KLOSE et al. (15)

Vorteile:	Einfache und schnelle Technik (für den Geübten!) Gute Sicherung des Tubus im Nasen-Rachen-Bereich Mundpflege und Schlucken wenig behindert Möglichkeit des Tubuswechsels Extubation leichter als Dekanülement Vermeidung eines operativen Eingriffs Keine stomabedingten Trachealschäden
Nachteile:	Tubuswechsel oft schwieriger als Kanülenwechsel Häufig Manschettenbeschädigung Keimverschleppung Kleiner Tubusquerschnitt: erhöhter Strömungswiderstand / erschwerte Bronchialtoilette Kompression und Abknickung des Tubus Schäden an Nase, Nebenhöhlen, Pharynx, Larynx und im subglottischen Bereich möglich

chen dauernden Beatmung bzw. Bronchialtoilette rechnen läßt (16, 21, 23). In allen anderen Fällen ist es ratsam, zur Langzeitintubation überzugehen (14, 15, 17, 21). Selbstverständlich weist die nasotracheale Intubation neben gewichtigen Vorzügen auch Nachteile auf (Tabelle 2), und die Tracheotomie hat für die Pflege und den Komfort des Patienten unbestreitbare Vorteile (Tabelle 3). Dagegen sind die durch die größere Kanülenweite und die Totraumverkleinerung erzielbaren Verbesserungen der alveolären Ventilation von begrenzter Effektivität (23).

Den optimalen Zeitpunkt für die sekundäre Tracheotomie nach prolongierter Intubation festzulegen, kann im Einzelfall schwierig sein. Die Meinungen, die zu dieser Frage im Schrifttum geäußert wurden, tendieren mangels kontrollierter vergleichender Studien einerseits zur Ausdehnung der prolongierten Intubation (5, 8, 14, 15, 17, 19), andererseits zur möglichst strikten Einhaltung einer 48-Stunden-Grenze, nach der im Regelfalle die sekundäre Tracheotomie durchgeführt werden soll (7, 13, 21). Wir verfahren nach der von RÜGHEIMER (24) angegebenen Leitlinie:

Tabelle 3. Vor- und Nachteile der Tracheotomie. Modifiziert nach KLOSE et al. (15)

Vorteile:	Verminderung des Atemwegswiderstandes
	Reduktion des anatomischen Totraums
	Erleichterung von Bronchialtoilette und Inhalationstherapie
	Einfacher und rascher Kanülenwechsel
	Trachealkanüle meist gut toleriert
	Schluckakt nur geringfügig behindert
	Keine Schäden an oberen Luftwegen und Larynx
Nachteile:	Operativer Eingriff nötig: paratracheale Blutungen Haut- oder Mediastinalemphysem Infektion (Mediastinitis) Pneumothorax Ösophagusperforation Rekurrensschädigung
	Kontinuität der Trachealwand aufgehoben (Knorpel!)

1. Da die Häufigkeit der Komplikationen nach Tracheotomie vom Können und der Routine des Operateurs abhängt, muß der Chirurg oder HNO-Arzt die operative Technik perfekt beherrschen.

2. Angehörige konservativer Disziplinen haben die Indikation zur Tracheotomie nach den gleichen Gesichtspunkten zu stellen wie Chirurgen oder HNO-Ärzte, müssen aber dafür Sorge tragen, daß ein erfahrener Operateur den Eingriff ausführt.

3. Anästhesisten haben die Tracheotomie für den Notfall zu beherrschen, aber nach Möglichkeit die Hilfe eines erfahrenen Operateurs in Anspruch zu nehmen.

4. Unter diesen Voraussetzungen ist nach 48 - 72 h prolongierter Intubation die Indikation zur sekundären Tracheotomie zu stellen, wenn
   a) der Patient noch länger beatmet werden muß und die Möglichkeiten der Intubation erschöpft sind;
   b) der Patient alt ist oder sich in schlechtem Allgemeinzustand befindet;
   c) eine optimale Pflege des intubierten Patienten nicht gewährleistet ist.

5. Bei kleinen Kindern ist eine längere Intubationsdauer zu vertreten, ja sogar vorteilhaft, weil das Stenoserisiko nach Tracheotomie mit steigendem Alter abnimmt, während eine Dauerintubation von Kindern unter zwei Jahren für mehrere Tage oder sogar Wochen gut toleriert wird (28).

1. 2. Tubus-, Kanülen- und Manschettenprobleme

Über die Anforderungen an Tuben, Trachealkanülen und Blockermanschetten besteht heute Einigkeit (13, 15, 16, 19, 23). Größe,
Form und Material des Tubus bzw. der Kanüle und das Konstruk-
tionsprinzip der Blockermanschette sind von herausragender Bedeutung. Die wichtigsten Gesichtspunkte für die Auswahl des Tubus zur Langzeitintubation sind:

1. Es sollen Tuben aus gut gewebeverträglichen und thermoplasti-
   schen Kunststoffen verwendet werden, die eine glatte, sekret-
   abweisende Oberfläche haben.

2. Die Größe der Tuben zur nasotrachealen Intubation soll um
   2 Charr kleiner als zur orotrachealen Intubation gewählt werden, um den Naseneingang, den Nasengang und den Larynx möglichst wenig zu schädigen.

Als Trachealkanülen finden im Bereich der Intensivmedizin vorwiegend zwei Arten Verwendung:

1. Einlumige Kanülen aus denselben gewebefreundlichen Kunststoffen, aus denen Tuben zur Langzeitintubation hergestellt
   werden.

2. Die flexible Tracheoflex-Kanüle nach Rügheimer (Firma Rüsch),
   die wir wegen ihrer Gewebeverträglichkeit, Krümmungsart,
   Formstabilität, guten Blockungsmöglichkeit und geringen
   Wandstärke bevorzugen.

Für die Dekanülierung empfehlen sich Sprechaufsätze und Sprech-
kanülen und die sehr gewebefreundlichen, in ihrer Form der Trachea gut angepaßten Resinyl-Kanülen. Metallkanülen werden heute seltener benutzt, weil ihre Verwendung die Gefahr von Tra-
chealläsionen erhöht.

Seitdem man erkannt hat, daß die Blockermanschette für die Auslösung von Trachealschäden eine überragende Bedeutung hat, ist
der Entwicklung verbesserter Manschetten und Blockerprinzipien
große Aufmerksamkeit gewidmet worden. Herkömmliche Manschetten
weisen eine hohe Steifigkeit auf, so daß man im Manschetten-
raum große Innendrucke erzeugen muß, um zur Abdichtung ausreichende Manschettenvolumina zu erreichen. Der hohe Cuffdruck,
der 200 - 300 mm Hg betragen kann, bewirkt auch einen hohen,
unkontrollierbaren Anlagedruck auf die Trachea (10, 15, 18, 19).
Die Gefahr liegt auf der Hand, daß die intramurale Blutversor-
gung der Trachea durch Anlagedrucke, die größer als der Blutdruck in den Kapillaren von 20 - 30 mm Hg sind, eingeschränkt
oder gar aufgehoben wird. Dies hat zum Ersatz dieser low volume-
high pressure-cuffs durch Manschetten mit großem Eigenvolumen
geführt (high volume-low pressure-cuffs). Diese ermöglichen
durchaus eine Abdichtung der Trachea, passen sich jedoch in ihrer Form dieser an (Abb. 1), die Drucke in der Manschette sind
um eine Größenordnung kleiner als bei den herkömmlichen, und
Trachea und Tubus haben eine gewisse Verschiebbarkeit gegen-
einander (10, 18). Bei inspiratorischem Anstieg des Tracheal-

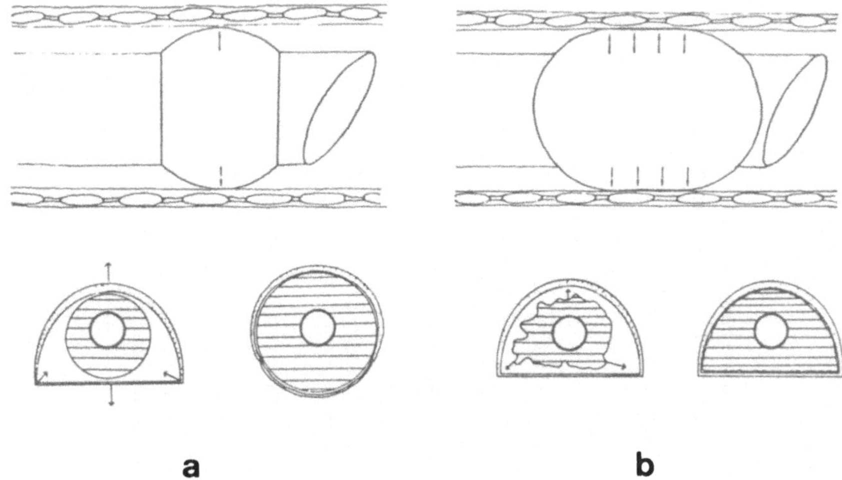

Abb. 1. Unterschiedliche Druck- und Dehnungswirkung von Blocker-
manschetten herkömmlicher Art (a) und von Manschetten mit hohem
Eigenvolumen (b) auf die Trachealwand.
Jeweils oben: Längsschnitt; jeweils unten: Querschnitt durch
die Trachea (schematisiert). Zusammengestellt nach LÜDEMANN und
WITTE (18) sowie RACENBERG und FRITSCHE (19)

druckes bleibt die Abdichtfunktion der Manschette erhalten, weil
sie sich verformen kann (15). Wenn das Manschettenvolumen groß
genug ist, entspricht der Anlagedruck an die Trachea dem Man-
schetteninnendruck, so daß ein einfaches Monitoring des auf die
Trachea wirkenden Druckes möglich ist. Die Anwendung von Tuben
oder Trachealkanülen mit großlumigen Manschetten und fortlau-
fender Messung des Cuffdruckes ist generell geboten, wenn eine
Blockierung länger als 6 - 12 h notwendig ist.

Zusätzlich müssen folgende Regeln Beachtung finden (19):
1. Blockermanschetten werden nur zur Beatmung und Aspirations-
   prophylaxe gebläht.
2. Die Manschetten sind mit dem geringstmöglichen Druck zu blä-
   hen, so daß gerade eben kein hörbares Leck mehr vorhanden
   ist, wenn mit Überdruck beatmet wird.
3. Alle 4 h wird die Manschette für 1 min entblockt.

1. 3. Komplikationen

Häufigkeit und Zahl der Komplikationen nach Langzeitintubation
und Tracheotomie hängen von einer großen Zahl von Variablen ab,
unter denen das operative Können des Tracheotomierenden sowie
die pflegerische Erfahrung und Sorgfalt eine herausragende Rolle spielen (13, 28). Es gibt eine große Zahl von Berichten über
die Spätfolgen beider Verfahren (zusammengestellt bei 13, 14,
15, 17), deren Ergebnisse aus vielen Gründen nur bedingt ver-
gleichbar sind. Es kann deshalb nicht generell gesagt werden,
daß die Langzeitintubation mit weniger Spätkomplikationen be-

Tabelle 4. Komplikationsmöglichkeiten der Langzeitintubation und Tracheotomie

Zeitpunkt	Langzeitintubation	Tracheotomie
Bei der Durchführung	Technische Schwierigkeiten bei der Intubation Schleimhautverletzungen Via falsa	Verletzungen von Krikoid und erstem Trachealring Perforation der Trachealhinterwand und des Ösophagus Rekurrensverletzungen Blutaspiration Luftembolie Pneumothorax und Mediastinalemphysem Schwierigkeiten bei der Einführung der Kanüle

Während der Intubation bzw. Tracheotomiezeit	Tubusverschluß durch Sekret
	Borkenbildung
	Spontane Extubation
	Dislokation des Tubus
	Zu tiefe Tubuslage
	Ödeme, Ulzerationen, Granulome:
	    im Nasen-Rachen-Bereich
	    im Glottisbereich
	    subglottisch
	    im Manschettenbereich
	    im Bereich der Tubusspitze
	Tracheobronchiale und pulmonale Infektionen
	Extubationsschwierigkeiten
		Tubusverschluß durch Sekret
		Borkenbildung
		Spontane Dekanülierung
		Dislokation der Kanüle
		Blutungen aus dem Orificium
		Ulzera und Granulome:
		    subglottisch bei zu hohem Stoma
		    im Bereich des Orificium
		    im Bereich der Kanülenkonvexität
		    im Manschettenbereich
		    im Bereich der Kanülenspitze
		Tracheobronchiale und pulmonale Infektionen
		Dekanülierungsschwierigkeiten

Spätkomplikationen	Granulom- und Narbenbildungen mit Stenosen:
	    in der Nase
	    im Glottisbereich
	    subglottisch
	    im Manschettenbereich
	    im Bereich der Tubusspitze
		Granulom- und Narbenbildungen mit Stenosen:
		    subglottisch bei zu hohem Stoma
		    im Bereich des Orificium
		    im Bereich der Kanülenkonvexität
		    im Manschettenbereich
		    im Bereich der Kanülenspitze

haftet ist als die Tracheotomie. Schwerwiegende Spätschäden
treten nach beiden auf, nämlich Trachealstenosen und -mala-
zien, intrathorakale Gefäßarrosionen und Fistelbildungen (Tabelle 4), wobei allerdings die relativ häufigen Stenosen im
Stomabereich nur der Tracheotomie anzulasten sind. Andererseits entfallen bei dieser die schweren laryngealen Komplikationen, deren operative Behandlung sehr schwierig, häufig sogar unmöglich ist. Insgesamt stellt also das Problem der schweren Spätkomplikationen nur einen Gesichtspunkt unter anderen
bei der Abwägung der Indikation zur Tracheotomie oder prolongierten Intubation dar (15, 19).

2. Inhalationstherapie

2. 1. Ziele und Indikationen der Inhalationstherapie

Die Respiratortherapie des Patienten mit akutem Lungenversagen
muß durch ein Spektrum von flankierenden Maßnahmen pflegerischer, physikalischer und lokalpharmakologischer Art unter-
stützt werden, weil durch die Intubation oder Tracheotomie die
physiologischen Funktionen der oberen Luftwege, nämlich Anwärmung und Anfeuchtung des Inspirationsgases und Selbstreinigungs-
mechanismus zumindest partiell außer Kraft gesetzt werden. Diese eminent wichtigen Aufgaben sind in erster Linie eine Leistung
des mukoziliaren Apparates der Epithelien des Respirationstrak-
tes, der am schnellsten und stärksten durch Austrocknung geschä-
digt wird. Eine relative Luftfeuchtigkeit in der Trachea unter
70 % wird heute allgemein als unterster tolerabler Grenzwert bei
künstlicher Beatmung angesehen, weil physiologischerweise ca.
75 % der erforderlichen Feuchtigkeit in Nase und Pharynx an die
Atemluft abgegeben werden (11). Folgen der Austrocknung sind
(4, 9, 20):

1. Die Teilfunktionen des Mukoziliarapparates, Ziliarmotorik
   und Schleimbildung, werden gestört, und die tracheobronchia-
   le Reinigung arbeitet immer unzureichender. Es kommt zu Se-
   kretstauung und -eindickung, Inkrustierung, die bis zum
   Trachealausguß reichen kann.
2. Keimansiedlung mit Tracheobronchitis.
3. Mikroatelektasen, die zu ausgedehnten atelektatischen Bezir-
   ken wachsen können. Hieraus resultiert eine erhöhte venöse
   Beimischung.
4. Vergrößerung des Atemwegswiderstandes.
5. Abnahme der Compliance.

Diese Komplikationen sind letztlich nicht vollständig zu verhindern, müssen jedoch in ihrem Ausmaß und ihren Folgen mit allen Mitteln so weit wie möglich reduziert werden. Im einzelnen
sind folgende Möglichkeiten zu nennen (9):

1. Anfeuchtung und Anwärmung des Inspirationsgases, um die
   Schleimhäute nicht austrocknen zu lassen und ihr Abschwel-
   len zu ermöglichen.

2. Einbringen von Medikamenten in den Tracheobronchialbaum.
3. Intermittierende Vergrößerung des Atemvolumens zur Prophylaxe und Therapie von Atelektasen und zur Verbesserung der
   Ventilation schlecht belüfteter Lungenpartien.
4. Herausbeförderung von Schleim aus dem Tracheobronchialbaum.

2. 2. Möglichkeiten der prophylaktischen und therapeutischen Beeinflussung der Atemwege

Es ist selbstverständlich, daß die erwähnten Gefährdungen der
Integrität des Tracheobronchialsystems nicht nur unter der Respiratortherapie drohen, sondern auch während und nach der Entwöhnungsphase bis lange Zeit nach der Extubation oder Dekanülierung erhebliche therapeutische Anstrengungen erforderlich
machen können. Es ist dann allerdings der Patient zunehmend als
aktiv mitwirkender Partner in das Gesamtspektrum der Behandlungsmaßnahmen einzubeziehen. Dieses setzt sich im wesentlichen aus den in Tabelle 5 angeführten Verfahren zusammen (3,
12). Sie werden im folgenden kurz dargestellt:

Tabelle 5. Prophylaktische und therapeutische Beeinflussung
der Atemwege

---

1. Befeuchtung des inspirierten Gases

2. Inhalationstherapie mit Aerosolen, oft als Beatmungsinhalation

3. Spezielle atemtherapeutische Maßnahmen
   a) Kontaktatmung (Eutonietraining nach Benzer)
   b) Bewegungsübungen
   c) Perkussionen und Vibrationen
   d) Lagerungsdrainage
   e) Aushustübungen
   f) dosierte künstliche Totraumvergrößerung nach Giebel
   g) Bartlett-Spirometer
   h) IPPB und CPAP

4. Tracheobronchiales Absaugen
   a) blind endotracheal
   b) unter laryngoskopischer Sicht
   c) bronchoskopisch

Feuchtigkeit kann tracheotomierten oder intubierten Patienten
auf verschiedene Arten zugeführt werden. Liegt die Teilchen-
größe der Flüssigkeitstropfen zwischen 0,1 und 30 µm, so spricht
man von einem Aerosol. Kleinere Teilchen werden als Dampf bezeichnet, größere als Spray. Zur Erzeugung von Aerosolen, die
bei Größen von 1 - 6 µm bis in die kleinen Bronchien gelangen
können, dienen Vernebler verschiedener Bauart (6):

1. Pneumatische Vernebler arbeiten als Zweistoffdüsen mit kom-
primiertem Gas und erzeugen sogenannte Düsenaerosole.

2. Ultraschallgeneratoren liefern die Ultraschallaerosole.
3. Von Einstoffdüsengeräten werden Treibgasaerosole erzeugt,
   die zur Medikamenteninhalation dienen.

Verdampfer arbeiten vorwiegend nach drei Prinzipien (25):
1. Oberflächenverdampfung,
2. Durchströmungsbefeuchtung;
3. Erzeugung kleiner Wassertropfen nach dem Düsenprinzip. Aus
   der so vergrößerten Oberfläche läßt man das Wasser verdampfen.

Wenn Befeuchter beheizt werden, nimmt ihre Effektivität erheblich zu. Unbeheizte Befeuchter sollten heute bei Beatmungspatienten nicht mehr zur Anwendung kommen, da sie ineffektiv sind
und eher schaden als nützen (2). Anzustreben sind mindestens
80 % relative Feuchte bei 30 - 33°C. Die meisten modernen Befeuchter sind ausreichend wirksam, wobei für Respiratoren Verdampfer wegen der geringeren Gefahr der Keimverschleppung vorzuziehen sind (11). Die Befeuchtung von Atemgasen ist natürlich
mit gewissen Risiken verbunden. Zu nennen sind Wärmeretention
(fast nur bei Kindern zu beachten), Wasserretention mit Störung des Flüssigkeitshaushaltes, lokale Reizung des Tracheobronchialsystems und Infektion.

Nach einem anderen Prinzip arbeiten sogenannte künstliche Na-
sen (Kondensbefeuchter), die vor allem bei spontan atmenden intubierten oder tracheotomierten Patienten verwendet werden sollen. Es handelt sich hierbei um Wärme- und Feuchtigkeitsaus-
tauscher. Bei der von RÜGHEIMER entwickelten "künstlichen Nase"
(Firma Dräger) findet man nach 48stündiger Anwendung in der
Trachea eine relative Feuchtigkeit von 84 % (23).

Die eigentliche Inhalationstherapie mit Aerosolen dient zuvör-
derst der Einbringung von Medikamenten ins Tracheobronchialsystem (wobei Wasser hier im weitesten Sinne als Medikament
verstanden werden kann). Die zu inhalierenden Pharmaka lassen
sich gemäß den Symptomen, die bekämpft werden sollen, grob unter die Begriffe Antiphlogistika, Sekretolytika, Bronchospasmo-
lytika und Antibiotika einordnen (22). Eine Zusammenstellung
der wichtigsten Substanzen findet sich in Tabelle 6. Einzelin-
formationen sind der Literatur zu entnehmen (22, 26, 27). Diese Art der Pharmakotherapie hat ihre Vorteile (direkte Verbrin-
gung an den Ort der Wirkung, hohe lokale Konzentration, keine
oder geringe systemische Effekte), ist aber auch mit einer Reihe von Problemen behaftet (2):

1. Wechselwirkung zwischen Vernebler und Medikament.
2. Anteil der verabreichten Gasmenge, der an den gewünschten
   Wirkort und nicht etwa in den Magen gelangt.
3. Lokal reizende oder allergisierende Nebenwirkungen.
4. Mangelnde Belüftung gerade der Lungenabschnitte, die erreicht
   werden sollen, in der Regel durch Obstruktion verursacht.
   Auch Fehlatmung spielt eine Rolle.

Gerade aus diesen Gesichtspunkten erhellt die Wichtigkeit von
atemtherapeutischen Maßnahmen, die der Förderung einer vertief-
ten Atmung dienen (Tabelle 5). Hier hat sich uns insbesondere

Tabelle 6. Medikamente zur Aerosoltherapie

Antiphlogistika	Dexamethason-Isonikotinat (Auxiloson) Beclomethason-Diproprionat (Sanasthmyl)
Sekretolytika	Ammoniumchlorid Terpenische Öle (Ozothin) Bromhexin (Bisolvon) N-Acetylcystein (Fluimucetin, Mucolyticum "Lappe") Mesna (Mistabronco) Netzmittel (Fugin, Tacholiquin)
Broncholytika	Isoprenalin (Aludrin) Orciprenalin (Alupent) Salbutamol (Sultanol) Fenoterol (Berotec) Terbutalin (Bricanyl) Ipratropiumbromid (Atrovent)
Antibiotika	Neomycin + Bacitracin (Nebacetin) Gentamycin (Refobacin, Sulmycin) Fusafungin (Locabiosol) Amphotericin B (Ampho-Moronal) Natamycin (Pimafucin)

die <u>Beatmungsinhalation von Medikamenten</u> bewährt. Erst durch
intermittierende Druckbeatmung wird der Bronchus aufgedehnt,
der Schleimpfropf von der Wand gelöst oder durchrissen, Luft
wird in die Alveole gepreßt und löst zurückfließend Schleim-
pfröpfe ab.

In letzter Zeit haben wir uns außerdem zunehmend vom Wert zweier
Verfahren überzeugen können, die bisher übliche Methoden er-
setzen. Statt der künstlichen Totraumvergrößerung mit dem Gie-
belrohr lassen wir den Patienten aktive Inspirationen mit endinspiratorischem Atemanhalten mittels des <u>Bartlett-Spirometers</u>
(Firma Jaeger & Koellisch, München) durchführen (1). Bei diesem Gerät läßt sich das Atemzugvolumen, das der Patient inspiratorisch schaffen soll, vorwählen. Wird es von ihm erreicht,
leuchtet ein Kontrollämpchen auf, und er muß den Atem für 2 -
3 s anhalten. Allmähliche, dosierte Steigerungen des voluntären
Atemzugvolumens sind eine ausgezeichnete Atelektasenprophylaxe
und -therapie, und die Fähigkeit zum Abhusten nimmt rasch zu.
Wegen der optischen Erfolgskontrolle werden die Patienten zu
aktiver Mitarbeit hervorragend motiviert.

Das blind oder unter laryngoskopischer Sicht erfolgende Absaugen
ergänzen wir mehr und mehr durch gezieltes Absaugen unter Sicht
mit dem <u>Fiberglasbronchoskop</u>, wobei für die Indikation das Röntgenbild der Lunge eine große Rolle spielt. Der Effekt des Manö-
vers ist größer, sicherer, selektiver, es werden tiefere Bron-
chusabschnitte erreicht, und die mechanische Irritation oder
gar Läsion der Schleimhaut ist vom Geübten geringer zu halten,
als wenn ein Absaugkatheter ungezielt in Trachea und Hauptbron-

chus vorgeschoben werden muß. Die Absaughäufigkeit kann in vielen Fällen reduziert werden. Ein weiterer Vorteil ist, daß die Beatmung nicht unterbrochen werden muß.

Literatur

1. BARTLETT, R. H., GAZZANIGA, A. B., GERAGHTY, T. R.: Respiratory maneuvers to prevent postoperative pulmonary complications. J. amer. med. Ass. 224, 1017 (1973)

2. BENZER, H., BAUM, M., LACKNER, F.: Möglichkeiten der Medikamentenanwendung in der Inhalationstherapie. In: DGAW, Jahrestagung 23. - 26. Nov. 1972, Hamburg (eds. P. LAWIN, U. MORR-STRATHMANN), p. 499. Berlin, Heidelberg, New York: Springer 1974

3. BENZER, H., FITZAL, S., GEYER, A., JENKNER, F. L., PAUSER, G.: Behandlungsprinzipien der Atemtherapie. In: Aktuelle Probleme der Intensivbehandlung I (eds. P. LAWIN, U. MORR-STRATHMANN), p. 76. Stuttgart: Thieme 1978

4. BOYS, J. E., HOWELLS, T. H.: Humidification in anaesthesia. A review of the present situation. Brit. J. Anaesth. 44, 879 (1972)

5. DEANE, R. S., MILLS, E. L.: Prolonged nasotracheal intubation in adults: a successor and adjunct to tracheostomy. Anesth. Analg. 49, 89 (1970)

6. DIRNAGL, K.: Was leistet Aerosoltherapie heute? Ärztl. Praxis 30, 2016 (1978)

7. DOROW, P., IBE, K.: Ventilationsuntersuchungen nach unterschiedlicher Intubationsdauer. Ein Beitrag zur Frage der Langzeitintubation. Intensivmedizin 15, 141 (1978)

8. EL-NAGGAR, M., SADAGOIAN, S., LEVINE, H., KANTOR, H., COLLINS, V. J.: Factors influencing choice between tracheostomy and prolonged translaryngeal intubation in acute respiratory failure: a prospective study. Anesth. Analg. 55, 195 (1976)

9. GERBERSHAGEN, H. V., MAKOWSKI, H.: Beatmungsinhalation. Münch. med. Wschr. 117, 2011 (1975)

10. GRILLO, H. C., COOPER, J. D., GEFFIN, B., PONTOPPIDAN, H.: A low-pressure cuff for tracheostomy tubes to minimize tracheal injury. A comparative clinical trial. J. thor. cardiovasc. Surg. 62, 898 (1971)

11. HAMER, Ph.: Intratracheale Feuchtigkeitsmessungen bei intubierten Patienten während der Narkose und auf der Intensivstation unter Verwendung verschiedener Befeuchtungssysteme. Prakt. Anästh. 9, 306 (1974)

12. HAMER, Ph.: Allgemeine und spezielle Maßnahmen zur Verhütung und Beseitigung der postoperativen Atelektase. In: Der Risikopatient in der Anästhesie. 2. Respiratorische Störungen. Klinische Anästhesiologie und Intensivtherapie (eds. F. W. AHNEFELD, H. BERGMANN, C. BURRI, W. DICK, M. HALMAGYI, E. RÜGHEIMER), Bd. 12, p. 220. Berlin, Heidelberg, New York: Springer 1976

13. HELMS, W.: Indikationen zur prolongierten Intubation und Tracheotomie. Prakt. Anästh. 11, 249 (1976)

14. HÖVENER, B.: Erfahrungen mit der prolongierten nasalen Intubation auf einer operativen Intensivpflegestation. Vortrag Jahrestagung DGAI, 12. - 14. Okt. 1978, Würzburg

15. KLOSE, R., KÖNIG, W., DREISZ, I., LUTZ, H.: Allgemeine Aspekte zur Wahl von Langzeitintubation und Tracheotomie. Prakt. Anästh. 13, 249 (1978)

16. LAWIN, P., MORR-STRATHMANN, U.: Prolongierte Intubation und Tracheotomie. In: Praxis der Intensivbehandlung (ed. P. LAWIN), 3. Auflage. Stuttgart: Thieme 1975

17. LINDHOLM, C.-E.: Prolonged endotracheal intubation. Acta anaesth. scand., Suppl. 33 (1969)

18. LÜDEMANN, C., WITTE, W.: Messungen des auf die Trachealwand ausgeübten Druckes bei Beatmungskanülen mit herkömmlichen und einer neuartigen Blockungsmanschette. Z. prakt. Anästh. 7, 212 (1972)

19. RACENBERG, E., FRITSCHE, P.: Langzeitintubation. Prakt. Anästh. 12, 499 (1977)

20. RACENBERG, E., TENTRUP, F.-J.: Gefahren wegen unzureichender Befeuchtung bei Langzeitbeatmung. Anästh. Inform. 18, 457 (1977)

21. RÜGHEIMER, E.: Die prolongierte Intubation und Tracheotomie. Anästh. Inform. 15, 280 (1974)

22. RÜGHEIMER, E.: Inhalationstherapie. In: Lehrbuch der Anaesthesiologie, Reanimation und Intensivtherapie (eds. H. BENZER, R. FREY, W. HÜGIN, O. MAYRHOFER), 4. Auflage, p. 648. Berlin, Heidelberg, New York: Springer 1977

23. RÜGHEIMER, E.: Die Tracheotomie. In: Lehrbuch der Anaesthesiologie, Reanimation und Intensivtherapie (eds. H. BENZER, R. FREY, W. HÜGIN, O. MAYRHOFER), 4. Auflage, p. 671. Berlin, Heidelberg, New York: Springer 1977

24. RÜGHEIMER, E.: Langzeitintubation oder Tracheotomie? Notfallmedizin 4, 11 (1978)

25. RÜGHEIMER, E., HAMER, Ph.: Grundlagen der Inhalationstherapie. In: DGAW, Jahrestagung 23. - 26. Nov. 1972, Hamburg (eds. P. LAWIN, U. MORR-STRATHMANN), p. 481. Berlin, Heidelberg, New York: Springer 1974

26. SCHMIDT, O. P.: Zur Inhalationstherapie und -diagnostik
bei Atemwegskrankheiten. Atemwegs- u. Lungenkrankh. $\underline{2}$, 105
(1975)

27. SCHMIDT, O. P.: Medikamentöse Therapie bronchosekretorischer
Störungen. Med. Klin. $\underline{72}$, 145 (1977)

28. SCHULTZ-COULON, H.-J.: Langzeitintubation oder Tracheotomie
bei Kindern. HNO $\underline{24}$, 283 (1976)

Prophylaxe und Therapie gestörter Mikrozirkulation in der Lunge

Von K. Th. Schricker

Bei drohenden Mikrozirkulationsstörungen in der Lunge sind prophylaktische Maßnahmen immer erfolgreicher als die beste Therapie. Man sollte sich deshalb stets am klinischen Bild orien-
tieren und sich weniger auf die Laborbefunde wie Thrombozyten-
abfall, positiven Äthanoltest und Verminderung der Gerinnungsfaktoren verlassen, da bei Auftreten derartiger Veränderungen
ein Therapieerfolg meist schon sehr fraglich ist.

Tabelle 1. Gestörte Mikrozirkulation in der Lunge

Prophylaxe besser als beste Therapie

Vermeidung bzw. Beseitigung ätiologischer Faktoren

Wichtigste Maßnahme: Schockbekämpfung mit Verbesserung der Rheologie und Hämostase unter Vermeidung einer
Kreislaufüberlastung

Als erstes muß versucht werden, die ätiologischen Faktoren, die
zu einer Mikrozirkulationsstörung in der Lunge führen können,
weitgehend zu vermeiden oder die auslösenden Ursachen möglichst
frühzeitig zu beseitigen. Ich denke hier bei septischen Prozessen an die chirurgische Sanierung im Sinne einer Beseitigung
des Herdes mit Drainage oder bei diffuser Peritonitis an die
kontinuierliche Peritonealspülung.

Im Vordergrund der Therapie muß die Schockbekämpfung mit Verbesserung der Rheologie und Hämostase stehen. Die ausreichende
Volumensubstitution, die die Hypozirkulationsstörung beseitigt,
beugt späteren Komplikationen vor. Es muß jedoch darauf geachtet werden, daß es zu keiner Kreislaufüberlastung kommt.

Tabelle 2. Volumensubstitution

Vorsicht mit Blut (Warmblut ohne Mikrofilter, ältere Blutkonserven mit Mikrofilter und Erwärmen)

Mittel der Wahl: Fresh frozen plasma

PPL, Serumkonserve, 4- bis 5%ige Albuminlö-
sung, etwa ein Fünftel in hyperonkotischer
Form, z. B. als 20%iges Humanalbumin

Mit der Gabe von Blut sollte man zurückhaltend sein, da durch
Blut die Rheologie nicht verbessert, sondern eher verschlechtert wird. Blut ist nur indiziert im schweren hämorrhagischen
Schock mit Hämoglobinwerten um 10 g% und einem Hämatokrit um
30 %. Man sollte möglichst frisches Blut transfundieren, wenn
möglich sogar Warmblut, dann aber ohne Mikrofilter. Muß man auf
ältere Blutkonserven zurückgreifen, so muß das Blut erwärmt werden, und es sind stets Mikrofilter zu verwenden, um die während
der Lagerung entstandenen Mikroaggregate aus Fibrin, Leukozyten, Thrombozyten und Erythrozyten zurückzuhalten. Sludge und
Zelldetritus in älteren Konserven verschlechtern die Mikrozirkulation in den Lungenkapillaren erheblich. Auf die Frage, welcher Mikrofilter verwendet werden soll, kann hier nicht eingegangen werden.

Bei einem Blutverlust bis zu 1.000 ml wird man im Regelfall ohne Fremdblut auskommen. Zur raschen Kreislaufauffüllung und zur
Verbesserung der Rheologie, die durch Hämodilution teils günstig beeinflußt werden kann, wird man im allgemeinen mit Albumin, PPL oder Volumenersatzstoffen auskommen. Vor reinen kristalloiden Lösungen ist zu warnen, da die Bereitschaft zum Lungenödem noch verstärkt wird.

Zur Volumensubstitution im Schock wird heute als Mittel der
Wahl das "fresh frozen plasma" angesehen. Das bei -20°C einge-
frorene Frischplasma enthält gegenüber den üblichen Proteinlö-
sungen noch fast alle gerinnungsaktiven Faktoren in ausreichender Menge. Ein weiterer Vorteil ist, daß die während der Lagerung vermehrt gebildeten Substanzen wie Ammoniak, freies Hämoglobin, Kalium, anorganisches Phosphat und Milchsäure mit zunehmendem Abfall des pH-Wertes im Frischplasma nur in geringer
Menge vorhanden sind.

Da dieses fresh frozen plasma im allgemeinen nur in geringen
Mengen zur Verfügung steht, verwendet man zur Volumensubstitution fast ausschließlich die pasteurisierte Plasmaproteinlösung
(PPL), die Serumkonserve und vor allem 4- bis 5%ige Albuminlö-
sung. Werden Eiweißlösungen in der Initialbehandlung des Schocks
eingesetzt, so sollte man jeweils ein Fünftel der zugeführten
Menge in hyperonkotischer Form, z. B. als 20%iges Humanalbumin,
zuführen. Die Substitution von Albumin darf nur bis zu einer
Normalisierung des Blutdruckes erfolgen, überschüssiges Albumin
lagert sich im Interstitium ab. Durch Spezialaufbereitung gelten diese Präparate im Gegensatz zu Frischplasma als hepatitis-
sicher.

Bei kleineren Blutverlusten wird man zur Kreislaufauffüllung
und zur Verbesserung der Rheologie kolloidale Plasmaaersatz-
stoffe einsetzen. Man verwendet heute in der Klinik vorwiegend
drei Substanzen: die Dextrane, die Gelatine und vor allem die
Hydroxyäthylstärke. Je nach Molekulargewicht schwankt die Wir-
kungsdauer zwischen 4 und 36 h. Wegen relativ selten auftreten-
der Komplikationen gibt man heute der Hydroxyäthylstärke den
Vorzug. Neben der Normalisierung des Blutvolumens bewirken vor
allem die niedermolekularen kolloidalen Volumenersatzstoffe eine Verbesserung der im Schock gestörten Fließeigenschaften des

Tabelle 3. Kolloidale Plasmaersatzstoffe

Dextrane

Gelatine

Hydroxyäthylstärke

Vorteil: Verbesserung der Rheologie

Beseitigung von Erythrozytenaggregaten

Hemmung der Plättchenaggregation

Verminderung des Aktivitätsanstiegs der Gerinnungsfaktoren

Nachteil: Verstärkung der Blutungsneigung nach Infusion großer Mengen

Störung der Clearancefunktion des RES für gerinnungsaktive Substanzen

---

Blutes, indem sie über eine Erhöhung des mikrozirkulatorischen Druckgradienten und eine Senkung der lokalen Hämatokritkonzentration Erythrozytenaggregationen und Verteilungsstörungen beseitigen. Durch Herabsetzung des peripheren und pulmonalen Gefäßwiderstandes wird die Perfusion im Niederdrucksystem der Lungenstrombahn verbessert.

Bei vergleichenden Untersuchungen über die Wirkung kolloidaler Plasmaersatzstoffe auf das Gerinnungssystem konnte gezeigt werden, daß die beobachtete Änderung der Hämostase nur zum Teil als Folge der Hämodilution anzusehen ist. Durch einen direkten kolloidspezifischen Effekt wird die Plättchenaggregation gehemmt und die Freisetzung des Thrombozytenfaktors III vermindert. Gleichzeitig kommt es zu einem verminderten Aktivitätsanstieg der Faktoren I, II, V, VIII, IX und X sowie zu einer Änderung der Fibrinstruktur mit leichterer Lysierbarkeit. All diese Vorgänge wirken hemmend auf die gesteigerte Thrombozytenaggregation und die Hyperkoagulabilität in der Anfangsphase des Schocks. Nach Infusion großer Mengen eines Plasmaersatzmittels kann es jedoch zur Verstärkung einer bereits bestehenden hämorrhagischen Diathese und nach LASCH zu einer gestörten Clearancefunktion des RES für gerinnungsaktive, prokoagulatorische Valenzen kommen (10).

Eine weitere Sofortmaßnahme zur Vermeidung einer Mikrozirkulationsstörung in der Lunge ist die sofortige Gabe von Kortison in hoher Dosierung, z. B. 20 - 30 mg/kg KG Hydrokortison oder Prednison oder 4 - 6 mg/kg KG Dexamethason. Ein günstiger Effekt ist nur im Anfangsstadium zu erwarten. Man erreicht damit eine kräftige Vasodilatation und fördert das Herzzeitvolumen. Durch Verminderung des präkapillären Widerstandes wird die pulmonale Mikrozirkulation verbessert. Ein gefäßabdichtender Effekt vermindert die Gefahr eines Lungenödems. Nach BENZER soll Kortison auch einen günstigen Effekt auf die Surfactantproduk-

Tabelle 4. Kortison

---

20 - 30 mg/kg KG Hydrokortison oder Prednison

4 - 6 mg/kg KG Dexamethason

Wirkung: Vasodilatation mit Verbesserung der pulmonalen Mikrozirkulation

gefäßabdichtender Effekt

günstiger Effekt auf die Surfactantproduktion

Hemmung der Freisetzung proteolytischer Enzyme

Hemmung des Fibrozytenwachstums in Lymphkulturen

Nachteil: Blockierung der Clearancefunktion des RES für gerinnungsaktive Valenzen (Mikrothromben)

Hemmung der Prostaglandinbildung

---

tion haben (1). Außerdem wird die Freisetzung proteolytischer
Enzyme reduziert. Weiter konnte gezeigt werden, daß in Lymphkulturen durch Kortisonzusatz das Fibrozytenwachstum gehemmt
werden kann. Andererseits kann es durch Kortison zu einer Blockierung der Clearancefunktion im RES kommen, so daß die gerinnungsaktiven Substanzen nicht genügend entfernt werden. Nach SCHMUTZ-
LER wird auch eine Hemmung der Prostaglandinbildung angenommen
(20).

Eine Indikation für eine prophylaktische Heparingabe zur Vermeidung einer Verbrauchskoagulopathie besteht bei allen Schockformen, bei Massivtransfusionen von mehr als sechs Blutkonserven, bei Traumen mit Fettembolie, bei diffuser Peritonitis, bei
Septikämie vorwiegend mit gramnegativen Erregern, beim hämoly-
tischen Syndrom, bei akuten Organnekrosen, z. B. des Pankreas
oder der Leber, und bei geburtshilflichen Komplikationen, wie
vorzeitiger Plazentalösung, Fruchtwasserembolie, verhaltenem
oder septischem Abort, intrauterinem Fruchttod sowie Eklampsie,
um nur die wichtigsten Ursachen herauszugreifen.

Tabelle 5. Prophylaxe der Verbrauchskoagulopathie

---

200 E/kg KG Heparin

Substitution einzelner Komponenten des Hämostasesystems nur bei
sicher nachgewiesenem Defekt und unter Heparinschutz

Fibrinolytika (Streptokinase, Urokinase) nur für Spezialfälle
unter optimaler Überwachung der Gerinnung

Antifibrinolytika meist kontraindiziert

Im allgemeinen ist eine Dosierung von 200 E/kg KG/24 h Heparin
ausreichend. Höhere Dosen von Heparin sind bei ausgedehnter Trau-

matisierung von Weichteilen und Knochen sowie bei chirurgisch
nicht lokalisierbaren Blutungsquellen wegen der Gefahr der Nach-
blutung kontraindiziert.

Die gezielte Substitution von einzelnen Komponenten des Hämostasesystems, wie plasmatische Gerinnungsfaktoren, Fibrinogen
oder Thrombozyten, sollte nur bei nachgewiesenem und ausgepräg-
tem Mangel an Gerinnungsfaktoren und bei schwerer Thrombozyto-
penie erfolgen. Vor einer Kosmetik der Hämostase ist zu warnen,
da sie meist mehr schadet als nützt. Die Substitution von Hämo-
stasepotential sollte stets unter Heparinschutz erfolgen, damit
das zugeführte Material nicht in den Verbrauch einbezogen wird
und Sekundärreaktionen ausgelöst werden.

Die Anwendung von Fibrinolytika, wie Streptokinase oder Urokinase, zur Aktivierung der Fibrinolyse und zur Auflösung von
Mikrothromben wurde von einigen Autoren zur Diskussion gestellt.
Diese Therapie, die von LASCH und Mitarb. (11) bei internistischen Fällen erfolgreich eingesetzt wurde, ist bei Bestehen
großer Wundflächen posttraumatisch oder postoperativ kaum durchführbar. In jüngster Zeit wurde von HARKE (6) eine fibrinolyti-
sche Therapie mit hohen Dosen von Streptokinase bei der Schocklunge empfohlen und mit gutem Erfolg angewandt. Eine derartige
Therapie ist jedoch nur in Einzelfällen und unter optimaler
Überwachung der Blutgerinnung möglich.

Die zusätzliche physiologische, nicht medikamentös bedingte Fibrinolyse, die im Rahmen einer Verbrauchskoagulopathie entsteht,
erscheint als ein sinnvoller Kompensationsmechanismus. Starke
Fibrinolyse korreliert in klinischen Studien mit niedriger Le-
talität, obwohl sie Hämorrhagien fördert. Bleibt die sekundäre
Fibrinolyse aus, so tritt signifikant häufiger eine Schocklunge
auf. Dies ist wahrscheinlich auch die Ursache, warum sich in
dem einen Fall eine Schocklunge mit intra- und extravasalen pulmonalen Fibrinausfällungen entwickelt, im anderen Fall aber
nicht. Die gesteigerte Fibrinolyse im Schock ist ein prognostisch günstiges Zeichen. Eine pharmakologische Hemmung der Fibrinolyse ist deshalb im allgemeinen kontraindiziert, da es zu
massiver Fibrinpräzipitation kommen kann.

Nach Angaben in der Literatur (3, 4) soll der Einsatz von Pro-
teinasehemmern, wie Aprotinin, bei pulmonalen Mikrozirkulationsstörungen sinnvoll sein. Nach ZIMMERMANN (29) verbessert Trasylol
in hoher Dosierung, etwa 20.000 KIE/kg KG, die Mikrozirkulation
in der Endstrombahn der Lunge und hat einen günstigen membran-
abdichtenden Effekt bei Permeabilitätsstörungen der Gefäße. Es
verringert das Ödem der Gefäßwand sowie das perivaskuläre Ödem
und die Erweiterung der Lymphgefäße. Aprotinin vermindert die Aktivierung der Faktoren XII und XI und die Freisetzung der Kinine, wie Bradykinin und Kallidin, die die Ausbildung einer
Schocklunge begünstigen. Zusätzlich kommt es zur Hemmung toxischer lysosomaler Enzyme, wie saurer Phosphatasen und Polypep-
tide, die im Schock gebildet werden. Wir selbst haben beim akuten Lungenversagen mit gestörter Mikrozirkulation in der Lunge
vom Trasylol keinen überzeugenden Therapieerfolg gesehen und
setzen es deshalb auch nicht mehr ein.

Tabelle 6. Kallikreininhibitoren

20.000 KIE/kg KG Trasylol

evtl. Kombination von Trasylol mit Heparin

Wirkung: Verbesserung der Mikrozirkulation in der Endstrombahn
der Lunge

membranabdichtender Effekt

Vorbeugung gegen Ödembildung

Verminderung der Aktivierung der Faktoren XI und XII

Hemmung der Freisetzung von Kininen und toxischer
lysosomaler Enzyme

Nachteil: Hemmung der Spontanfibrinolyse und der Beseitigung
der Mikrothromben

Von LASCH wird vor dem Einsatz von Kallikreininhibitoren sogar
gewarnt, da sie die Spontanfibrinolyse hemmen und damit die Beseitigung der Mikrothromben gestört werden kann (11). Nach WERLE
soll die Kombination von Trasylol und Heparin günstig sein, weil
Trasylol die heparinbedingte Freisetzung freier Fettsäuren hemmen soll (27).

Tabelle 7. Weitere therapeutische Maßnahmen

Azetylsalizylsäure
Lipostabil
Niconacid
Flüssigkeitsbilanzierung
Entwässerung
Beseitigung der metabolischen Azidose
ausreichende parenterale Ernährung

Andere medikamentöse Maßnahmen, wie etwa die parenterale Anwendung von Azetylsalizylsäure als Aggregationshemmer der Thrombozyten, sind noch nicht genügend ausgereift, nach SCHMUTZLER sogar kontraindiziert (20). Auch ist der Einsatz essentieller
Phospholipide, Pyridoxin (Vitamin B 6), Nikotinsäure und Adeno-
sin-5-monophosphatsäure, wie Lipostabil oder Niconacid, zur
Fettklärung und damit zur Prophylaxe und Therapie der Mikrozirkulationsstörung bei Fettembolie umstritten.

Angesichts der erhöhten Wasserretention bei der Schocklunge
kommt einer korrekten Flüssigkeitsbilanzierung, vor allem aber
der forcierten Entwässerung beim geringsten Anzeichen einer
Flüssigkeitsretention etwa mit Furosemid größte Bedeutung zu.
Gleichzeitig muß eine metabolische Azidose unter Vermeidung einer Alkalose vorsichtig ausgeglichen und eine Digitalisierung
durchgeführt werden.

Die im Schock freigesetzten Katecholamine verursachen auch eine starke Anhebung des Spiegels der freien Fettsäuren. Die gesteigerte Lipolyse mit nachfolgender Verminderung der Glukosetoleranz, Insulinresistenz und Zunahme der Hyperkoagulabilität kann durch eine ausreichende parenterale Ernährung reduziert werden.

Bei drohenden Mikrozirkulationsstörungen in der Lunge sind prophylaktische Maßnahmen immer erfolgreicher als die beste Therapie. Neben der Beseitigung ätiologischer Faktoren steht an erster Stelle die Schockbekämpfung, am besten mit fresh frozen plasma, PPL, Albumin oder Serumkonserven und soweit vertretbar auch mit kolloidalen Plasmaersatzstoffen. Mit der Gabe von Blut, vor allem mit der Transfusion älterer Blutkonserven, sollte man zurückhaltend sein. Weitere Sofortmaßnahmen sind die frühzeitige Heparinisierung in niederer und die Gabe von Kortison in hoher Dosierung.

Literatur

1. BENZER, H., HAIDER, W., GEYER, A., MUTZ, N., PAUSER, G.: Atemmechanische und surfactantbedingte Störfaktoren bei der Entstehung des akuten Lungenversagens. Workshop "Akutes Lungenversagen", Meran, 1. - 4.11.1978

2. BURCHARDI, H.: Zur Problematik der Lunge im Schock. Med. Welt 25, 598 (1974)

3. HABERLAND, G. L., LEWIS, D. H.: Neue Aspekte der Trasylol-Therapie. Die Schocklunge, Bd. 6. Stuttgart, New York: Schattauer 1973

4. HABERLAND, G. L., SCHNELLS, G.: Optimierung der Schockbehandlung durch Trasylol. Ther. Berichte 46, 128 (1972)

5. HAIDER, W., BAUM, M., BENZER, H., LACKNER, F.: Ablauf der Lungenveränderungen im posttraumatischen Schock (Schocklunge). Anaesthesist 23, 129 (1974)

6. HARKE, H.: Indikation und Prognose zur Streptokinasetherapie der Schocklunge. 25. Jahrestagung DGAI, Würzburg 1978

7. HARKE, H., THOENIES, R., MARGRAF, I., MOMSEN, W.: Der Einfluß verschiedener Plasmaersatzmittel auf Gerinnungssystem und Thrombozytenfunktion während und nach operativen Eingriffen. Anaesthesist 25, 366 (1976)

8. HEHNE, D. L., LASCH, H. G., MATTHIAS, F. R.: Gerinnungsstörungen und Verbrauchskoagulopathie bei polytraumatisierten Patienten. Intensivbehandlung 1, 42 (1976)

9. LANDAUER, B., KOLB, E.: Problematik der klinischen Erstversorgung Polytraumatisierter. Intensivbehandlung 1, 13 (1976)

10. LASCH, H. G.: Hämostase und Schocklunge. Dtsch. Internisten-
    Kongreß, Wiesbaden 1975

11. LASCH, H. G.: Verbrauchskoagulopathie - Ursache oder Folge
    von Blutungen. Med. Welt 26, 697 (1975)

12. LASCH, H. G.: Akute Atmungsinsuffizienz - Schocklunge. The-
    rapiewoche 26, 8767 (1976)

13. LENNARTZ, H., TROBISCH, H., DERRA, E. Jr., KRIAN, A., BRÜ-
    STER, H.: Die Schocklunge - ein neues Behandlungsprinzip.
    Langenbecks Arch. Chir. 342, 341 (1976)

14. MITTERMAYER, Ch.: Pathologie der Schocklunge. Dtsch. Inter-
    nisten-Kongreß, Wiesbaden 1975

15. MITTERMAYER, Ch., VOGEL, W., BURCHARDI, H., BIRZLE, H.,
    WIEMERS, K., SANDRITTER, W.: Pulmonale Mikrothrombosierung
    als Ursache der respiratorischen Insuffizienz bei Verbrauchs-
    koagulopathie (Schocklunge). Dtsch. med. Wschr. 95, 1999
    (1970)

16. NEUHOF, H., LASCH, H. G.: Pathomechanismen der Mikrozirku-
    lation im Schock. Med. Welt 23, 1057 (1972)

17. POPOV-CENIC, S., MÜLLER, N., KLADETZKY, R. G., HACK, G.,
    LANG, U., SAFER, A., RAHLFS, V. W.: Durch Prämedikation,
    Narkose und Operation bedingte Änderungen des Gerinnungs-
    und Fibrinolysesystems und der Thrombozyten. Einfluß von
    Dextran und Hydroxyäthylstärke (HÄS) während und nach Ope-
    ration. Anaesthesist 26, 77 (1977)

18. SCHMID-SCHÖNBEIN, H.: Hämorheologie und Hämodynamik bei Vo-
    lumenmangel. Therapiewoche 28, 1734 (1978)

19. SCHMIDT, D.: Der septische Schock. Zbl. Chir. 101, 1089
    (1976)

20. SCHMUTZLER, W.: Humorale und immunologische Aspekte des aku-
    ten Lungenversagens. Workshop "Akutes Lungenversagen", Meran,
    1. - 4.11.1978

21. SCHULZ, V., SCHNABEL, K. H.: Die Schocklunge. Pathogeneti-
    sche Vorstellungen und therapeutische Möglichkeiten. Inter-
    nist 16, 82 (1975)

22. STEINBEREITHNER, K.: Die Lunge im Schock. Zbl. Chir. 101,
    65 (1976)

23. STEINBEREITHNER, K.: Postoperative und posttraumatische
    Ateminsuffizienz. Chirurg 47, 171 (1976)

24. STEINBEREITHNER, K., KRENN, J., LECHNER, G.: Zur Problema-
    tik der sogenannten Transfusionslunge. Infusionstherapie 1,
    433 (1973/74)

25. SUNDER-PLASSMANN, L., MESSMER, K.: Die Dynamik der Mikro-
    zirkulation im Schock: Hämorheologische und hämodynamische
    Veränderungen. Z. prakt. Anästh. 7, 95 (1972)

26. VOGEL, W.: Die Bedeutung der disseminierten intravasalen
    Gerinnung in der terminalen Lungenstrombahn für die post-
    operative und posttraumatische respiratorische Insuffizienz.
    Chirurg 45, 115 (1974)

27. WERLE, E.: Trasylol: Ein kurzer Überblick über Geschichte,
    Biochemie und Wirkungen. In: Neue Aspekte der Trasylol-The-
    rapie (eds. W. BRENDEL, G. L. HABERLAND), Bd. 5, p. 9. Stutt-
    gart, New York: Schattauer 1972

28. WICHERT, P. von: Therapeutische und prophylaktische Ansatz-
    punkte bei Schocklunge. Dtsch. med. Wschr. 102, 444 (1977)

29. ZIMMERMANN, W. E., VOGEL, W., MITTERMAYER, Ch., WALTER, F.,
    KUNER, E., SCHÄFER, H., BIRZLE, H., NETENJACOB, J., HIRSCH-
    AUER, M., BÖTTCHER, D.: Gasaustausch- und metabolische Stö-
    rungen beim traumatisch-hämorrhagischen und septischen
    Schock und ihre therapeutische Beeinflussung. In: Neue
    Aspekte der Trasylol-Therapie (eds. W. BRENDEL, G. L. HA-
    BERLAND), Bd. 5, p. 147. Stuttgart, New York: Schattauer
    1972

Bakteriologische Aspekte des akuten Lungenversagens

Von M. Rotter

Als eine der auslösenden Ursachen für das akute Lungenversagen
wird das Endotoxin gramnegativer Bakterien angesehen (4, 5, 6).
Es soll daher im folgenden eine Übersicht gegeben werden über
die Natur und biologischen Wirkungen dieses Stoffes, über die
heutigen Möglichkeiten zur raschen Entdeckung seiner Anwesenheit oder der seiner bakteriellen Trägerzellen im Organismus
sowie die Feststellung von deren Resistenz gegen Chemotherapeutika und schließlich über prinzipielle Regeln für die Anwendung
von Chemotherapeutika zur Verhütung des infektionsbedingten akuten Lungenversagens.

1. Bakterielle Endotoxine

Bakterielle Endotoxine sind Stoffe, die im Makroorganismus zu
letztlich pathologischen Reaktionen führen und die - im Gegensatz zu Ektotoxinen als Bestandteil der Zellwand von Bakterien -
nur bei Zerfall derselben freiwerden. In Tabelle 1 findet sich
eine Zusammenstellung der wichtigsten pathogenen Zellwandbestandteile. Unter diesen kommt die größte Bedeutung sicherlich
den schlechthin als "Endotoxin" bekannten Phospholipopolysac-
chariden aus den Zellwänden gramnegativer Bakterien zu. Solche,
im folgenden "Endotoxin" genannte Heteropolymere finden sich
praktisch in allen gramnegativen Stäbchenbakterien, ob diese
nun als Infektionserreger bekannt sind oder nicht. Sie sind Bestandteil der äußeren Membran von solchen Bakterienzellen (Abb. 1)
und bestehen aus Polysacchariden und Phospholipid. Proteine sind
nur im Verband der Zellwand zu finden, gehören aber nicht zum
typischen Endotoxin, das im Gegensatz zu toxischen Bakterien-
proteinen ziemlich thermostabil (60 - 80°C) und ein schlechter
Toxoidbildner ist. Ebenso lassen sich nur wenige seiner vielen
biologischen Wirkungen durch spezifische Immunglobuline beeinflussen.

Tabelle 1. Pathogene Zellwandbestandteile von Bakterien (Nach
19)

Chemische Struktur	Wirkung
Phospholipopolysaccharid	Endotoxinwirkung
Lipoprotein	B-Lymphozyten-Mitogen
Lipoteicholsäuren	Shwartzman-Phänomen
Peptidoglykan	Endotoxinähnliche Reaktionen

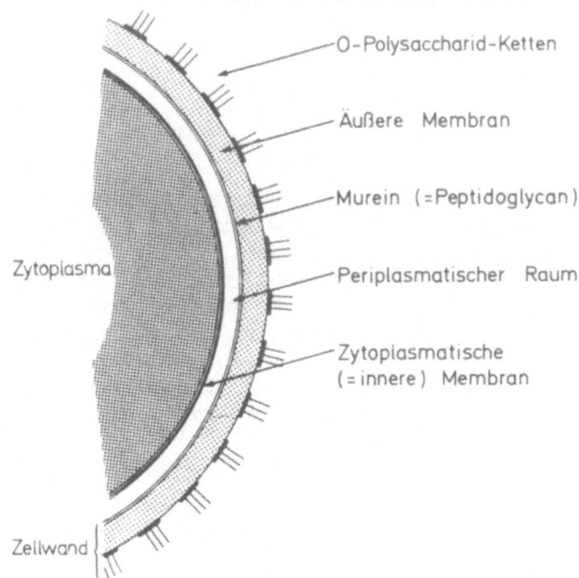

Abb. 1. Schematische Darstellung der Zellwand gramnegativer
Bakterien (Nach WESTPHAL)

1. 1. Natur des Endotoxins

Seitdem Methoden zur Isolierung von Endotoxin aus der Bakterien-
zelle - zunächst mittels Trichloressigsäure (1), später hauptsächlich mittels der Phenolwasser- (26) und dann mittels der
Phenol-Chloroform-Petroläther-Extraktion (9) - bekannt sind,
hat sich der Wissensstand über seine Struktur und Wirkungen (17)
derart vergrößert, daß hier nur einige grundlegende Fakten erwähnt werden können.

An der Molekülstruktur des Endotoxins lassen sich prinzipiell
drei Regionen unterscheiden (19):
die für das O-Antigen gramnegativer Stäbchenbakterien verantwortliche, daher sehr unterschiedlich aus sich wiederholenden
Oligosacchariden aufgebaute Polysaccharidkette der Region I,
die als Oligosaccharid strukturierte, als Core bezeichnete Region II und
die Lipid A benannte (27) Region III, die bei den meisten beim
Menschen gefundenen gramnegativen Stäbchenbakterien als Disac-
charid ausgebildet ist (Abb. 2).

Die genaue Struktur dieser Phospholipopolysaccharidmoleküle ist
für viele gramnegative Bakterien, besonders für Salmonellaspe-
zies inzwischen bekannt. Als Beispiel sei die Struktur der entsprechenden Moleküle von Salmonella typhimurium dargestellt
(Abb. 3). Der Antigencharakter der einzelnen Serotypen korreliert gut mit der molekularen Struktur des Lipopolysaccharids
(13). Das kovalent an das Core gebundene Lipid A wird schon seit
langem als der für die Toxizität dieser Makromoleküle verant-

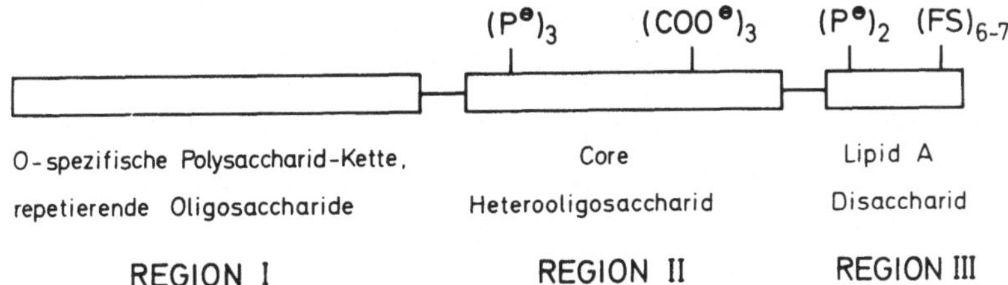

Abb. 2. Schematische Darstellung der Phospholipopolysaccharid-strukturen in der Zellwand gramnegativer Bakterien (Nach 19)

$P^\ominus$ = Phosphatgruppen
$COO^\ominus$ = Säuregruppen
FS = Fettsäuren

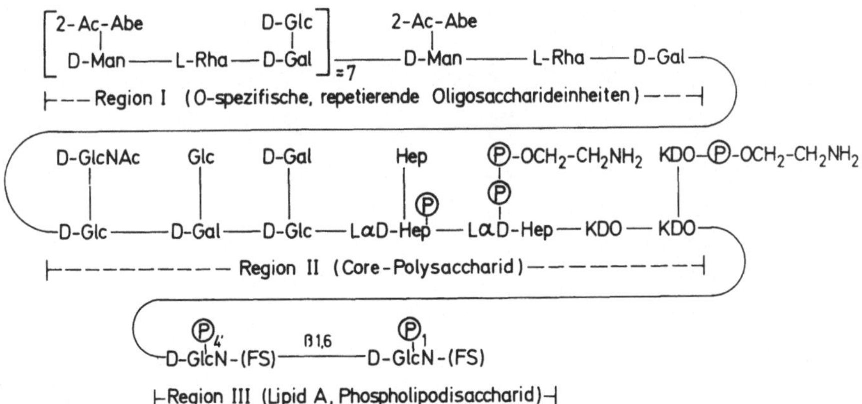

Abb. 3. Chemische Struktur des Lipopolysaccharids von Salmonella typhimurium (Nach 17)

2-AcAbe:	2-O-acetyl-Abequose
Man:	Mannose
Rha:	Rhamnose
Glc:	Glukose
Gal:	Galaktose
GlcNAc:	N-acetyl-Glucosamin
Hep:	1-glycero-D-Mannoheptose
KDO:	2-keto-3-deoxyoctonat
GlcN:	Glucosamin
Ⓟ:	Phosphat
FS:	Fettsäuren, wie ß-Hydroxymyristin-, Myristin-, Palmitin- und Laurylsäure

wortliche Teil des Phospholipopolysaccharids angesehen (18). Dies konnte dadurch bestätigt werden, daß derartige Aktivitäten auch bei Lipopolysacchariden auftraten, denen die O-Polysaccharidketten und der Großteil des Cores fehlte (19). Derartige defekte Lipopolysaccharide lassen sich von zellwanddefekten R-Mutanten gewinnen, denen entweder einige oder alle O-Polysaccharide fehlen oder die sogar eines oder der meisten Core-

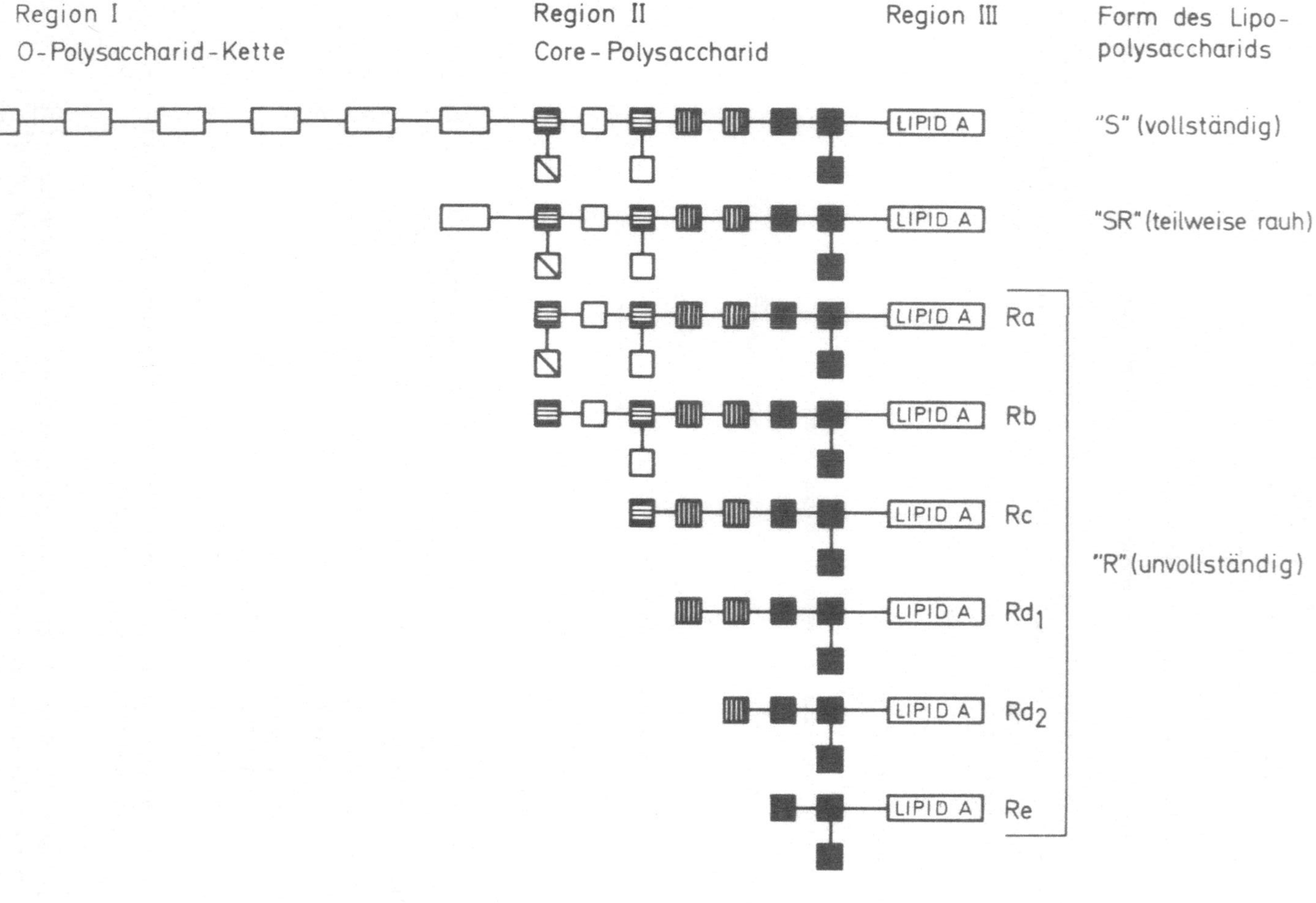

Abb. 4. Struktur von Salmonella S- und R-Form Lipopolysacchariden (Nach 9)
� N-acetyl-Glucosamin, ▤ Glukose, ☐ Galaktose, ▥ Heptose, ☐ KDO (= Ketodeoxyoctonat),
☐ repetierende Oligosaccharid-Einheit der O-spezifischen Polysaccharid-Kette,
Ra-Re: Bezeichnung der einzelnen Mutanten

Zuckermoleküle beraubt sind (Abb. 4). Mutanten, die in ihrer
Zellwand nur Lipid A - also ohne jeden Core-Zucker - enthalten,
existieren nicht. Allerdings läßt sich freies Lipid A durch
milde Säurebehandlung von gramnegativen Bakterien gewinnen.
Durch Komplexbildung mit bovinem Rinderalbumin oder durch Über-
führung in verschiedene Salze wasserlöslich gemacht, verfügt
dieses Lipid A über alle biologischen Aktivitäten wie das komplette Lipopolysaccharid (11).

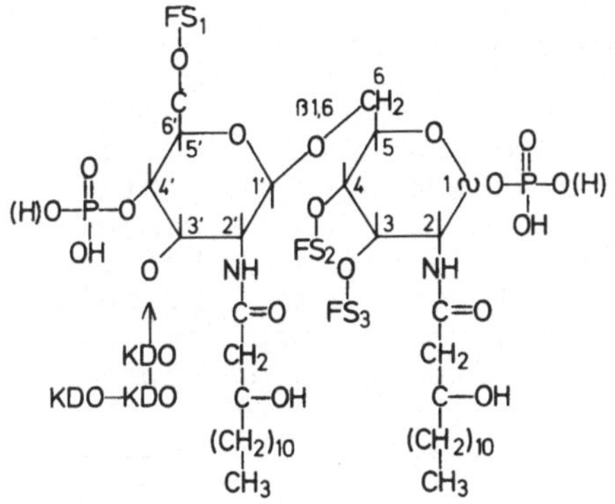

Lipid A
Klasse I

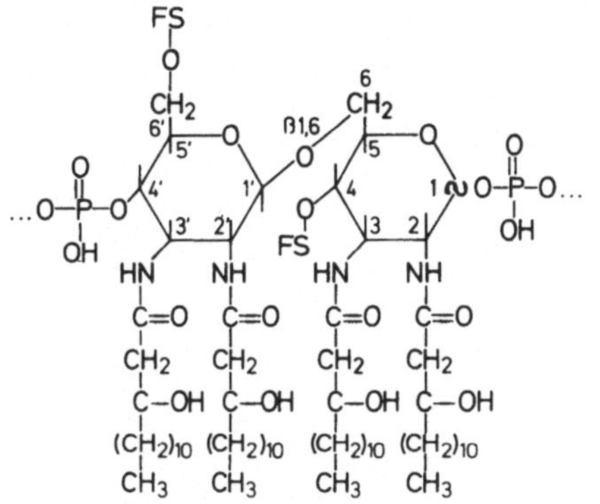

Lipid A
Klasse II

Abb. 5. Struktur von Lipid A (Klasse I und II) (Nach 23)
FS 1: Myristyloxymyristinsäure
FS 2: Palmitinsäure
FS 3: Laurylsäure
FS : Fettsäure

Nach dem molekularen Aufbau sind bisher zwei Klassen von Lipid
A bekannt geworden, die sich auch serologisch voneinander unterscheiden (23): Moleküle der Klasse I bestehen aus jeweils
zwei 1,6-ß-glykosidisch miteinander verbundenen Molekülen von
D-Glukosamin, die der Klasse II dagegen aus 2,3-diamino-2,3-
dideoxy-D-Glukose (Abb. 5). An dieses Rückgrat sind verschiedene langkettige D-3-Hydroxy-Fettsäuren amidisch gebunden und
L-2-Hydroxy- und D-3-Hydroxy-Fettsäuren verestert, die den Li-
pidcharakter dieser Substanz begründen. Je nach Anwesenheit

oder Abwesenheit von Phosphatgruppen sowie dem Grad der Substitution an diesen lassen sich verschiedene Arten von Lipid A unterscheiden. Das der Familie der Enterobacteriaceae enthält z. B. Phosphatgruppen, die nicht oder kaum substituiert sind. Bei Salmonellen sind die Hydroxylgruppen von C-3, C-4 und C-6 mit Lauryl-, Palmitin- und D-3-Myristyloxymyristinsäure acyliert. Die Aminogruppen des Disaccharids sind mit D-3-Hydroxy-Fettsäuren, bei Salmonellen z. B. mit D-3-Hydroxy-Myristinsäure, substituiert. In Position C-3 bildet 2-Keto-3-deoxyoctonat (KDO) die Verbindung zum Core des Lipopolysaccharids (23).

Unter bestimmten Bedingungen wirkt Lipid A allein, also ohne das Core und ohne die O-spezifischen Polysaccharidketten immunogen (11), so daß im tierischen Organismus spezifische Antikörper dagegen gebildet werden können. Dies geschieht sowohl unter experimentellen als auch natürlichen Bedingungen. Antikörper gegen Lipid A der Klasse I reagieren mit den verschiedenen Modifikationen von Lipid A-Molekülen, wie sie sich bei den verschiedensten gramnegativen Bakterien finden, zwar innerhalb dieser Klasse (Kreuzreaktionen), nicht jedoch mit Lipid A der Klasse II. Die Bedeutung von Antikörpern, die gegen das toxische Prinzip im Lipopolysaccharid gramnegativer Bakterien gerichtet sind, ist noch nicht ganz klar. Man weiß jedoch, daß ihre Anwesenheit im tierischen Organismus keinesfalls unbedingt mit einem Schutz vor bestimmten biologischen Wirkungen des Endotoxins verbunden sein muß (11, 13). Auf jeden Fall ermöglicht aber die Immunogenität des Lipid A seinen Nachweis - und daher auch den von Endotoxin - in geringsten Mengen mit serologischen Methoden (Hemmung passiver Hämagglutination; ELISA, 11).

1. 2. Biologische Wirkungen von Endotoxinen gramnegativer Bakterien

Eine Übersicht über die biologischen Wirkungen von Endotoxinen gramnegativer Bakterien findet sich in Tabelle 2. Das Lipopolysaccharid setzt an zellulären und humoralen Angriffspunkten an. Es besitzt eine hohe Affinität zu künstlichen und biologischen Membranen, an denen es sich anreichert, so z. B. auf den Oberflächen von Erythrozyten, Leuko- und Thrombozyten oder auf Zellen des RES. Endotoxin scheint allerdings nicht direkt toxisch auf diese Zellen zu wirken, sondern sie zu bestimmten, an sich physiologischen Reaktionen zu stimulieren, wie z. B. die Freisetzung von endogenen Pyrogenen, von vasoaktiven Substanzen oder von Interferonen (13). An humoralen Angriffspunkten ist sicherlich an erster Stelle das Komplementsystem zu erwähnen. Lipopolysaccharide, die der S-Form oder den meisten R-Formen gramnegativer Bakterien entstammen, aktivieren C'3 über den "alternate pathway" des Properdinsystems, während von Re-Mutanten (Abb. 4) stammendes Endotoxin und freies Lipid A das gesamte Komplementsystem über den "klassischen Weg" anstoßen (20). Die Folgen dieser Komplementaktivierung werden in Abb. 6 angedeutet. Auch die Aktivierung des Faktors XII des Blutgerinnungssystems (Hageman-Faktor) durch bakterielles Endotoxin führt zu Vorgängen, die beim akuten Lungenversagen eine Rolle spielen und beobachtet werden, wie z. B. die Bildung von Fibrinthromben

Tabelle 2. Biologische Aktivitäten von Endotoxinen gramnegativer Bakterien (Nach 13)

Nichttoxische Aktivitäten	Toxische Aktivitäten
= Steigerung der unspezifischen Infektresistenz	Pyrogenität
= Makrophagenaktivierung	Letale Toxität für Maus
= Phagozytosesteigerung	Leukopenie (zunächst) Leukozytose (später)
= Induktion der Synthese von:	Lokales Shwartzman-Phänomen

- Prostaglandinen
  - Plasminogenaktivator
  - Interferonen
  - eines tumornekrotisierenden Faktors
	Hypotension Tumornekrose

= Komplementaktivierung, dadurch:	Abortus bei Mäusen

- Erhöhung der Kapillarpermeabilität durch Kinine
  - Anaphylatoxinwirkung
  - Chemotaxis auf Granulozyten
  - Immunadhärenz (klebrige Zelloberflächen, z. B. bei Thrombozyten)
  - Opsonisierung	

= Hageman-Faktor-Aktivierung, dadurch:	
- Aktivierung des Gerinnungssystems - Aktivierung des Kininsystems	
= Wirkungen auf das Immunsystem:	

- Lipid A als Antigen
  - Adjuvanswirkung
  - Zellteilung von B-Lymphozyten
  - Induktion von IgG-Synthese bei neugeborenen Mäusen	

= Induktion einer Toleranz gegen Endotoxin	
= Induktion einer Refraktärphase gegen pyrogene Wirkung von Endotoxin	
= Gelierung des Blutzell-Lysates von Limulus polyphemus (Nachweis von Endotoxin!)	

und die Stimulation des Kininsystems. Die toxischen Effekte des Endotoxins scheinen nicht in einzelnen schädigenden Wirkungen, sondern in der Fülle und im Zusammenspiel von an sich physiologischen, aber schlagartig provozierten und gleichzeitig ablaufenden Reaktionen des Organismus begründet zu sein. Die thera-

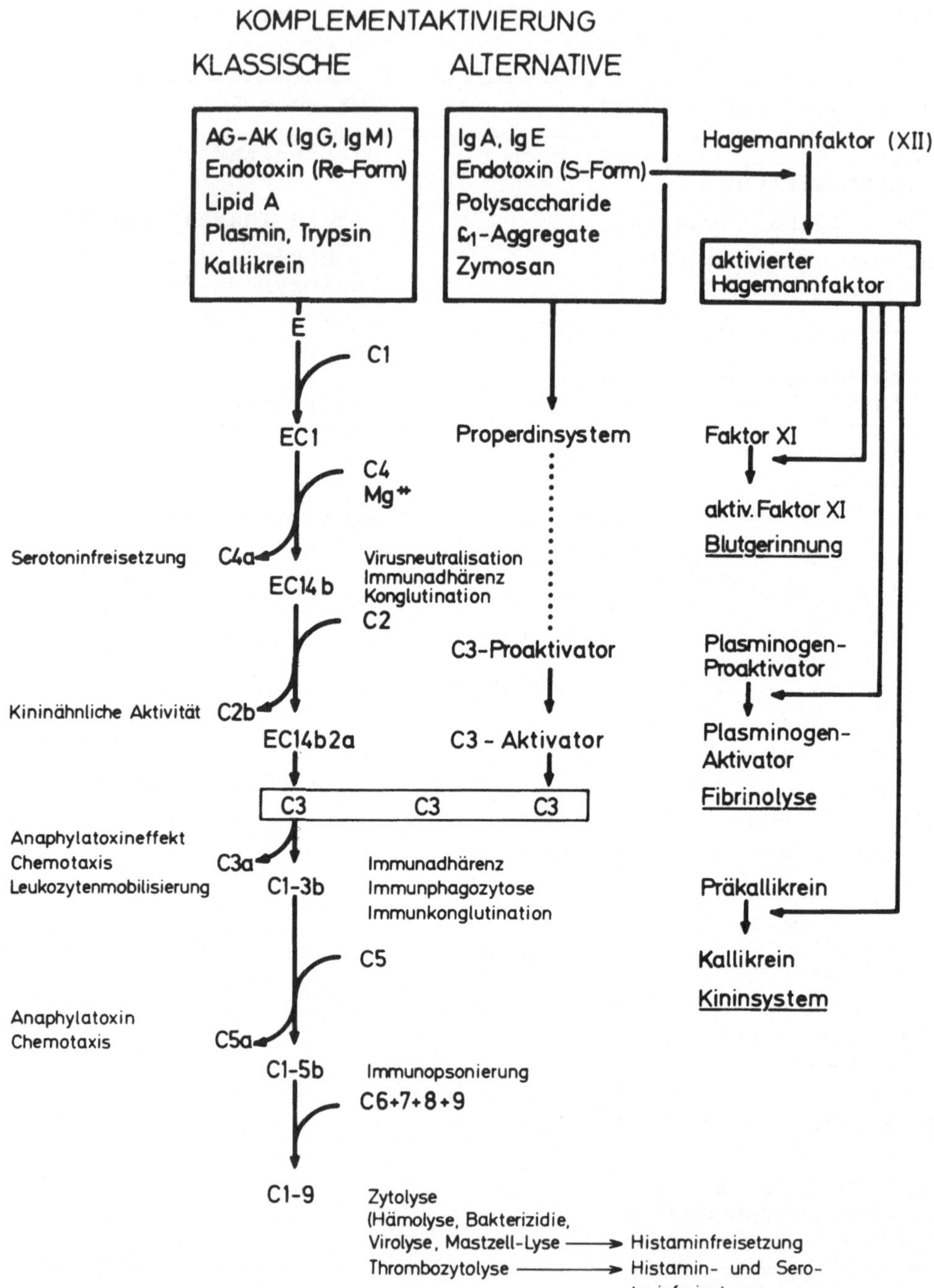

Abb. 6. Vereinfachtes Schema der Komplementaktivierung über den klassischen und alternativen Weg, biologische Wirkungen der Intermediär- und Spaltprodukte sowie des aktivierten Hageman-Faktors.
E = einer der im Kasten angeführten Faktoren

peutische Beeinflussung dieser Wirkungen ist daher weniger durch
eine Entgiftung im Sinne der Neutralisierung einer giftigen Substanz, sondern eher durch Eingriffe in den Mechanismus dieser
Reaktionen denkbar.

2. Methoden zur Entdeckung von Endotoxin oder seiner bakteriellen Trägerzellen

Die wichtigsten Methoden zur Entdeckung von Endotoxin oder der
seiner bakteriellen Träger im Organismus sind in Tabelle 3 auf-
gezählt. Manche von ihnen (Limulus-Test, Immunfluoreszenz, Gegenstrom-Immunelektrophorese, radiologische Blutkultur) gehören
durchaus zum Standardrepertoire moderner mikrobiologischer La-
boratorien, andere (Gaschromatographie, Impedanzmessung, Mikrokalorimetrie) sind noch im Versuchsstadium.

Die kulturellen Techniken dieser Verfahren sind auch bei Resistenzbestimmungen einsetzbar. Ergänzt um Methoden, die Bakterienwachstum durch Trübung anzeigen, steht heute dem mikrobiologischen Laboratorium ein Instrumentarium zur Verfügung, das
Resistenzbestimmungen in 3 - 4 h zuläßt. Erwähnenswert sind
weiters die Versuche, unter Umgehung der Kultur die Resistenz
von Bakterienstämmen direkt durch Bestimmung der von ihnen gebildeten, das Antibiotikum zerstörenden Fermente (z. B. Beta-
laktamasen) nachzuweisen.

So wünschenswert möglichst schnelle Methoden der Resistenzbe-
stimmung auch sein mögen, so sehr muß allerdings darauf hingewiesen werden, daß auf der Intensivstation Erreger zunächst
einmal angezüchtet sein müssen, bevor sie einer solchen Aus-
testung unterworfen werden können. Die einzige Möglichkeit,
chemotherapeutisches Handeln bis zum Eintreffen des bakterio-
logischen Befundes auf eine rationale Basis zu stellen, ist die
laufende mikrobiologische Überwachung von Intensiv- und besonders von beatmeten Patienten. Diese liefert nämlich einen ständig aktuellen Überblick über das Erreger- und Besiedlungsspek-
trum sowie die Resistenzlage dieser Keime. Damit ist eine "blinde Frühtherapie" bis zum Eintreffen des mikrobiologischen Befundes möglich, die bessere Aussichten auf Erfolg bietet.

3. Antimikrobielle Prophylaxe des akuten Lungenversagens

Unter der Hypothese, daß die Endotoxine grämnegativer Bakterien
wesentlich an der Genese des akuten Lungenversagens teilhaben,
bieten sich die folgenden Schwerpunkte prophylaktischer Maßnahmen an:
- Pneumonieprophylaxe,
- Verhütung häufig "schockbegünstigender" Infektionen außerhalb
  der Lunge,
- Verkleinerung des Endotoxinreservoirs des Körpers.

Tabelle 3. Methoden zur Entdeckung von Endotoxin oder seiner bakteriellen Träger im Organismus

---

Nicht-kultureller Nachweis:

1. Endotoxinnachweis in Körperflüssigkeiten
   (Fragestellung: Endotoxin anwesend?)
   a) Limulus-Lysat-Gelierung (16)
   b) Serologischer Nachweis von Lipid A (ELISA, 11)

2. Antigennachweis in Körperflüssigkeiten
   (Fragestellung: Bestimmte Keime oder deren Kapselantigen anwesend?)
   a) Immunfluoreszenz (3)
   b) Gegenstrom-Immunelektrophorese (8)

3. Gaschromatographie von Körperflüssigkeiten (7)
   (Fragestellung: Typische Bestandteile von Bakterienzellen oder typische Metaboliten dieser anwesend?)

4. Mikroskopische Methoden
   (Fragestellung: Bakterien anwesend?)

Kultureller Nachweis:

1. Klassische Kulturmethoden mit nachfolgender Identifizierung
   (Fragestellung: Bakterien anwesend? - Welche?)

2. Impedanzmessung (laufende Registrierung des Wechselstromwiderstandes in Blut-, Liquor- und Harnkulturen (14, 25))
   (Fragestellung: Infektion? - Beschleunigte Feststellung von Bakterienwachstum)

3. Mikrokalorimetrie (laufende Registrierung der Wärmeerzeugung durch Bakterienpopulationen (15))
   (Fragestellung: Infektion? - Beschleunigte Feststellung von Bakterienwachstum)

4. Radiologische Blutkulturen (Nachweis bakterienbedingter Freisetzung von $^{14}CO_2$ in Blutkulturen (22))
   (Fragestellung: Septikämie? - Beschleunigte Feststellung von Bakterienwachstum)

Bei der sogenannten "Prophylaxe" müssen allerdings "echte Prophylaxemaßnahmen" (= vor dem eigentlichen Infektionsereignis) von der "blinden Frühtherapie" (= nach Infektion, aber noch vor dem Auftreten klinisch manifester Symptome, wie z. B. bei verschmutzten offenen Wunden) unterschieden werden. Chemotherapeutika, die meistens keine Indikation in der "echten Prophylaxe" haben (12), sind oft unentbehrlich in einer "blinden Frühtherapie". Der einzige "Erfolg" einer konzeptlosen Chemoprophylaxe ist wegen der starken Selektionswirkung moderner Breitbandantibiotika oft nur die Besiedelung oder gar Infektion des Organismus mit hochresistenten Mikroorganismen, die sich auch epidemisch ausbreiten können (21, 24, 28).

Tabelle 4. Schwerpunkte der Indikationsstellung zur antimikrobiellen Chemoprophylaxe für die Verhütung des infektionsbedingten akuten Lungenversagens

	Indikation	keine Indikation
1. Pneumonieprophylaxe		
1. 1. "echte" Prophylaxe	- operative Eingriffe an der Lunge	- Viruspneumonie - akutes Lungenversagen (ohne erkennbare Infektion) - Tracheostomie und Intubation
1. 2. blinde Frühtherapie	- Neugeborene mit Fruchtwasserinfektion - Aspirationsepisoden - manche Thoraxtraumata (z. B. Rippenserienfraktur, offene Verletzungen)	
2. Verhütung schockbegünstigender Infektionen außerhalb der Lunge		
2. 1. "echte" Prophylaxe	- Operationen, die oft zu postoperativen Infektionen führen (z. B. Kolonchirurgie, transvaginale Eingriffe)	
2. 2. blinde Frühtherapie	- Perforationen (nach innen und außen) im Abdominalbereich - krimineller Abort	
3. Verkleinerung des Endotoxinreservoirs im Organismus		
	- Zustände, die zu starker Durchlässigkeit der Darmwand für Endotoxin führen können, z. B. schwere (geschlossene) Polytraumata	

Ein Konzept, das derartige unerwünschte Nebenerscheinungen ausschließen soll, muß daher die fünf Einflußvariablen einer "echten" antimikrobiellen Chemoprophylaxe berücksichtigen: Als Indikation für eine "echte" Chemoprophylaxe kommen nur Situationen und Zustände in Frage, bei denen der Patient mit für ihn gefährlichen Infektionserregern konfrontiert wird und diese Konfrontation zeitlich abgeschätzt werden kann (z. B. infektionsanfällige Eingriffe). Zum Zeitpunkt dieser Konfrontation muß am potentiellen Infektionsort schon ein therapeutischer Wirkstoffspiegel vorhanden sein, d. h. die Chemoprophylaxe muß vor oder spätestens gleichzeitig mit dem Infektionsereignis beginnen. Die Zeitdauer soll so kurz sein, daß eine Selektion resistenter Stämme ausgeschlossen ist (24 - 48 h). Bei der Auswahl des Chemotherapeutikums ist zu berücksichtigen, daß es wirksam gegen potentielle Infektionserreger sein muß. Dabei soll sein Wirkungsspektrum aber so eng wie möglich gehalten werden. Ferner sind natürlich pharmakokinetische und toxikologische Faktoren als Auswahlkriterien maßgebend; bei mehreren gleichwertigen Substanzen aber auch der Preis. Die Dosierung muß der einer Chemotherapie entsprechen. Oft sind die Auswahl des Wirkstoffes und dessen Dosierung, meistens aber die Indikationen zur Chemoprophylaxe falsch. Es seien daher in Tabelle 4 einige Schwerpunkte bezüglich der Indikationsstellung beispielhaft erwähnt.

Allen den dort angeführten Indikationen ist gemeinsam, daß das Chemotherapeutikum erst dann eingesetzt wird, wenn eine Konfrontation des Patienten mit Infektionserregern höchstwahrscheinlich eintreten wird oder schon stattgefunden hat.

Als eine Möglichkeit für die in Tabelle 4, Punkt 3, genannte Verkleinerung des Endotoxinreservoirs im Organismus kann z. B. die Darmreinigung verstanden werden, wie sie vor Kolonoperationen angewandt wird. Die orthograde Darmspülung mit einer balancierten Salzlösung, der wirksame Chemotherapeutika zugegeben werden (z. B. Clindamycin + Bacitracin + Neomycin), führt zu einer erheblichen Reduktion der Darmflora und damit des größten Endotoxinreservoirs des Organismus. Die Wirksamkeit dieser Maßnahme für die Prophylaxe des akuten Lungenversagens ist allerdings keineswegs erwiesen.

In der Verhütung und erst recht Bekämpfung des Endotoxinschocks ist vom Einsatz antimikrobieller Chemotherapeutika nur unter ganz bestimmten Voraussetzungen ein positiver Effekt zu erwarten. Diese Voraussetzungen besser kennenzulernen, ist eine wichtige Aufgabe weiterer Studien.

Literatur

1. BOIVIN, A., MESROBEANU, L.: Contribution à l'étude de la composition chimique des bactéries. Les substances phosphorées au cours de l'autolyse bactérienne. C. R. Soc. Biol. 112, 611 (1933)

2. CHANG, C. M., NOWOTNY, A.: Relation of structure to function in bacterial O-antigens. VII. Endotoxicity of lipid A. Immunochemistry 12, 19 (1975)

3. CHERRY, W. B.: Immunofluorescence tests for bacteria. In: Modern methods in medical microbiology (eds. J. E. PRIER, J. T. BARTOLA, H. FRIEDMAN), p. 51. Baltimore, London, Tokyo: University Park Press 1976

4. CLOWES, G. H. A., Jr., ZUSCHNEID, W., TURNER, M. B., BLACKBURN, G. L., RUBIN, J., TOALA, P., GREEN, G.: Observations of the pathogenesis of the pneumonitis associated with severe infections in other parts of the body. Ann. Surg. 167, 630 (1968)

5. CLOWES, G. H. A., Jr.: Die Lungenreaktion auf zirkulierende Stoffe bei posttraumatischen und septischen Zuständen. In: Neue Aspekte der Trasylol-Therapie (eds. G. L. HABERLAND, D. H. LEWIS), Bd. 6, p. 71. Stuttgart, New York: Schattauer 1973

6. CUEVAS, P., de la MAZA, M., GILBERT, J., FINE, J.: The lung lesion in four different types of rabbits. Arch. Surg. 104, 319 (1972)

7. DRASAR, B. S., BORRIELLO, P., HEATON, S., JOHNSON, K.: The use of automatic head space-gas liquid chromatography for the detection of the volatile products of bacterial metabolism. In: Rapid methods and automation in microbiology (eds. H. H. JOHNSTON, S. W. B. NEWSOM), p. 27. Oxford, New York: Learned Information (Europe) Ltd. 1976

8. DULAKE, C., El-REFAIE, M.: Pneumococcal capsular antigen detection by counter-current immunoelectrophoresis. In: Rapid methods and automation in microbiology (eds. H. H. JOHNSTON, S. W. B. NEWSOM), p. 45. Oxford, New York: Learned Information (Europe) Ltd. 1976

9. GALANOS, C.: Physical state and biological activity of lipopolysaccharides. Toxicity and immunogenicity of the lipid A component. Z. Immun.-Forsch. 149, 214 (1975)

10. GALANOS, C., LÜDERITZ, O., WESTPHAL, O.: A new method for extraction of R lipopolysaccharides. Europ. J. Biochem. 9, 245 (1969)

11. GALANOS, C., FREUDENBERG, M., HASE, S., JAY, F., RUSCHMANN, E.: Biological activities and immunological properties of lipid A. In: Microbiology 1977 (ed. Amer. Soc. Microbiol.), p. 269. Washington: Amer. Soc. Microbiol. 1977

12. HOOK, E. W., WILLIAMS, J. D., SANDE, M. A., ROCHA, H., ROTTER, M., HIRSCH, H. A.: Indications for chemoprophylaxis. In: Current chemotherapy (ed. Intern. Soc. Chemoth.), p. 48. Washington: Amer. Soc. Microbiol. 1978

13. KABIR, S., ROSENSTREICH, D. L., MERGENHAGEN, S. E.: Bacterial endotoxins and cellmembranes. In: Bacterial toxins and cellmembranes (eds. JELJASZEWICZ, T. WADSTRÖM), p. 59. London, New York, San Francisco: Academic Press 1978

14. KAHN, W., FRIEDMANN, G., RODRIGUEZ, W., CONTRONI, G., ROSS, S.: Rapid detection and isolation of bacteria in blood and cerebrospinal fluids in children by the electrical impedance methods. In: Rapid methods and automation in microbiology (eds. H. H. JOHNSTON, S. W. B. NEWSOM), p. 14. Oxford, New York: Learned Information (Europe) Ltd. 1976

15. KALLINGS, L. O.: Application of microcalorimetry. In: Rapid methods and automation in microbiology (eds. H. H. JOHNSTON, S. W. B. NEWSOM), p. 140. Oxford, New York: Learned Information (Europe) Ltd. 1976

16. LEVIN, J., POORE, T. E., SAUBER, N. P.: Detection of endotoxin in the blood of patients with sepsis due to gramnegative bacteria. New Engl. J. Med. $\underline{283}$, 1313 (1970)

17. LÜDERITZ, O., WESTPHAL, O., STAUB, A. M., NIKAIDO, H.: Isolation and chemical and immunological characterization of bacterial lipopolysaccharides. In: Microbial toxins (eds. G. WEINBAUM, S. KADIS, S. J. AJL), vol. IV, p. 127. New York, London: Academic Press 1971

18. LÜDERITZ, O., GALANOS, C., LEHMANN, V., NURMINEN, M., RIETSCHEL, E. T., ROSENFELDER, G., SIMON, M., WESTPHAL, O.: Lipid A: chemical structure and biological activity. J. infect. Dis. $\underline{128}$, Suppl., 9 (1973)

19. LÜDERITZ, O.: Endotoxins and other cell wall components of gramnegative bacteria and their biological activities. In: Microbiology 1977 (ed. Amer. Soc. Microbiol.), p. 239. Washington: Amer. Soc. Microbiol. 1977

20. MORRISON, D. C., KLINE, C. F.: Activation of the classical and properdin pathways of complement by bacterial lipopolysaccharides. J. Immunol. $\underline{118}$, 362 (1977)

21. PICHLER, H.: Über Antibiotikaprophylaxe bei Intensiv-Patienten. Wien. klin. Wschr. $\underline{88}$, Suppl. Nr. 52, 1 (1976)

22. RANDALL, E. L.: Radiometric detection of microorganisms in blood. In: Rapid methods and automation in microbiology (eds. H. H. JOHNSTON, S. W. B. NEWSOM), p. 144. Oxford, New York: Learned Information (Europe) Ltd. 1976

23. RIETSCHEL, E. T., HASE, S., KING, M.-T., REDMOND, J., LEHMANN, V.: Chemical structure of lipid A. In: Microbiology 1977 (ed. Amer. Soc. Microbiol.), p. 262. Washington: Amer. Soc. Microbiol. 1977

24. ROTTER, M., PICHLER, H., WEWALKA, G., LACKNER, F., CORAIM, F.: Routinemäßige Chemoprophylaxe bei Intensiv-Patienten. Anästhesie und Reanimation (Im Druck)

25. SPECTER, S., THROM, R., FRIEDMAN, H.: Screening for bacteriuria in the clinical microbiology laboratory by electrical impedance monitoring. In: Rapid methods and automation in microbiology (eds. H. H. JOHNSTON, S. W. B. NEWSOM), p. 13. Oxford, New York: Learned Information (Europe) Ltd. 1976

26. WESTPHAL, O., LÜDERITZ, O., BISTER, F.: Über die Extraktion von Bakterien mit Phenol/Wasser. Z. Naturforsch. $\underline{7B}$, 148 (1952)

27. WESTPHAL, O., WESTPHAL, U., SOMMER, T.: The history of pyrogen research. In: Microbiology 1977 (ed. Amer. Soc. Microbiol.), p. 221. Washington: Amer. Soc. Microbiol. 1977

28. WEWALKA, G., KOLLER, W., ROTTER, M., LACKNER, F., CORAIM, F., PICHLER, H.: Der Patient als Keimquelle in der Intensivpflegestation. Einfluß von Antibiotika und trachealer Intubation. Infection $\underline{4}$, 204 (1976)

Ursachen und Behandlungsmöglichkeiten der akuten respiratorischen Insuffizienz im frühen Kindesalter

Von K.-H. Altemeyer, E. Breucking, G. Rintelen und W. Dick

Vorbemerkungen

Die Behandlung der akuten respiratorischen Insuffizienz gehört
heute zu den wesentlichen Aufgaben auch der Intensivmedizin im
Kindesalter. Das Hauptkontingent dieser Patienten stellt die
umschriebene Altersgruppe der Neugeborenen. Etwa 2 % der Kinder dieser Altersstufe zeigen pulmonale Adaptationsschwierig-
keiten, wobei 80 % ein Geburtsgewicht unter 2.500 g haben. Zunehmende Erkenntnisse physiologischer und pathophysiologischer
Zusammenhänge brachten eine wesentliche Besserung der Behand-
lungsergebnisse. Gegenüber dem Erwachsenenalter bestehen dabei
erhebliche, vor allen Dingen qualitative Unterschiede, die für
das Verständnis und zur Behandlung der respiratorischen Insuffizienz unerläßlich sind. Diese qualitativen Unterschiede nehmen jenseits des Säuglingsalters rasch ab, so daß Pathogenese
und Therapie mit den respiratorischen Störungen des Erwachsenenalters vergleichbarer werden. Da diese Problematik in den
vorangegangenen Beiträgen ausführlich besprochen worden ist,
sei im folgenden das Hauptgewicht auf die Behandlung der respiratorischen Insuffizienz in der Neonatalzeit gelegt.

Präpartale Adaptation der Atmung

Während der Schwangerschaft läßt das werdende Kind für sich atmen und nutzt die Zeit zur Ausbildung und Reifung des Lungengewebes. Die Surfactantproduktion wird etwa ab der 23. Schwangerschaftswoche nachweisbar, erreicht aber erst in der 36. Schwangerschaftswoche seine optimale qualitative und quantitative Zu-
sammensetzung. Im Tierexperiment konnte durch Thyroxin (21) und
durch Glukokortikoide (6) eine vorzeitige Surfactantsynthese
erzielt werden. Klinische Bedeutung hat davon lediglich die Glu-
kokortikoidbehandlung erlangt, die bei drohender Frühgeburt die
Rate des sogenannten Atemnotsyndroms bei den Kindern deutlich
senken konnte (17).

Die Blutkapillaren erreichen etwa um die 28. Schwangerschaftswoche die Alveolen, die Lungenarterien sind auffallend dickwan-
dig und besitzen mehr glatte Muskelfasern als die Systemarte-
rien, wodurch die Engstellung und Ausschaltung dieses Gefäßge-
bietes aus dem fetalen Kreislauf erreicht wird. Erst ab dem
vierten Lebensjahr gleicht die Struktur der Pulmonalarterien
derjenigen des Erwachsenenalters. Im gesamten ersten Lebensjahr bestehen vermehrt Anastomosen zwischen Lungen- und Bron-
chialkreislauf und zwischen Lungenarterien und -venen, so daß
der Rechts-links-Shunt von zunächst 20 % des Herzminutenvolumens auch nach Verschluß des Foramen ovale und des Ductus arteriosus Botalli im ersten Lebensjahr noch etwa 10 % des Herzminutenvolumens beträgt (Erwachsene: 2 - 4 %) (2).

Peripartale Adaptation der Atmung

Durch die Geburt wird das Neugeborene - mehr oder weniger gut vorbereitet - innerhalb kurzer Zeit zum respiratorischen Schwerarbeiter. Dabei sind die ersten Minuten für die Umstellung entscheidend. Zunächst muß die in der Lunge befindliche Flüssigkeit durch Luft ersetzt werden. Bei einer Vaginalentbindung aus Hinterhauptslage werden durch die Thoraxkompressionen im Geburtskanal bis zu 40 ml Flüssigkeit aus den Atemwegen abgepreßt, die dann rein passiv bei Ausdehnung des Thorax durch Luft ersetzt wird. Dieser Mechanismus fehlt bei Kaiserschnittentbindungen, daher zeigen diese Kinder vermehrt Adaptationsstörungen und haben Schwierigkeiten, die intrapulmonal gelegene Flüssigkeit zu resorbieren. Die im Normalfall in der Lunge verbliebene Restflüssigkeit wird über die Deckzellen resorbiert und über das Blut- und Lymphgefäßsystem abtransportiert. Störungen der Lungendurchblutung und der Lymphzirkulation der Lunge müssen daher zwangsläufig die Belüftung erschweren. Die Stimulation der Atmung erfolgt nach der Geburt einmal durch periphere Reize, wie z. B. Temperatur, Druck, Schmerz, ebenfalls entfällt der atemhemmende Eintauchreflex. Auch humorale Faktoren, wie z. B. Hypoxie und Azidose, stimulieren das Atemzentrum und die peripheren Chemorezeptoren im Karotissinus und Aortenbogen. Diese Rezeptoren sind bei der Geburt voll funktionstüchtig und regen die Atmung selbst dann noch an, wenn es durch Hypoxie und Azidose zu einer Depression des Atemzentrums gekommen ist (2).

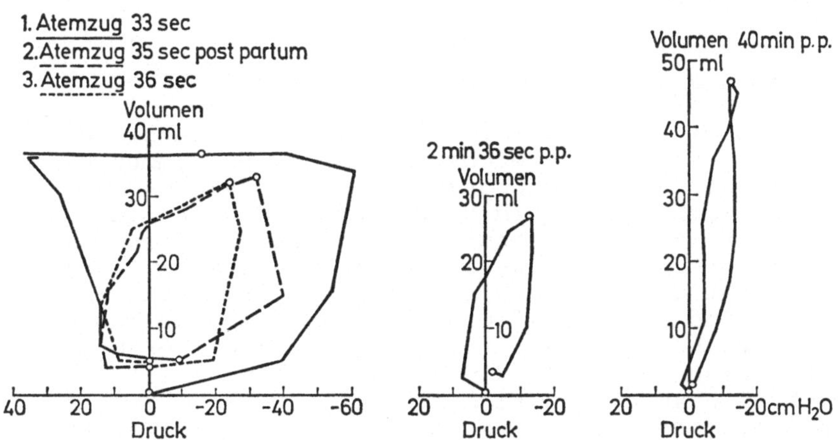

Abb. 1. Atemschleifen eines 3.610 g schweren Neugeborenen nach Aufzeichnungen von KARLBERG et al. (29). Links: die ersten drei Atemzüge; Mitte: 2 1/2 min und rechts: 40 min nach der Geburt

Das Einsetzen der Spontanatmung beginnt nach einer kurzen Apnoephase von etwa 30 s mit zunächst unregelmäßigen Atemzügen. Dabei werden in der Inspirationsphase negative Drucke von 2 - 70 cm H_2O und in der Exspirationsphase positive Werte von +40 bis +60 cm H_2O erreicht. Nur ein geringer Teil des Inspirationsvo-

lumens wird wieder abgeatmet, denn es dient in der Lunge im
Austausch gegen die intrapulmonal verbliebene Restflüssigkeit
zum Aufbau des intrathorakalen Gasvolumens. Selbst diese forcierten Atemzüge zu Beginn der Spontanatmung wären allein nicht
in der Lage, eine ausreichende Entfaltung und Stabilisierung
der Alveolen herbeizuführen. Wesentliche Voraussetzung für eine effektive Ventilation in den ersten Minuten ist die Herabsetzung der Oberflächenspannung in den Alveolen durch den Surfactant. Im Normalfall sind beim reifen Neugeborenen die Lungenalveolen nach wenigen Atemzügen fast vollständig mit Luft
gefüllt, 80 % der funktionellen Residualkapazität werden nach
10 min aufgebaut. Die erhöhte Atemtätigkeit mit Frequenzen von
60 - 80/min und die verstärkte Atemarbeit gehen nach etwa 30
min in eine ruhigere Phase mit Frequenzen um 40/min über. Durch
die forcierte Atemtätigkeit nach der Geburt kommt es rasch mit
zunehmender Ventilation zu einem PO_2-Anstieg und zu einem PCO_2-
Abfall im Blut. Der anfänglich erniedrigte Blut-pH steigt an.
Der PO_2-Anstieg wie auch die Abnahme der Azidose wirken direkt
auf die glatten Muskelfasern in den Lungenarterien und senken
durch Erweiterung dieser Gefäße den Widerstand in der Lungenstrombahn. Es kommt zu einem Druckabfall mit rascher Zunahme
der pulmonalen Perfusion. Druckabfall im kleinen Kreislauf und
vermehrter Zufluß zum linken Vorhof führen zum funktionellen
Verschluß des Foramen ovale nach etwa 90 min und zu einer Shuntumkehr im Ductus Botalli, der gewöhnlich erst nach Tagen, aber
auch dann nur funktionell, verschlossen ist. Wesentlich für das
Verständnis der respiratorischen Insuffizienz dieser Altersstufe ist die Tatsache, daß Hypoxie und Azidose jederzeit diesen
Vorgang umkehren können.

Postpartale Besonderheiten der Atmung

Die primäre respiratorische Adaptationsphase des Neugeborenen
dauert etwa 30 min. Nach erfolgreicher Anpassung bestimmen dann
vor allen Dingen anatomische Besonderheiten die spezifischen
Abweichungen der Neugeborenen- und Säuglingsperiode von der Atmung des Erwachsenenalters. Neugeborene und junge Säuglinge sind
bis zum Alter von sechs Wochen ausschließlich Nasenatmer. Weiterhin auffallend ist der kurze Thorax, das Thoraxskelett ist
weich, die Rippen sind horizontal gestellt und die Interkostalmuskulatur ist schwach entwickelt. Dadurch ist eine thorakale
Atmung praktisch ausgeschlossen, die Ventilation muß allein
durch die Zwerchfellexkursionen sichergestellt werden. Bei respiratorischen Atemhindernissen gibt das weiche Thoraxskelett
nach und kann einen großen Teil der Volumenvergrößerung durch
das Zwerchfell neutralisieren. Die totale Lungencompliance ist
wegen der großen Thoraxelastizität praktisch identisch mit der
Lungencompliance. Direkt nach der Geburt finden sich Werte um
0,8 ml/cm H_2O, nach 1 min Werte um 1,6 ml/cm H_2O und nach 1 h
etwa 3 ml/cm H_2O. Erst nach 24 h wird ein Wert von 5 ml/cm H_2O
erreicht, der dann jenseits der Neugeborenenperiode auf Werte
von 10 ml/cm H_2O im frühen Säuglingsalter und auf etwa 16 ml/
cm H_2O bei Kleinkindern ansteigt. Der Luftwegswiderstand fällt
mit zunehmender Aeration der Lunge zu Beginn der Spontanatmung
zwar ab, ist aber auch nach vollständiger Belüftung mit etwa

68 cm $H_2O/l/s$ noch wesentlich größer als beim Erwachsenen. Die entsprechenden Werte für junge Säuglinge liegen bei 30 cm $H_2O/l/s$, die für Kleinkinder bei 20 cm $H_2O/l/s$. Den Hauptanteil am Luftwegswiderstand hat das Bronchialsystem, obwohl der Bronchiolendurchmesser bei Neugeborenen mit 0,1 mm im Vergleich zum Erwachsenen mit 0,2 mm relativ weit ist.

Während bei ausgetragenen Neugeborenen die initial hohen Atemfrequenzen von 60 - 80/min nach etwa 30 min auf Werte von 35 - 40/min abfallen, behalten Frühgeborene einen relativ hohen Wert von 60/min bei. Im Säuglingsalter nimmt die Frequenz mit 30 Atemzügen/min weiter ab und erreicht bei Kleinkindern einen Wert von etwa 20 - 25/min. Das Atemzugvolumen bleibt mit etwa 6 - 8 ml/kg KG über alle Altersstufen relativ konstant, Frühgeborene mit einem Geburtsgewicht unter 2.000 g zeigen jedoch häufig nur Werte um 4 ml/kg KG. Da der anatomische Totraum mit etwa 2 ml/kg KG ebenfalls relativ konstant bleibt, ergibt sich für den Totraumanteil V_D/V_T mit 0,3 ebenfalls über alle Altersstufen eine feste Größe. Die funktionelle Residualkapazität, die mit Gasmischmethoden gemessen wurde, zeigt etwa 1 h postpartal Werte um 25 ml/kg KG, im Alter von 24 h steigt dieser Wert auf 30 ml/kg KG an. Plethysmographisch liegen diese Werte mit 35 - 40 ml/kg KG höher, hier geht zusätzlich das Gasvolumen ein, das nicht oder nur geringfügig am Gasaustausch teilnimmt.

Die alveoläre Ventilation ist direkt nach der Geburt hoch, in der ersten Lebensstunde werden Werte um 190 ml/kg KG/min gemessen, sie fällt dann in der ersten Lebenswoche auf etwa 130 - 140 ml/kg KG/min ab, um später wieder leicht anzusteigen. Bei der intrapulmonalen Gasverteilung zeigen auch Neugeborene Verteilungsungleichheiten, nach den Untersuchungen von NELSON (20) ist aber die Verteilungseffizienz dabei im Vergleich zum Erwachsenen größer. Da dennoch die alveolär-arterielle O_2-Druckdifferenz bei Neugeborenen und bei jungen Säuglingen mit 20 - 30 Torr im Gegensatz zum Erwachsenen zwei- bis dreimal höher liegt, muß diese Differenz hauptsächlich durch die venös-arteriellen Kurzschlüsse verursacht sein. Der O_2-Partialdruck steigt beim Neugeborenen direkt nach Einsetzen der Atmung rasch an und erreicht nach 1 h etwa 60 Torr. In den ersten Lebenswochen liegen die Normalwerte zwischen 70 - 80 Torr. Bei Frühgeborenen steigt dieser Wert auch bei unauffälligem postpartalem Verlauf langsam an und bleibt auch später zunächst unter den Werten der reifen Kinder.

Die Reaktion des Neugeborenen auf Hypoxie zeigt einen charakteristischen Verlauf, dessen Kenntnis vor allem bei der sachgerechten Versorgung eines Neugeborenen unumgänglich ist. Als Reaktion auf eine Hypoxie kommt es bei Neugeborenen unter drei Tagen nach kurzer initialer Hyperventilation bereits nach 2 - 3 min zu einer ausgeprägten Hypoventilation, die bestehenbleibt. Ein CO_2-Anstieg verstärkt zwar die initiale Hyperventilation, die jedoch auch unter diesen Bedingungen nur einige Minuten anhält. Im Alter von zehn Tagen ist die initiale Hyperventilation ausgeprägter und hält länger an. Diese Reaktion erfolgt aber nur, wenn sich das Neugeborene in einem thermoneutralen Zustand befindet, unter der Bedingung der Hypothermie kommt es bereits initial zu einer Hypoventilation.

Tabelle 1. Normalwerte von Neugeborenen, Säuglingen, Kleinkindern und Erwachsenen

Größe	Neugeborene	Säuglinge	Kleinkinder	Erwachsene	
Atemfrequenz	35	30	22	12	U/min
Atemzugvolumen	15	20	80	500	ml
Atemminutenvolumen	525	550	1.800	6.000	ml/min
Anatomischer Totraum	5	7,5	21	155	ml
Totraumanteil	0,3	0,3	0,3	0,3	
Funktionelle Residualkapazität	70	75	260	2.700	ml
Compliance	5	10	16	100	ml/cm H_2O
Resistance	68	30	20	0,6 - 2,4	cm H_2O/l/s

Tabelle 2. Reaktion von Neugeborenen auf Hypoxie in Abhängigkeit von Alter und Temperatur (Zusammenstellung aus (2))

	Versuchsbedingungen	Reaktion
Neugeborene	15 % O_2 15 min	Hypoventilation
Neugeborene (0 - 24 h)	10 - 12 % O_2 5 min	Hypoventilation
Neugeborene 6 - 11 Tage	10 - 12 % O_2 5 min	Initiale Hyperventilation, nach 3 min Hypoventilation
Neugeborene (0 - 24 h)	Neutraltemperatur! 12 - 15 % O_2 3 min	Initiale Hyperventilation, nach 1 - 2 min Hypoventilation
Neugeborene 10 Tage	Neutraltemperatur! 12 - 15 % O_2 3 min	Hyperventilation

Grundlagen der Therapie

a) Pränatale Prophylaxe respiratorischer Adaptationsstörungen: Da das Hauptkontingent der respiratorischen Störungen auf unreife Neugeborene entfällt, muß durch eine adäquate Schwangerenbetreuung versucht werden, die Zahl der Frühgeborenen zu senken. Bei drohender Frühgeburt vor der 36. Schwangerschaftswoche ist praktisch immer mit einem Surfactantmangel zu rechnen. Eine Fruchtwasseranalyse mit der Bestimmung der Lecithin- und Sphingomyelinanteile kann Aufschluß über den Reifegrad der Lunge geben. Die zweimalige Gabe von 8 mg Betamethason 24 h, besser jedoch 48 h vor der Geburt bei Müttern mit drohender Frühgeburt konnte die Rate der Frühgeborenen mit einem postpartalen Atemnotsyndrom deutlich senken.

Die bisher besprochenen prophylaktischen Maßnahmen können respiratorische Adaptationsstörungen beeinflussen, bevor die Spontanatmung des Kindes überhaupt in Gang gekommen ist. Nach der Geburt kommt einer sachgerechten und raschen Behandlung der respiratorischen Insuffizienz des Neugeborenen die größte Bedeutung zu.

b) Die postpartale Behandlung der respiratorischen Insuffizienz des Neugeborenen:
Entscheidend für die Schwere und die Dauer der Ventilationsstörungen sind die Maßnahmen in den ersten Minuten. Das primäre Ziel einer adäquaten Neugeborenenversorgung ist die Vermeidung einer Hypoxämie und als Folge davon eine Hypoxie und Azidose. Unabhängig von der Genese der Ateminsuffizienz zeigt das klinische Bild bei erhaltener Spontanatmung stets folgende Symptome: Tachypnoe, Tachykardie, inspiratorische Einziehungen, exspiratorisches Stöhnen, Nasenflügeln, Zyanose und Apnoephasen.

Wie bereits ausgeführt, ist die Kompensationsdauer durch eine
Steigerung der Ventilation auf kurze Zeit begrenzt; Hypothermie wie auch Hypoglykämie, die sich rasch als Folge der Hypothermie einstellen kann, verschlechtern die Situation zusätzlich. Als Folge von primär nicht entfalteten oder auch sekundär
kollabierten Alveolen kommt es rasch zur Hypoventilation. Die
daraus entstehende Hypoxie und Azidose führen zu einer Erhöhung
des pulmonalen Gefäßwiderstandes, zusätzlich zu dem Shuntblut
der nicht belüfteten Alveole kann es zu einem massiven Rechts-
links-Shunt über das Foramen ovale und den Ductus arteriosus
Botalli kommen. Dadurch werden Hypoxie und Azidose weiter verstärkt, und es entsteht ein Circulus vitiosus.

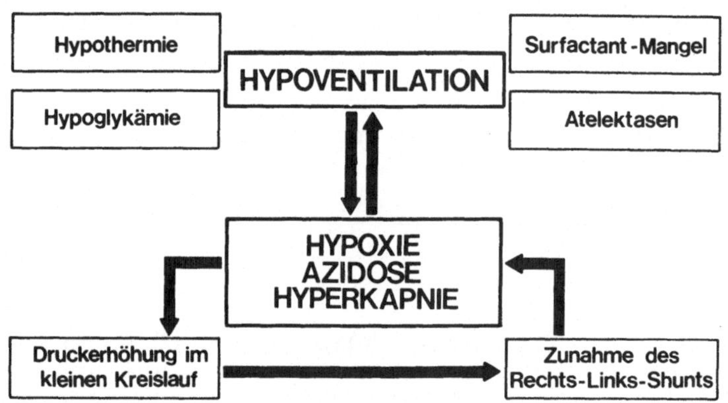

Abb. 2. Wechselwirkung zwischen Hypoventilation und Hypoxie

Therapeutisch stehen nach Freimachen der Atemwege zwei Maßnahmen im Vordergrund:
1. Die Sauerstofftherapie und
2. die Sicherstellung einer ausreichenden Ventilation.

<u>Zu 1.:</u>
Die Sauerstoffbehandlung gehört zu den häufigsten Sofortmaßnah-
men bei respiratorischen Störungen in der Neugeborenenperiode.
Bei richtiger Indikationsstellung und bei noch ausreichender
Spontanatmung führt die O_2-Gabe oft zu einer raschen Besserung.
Es muß jedoch darauf hingewiesen werden, daß die kritiklose Ga-
be von Sauerstoff in hohen Konzentrationen vor allen Dingen bei
Frühgeborenen zu anfänglich reversiblen, später aber irreversiblen Schädigungen führen kann. Das bekannteste Beispiel hierfür
ist die retrolentale Fibroplasie. Um solche Schäden zu vermeiden, ist es unumgänglich, bei einer inspiratorischen O_2-Konzen-
tration von über 30 - 40 % in regelmäßigen Abständen arterielle
PO_2-Messungen durchzuführen. Stellt man die Indikation zur O_2-
Therapie anhand der Blutgasanalyse, so sollte eine O_2-Behand-
lung erst dann erfolgen, wenn bei ausreichender Atemtätigkeit
der PO_2-Wert unter 50 Torr liegt. Werte über 100 Torr im arteriellen Blut sollten streng vermieden werden, da es dadurch bereits nach Stunden zu bleibenden Schäden kommen kann.

<u>Zu 2.:</u>
a) Atemtherapie bei noch ausreichender Spontanatmung:
Ein wesentlicher pathogenetischer Faktor bei der Entstehung der
postpartalen respiratorischen Insuffizienz ist der primäre oder
sekundäre Surfactantmangel oder die Kombination beider Zustände.
Die Schwere des Krankheitsbildes korreliert dabei mit der Reife
des Kindes. Hypoxie und Azidose können aber auch bei ausgetragenen Kindern zu einer Synthesehemmung führen, die erst nach
einer Latenzzeit, d. h. nach Verbrauch des primär vorhandenen
Surfactant, klinisch voll zum Tragen kommt. Während beim primären Mangel die Alveolenentfaltung bereits Probleme macht,
kommt es beim sekundären Surfactantmangel nach anfänglich ausreichender Entfaltung zur Verkleinerung bis hin zum sekundären
Kollaps der Alveolen. Eine Zunahme der Oberflächenspannung als
Folge des Surfactantmangels muß durch eine gleichzeitige Zunahme des intraalveolären Druckes kompensiert werden, wenn der
Durchmesser der Alveole konstant gehalten werden soll. Gelingt
dies nicht, so nimmt der Radius der Alveole ab und kann nur noch
über eine weitere Drucksteigerung am Kollabieren gehindert werden. Die klinische Interpretation des exspiratorischen Stöhnens
beim Neugeborenen mit Atemnotsyndrom als Versuch, durch partiel-
les Verschließen der Stimmritze in der Exspirationsphase einen
positiven Druck aufrechtzuerhalten, um das Kollabieren der Alveolen zu verhindern, veranlaßte 1971 GREGORY und Mitarb. (<u>9</u>)
zur Einführung des kontinuierlichen Dehnungsdruckes in die Behandlung der respiratorischen Insuffizienz des Neugeborenen.

Bei ausreichender Atemtätigkeit kann dieser kontinuierliche
Dehnungsdruck auf zwei Wegen erreicht werden:
1. Durch einen kontinuierlichen positiven Atemwegsdruck oder
2. durch einen kontinuierlichen negativen transthorakalen Druck.

Beide Wege sind therapeutisch beschritten worden. Zur Erzeugung
eines CPAP ohne gleichzeitige Intubation mit all ihren Risiken
entwickelte GREGORY seine Kopfbox. Probleme bei der Abdichtung
am Hals, Nekrosen im Bereich der Irisblende, die schwierige
Pflege des Kindes, aber auch Probleme bei der Temperaturregulation im Kopfbereich führten zur Suche nach neuen Möglichkeiten.

Alternativ zur Kopfbox entstand das sogenannte Masken-CPAP.
Auch hier ergeben sich Probleme beim Abdichten, es kann zu
Druckstellen im Gesicht kommen, zum Füttern oder Sondieren des
Kindes muß die Maske entfernt werden. Die negativen Auswirkungen des auch nur kurzzeitigen Unterbrechens des positiven Atemwegsdruckes seien anhand der folgenden Röntgenbilder demonstriert.

Die ersten vier Aufnahmen zeigen die Besserung eines Lungenbefundes beim Frühgeborenen mit Atemnotsyndrom durch die Behandlung mit CPAP. Zur Kontrolle des Röntgen-Thorax-Befundes wurde
die Maske im Alter von drei Tagen kurzzeitig entfernt. Die anschließende Aufnahme zeigt den Effekt.

Die zuvor ausreichend belüftete Lunge bietet nach Absetzen des
CPAP ein Bild wie zu Beginn der Behandlung. Die Entfernung der

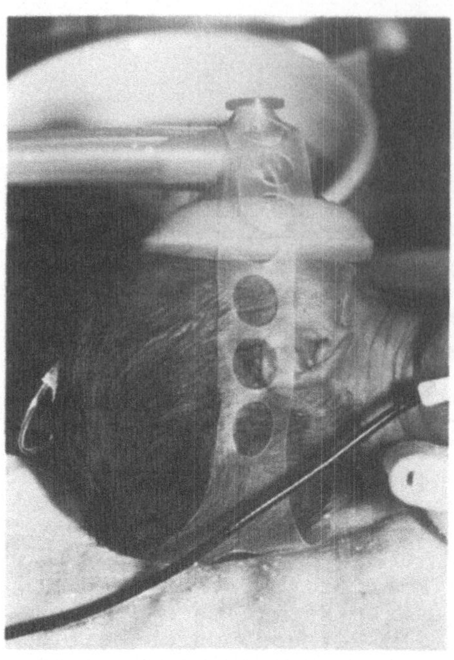

Abb. 3. Masken-CPAP bei einem Frühgeborenen

Maske zum Füttern, zur Mund- und Nasenpflege ist ein erheblicher Nachteil und unterbricht die notwendige kontinuierliche
Therapie.

Eine echte Alternative zu den beiden vorhergehenden CPAP-Ver-
fahren bietet das sogenannte Nasen-CPAP. Über eine oder zwei
Nasensonden wird entweder mit Hilfe eines Wasserschlosses oder
über einen Injektor ein positiver Atemwegsdruck erzeugt. Pfle-
gemaßnahmen am Kind sind ohne große Behinderungen möglich, das
Sondieren der Nahrung kann eventuell über den Mund erfolgen.
Eine reaktive Hypersekretion der Nasenschleimhäute ist häufig,
Druckläsionen und lokale Infektionen sind möglich (23).

Das Injektorverfahren hat den Vorteil, daß es auch bei Kindern
mit noch ausreichender Spontanatmung für eine Verlegung in ein
anderes Krankenhaus angewandt werden kann (3, 25).

Der umgekehrte Weg zur Erzeugung eines kontinuierlichen Dehnungsdruckes wurde bei der Pulmarca realisiert. Der Thorax des Kindes
wird in eine Unterdruckkammer gebracht und auf diese Weise ein
CNP (continuous negative chest wall pressure) erzeugt. Der Vorteil der Pulmarca gegenüber der Kopfbox liegt darin, daß der
Kopf des Kindes frei zugänglich ist. Der Zugang zum Körper wird
durch eine seitliche Klappe ermöglicht. Die Temperaturregulation,
eine mögliche Kreislaufreaktion durch den negativen transthorakalen Druck und die sorgfältige Pflege der Haut im Bereich der
Irisblende sind zu beachten.

Voraussetzung für die Anwendung des CPAP oder des CNAP ist eine ausreichende Spontanatmung. Bei richtiger Indikationsstellung und möglichst frühzeitigem Einsatz bei entsprechend ge-

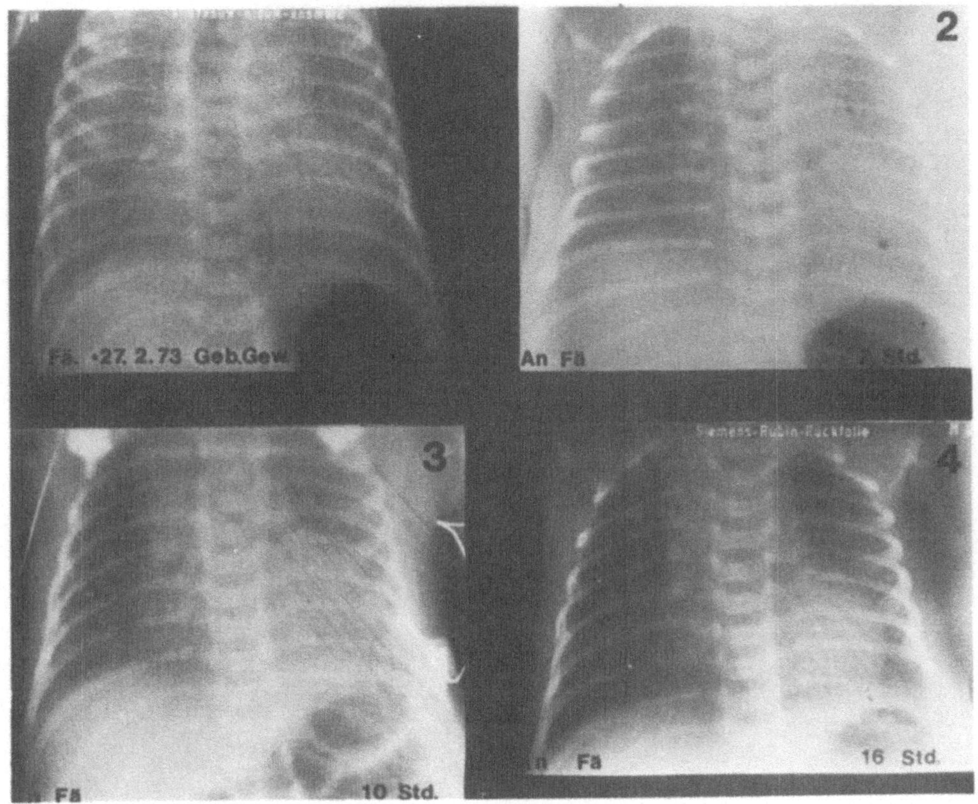

Abb. 4. Röntgen-Thorax-Bilder bei einem Frühgeborenen mit IRDS
unter Masken-CPAP

fährdeten Kindern haben diese Atemhilfen einen festen Platz in
der Behandlung von respiratorischen Störungen im Kindesalter
eingenommen und vielen Patienten die Respiratorbeatmung erspart
($\underline{3}$, $\underline{4}$, $\underline{9}$, $\underline{10}$, $\underline{14}$, $\underline{23}$, $\underline{25}$).

In der klinischen Routine sollte die Entscheidung, ob eine ausreichende Ventilation allein durch die Spontanatmung oder erst
durch Zuhilfenahme einer Sauerstofftherapie allein oder in Verbindung mit CPAP oder CNAP sichergestellt werden kann, möglichst
unter Zuhilfenahme einer Blutgasanalyse objektiviert werden. Obwohl für jeden einzelnen Fall, je nach Situation, entschieden
werden muß, kann der sogenannte Hyperoxietest nach DAVIES ($\underline{5}$, $\underline{27}$)
als praktische Orientierungshilfe dienen.

Dem spontan atmenden Kind wird für die Dauer von 15 min ein inspiratorisches Gasgemisch mit 60 % O_2 angeboten. Liegt bei der
anschließenden Blutgasanalyse der PO_2 unter 100 Torr, erfolgt
unter Beibehaltung der O_2-Konzentration der Einsatz von CPAP
oder CNAP mit zunächst +4 bis +8 respektive bis -12 cm H_2O. Es
erfolgt dann nach entsprechender Zeit eine erneute Blutgasanalyse. Liegt dabei der PO_2 zwischen 60 - 90 Torr, können weitere

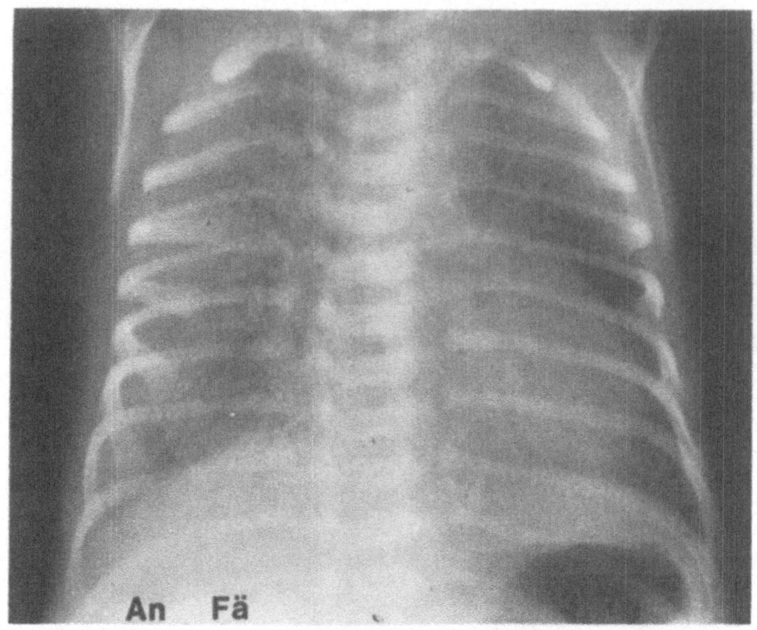

Abb. 5. Röntgen-Thorax-Kontrolle desselben Kindes nach kurzzei-
tigem Entfernen der Maske

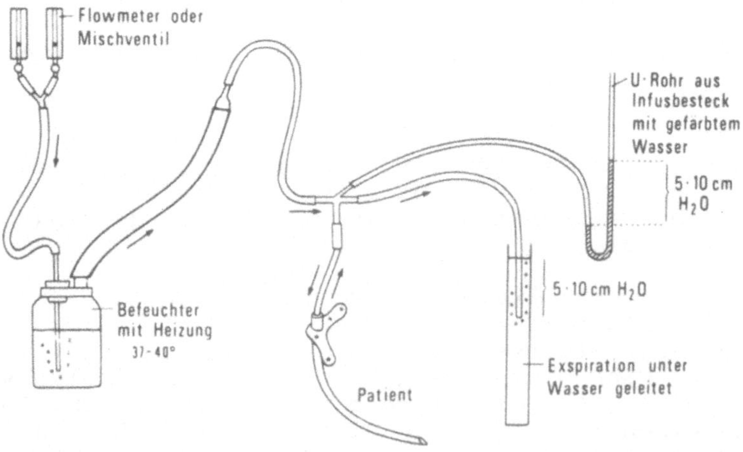

Abb. 6. CPAP-System für Neugeborene und Säuglinge < 2 Monate,
Kinderspital Zürich (Modifiziert nach GREGORY)

Kontrollen ohne Veränderung der Druckverhältnisse abgewartet
werden. Liegt aber der PO_2 unter 60 Torr, wird der inspiratorische O_2-Gehalt bis 80 % gesteigert.

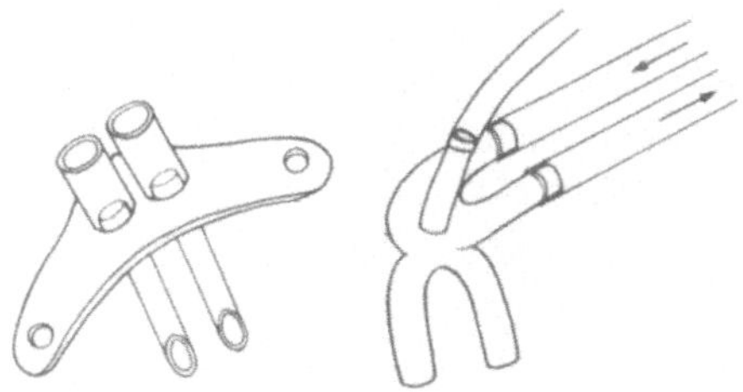

Abb. 7. Nasen-CPAP Kinderspital Zürich: Adapter mit Fixations-
platte, Zwischenstück (modifiziertes T-Stück) zum Anschluß an
das CPAP-System

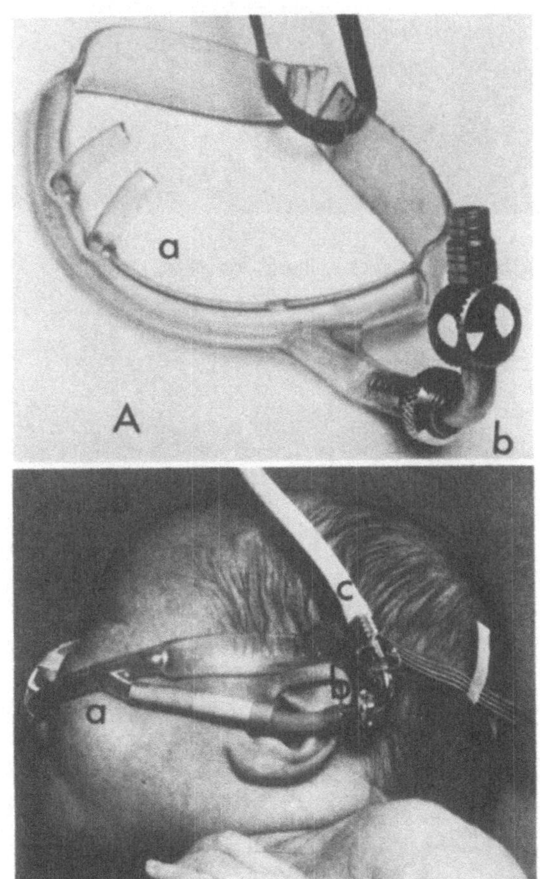

Abb. 8. Nasen-CPAP bei einem Neugeborenen mit Hilfe des Injek-
tors ($\underline{3}$, $\underline{25}$)

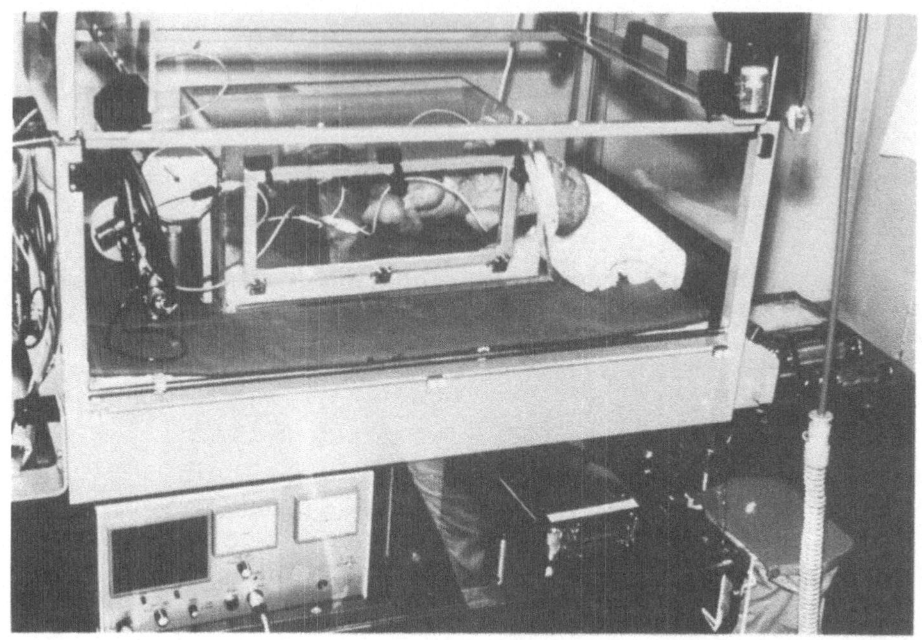

Abb. 9. Neugeborenes in einer Unterdruckkammer (Pulmarca)

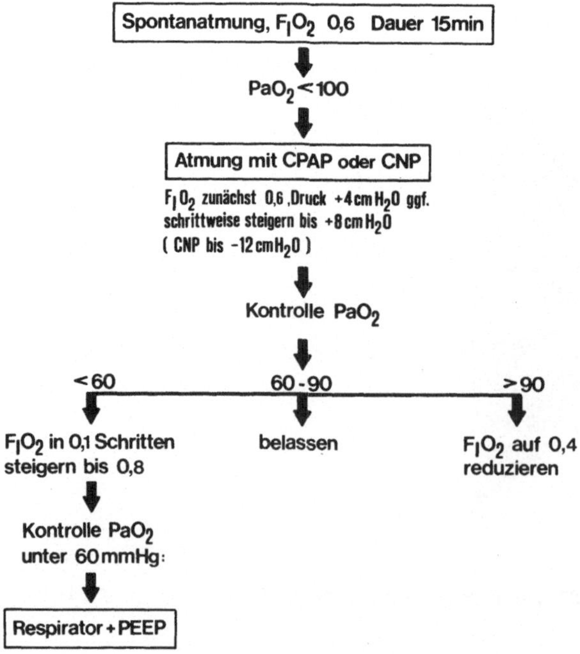

Abb. 10. Hyperoxietest als Behandlungsrichtlinie beim Atemnot-syndrom (Modifiziert nach DAVIES (Aus <u>27</u>))

b) Atemtherapie bei unzureichender Spontanatmung:
Bleibt beim Hyperoxietest der PO_2 unter 60 Torr oder liegt eine insuffiziente Spontanatmung vor, muß eine Beatmungsbehand-
lung einsetzen. Da bei den meisten Atemstörungen der Neonatalzeit ein primärer oder sekundärer Surfactantmangel ursächlich
beteiligt ist, hat sich heute eine Überdruckbeatmung mit PEEP
allgemein durchgesetzt. Es sind dabei initial analog den Werten
bei CPAP endexspiratorische Drucke von etwa +4 cm H_2O angezeigt,
die dann schrittweise entsprechend den Blutgasanalysen auf Werte bis 8 cm H_2O gesteigert werden können. Dabei ist der Einsatz
des PEEP so früh wie möglich anzustreben. Die jüngste Entwicklung eines PEEP-Ventils zum üblichen Kinder-Ambu-Beutel brachte
den Vorteil, daß diese Beatmungsform bereits bei der Primärbe-
handlung im Kreißsaal eingesetzt werden kann.

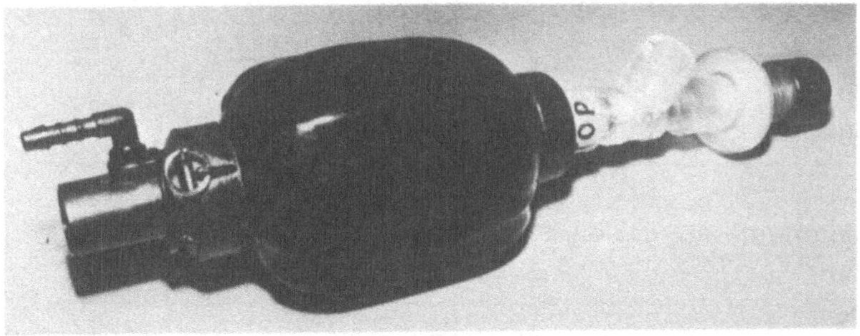

Abb. 11. Kinder-Ambu-Beutel mit PEEP-Ventil

Untersuchungen an neugeborenen Ferkeln konnten zeigen, daß bei
kontrollierter Beatmung direkt postpartal die Gruppe der mit
PEEP behandelten Tiere im Vergleich zu der Gruppe, die ausschließlich mit Überdruckbeatmung ventiliert wurde, sowohl nach
5 min einen signifikant höheren PO_2 als auch nach 15 min eine
signifikant höhere statische Compliance hatte (19).

Eine maschinelle Beatmung im Kindesalter ist an eine Reihe von
Voraussetzungen, z. B. eine voll funktionstüchtige Intensivstation mit entsprechender Ausstattung, gebunden. Dazu ein Zitat
aus dem im Jahr 1978 erschienenen Buch über die Neugeborenen-
Intensivpflege von WILLE und OBLADEN (27): "Beatmungsgeräte sind
etwas verbesserte Luftpumpen; um sie zu wertvollen Werkzeugen
der Therapie zu machen, müssen Ärzte und Schwestern ihre technischen Eigenschaften kennen und ihre Bedienung perfekt beherrschen. Es kommt dabei nicht so sehr auf den Typ des Respirators
als auf den Übungsstand des Personals an". Soweit das Zitat.
Diese "etwas verbesserten Luftpumpen" müssen aber eine Reihe
von Voraussetzungen erfüllen, die sich aus der Atemphysiologie
und -pathophysiologie des Säuglings- und Kleinkindesalter ergeben. Betrachtet man die Zusammenstellungen aus dem Jahre 1970 von
DICK und EMMRICH (7) (Tabelle 3) und eine weitere aus dem Jahre
1976 von LEMBURG (18) (Tabelle 4), so läßt sich unter dem Blick-
winkel der heutigen technischen Entwicklung zusammenfassend fol-

Tabelle 3. Zusammenstellung wesentlicher Anforderungen an einen
Respirator für die Pädiatrie (Nach 7)

1. Adäquate Ventilation
   a) Spitzendrucke (- 80 cm H_2O)
   b) Frequenz (60 - 80/min)
   c) Totraum
   d) Rückatmungsfreiheit
   e) O_2-Zufuhr (21 - 100 %)
   f) Kleine Hubvolumina
   g) Niedriger Flow

2. Justierung und Kalibrierung von Druck, Zeit, Volumen, Flow

3. Volumenkontrolle

4. Getrennte Steuerung (V_D/V_T ±) für Inspiration und Exspiration

5. Trigger (< 0,2 s, -0,5 cm) oder Zusatzventil

6. Vorwärmung (E-Temp.)
   Anfeuchtung (85 % r. F.)

7. Konstruktion und Wartung

Tabelle 4. Anforderungen an einen Respirator für Kleinstkinder
(Nach 18)

Eigenschaften	kleinere innere Compliance (< 0,5 - 0,7 ml/cm H_2O) Druck- oder Volumen-Zeit-Steuerung
Fähigkeiten	kontrollierte Beatmung f max. 80/min assistierte Beatmung, Trigger < 100 ms, < 0,5 ml CPAP, PEEP, Seufzer Anwärmung 35°C Anfeuchtung mind. 85 % r. F. Filtration des Atemgases kontinuierliche O_2-Luft-Mischung
Kontrollen	Druck, Volumen, Temperatur, Anfeuchtung, O_2

gendes sagen: Eine kleine innere Compliance von 0,5 - 0,7 ml/cm
H_2O ist unter dem Gesichtspunkt der Sicherheit für den Patienten eine vernünftige Forderung. Unter der Voraussetzung der Einstellung der Beatmungsparameter nach altersabhängigen Normta-
bellen wird dadurch verhindert, daß die Maschine nicht das Kind,
sondern sich selbst beatmet. Bei großer innerer Compliance des
Gerätes besteht wegen des hohen kompressiblen Luftvolumens die
Gefahr der Pendelluft und der Rückatmung, außerdem ist dadurch
die Volumenkontrolle problematisch. Ebenfalls von großer klinischer Bedeutung ist die Forderung nach einer niedrigen Geräte-
resistance und einem kleinen Totraum des Beatmungssystems. Eine Druck-, Volumen- oder Flow-Zeit-Steuerung muß selbstverständlich vorhanden sein, wobei In- und Exspirationsphase getrennt
und mit einer ausreichenden Variationsbreite geändert werden

können müssen. Atemfrequenzen bis 80/min sind nicht erforderlich, die Begrenzung auf 60/min ist ausreichend. Bei der Beatmung müssen Spitzendrucke von etwa 60 cm H_2O und PEEP möglich
sein. Für die assistierte Beatmung muß die Ansprechzeit unter
100 ms und das notwendige Triggervolumen kleiner als 0,5 ml
sein. Diese früher oft diskutierte und technisch nicht ganz
einfach zu lösende Forderung ist im Bereich der Pädiatrie heute fast von nebensächlicher Bedeutung geworden, seitdem die IMV
(intermittent mandatory ventilation) in die Beatmungsbehand-
lung eingeführt wurde. Neben dem CNAP respektive CPAP und der
PEEP-Beatmung hat die IMV in den letzten Jahren einen echten
Fortschritt gebracht. Nicht nur die Entwöhnungsphase vom Respirator bei Besserung der Lungenfunktion ist entscheidend vereinfacht worden, sondern durch die Einführung des IMV konnte auch
die Grundidee realisiert werden, die Spontanatmung solange wie
möglich zu erhalten und therapeutisch nur unterstützende Maßnahmen vorzunehmen. Daher sollten moderne Respiratoren diese
Möglichkeit der niederfrequenten Beatmung bieten, verbunden mit
der Möglichkeit einer CPAP-Atmung, ohne daß umständliche Zusatz-
installationen vorgenommen werden müssen. Eine Seufzerbeatmung
ist wiederum nach Einführung des IMV von sekundärer Bedeutung
geworden. Erhebliches Gewicht haben aber die Forderungen nach
adäquater Vorwärmung und ausreichender Anfeuchtung des Inspi-
rationsgasgemisches zur Erhaltung einer normalen Funktion der
Bronchialschleimhaut. Das Inspirationsgasgemisch sollte eine
relative Feuchtigkeit von mindestens 80 % haben, wobei die Tem-
peraturen zwischen 33 und 36°C liegen müssen. Von gleicher Wichtigkeit ist die Möglichkeit einer stufenlos wählbaren und konstanten O_2-Zumischung für die Inspiration mit entsprechender
Kontroll- und Alarmeinstellung von oberer und unterer Grenze,
ebenso wie die Grenzwerteinstellung für den Druck und das Volumen mit entsprechender Alarmvorrichtung.

Die Überwachung der Kinder mit behandlungsbedürftigen respiratorischen Störungen ist an eine voll funktionstüchtige Intensivstation gebunden. Das Monitoring kann je nach technischer Ausstattung einen beachtlichen Umfang annehmen. Der beste Monitor,
auf den auf keinen Fall verzichtet werden kann, ist eine gut
ausgebildete Schwester, die es vor allen Dingen versteht, zu-
erst das Kind gut zu beobachten und erst in zweiter Linie die
umgebenden Geräte. Die Effektivität der Beatmung wird nach wie
vor durch die Ergebnisse der Blutgasanalyse bestimmt, die bei
inspiratorischen O_2-Konzentrationen von über 30 - 40 % aus dem
arteriellen Blut vorgenommen werden sollten, um sowohl die Gefahren einer Hypoxämie als auch einer Hyperoxämie zu vermeiden.
Die kapilläre O_2-Messung ist ungenau und kann vor diesen Schäden nicht schützen. Eine entscheidende Bereicherung hat in der
Neonatologie die Einführung der transkutanen PO_2-Messung gebracht, die bei normaler Hautperfusion gut mit den arteriellen
PO_2-Werten korreliert (13). Hierdurch konnte die Frequenz der
Blutabnahmen erheblich gesenkt werden. Die Sonde sollte dabei
oberhalb des Ductus arteriosus angebracht sein, um den effektiven O_2-Partialdruck für den Kopfbereich zu kontrollieren.

Die Kreislaufüberwachung mit Bestimmung von Herzfrequenz und
Blutdruck ist selbstverständlich. Zur Überwachung des Beatmungs-

gerätes gehören: die Frequenz, der in- und exspiratorische
Druck, die inspiratorische O_2-Konzentration, die Bestimmung
des Exspirationsvolumens, die Relation von In- und Exspirationszeit und die Temperatur des Verdampfers. Zur Adaptierung
des Kindes an das Beatmungsgerät kann eine Sedierung, in seltenen Fällen eine Relaxierung erforderlich sein. Die Steuerung
der Beatmung erfolgt anhand der Blutgasanalysen, wichtig ist
jedoch, daß Änderungen der einzelnen Parameter nicht zu abrupt
erfolgen und möglichst nur ein Parameter geändert wird. Eine
zu rasche Senkung des inspiratorischen O_2-Anteils kann z. B.
zu einer plötzlichen Druckerhöhung im kleinen Kreislauf mit
entsprechender Zunahme des Rechts-links-Shunts führen. Eine
Standardeinstellung für einen Neugeborenenrespirator ist in Tabelle 5 dargestellt.

Tabelle 5. Standardeinstellung eines Neugeborenenrespirators

Frequenz:	ca. 30/min
Druck:	22/5 cm H_2O
Inspirationszeit:	1,0 s
Verhältnis In- zu Exspiration:	1:1
$F_I O_2$:	0,6

In der klinischen Routine hat sich seit den Untersuchungen von
REYNOLDS (22) eine lange Inspirationsphase mit entsprechend erniedrigtem Flow durchgesetzt, damit eine Plateaubeatmung entsteht. Dabei liegt die Inspirationsdauer zwischen 1 - 2 s, es
muß aber eine Gesamtexspirationszeit von 20 s/min übrigbleiben.
Bei Frühgeborenen unter 1.500 g sollte die Inspirationszeit
1,5 s nicht überschreiten. Die Spitzendrucke während der Beatmung sollten nicht über 20 - 25 cm H_2O liegen.

Die Entwöhnungsphase nach Besserung der Lungenfunktion ist mit
Hilfe des IMV wesentlich erleichtert worden. Der Anteil der
Spontanatmung mit CPAP wird entsprechend dem klinischen Verlauf
langsam gesteigert und die Beatmungsfrequenz durch die Maschine
analog gesenkt. Sind Beatmungsfrequenzen von 6 - 10/min erreicht, kann unter entsprechender Kontrolle der Ventilation
ganz auf Spontanatmung mit CPAP übergegangen werden. Abhängig
vom weiteren Verlauf wird versucht, den CPAP schrittweise um
jeweils 2 cm H_2O zu senken. Ist bei einem CPAP von 2 cm H_2O die
Spontanatmung ausreichend, kann meist schon extubiert werden,
da vor allen Dingen Tuben mit kleinem Innendurchmesser (z. B.
2,5 mm) unter Spontanatmung den Atemwegswiderstand am Tubus erheblich erhöhen würden.

Die Atemtherapie des Säuglingsalters bietet wie bei den Erwachsenen eine Reihe von typischen Komplikationsmöglichkeiten. Eine
plötzliche Tubusdislokation manifestiert sich in einer akuten
Verschlechterung, ebenso wie eine Dekonnektierung des Tubus.
Geradezu spezifisch und im Säuglingsalter häufiger als bei Er-

wachsenen anzutreffen, ist die zu tiefe und halbseitige Intubation. Aufgrund des gleichwinkligen Abganges der Hauptbronchien bei Säuglingen kann es zu Fehlintubationen in beide Richtungen kommen. Gut sichtbare Tubusmarkierungen in 2, 3 und 4 cm Entfernung von der Tubusspitze erleichtern bei der Inspektion des Pharynx die Kontrolle der Intubationstiefe und ersparen gegebenenfalls eine Röntgenkontrolle.

Sekretablagerungen in den Tuben, vor allen Dingen bei kleinem Innendurchmesser schnell wirksam, sind Zeichen für eine schlechte Tubuspflege und für eine unzureichende Anfeuchtung des Inspirationsgases.

Eine weitere akute Komplikationsmöglichkeit, die klinisch ohne Zuhilfenahme eines Röntgenbildes zum Teil schwer diagnostiziert werden kann, ist eine extraalveoläre Gasansammlung über die Gefäßscheiden vom Interstitium zum Mediastinum, zum Perikard oder zur Pleura. Zusätzlich kann es jederzeit unter der Atemtherapie zu Alveolenrupturen mit rascher Ausbildung eines Pneumothorax kommen.

Lokale Druckschäden, z. B. beim Masken-CPAP im Gesicht, beim Nasen-CPAP an der Nasenschleimhaut oder bei den Irisblenden des CNAP im Halsbereich lassen sich nicht immer vermeiden, verursachen jedoch bei sorgfältiger Pflege kaum bleibende Schäden.

Eine üble Komplikation ist die subglottische Stenose nach Intubation. Dabei korreliert diese Komplikation eindeutig mit dem Außenumfang des Tubus und nicht mit der Beatmungsdauer (1). Es sollte daher bei der Intubation nicht der größtmögliche Tubus verwandt werden, sondern der Tubusgröße der Vorzug gegeben werden, über die eine suffiziente Ventilation möglich ist. Aber nicht nur die Auswahl der richtigen Tubusgröße, sondern auch das Tubusmaterial selbst, die Art der Intubation und die sorgfältige Fixierung des Tubus beeinflussen diese Komplikation entscheidend. Die Intubation in diesen Altersstufen erfolgt fast ausschließlich nasal, wobei auch eine Beatmungsdauer von mehreren Wochen ohne Komplikationen vertragen wird.

Eine weitere gefürchtete Komplikation ist die Ausbildung der sogenannten bronchopulmonalen Dysplasie nach Langzeitbeatmung. Mögliche Ursache ist die O_2-Schädigung in Kombination mit einer mechanischen Alteration. Es kommt dabei zu Verlusten der Zilien, zur Metaplasie und Nekrose der Bronchialmukosa. Das Alveolarepithel wird nekrotisch, die Basalmembran der Kapillaren ist verdickt. Die weitere Entwicklung läuft über eine Bronchialmetaplasie bis hin zur Ausbildung eines lokalen alveolären Emphysems und eines interstitiellen Ödems. Es kommt dann zur interstitiellen Fibrose, zur Hypertrophie der peribronchialen Muskulatur und über Gefäßveränderungen zum pulmonalen Hochdruck. PHILIPP (28) konnte zeigen, daß ein O_2-Gehalt von 60 - 80 % im Inspirationsgasgemisch bei Respiratorbehandlung schon nach 44 h, bei einer CPAP-Atmung aber erst nach 73 h zum Beginn dieser gefürchteten Komplikation führen kann. Ein Grund mehr, die Spontanatmung solange wie möglich zu erhalten und zu unterstützen, damit eine ausschließliche Respiratortherapie vermieden werden kann.

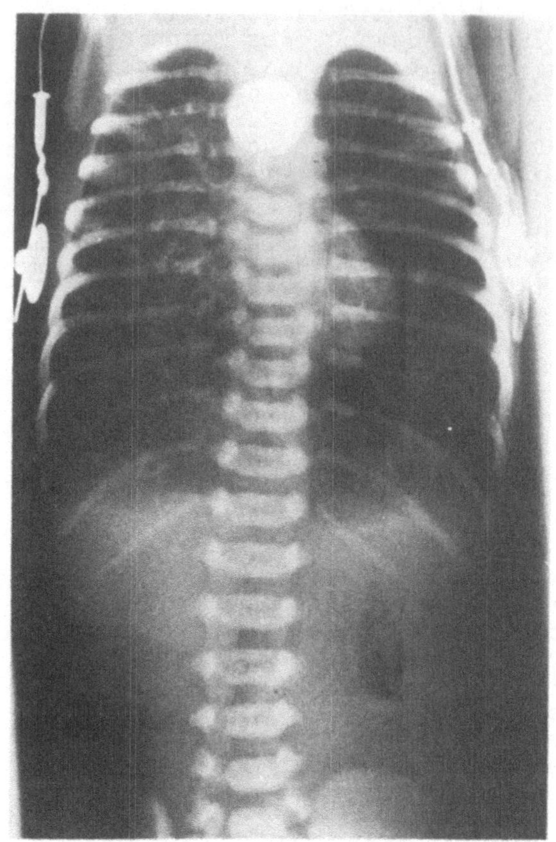

Abb. 12. Röntgen-Thorax-Aufnahme eines Kindes mit bronchopulmonaler Dysplasie

Herrn Priv.-Doz. Dr. F. Pohlandt (Komm. Leiter der Sektion Neonatologie am Department Kinderheilkunde der Universität Ulm)
danken wir für seine Unterstützung und die Überlassung mehrerer
Abbildungen.

Literatur

1. ALLEN, T. H., STEVEN, I. M.: Prolonged nasotracheal intubation in infants and children. Brit. J. Anaesth. $\underline{44}$, 835 (1972)

2. BARTELS, H., RIEGEL, K., WENNER, J., WULF, H.: Perinatale
   Atmung. Berlin, Heidelberg, New York: Springer 1972

3. BENVENISTE, D., BERG, O., POUL PEDERSEN, J. E.: A technique
   for delivery of continuous positive airway pressure to the
   neonate. J. Pediat. $\underline{88}$, 1015 (1976)

4. CHERNICK, V., VIDYA SAGAR, D.: Continuous negative chest wall pressure in hyaline membrane disease - one year experience. Pediatrics 49, 753 (1972)

5. DAVIES, P. A., ROBINSON, R. J., SCOPES, J. W., TIZARD, J. D. M., WIGGLESWORTH, J. S.: Medical care of newborn babies. London, Philadelphia: Heinemann-Lippincott 1972

6. DE LEMOS, R. H., SHERMETA, D. W., KNELSON, J. H., KOTAS, R., AVERY, M. E.: Acceleration of appearance of pulmonary surfactant in the fetal lamb by administration of corticosteroids. Amer. Rev. Resp. Dis. 102, 459 (1970)

7. DICK, W., EMMRICH, P.: Beatmungsgeräte auf einer pädiatrischen Intensivpflegestation. In: Bericht über das I. Symposion über Pädiatrische Intensivpflege, Mainz, April 1970. Beihefte Arch. Kinderheilk. 63. Heft. Stuttgart: Enke 1971

8. DOWNS, J. B., KLEIN, E. F., DESAUTELS, D., MODELL, J. H., KIRBY, R. R.: Intermittent mandatory ventilation: a new approach to weaning patients from mechanical ventilators. Chest 64, 331 (1973)

9. GREGORY, G. A., KITTERMANN, J. A., PHIPPS, R. H., TOALEY, W. H., HAMILTON, W. K.: Treatment of the idiopathic respiratory distress syndrome with continuous positive airway pressure. New Engl. J. Med. 284, 1333 (1971)

10. GREGORY, G. A.: Respiratory care of newborn infants. Pediatr. Clin. North Amer. 19, 311 (1972)

11. GÜNTHER, H.: Ursachen atemfunktionsbedingter Hypoxie im Neugeborenenalter und kausale Begründung der Therapiemöglichkeiten. Therapiewoche 26, 5121 (1976)

12. HENNEBERG, G.: Kontrolle der Ventilation in der Neugeborenen- und Säuglingsanästhesie. Berlin, Heidelberg, New York: Springer 1968

13. HUCH, A., LÜBBERS, B. W., HUCH, R. R.: Patientenüberwachung durch transcutane PO_2-Messungen bei gleichzeitiger Kontrolle der relativen lokalen Perfusion. Anaesthesist 22, 379 (1973)

14. KATTWINKEL, J., NEARMAN, H. S., FANAROFF, A. A., KATONA, P. G., KLAUS, M. H.: Apnoe of prematurity: comparative stimulation and nasal CPAP. J. Pediat. 86, 588 (1975)

15. LAUPUS, W. E.: Bronchopulmonary dysplasia. In: Pulmonary disorders. Disorders of the respiratory tract in children (ed. E. L. KENDIG), vol. 1. Philadelphia, London, Toronto: Saunders 1972

16. LEMBURG, P.: Moderne Beatmungsgeräte für Kleinstkinder und ihre spezielle Anwendung. Melsunger Med. Mitt. 50, Heft 120 (1976)

274

17. LIGGINS, G. C., HOWIE, R. N.: A controlled trial of ante-
    partum glucocorticoid treatment for prevention of respira-
    tory distress syndrome in premature infants. Pediatrics 50,
    515 (1972)

18. LEMBURG, P.: Erfahrungen mit neuen Respiratortypen für die
    Beatmung von Früh- und Neugeborenen. In: Pädiatrische In-
    tensivmedizin (ed. P. EMMRICH), Bd. 3, p. 16. Stuttgart:
    Thieme 1977

19. MILEWSKI, P., LOTZ, P., DICK, W.: Untersuchungen zur Anwen-
    dung von positiv-endexspiratorischen Drucken mit Handbeat-
    mungsgeräten. Vortrag auf dem Symposion "Pädiatrische In-
    tensivmedizin", Düsseldorf, 1978

20. NELSON, N. N.: Neonatal pulmonary function. Pediatr. Clin.
    North Amer. 13, 769 (1966)

21. REDDING, R. A., DOUGLAS, W. H. J., STEIN, M.: Thyroid hor-
    mone influence upon lung surfactant metabolism. Science
    175, 994 (1972)

22. REYNOLDS, E. O. R.: Pressure wave form and ventilator set-
    tings for mechanical ventilation in severe hyaline membrane
    disease. Int. Anesthesiol. Clin. 12, 259 (1974)

23. SCHMID, E., DANGEL, P. H., DUC, G. V.: Nasale Anwendung von
    CPAP. In: Pädiatrische Intensivmedizin (ed. P. EMMRICH),
    Bd. 3, p. 33. Stuttgart: Thieme 1977

24. SCHÖBER, J. G.: Risikoneugeborene - Atmung, Kreislauf und
    ihre pharmakologische Beeinflussung. München, Berlin, Wien:
    Urban & Schwarzenberg 1975

25. THEILADE, D.: Nasal CPAP employing a jet device for creating
    positive pressure. Intens. Care Med. 4, 145 (1978)

26. WAWERSIK, J.: Respiratorische Probleme bei der Säuglings-
    narkose. In: Der Risikopatient in der Anästhesie. 2. Respi-
    ratorische Störungen. Klinische Anästhesiologie und Inten-
    sivtherapie (eds. F. W. AHNEFELD, H. BERGMANN, C. BURRI, W.
    DICK, M. HALMAGYI, E. RÜGHEIMER), Bd. 12, p. 163. Berlin,
    Heidelberg, New York: Springer 1976

27. WILLE, L., OBLADEN, M.: Neugeborenen-Intensivpflege. Berlin,
    Heidelberg, New York: Springer 1978

28. PHILIP, A. G. S.: Oxygen plus pressure plus time. Etiology
    of bronchopulmonary dysplasia. Pediatrics 55, 44 (1975)

29. KARLBERG, P., CHERVEY, R. B., ESCARDO, F. E., KOCH, G.:
    Respiratory studies in newborn infants. II. Pulmonary ven-
    tilation and mechanics of breathing in the first minutes
    of life, including the onset of respiration. Acta paediat.
    scand. 51, 121 (1962)

Folgen der Respiratorbeatmung an Tracheobronchialsystem und Lunge

Von K.-M. Müller

Die Lunge zeigt auf Noxen unterschiedlichster Art gleichartige unspezifische Veränderungen (2). Im Einzelfall kann aus der Morphologie nicht sicher auf die Ursachen der Veränderungen geschlossen werden. Weiterhin ist zu berücksichtigen, daß es sich bei morphologischen Untersuchungen von Lungenbiopsien und Obduktionsmaterial um "Momentaufnahmen" eines oft tage- oder wochenlangen kontinuierlich ablaufenden Krankheitsprozesses handelt. Nur die Analyse eines umfangreichen Untersuchungsgutes mit Korrelation klinischer Daten erlaubt bei enger Zusammenarbeit von Klinikern und Pathologen Rückschlüsse auf mögliche - auch iatrogene - Ursachen der morphologisch nachgewiesenen Veränderungen.

Folgen der Respiratorbeatmung am Tracheobronchialsystem

In der Wand der Trachea und Bronchien sind Schleimhaut, Submukosa und Tunica fibro-cartilaginea zu unterscheiden. In der Trachea ist die Schleimhaut, bestehend aus mehrreihigem Flimmerepithel und einzelnen Becherzellen, über den Knorpeln so gut wie unverschieblich. Zwischen den Knorpeln liegen im Bereich der leicht eingesunkenen Schleimhaut zahlreiche Drüsen in der Submukosa, die besonders bei Wegfall der Nasenpassage der Luft eine große Befeuchtigungsfläche in der Trachea schaffen. Die sich nach außen anschließende Tunica fibro-cartilaginea besteht aus kollagenen und elastischen Faserzügen, in deren Längsverlauf die halbkreisförmigen Knorpel eingeschaltet sind. Die dorsalen Enden der Knorpel sind im Bereich des Paries membranaceus durch glatte Muskulatur miteinander verbunden.

Eine Respiratorbeatmung ohne fest in die Trachea eingepaßten Ballonkatheter ist nicht möglich. Mechanische Alterationen der Schleimhaut sind jedoch verantwortlich für degenerative Veränderungen des Oberflächenepithels bis hin zu Epithelnekrosen. Das Ausmaß schwerwiegender Trachealwandveränderungen ist wesentlich abhängig vom Druck im Ballon des Katheters und von der Beatmungsdauer. Zunächst oberflächliche Schleimhautdefekte gehen bei lokalen Ernährungsstörungen durch Druck auf die in der Submukosa verlaufenden Blutgefäße in ausgedehntere Ulzerationen über. Im Randbereich der chronisch geschädigten Schleimhautbezirke wird mikroskopisch häufig ein Ersatz des hoch differenzierten Flimmerepithels durch metaplastisches Plattenepithel beobachtet. Bei gleichzeitiger lokaler Druckatrophie der intramuralen seromukösen Trachealwanddrüsen resultiert eine Mukoziliarinsuffizienz. Die zunächst nur oberflächlichen Veränderungen von Schleimhaut und Submukosa können sich bei lang dauernder Intubation bis zu ausgedehnten Dekubitalulzera vergrößern. Schleimhautdefekte, Durchblutungsstörungen mit Ischämien und

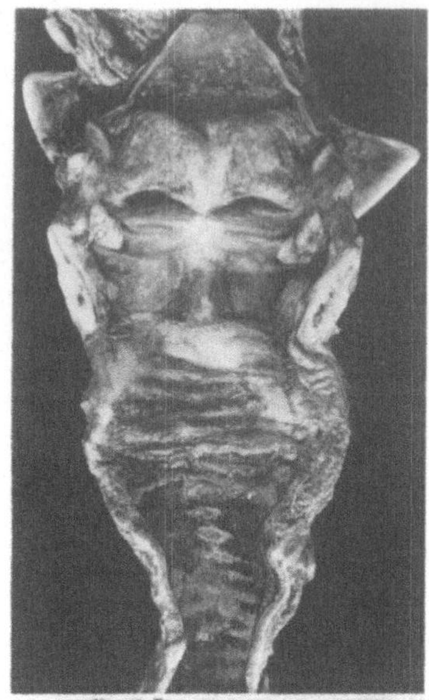

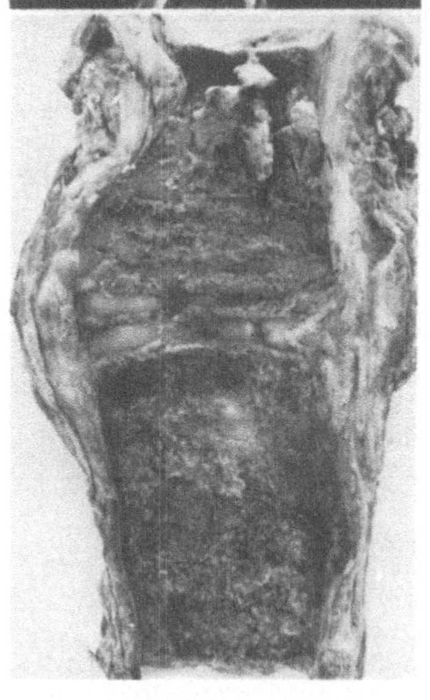

Abb. 1. Schwere nekrotisierende Tracheitis als Folge der Respiratorbeatmung über vier Tage (oben) und 18
Tage (unten). Spindelige Aufdehnung
der Trachea im Bereich des Ballonbet-
tes mit teilweiser Destruktion der
Ringknorpel (32 Jahre bzw. 17 Jahre
alte Männer. Respiratorbeatmung mit
PEEP nach Pankreasoperation bzw. Mul-
titrauma)

Mukoziliarinsuffizienz begünstigen das Angehen einer zunächst
lokalen, später diffus ausgebreiteten Tracheitis. Im Bereich
der gesamten Trachea kann eine unspezifische Tracheitis mit
ausgedehnteren Schleimhautdefekten, fetzigen Fibrinbelägen und
Ulzerationen nachfolgen (Abb. 1).

In vorgeschrittenen Stadien werden auch die Knorpelspangen in
den ulzerierenden, destruierenden Trachealwandprozeß einbezogen. Es kommt zu einer Skelettierung der Knorpelringe mit Locke-
rung aus ihrer bindegewebigen Verspannung. Die degenerativen
Knorpelveränderungen mit Chondromalazie können bis zur vollständigen Knorpelnekrose mit Zerlegung in kleinere Bruchstücke

führen. Endstadium derartig schwerwiegender Trachealveränderungen als Folge der Intubation sind irreparable Tracheomalazien, Perforationen und tracheo-ösophageale Fisteln (9). Individuell unterschiedliche anatomische Verhältnisse, z. B. mit weitgehender Verknöcherung und vorbestehender Deformierung der Trachea (sogenannte Säbelscheidentrachea), bestimmen ebenso das Ausmaß der Veränderungen wie die Dauer der Katheter- oder Kanülenlage und die Resistenzminderung im Rahmen der Grundkrankheit.

Morphologische Befunde am Bronchialsystem

Die Veränderungen an den großen und kleinen Bronchien sind ähnlich den Befunden in der Trachea. Alle Formen der chronischen Bronchitis mit nur geringgradigen entzündlichen Reizzuständen der erhaltenen Schleimhautanteile bis zur chronischen intramuralen Form mit tiefgreifenden Wanddestruktionen werden gefunden. Das Ausmaß der Veränderungen ist selbstverständlich abhängig von der Dauer der notwendigen Beatmung, daneben auch von der Grundkrankheit mit häufig reduzierter Abwehrlage und besonders von vorbestehenden Lungenerkrankungen. Rezidivierende entzündliche Schleimhautregenerationen führen zu ausgedehnteren Plattenepithelmetaplasien des Oberflächenepithels. Sekretretention bei verständlicherweise unvollständiger Bronchialreinigung begünstigt das Angehen von Infektionen in retinierten Schleim- und Sekretsubstanzen. Durch den Luftstrom abgelöste, nekrotische Epithel- und Schleimhautanteile können in periphere Bronchialabschnitte unter Verlegung der Lichtungen verschleppt werden.

Bei lang dauernder Beatmung werden fast regelmäßig bronchopneumonische Herde als Folge kontinuierlicher Ausbreitung des Entzündungsprozesses über die Bronchialwand hinaus gefunden.

Die fast in allen Fällen nach länger dauernder Respiratorbeatmung nachweisbaren Veränderungen am Tracheobronchialsystem sind in der Regel unspezifische entzündliche Veränderungen. Sie können im Einzelfall zu schwerwiegenden Komplikationen mit Todesfolge führen.

Alveolarmakrophagen und Respiratorbeatmung

Pathologisch-anatomisch sind nach Respiratorbeatmung fast regelmäßig vermehrt intraalveoläre 12 - 16 µm große Makrophagen nachzuweisen, wie sie auch bei starker Zigarettenrauchinhalation regelmäßig anzutreffen sind (15). Die aus dem Blut stammenden histiozytären Zellformen zeigen starke Phagozytoseaktivität.

In Lungen nach Respiratorbeatmung sind Alveolarmakrophagen oft herdförmig und besonders subpleural vermehrt nachzuweisen. Nach licht- und elektronenoptischen Befunden sind die Makrophagen wesentlich an der Elimination von Fremdsubstanzen aus der Lunge beteiligt. Bei Fehlen der physiologischen Reinigung des Alveolarraumes über das Bronchialsystem bei der Respiratorbeatmung wird die Anhäufung von Makrophagen in beatmeten Lungen verständlich. Die Speicherung von Fremdsubstanzen erfolgt in

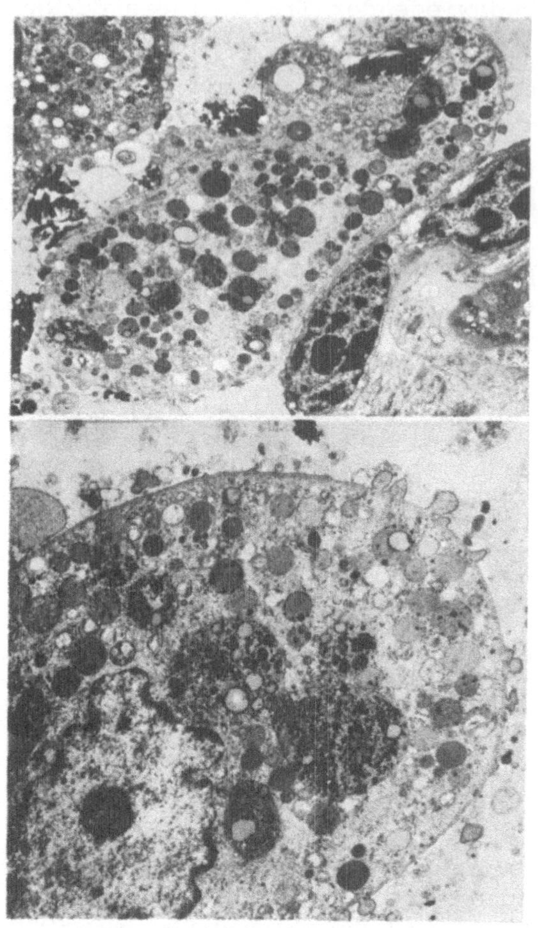

Abb. 2. Alveolarmakrophagen mit phagozytiertem Material in lysosomalen Einschlußkörpern.
Lungen-PE unmittelbar postmortal. 53 Jahre alte Frau. Respiratorbeatmung mit PEEP über 12 h bei protrahiertem Schock (Vergr.
4.300- bzw. 8.000fach)

lysosomalen Einschlußkörpern (Abb. 2). Die Lysosomen sind mit
hydrolytischen Enzymen ausgestattet und zur Verdauung der Fremdsubstanzen befähigt.

Bis heute ist unklar, welche Bedeutung der Anhäufung der Makrophagen in Lungen bei Respiratorbeatmung zugemessen werden muß.
Wiederholt wurde über elektronenoptische Befunde von Alterationen der Lungenmakrophagen im Tierexperiment nach verschiedenen
Schockformen berichtet (12).

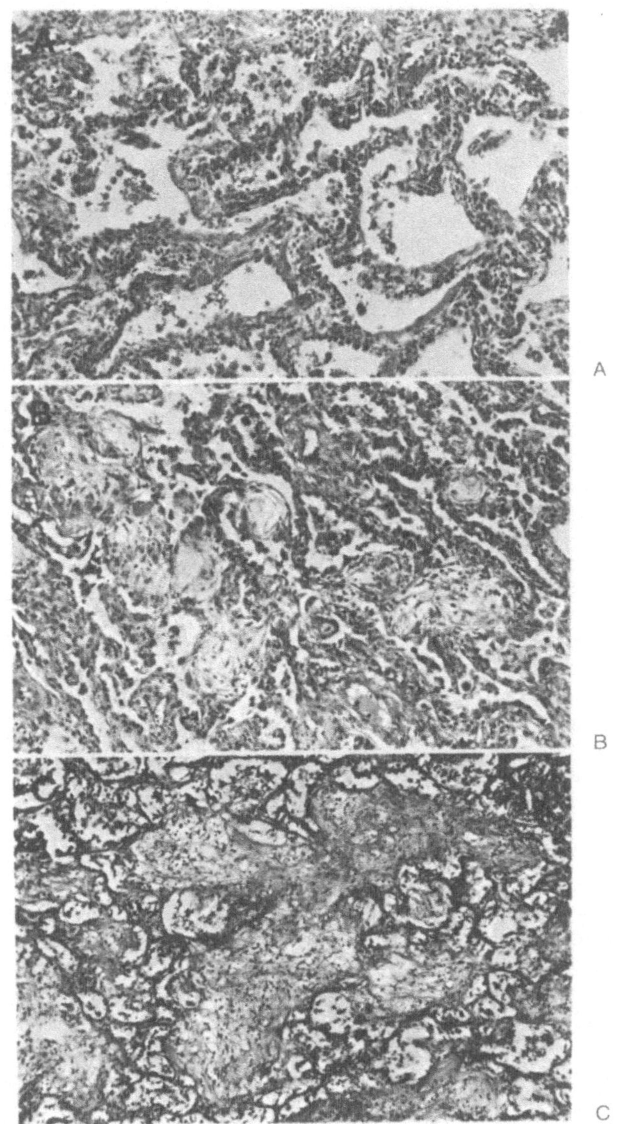

Abb. 3. Mikrophotogramme mit verschiedenen Formen der Lungen-
fibrose nach Beatmung.
A) Frühe Phase einer interstitiellen Fibrose mit verbreiterten
   Alveolarwänden, hyaline Membranen und Pneumozytenaktivierung.
B) Gleichzeitige interstitielle und knospenförmig intraalveo-
   läre Fibrose in einem anderen Lungenareal derselben Patien-
   tin (Zustand nach 23tägiger Beatmung wegen posttraumatischem
   Lungenversagen).
C) Vorgeschrittene intraalveoläre Lungenfibrose nach 11tägiger
   Beatmung wegen postoperativer Pneumonie (Vergr. A - C 140fach)

Lungenfibrose und Respiratorbeatmung

Verschiedentlich wird über Lungenfibrosen als Endzustand von
beatmeten Lungen berichtet (5, 23). Die Beatmung von gesunden
Lungen ohne Erhöhung der inspiratorischen O_2-Konzentration und
ohne PEEP führt auch nach unseren Erfahrungen nicht zu einer
Lungenfibrose (17). Fibrosierende Lungenveränderungen sind beim
Menschen fast ausschließlich in Zusammenhang von Respiratorbeatmung mit erhöhten Sauerstoffkonzentrationen, z. B. bei der
Behandlung sogenannter Schocklungen, bei Pneumonien, nach akutem Lungenversagen und bei vorbestehenden Lungenerkrankungen,
beschrieben worden (7, 22).

Grundsätzlich sind pathologisch-anatomisch zwei Formen der Fibrose in Zusammenhang mit der Beatmung zu unterscheiden:

1. Bei intraalveolären Fibrosen handelt es sich in der Mehrzahl
   der Fälle um die Organisation eines vorbestehenden intraalveolären Exsudates, z. B. nach intraalveolären Pneumonien
   oder fibrinreichem chronischem Ödem (Abb. 3).

2. Die interstitielle Fibrosierung stellt ein typisches morphologisches Substrat der Endphase nach akutem Lungenversagen
   dar. Nach eigenen Beobachtungen sind erste diskrete Mesen-
   chymvermehrungen bereits wenige Tage nach Respiratorbeatmung
   von sogenannten Schocklungen nachzuweisen. Die im Bereich
   der Alveolarwandungen einsetzende Fibrosierung folgt auf ein
   chronisches interstitielles Ödem. Nach MITTERMAYER und JOACHIM
   (14) muß ein spezieller, bisher nicht bekannter Faktor in der
   Ödemflüssigkeit angenommen werden, der die Mesenchymaktivie-
   rung begünstigt und unterhält. Die Untersucher konnten experimentell ein verstärktes Wachstum von Mäusefibrozyten in
   der Kultur nach Zusatz von Lymphflüssigkeit aus Schocklungen
   von Hausschweinen nachweisen.

Beim Menschen haben wir Fibrosen bereits nach fünf Tagen gefunden, wenn die Beatmung mit O_2-Konzentrationen von 60 - 100 %
erfolgte. Wie unsere vergleichenden Untersuchungen von unmittelbar postmortal entnommenen Lungenbiopsien und Autopsiebefun-
den ergaben, sind Lungenfibrosen fast immer nur bei gleichzeitig entzündlich und hämodynamisch alterierten Lungen anzutreffen. Interstitielle Fibrose, intraalveoläre Fibrosierungen und
Mischbilder sind häufig kombiniert (Abb. 3).

Bronchopulmonale Dysplasie

Die sogenannte bronchopulmonale Dysplasie kann als relativ spe-
zifische Folge der Respiratorbeatmung angesehen werden (11).
Pathologisch-anatomisch handelt es sich im Endzustand um eine
"Wabenlunge" (19). Sie ist Folge eines meist kleinzystischen
Umbaues von Lungenparenchym und Bronchiolen bei gleichzeitiger
Fibrosierung im Bereich des Lungengerüstes (Abb. 4 oben).

Die Veränderungen werden besonders im Verlauf der Therapie eines Atemnotsyndroms bei Frühgeborenen und Neugeborenen beobach-

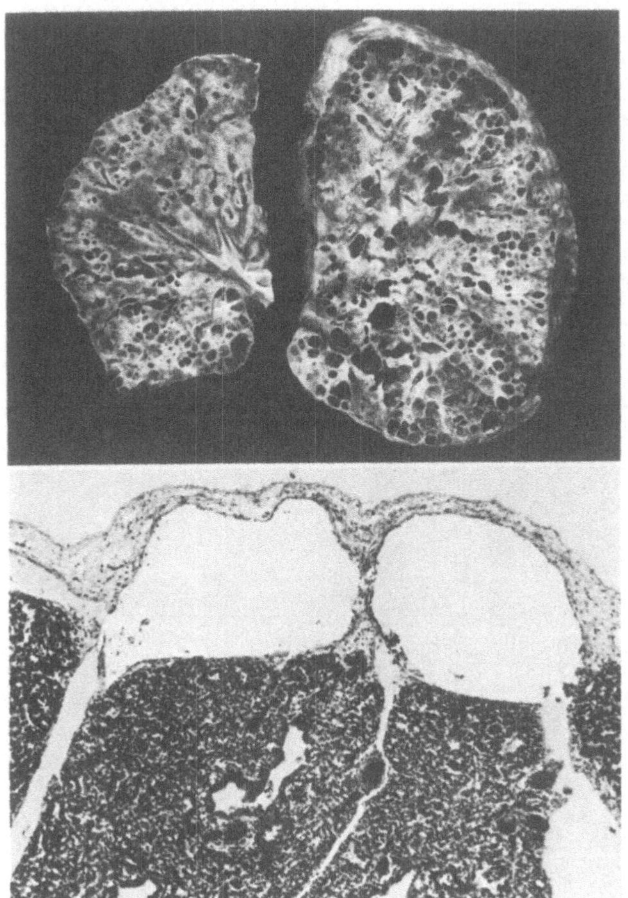

Abb. 4. Lungenschnittfläche bei sogenannter bronchopulmonaler
Dysplasie nach Respiratorbeatmung über 27 Tage. Wabiger Lungenumbau mit interstitieller Fibrosierung (oben, Vergr. 2:1). Interstitielles septales Lungenemphysem mit blasiger Pleuraabhe-
bung als Folge der Überdruckbeatmung. Frühgeborenes mit RDS-
Syndrom (Vergr. 85fach, unten)

tet. Dem kleinwabigen Lungenumbau liegen verschiedene pathogenetische Faktoren zugrunde: Aus Überdehnungen der knorpelfreien,
oft entzündlich infiltrierten Bronchiolen resultieren irreversible Bronchiolektasien. Weitere Ursache des blasigen Lungenum-
baues ist ein chronisches interstitielles Lungenemphysem nach
Übertritt von Luft aus Bronchien oder Alveolarräumen in das bindegewebige Lungengerüst. Die Luft breitet sich entlang des sep-
talen Bindegewebes bis zur Pleura hin aus. Durch unterschiedlich große, meist rundlich-ovale luftgefüllte Pseudozysten in
der bindegewebigen Pleurahauptschicht entsteht eine gebuckelte
Lungenoberfläche (Abb. 4, unten). Die Zerreißung stark verdünn-
ter, teils vom Lungengewebe abgehobener Pleuraanteile ist oft
Pneumothoraxursache.

Schließlich können die kleinen Lungeneinheiten von Azinus und
Lobulus - besonders bei noch nicht voll ausgereiften Lungen
Frühgeborener - über eine chronische Überblähung irreversibel
emphysematisch umgebaut werden. In derartigen kleinblasigen Lun-
genarealen ist die reiche alveoläre Gliederung aufgehoben, die
Austausch- und Kontaktfläche für den Gasaustausch entsprechend
vermindert. Alle morphologisch faßbaren, schließlich zum Bild
der bronchoalveolären Dysplasie führenden Lungenveränderungen
müssen in Zusammenhang mit der klinisch wegen der Grundkrankheit notwendigen Überdruckbeatmung in der Regel mit erhöhter
inspiratorischer O_2-Konzentration gesehen werden.

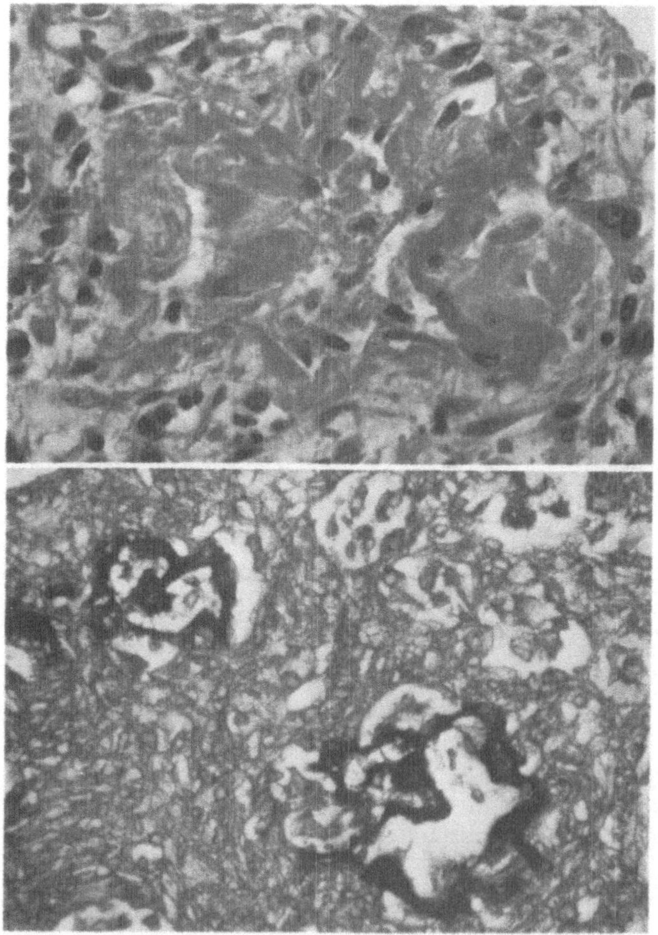

Abb. 5. Gelbe hyaline Membranen mit fädigen gelben Membranan-
teilen in einem sternförmig kollabierten Alveolargang (oben,
HE-Färbung, Vergr. 560fach).
Grüne Membranen nach Einwirkung von oxydierendem Fouchet'Rea-
genz auf vorher gelbe hyaline Membranen (Vergr. 350fach).
Klinische Werte siehe Tabelle 1, Fall 3

Gelbe hyaline Membranen

Die früher fast ausschließlich bei Frühgeborenen, heute auch
bei Erwachsenen nach Schock (1, 13) und nach Respiratorbeatmung
(8, 22) auftretenden hyalinen Membranen bestehen nach histoche-
mischen Untersuchungen (18) und elektronenoptischen Befunden
(ausführliche Literatur bei (6)) aus Plasmabestandteilen, Epi-
thelresten und Zelltrümmern. Während bei Neugeborenen hyaline
Membranen auch ohne Respiratorbeatmung zu finden sind, haben
wir in jüngerer Zeit bei Obduktionsfällen in Lungen von Kindern mit behandeltem RDS neben typischen eosinroten Membran-
strukturen auch gelbe Membranen beobachtet (Abb. 5) (16). Bereits makroskopisch weist die Lungenschnittfläche einen gelben
Farbton auf. Bei Einwirkung stärkerer Oxydationsmittel wie dem
Fouchet'Reagenz (4) ist am Schnittpräparat ein Farbumschlag
von gelb über grün nach blau-violett, teilweise bis zur völligen Entfärbung der ehemals gelben Membranen nachzuweisen. Nach
diesen Befunden handelt es sich bei dem gelben Material um ein
Pigment aus der Gruppe der Gallenfarbstoffe, speziell um Bilirubin (3, 20, 21).

Tabelle 1. Klinische Daten von sechs Frühgeborenen mit gelben
hyalinen Membranen

	Fall 1	Fall 2	Fall 3	Fall 4	Fall 5	Fall 6
Geburtstermin (SSW)	30	32	34	30	31	30
Geburtsgewicht (g)	1180	1750	1850	1250	1580	1770
Krankheiten	Status immaturus RDS Hirnblutung	Status immaturus RDS	Status immaturus RDS Hirnblutung	Status immaturus	Status immaturus RDS VSD Hirnblutung	Status immaturus Ileumperforation, Sepsis, Peritonitis RDS
Überlebenszeit / Beatmungszeit (Tage)	27/27	21/21	7/7	6/6	6/6	7/5
Inspiratorische Sauerst. Konzentration (%)	60–72	38–60	64–100	70	78–88	50–100
Inspiratorischer (cmH_2O) Beatmungsdruck	4–40	2–23	0–45	4–34	2–34	0–40
Bilirubinspiegel im Blut (mg %)	4,4–7,3	1–14,6	2,5–10,3	3,3–7,4	5,2–6,7	4,5–12,0

Bei der Auswertung klinischer Daten der Krankheitsverläufe ergaben sich bei den bisher beobachteten Fällen mit gelben pulmonalen hyalinen Membranen folgende charakteristische Befunde,
die in Tabelle 1 zusammengestellt sind:

1. Bei allen Kindern handelte es sich um stark unreife Frühgeborene, die mit einem Geburtsgewicht zwischen 1.180 – 1.850 g
   in der 30. bis 34. Schwangerschaftswoche geboren wurden.

2. Alle Kinder waren über Tage bis Wochen (sechs Tage bis vier
   Wochen) mit teilweise hohen inspiratorischen Drucken beatmet worden.

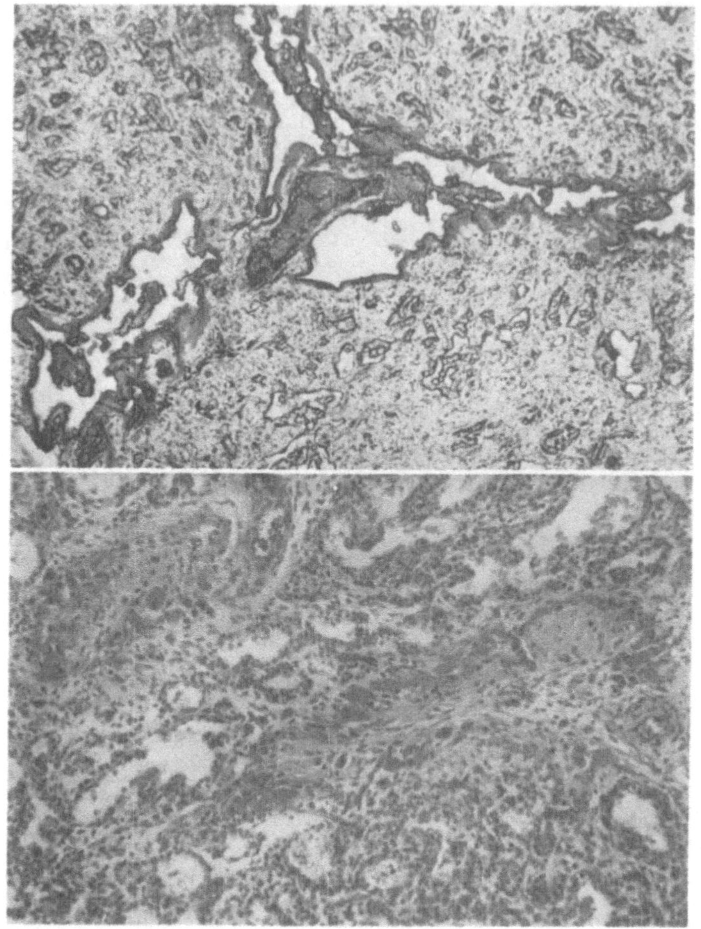

Abb. 6. Gelbe hyaline Membranen in Alveolargängen nach siebentägiger Beatmung, ungefärbtes Schnittpräparat (oben, Vergr. 140fach). Bindegewebige Organisation der gelben Membranen mit Speicherung des Bilirubins in Makrophagen (Eisenfärbung, Vergr. 140fach)

3. Es kamen hohe inspiratorische Sauerstoffkonzentrationen (teilweise bis 100 %) zur Anwendung.

4. Bei allen Kindern war ein mäßiggradig erhöhter Bilirubinspiegel im Schwankungsbereich des physiologischen Neugeborenenikterus (max. 14 mg%) nachweisbar.

Die Synopse der erhobenen morphologischen Befunde gelber pulmonaler hyaliner Membranen mit den klinischen Daten führt zur folgenden pathogenetischen Deutung des Krankheitsbildes: Im Rahmen einer hämodynamisch bedingten und durch die Lungenunreife geförderten Steigerung der Gefäßpermeabilität der Lungenkapillaren kommt es bei der Entwicklung pulmonaler hyaliner Membranen auch zum Übertritt von Bilirubin in die Alveolar-

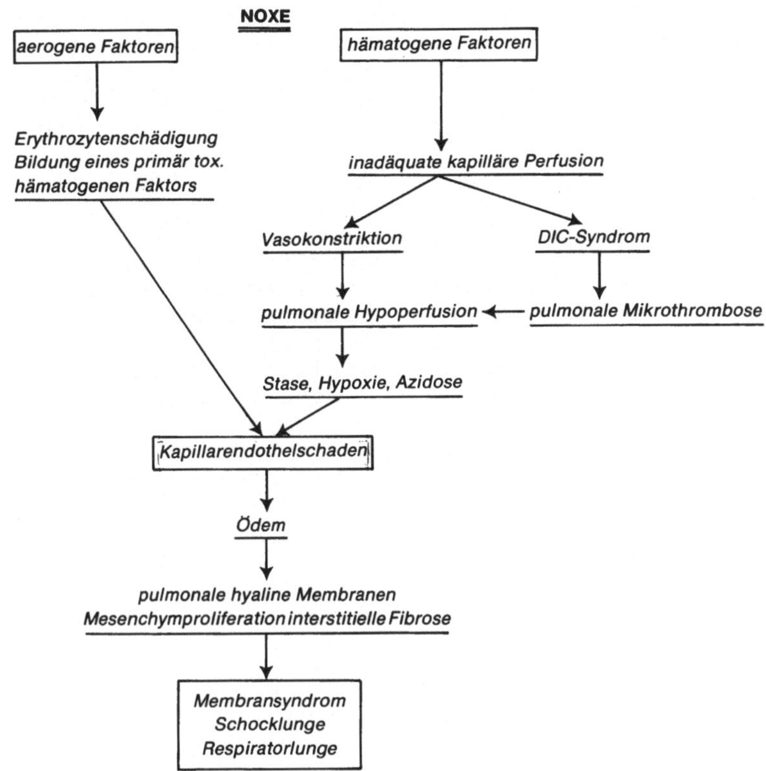

Abb. 7. Schema möglicher kausaler und pathogenetischer Faktoren
bei der Entwicklung der pulmonalen Insuffizienz. Organspezifi-
sches Schädigungsmuster der Lunge als stereotype Antwort auf
Noxen unterschiedlicher Natur

räume. Das bis vor einigen Jahren nicht bekannte Krankheits-
bild gelber pulmonaler hyaliner Membranen ist als Folge einer
mehrtägigen (mindestens sechs Tage) forcierten Beatmungstherapie im Rahmen der perinatalen Intensivmedizin zu sehen. Diese
Veränderungen stellen nach unserer bisherigen Kenntnis somit
ein spezifisches, morphologisch faßbares Substrat der Lunge auf
die Folgen der Respiratorbeatmung dar.

In einzelnen Fällen konnten wir auch das weitere Schicksal der
ehemaligen gelben hyalinen Membranen verfolgen. Nachdem das ex-
travadierte bilirubinhaltige Material auf der Alveolarwand zu
Membranen kondensiert ist, kommt es in einer nachfolgenden pro-
liferativen Phase zu Organisation der Membranen, begleitet von
einer Endothelregeneration und Fibrosierung des Zwischengewe-
bes. Der Bilirubinanteil aus den Membranen wird von Makrophagen phagozytiert (Abb. 6, oben). Im Rahmen der Organisations-
vorgänge führt gelegentlich eine überschießende Bindegewebspro-
liferation bis zum vollständigen Verschluß der ehemals von hyalinen Membranen ausgekleideten Alveolargänge (Abb. 6, unten).

Die in Zusammenhang mit künstlicher Beatmung beschriebenen Lungenveränderungen in Form einer starken Vermehrung des Flüssig-
keitsgehaltes, von erheblichen Belüftungsstörungen mit ausgedehnten Atelektasen, Blutungen und wechselnde Phasen einer intraalveolären und interstitiellen Fibrose sind ebenso wie pneu-
monische Infiltrationen als unspezifische Reaktion aufzufassen.
Diese Veränderungen können sowohl durch die Grundkrankheit als
auch z. B. durch bakterielle Begleiterkrankungen verursacht und
entscheidend beeinflußt werden. Für den Morphologen ist es im
Einzelfall außerordentlich schwierig abzuschätzen, ob und in
welchem Umfang die nachgewiesenen Befunde an Tracheobronchialsystem und Lunge Folgen einer Respiratorbeatmung sind. Es bleibt
immer zu berücksichtigen, daß die organspezifischen Reaktionen
der Lunge auf verschiedene Noxen mit nur wenigen Ausnahmen keine sicheren Rückschlüsse auf die kausale Genese erlauben.

Die möglichen Schritte der formalen Genese von Veränderungen
der Lunge auch in Zusammenhang mit einer Respiratorbeatmung
sind in Abb. 7 unter Berücksichtigung der Befunde von BLEYL (1),
HILL (8) und anderen schematisch zusammengefaßt.

Literatur

1. BLEYL, U.: Pathomorphologie und Pathogenese des Atemnotsyndroms. Verh. dtsch. Ges. Path. 55, 39 (1971)

2. BURKHARDT, A., GEBBERS, J.-O., HOLTJE, W.-J.: Die Bleomycin-
   lunge. Dtsch. med. Wschr. 102, 281 (1977)

3. COLBY, Th. V., EDWARDS, D. K., NORTHWAY jr., W. H.: Yellow
   pulmonary hyaline membranes. J. Pediat. 92, 114 (1978)

4. CULLING, C. F. A.: Handbook of histopathology and histoche-
   mical techniques. London: Butterworth 1974

5. FINSTERER, U., FINSTERER, H.: Funktionelle und morphologische Befunde unter Dauerbeatmung. In: Lungenveränderungen
   bei Langzeitbeatmung (eds. K. WIEMERS, K. L. SCHOLLER), p.
   198. Stuttgart: Thieme 1973

6. GIESEKING, R.: Elektronenmikroskopische Befunde beim Atemnotsyndrom. Verh. dtsch. Ges. Path. 55, 22 (1971)

7. HILL, K.: Zur Pathomorphologie der posttraumatischen pulmonalen Insuffizienz. Anaesthesist 19, 332 (1970)

8. HILL, K.: Morphologie und Pathogenese von Lungenveränderungen nach Langzeitbeatmung in Abhängigkeit von der Grundkrankheit. In: Lungenveränderungen bei Langzeitbeatmung (eds. K.
   WIEMERS, K. L. SCHOLLER). Stuttgart: Thieme 1973

9. HILL, K.: Zur Pathomorphologie einiger Veränderungen an
   Trachea und Bronchien unter maschineller Dauerbeatmung.
   Anaesthesist 22, 34 (1973)

10. KANTNER, M.: Anatomie und Physiologie des Respiratortraktes. In: Chronische Bronchitis (eds. K. Ph. BOPP, F. H. HERTLE), p. 3. Stuttgart: Schattauer 1968

11. LASSRICH, M. A.: Röntgenbefunde beim Atemnotsyndrom. Intensivmedizin, Notfallmedizin, Anästhesiologie, Bd. 5, p. 43. Stuttgart: Thieme 1977

12. LOCKARD, G., KENNEDY, R. E.: Alterations in rabbit alveolar macrophages as a result of traumatic shock. Lab. Invest. 35, 501 (1976)

13. MARTIN, A. M., SOLOWAY, H. B., SIMMONS, R. I.: Pathologic anatomy of the lung following shock and trauma. J. Trauma 8, 687 (1968)

14. MITTERMAYER, Ch., JOACHIM, H.: Die Flüssigkeitslunge aus der Sicht des Pathologen. In: Volumenregulation und Flüssigkeitslunge, p. 37. Stuttgart: Thieme 1976

15. MÜLLER, K.-M.: Pathologisch-anatomische Lungenbefunde und Rauchgewohnheiten. Der Informierte Arzt 11, (1978) (Im Druck)

16. MÜLLER, K.-M., BERKEL, H. D.: Gelbe pulmonale hyaline Membranen - Folge eines protrahierten Schocks? Verh. dtsch. Ges. Path. 62 (Im Druck)

17. NASH, G., BOWEN, J. A., LANGLINAIS, P. C.: "Respiratorlung" a misnomer. Arch. Path. 21, 234 (1971)

18. ROSCHLAU, G.: Histochemie der hyalinen Membranen. Beitr. path. Anat. 133, 186 (1966)

19. ROWLAND, R., NEWMAN, C. G. H.: Pulmonary complications of oxygen therapy. J. clin. Path. 22, 192 (1969)

20. UDOLJI, W. C., DOUGHERTY, C., ROUSH, J. R.: Pulmonary yellow hyaline membrane disease. Arch. Path. 101, 220 (1977)

21. VALDES-DAPENA, M. A., NISSIM, J. D., AREY, J. B., GODLESKI, J., SCHAAF, H. D., HAUST, M. D.: Yellow pulmonary hyaline membranes. J. Pediat. 89, 128 (1976)

22. WITSCHEL, H., SCHULZ, E.: Lungenveränderungen bei künstlicher Beatmung. Z. Rechtsmed. 67, 329 (1970)

23. WOLFF, G.: Die künstliche Beatmung auf Intensivstationen, p. 151. Berlin, Heidelberg, New York: Springer 1975

Ethische und juristische Aspekte der Respiratortherapie

Von H. W. Opderbecke

Gestatten Sie, daß ich Sie mit einem Zitat in unsere Thematik einführe:

"Die 'Materialschlacht' gegen den Tod, die einseitig auf das Überleben des Patienten ausgerichtet ist, läßt eben wenig Raum für Hilfe beim Sterben. Dem Todkranken helfen, bedeutet aber auch, sich ihm zu widmen, ihn nicht in dieser letzten Station seines Lebens inmitten eines Gewirrs von Schläuchen und Apparaturen allein zu lassen. Oft umgibt sich das medizinische Personal mit dem 'Mantel der korrekten Sachlichkeit', da es sonst die seelischen Belastungen auf der Intensivstation nicht ertragen könne. So stirbt der Patient ganz im Stil unserer Zeit inmitten der hektischen Geschäftigkeit einer supertechnisierten und übermedikamentösen Medizin, in sterilen Räumen, abgeschirmt von der nicht keimfreien Außenwelt nach tagelangem Kampf der Ärzte mit dem Tod. Von jeder Kommunikation mit seinen Angehörigen, Freunden, Bekannten und den Geistlichen etc. abgeschnitten, wird nun erst das Sterben für ihn zur seelischen Qual. Die Intensivstation wird hier zur Hölle der Einsamkeit, zum Absturz der Seele ins Nichts, zur wissenschaftlichen Versuchsstation und Folterkammer, die verhindert, daß der Patient den Sinn seines Sterbens, die Vollendung bzw. den Abschluß seines Lebens erkennen und vielleicht bewältigen kann."

Das Zitat stammt von Heiner GEISSLER (3), dem früheren Sozialminister des Landes Rheinland-Pfalz, d. h. einem prominenten Gesundheitspolitiker der Bundesrepublik. Nicht nur aus diesem Grunde verdient es Beachtung, vielmehr ist hier ein Unbehagen an der Intensivmedizin akzentuiert, wie es zunehmend in den öffentlichen Medien zum Ausdruck gebracht wird. In dieser öffentlichen Diskussion werden weniger die unbestreitbaren Erfolge der Intensivmedizin, die segensreichen Auswirkungen für viele lebensbedrohlich Erkrankte oder Verunglückte, als eben diese Kehrseite unserer Tätigkeit herausgestellt und negativ bewertet. Intensivtherapie wird dabei meist mit Respiratortherapie gleichgesetzt. Anderen intensivmedizinischen Methoden, etwa der Hämodialyse, steht man keineswegs mit der gleichen kritischen Schärfe gegenüber. Die Gründe hierfür werden noch zu erörtern sein.

Wenn man sich nach den Ursachen dieser auffallenden Werteinschätzung fragt, tut man gut daran, sie zunächst bei sich selbst zu suchen, ehe man andere hierfür verantwortlich macht. Ein Grund besteht sicherlich darin, daß wir bei allen überzeugenden Fortschritten der Respiratortherapie bisher versäumt haben, einen Konsens über die Grenzen ihrer Anwendung herbeizuführen.

Erst allmählich beginnt sich die Diskussion über die Grenzen der Intensivmedizin bzw. die Grenzen der ärztlichen Behandlungspflicht im Rahmen der Intensivmedizin zu lösen von den thematisch nur im losen Zusammenhang stehenden Erörterungen über Euthanasie und Sterbehilfe. Darüber hinaus ist es auffallend, daß diese Diskussion, soweit sie die Öffentlichkeit betrifft, am allerwenigsten von in der Intensivmedizin praktisch tätigen Ärzten, als vielmehr von Persönlichkeiten geführt wird, die, wenn überhaupt, nur am Rande ihrer beruflichen Tätigkeit mit der Intensivmedizin in Berührung kommen. Es ist ferner bezeichnend, daß der einzige allgemein akzeptierte limitierende Faktor einer Respiratortherapie, der Hirntod, nicht etwa aus dem Bemühen erarbeitet und definiert worden ist, die Grenzen der Intensivmedizin aufzuzeigen, sondern bekanntlich, um auf legale Weise Organe bei noch schlagendem Herzen und intaktem Kreislauf entnehmen zu können (1, 18).

Wenn wir also der Kritik der Öffentlichkeit begegnen wollen – einer Öffentlichkeit, von der wir schließlich erwarten, daß sie sich zur Finanzierung des enormen Aufwandes in der Intensivmedizin bereiterklärt –, so haben wir einiges nachzuholen. Die Erörterung dieses Problemenkreises wollen wir in drei thematische Aspekte gliedern:

1. Ethische Aspekte,
2. rechtliche Aspekte und nicht zuletzt
3. medizinische Aspekte.

Ethische Aspekte

Der Intensivmedizin wird unter anderem vorgeworfen, durch die Umstände ihrer Realisierung die Menschenwürde zu verletzen, insbesondere ein menschenwürdiges Sterben zu verhindern, wie das eingangs gebrachte Zitat mit aller Deutlichkeit zum Ausdruck bringt. Den Begriff "Menschenwürde" näher zu definieren, wäre Aufgabe eines philosophischen Referates. Für unsere Zwecke mag es vielleicht genügen, diesen Begriff mit "Freiheit und Verantwortung" zu umschreiben, mit der jeder einzelne Mensch entsprechend der ihm eigenen Individualität im Rahmen seines Selbstverständnisses seine Persönlichkeit in freier Selbstbestimmung verwirklicht.

Nun muß man zugeben, daß jede Erkrankung mit der Notwendigkeit, ärztliche Hilfe in Anspruch zu nehmen, Freiheit und Verantwortung des Betroffenen tangiert. Je stärker dabei die Hilflosigkeit wird, je mehr man auf fremde Hilfe und Zuwendung angewiesen ist, um so mehr wird dies in Abhängigkeit von den Umständen als im Grunde genommen entwürdigend empfunden. Man erlebt dies mehr oder weniger deutlich, wenn sich die Rollen vertauschen und man selber einmal Objekt ärztlicher Tätigkeit wird, auch wenn dies einem Kollegen gegenüber meist mit besonderer Rücksichtnahme und Behutsamkeit geschieht.

Diese Einschränkung von Freiheit und Verantwortung, dieses Tangieren der Menschenwürde, ist natürlich in der Intensivme-

dizin unvermeidbar am stärksten ausgeprägt. Trotzdem wäre es
grotesk zu sagen, die Methoden der Intensivmedizin an sich -
etwa die Respiratortherapie - verletzten die Menschenwürde.
Methoden, die mit Erfolg zur Rettung von Menschenleben eingesetzt werden, kann ein solcher Vorwurf grundsätzlich nicht gemacht werden. Und doch sind die Umstände dieser Behandlung sehr
wohl geeignet, vom Patienten, aber auch von seinen Angehörigen
als eine Verletzung der Persönlichkeitssphäre empfunden zu werden: Die völlige Hilflosigkeit, das fremden Personen Ausgelie-
fertsein, die oft allzu wenig zur echten menschlichen Zuwendung
bereit sind, die zwangsläufige Mißachtung jeder Intimsphäre und
damit im Zusammenhang stehend die nicht selten fehlende Geschlechtertrennung, die fehlende Kommunikationsfähigkeit intubierter
und tracheotomierter Patienten, überhaupt die oftmals mangelhafte Kommunikation zwischen Patient und seinen häufig wechselnden Ärzten und Schwestern und schließlich als ganz gravierender
Faktor die eingeschränkte oder gänzlich untersagte Besuchsmöglichkeit auch der engsten Angehörigen in einer solchen außerge-
wöhnlichen und kritischen Lebenssituation. Unabhängig von der
medizinischen Notwendigkeit und ihrer Begründung muß bei objek-
tiver Betrachtungsweise zugegeben werden, daß alle diese Gegebenheiten sehr wohl die Würde des Patienten und seiner mit ihm
Anteil nehmenden Angehörigen zu verletzen imstande sind (2).

Und hier erkennen wir nun auch den grundsätzlichen Unterschied
der Respiratortherapie zu anderen Behandlungsmethoden der Intensivmedizin, etwa der Hämodialyse: Die Internisten haben sich
bei der Behandlung der Niereninsuffizienz von vornherein sehr
stark darum bemüht, die Lebensumstände des Patienten zu berücksichtigen und wenn möglich zu erhalten, durch nächtliche Behandlung, Mitwirkung der Angehörigen, Heimdialyse usw.. Wenn diese
Bedingungen auf die Respiratortherapie auch nicht übertragbar
sind, so weisen sie uns doch deutlich auf die Hintergründe der
eingangs erwähnten Kritik der öffentlichen Meinung hin.

Wenn wir ehrlich sind, müssen wir zugeben, daß trotz dieser Unterschiede einige der aufgeführten, die Menschenwürde tangie-
renden Umstände vermeidbar wären: Etwa mangelhafte Kommunikation, fehlende Geschlechtertrennung oder insbesondere die fehlende Besuchsmöglichkeit, deren hygienische Begründung ganz ge-
wiß nur eine vorgeschobene ist; in Wirklichkeit wird die Anwesenheit von Angehörigen auf der Intensiveinheit ganz einfach
als störend empfunden und daher untersagt.

Schließlich noch ein letzter Hinweis zur mangelnden Humanität
auf Intensiveinheiten: Die Mortalität in der Intensivmedizin
ist bekanntlich hoch; auf manchen Einheiten bis zu 50 %. Welche Vorsorge aber wird für ein menschenwürdiges Sterben - falls
gewünscht im Kreise der engsten Angehörigen - getroffen? Wir
postulieren zwar ein anspruchsvolles Raumprogramm mit Schleu-
sen, Ver- und Entsorgung, Klimaanlage usw., aber ein Raum zum
Sterben ist nicht vorgesehen; daher sind Angehörige und sogar
der Seelsorger in dieser Stunde fehl am Platze, denn für sie
ist kein Platz eingeplant. Für große Teile der Bevölkerung aber
- das dürfen wir nicht vergessen - beschränkt sich der Eindruck
einer Intensiveinheit auf die Umstände des Todes ihres nächsten
Angehörigen (5).

Rechtliche Aspekte

Vom Standpunkt unserer Rechtsordnung kann keinem Arzt die Verfügung über Leben oder Tod zugestanden werden. Vielmehr hat der Arzt im Rahmen seiner Garantenstellung alles in seinen Kräften und Möglichkeiten Stehende zu tun, das Leben des ihm anvertrauten Patienten zu erhalten oder doch wenigstens zu verlängern, und zwar unabhängig von der Prognose der vorliegenden Erkrankung (13, 20). Dem Arzt steht kein Urteil darüber zu, ob dieses Leben für die mehr oder weniger befristete Spanne, für die es sich vielleicht durch eine Respiratortherapie erhalten läßt, noch lebens- und damit für den Patienten wünschenswert ist oder nicht. Alleine der Patient selbst kann aufgrund seines Selbstbestimmungsrechtes eine Therapie, d. h. auch lebensverlängernde Behandlungsmaßnahmen, ablehnen. Nun wissen wir aber alle, daß ein intensivtherapiebedürftiger Patient sich in aller Regel nicht mehr im Besitz der freien Willensfähigkeit befindet, ganz abgesehen davon, daß eine rechtswirksame Einwilligung oder auch Ablehnung eine rückhaltlose Aufklärung des Patienten voraussetzen würde. Auch sie ist in der Intensivmedizin im allgemeinen nicht zu realisieren. Auf der anderen Seite müssen wir - nicht zuletzt aufgrund unserer limitierenden Ressourcen, insbesondere der beschränkten Bettenzahl und der oft unzureichenden Personalbesetzung - fast täglich restriktive Entscheidungen treffen, beginnend damit, daß bei nicht wenigen Patienten ungeachtet der Möglichkeit einer befristeten Lebensverlängerung wegen der Aussichtslosigkeit des Grundleidens auf eine Intensivbehandlung von vornherein verzichtet wird. Da im allgemeinen der Patient zuvor nicht befragt, geschweige denn rückhaltlos aufgeklärt wird, ist eine solche Behandlungsrestriktion in vielen Fällen im Grunde genommen juristisch dubiös. Das gleiche gilt bei einem Abbruch oder - was häufiger vorkommt - bei der Einschränkung einer begonnenen Intensivbehandlung.

Wir haben bisher geglaubt und in einigen Publikationen auch zum Ausdruck gebracht, als rechtfertigenden Ausweg aus diesem Dilemma den Begriff des "mutmaßlichen Willens" des in seiner Entscheidungsfähigkeit eingeschränkten und nicht mehr aufklärungsfähigen Patienten heranziehen zu können (10, 11, 12). Auch die bekannten Richtlinien der Schweizerischen Akademie der Medizinischen Wissenschaften weisen diesen Weg (15).

Von namhaften Juristen, darunter auch von WEISSAUER, wird dagegen aber eingewandt, daß der Arzt sich nur dann als "Geschäftsführer ohne Auftrag" auf den mutmaßlichen Willen des Patienten berufen könne, wenn keine Zeit mehr vorhanden sei, von Amts wegen einen Pfleger für ihn zu bestellen (13). Diese Situation ist zweifellos bei Fällen akuter Wiederbelebung gegeben, nicht aber bei der langfristigen Respiratortherapie, die man wegen offenkundiger Aussichtslosigkeit abzubrechen in Erwägung zieht. Es wird - nicht ganz zu unrecht - von juristischer Seite argumentiert, daß der vom Arzt unterstellte "mutmaßliche Wille" des Patienten schließlich nichts anderes sei, als Ausdruck der ärztlichen Auffassung zu den Umständen des Einzelfalles und somit eine Fiktion darstelle (6).

Zur Klärung dieser schwierigen Materie bedarf es noch eingehender Diskussionen mit kompetenten Juristen, um eine tragfähige rechtliche Brücke zu finden für eine Handlungsweise, zu der wir uns in der Intensivmedizin fast täglich genötigt sehen angesichts einer öffentlichen Meinung, die offenbar mehr fürchtet, daß des Guten zu viel, als daß auf Intensiveinheiten zu wenig getan wird.

Dabei ist es weniger das in der Diskussion so im Vordergrund stehende, spektakuläre Abschalten des Respirators, als der Entschluß, von vornherein auf eine Respiratortherapie zu verzichten, oder der Verzicht, diese Therapie bei weiterer Verschlechterung des Befundes und der Prognose durch erforderliche zusätzliche Maßnahmen zu ergänzen wie Kreislaufmittel, kardiale Wiederbelebung usw. (8, 9, 14).

Wenn uns hierbei der Begriff des "mutmaßlichen Willens" des entscheidungsunfähigen Patienten keinen rechtlich gangbaren Ausweg bietet, verhilft uns vielleicht der Begriff der "Unzumutbarkeit" zu einer Klarstellung der Rechtslage. Für Patient und Arzt kann die Intensivbehandlung dann unzumutbar werden, wenn sie angesichts ihrer Aussichtslosigkeit medizinisch nicht mehr indiziert erscheint (4, 7, 17, 19). Zum besseren Verständnis sei hier WEISSAUER zitiert, der klarstellt, daß der Arzt unter diesen Umständen"... nicht über den Wert oder Unwert des menschlichen Lebens, sondern über Wert oder Unwert einer medizinischen Behandlungsmethode in ihrer Anwendung auf den konkreten Fall..." urteilt (20). Der Jurist von KENNE bringt das gleiche zum Ausdruck, wenn er sagt: "Das der ärztlichen Tätigkeit immanente Erfolgsprinzip darf sich nur zum Wohle des Patienten, nicht aber zum Beweis der Effizienz medizinischer Verfahren auswirken" (6).

Der Begriff der "Unzumutbarkeit" gewinnt um so mehr an Gewicht, als vom Arzt heute im verstärkten Maße erwartet wird, daß er bei seinen Entscheidungen auch die ökonomischen Grenzen und beschränkten Ressourcen unseres Gesundheitssystems berücksichtigt. Andererseits dürfen selbstverständlich solche ökonomischen Erwägungen dort, wo eine lebenserhaltende Therapie noch indiziert erscheint, grundsätzlich keine Rolle spielen.

<u>Medizinische Aspekte</u>

Wenn wir uns allerdings fragen - und damit kommen wir zur dritten, medizinischen Komponente -, welche Fälle bei der Respiratortherapie als aussichtsreich bzw. aussichtslos und damit nicht mehr indiziert bezeichnet werden können, kommen wir in Verlegenheit, eine klare Antwort zu geben. Es ist erstaunlich, welche geringe Anzahl repräsentativer Statistiken in der Literatur hierüber zur Verfügung stehen, obgleich doch die Respiratortherapie einen Hauptfaktor des intensivmedizinischen Arsenals darstellt. Am größten ist noch die Anzahl statistischer Untersuchungen bei internistischen Krankheitsbildern, wie akutes Cor pulmonale, chronische Pneumonie, Lungenödem und andere. Aus dem operativ-anästhesiologischen Bereich gibt es nur rela-

tiv wenige, genügend umfassend angelegte, statistisch fundierte
Untersuchungen, aus denen Erfolge und Mißerfolge der Respiratortherapie bei bestimmten, definierten postoperativen oder
posttraumatischen Zuständen abgeleitet werden könnten.

Wenn wir aber das Recht für uns in Anspruch nehmen wollen, eine Respiratortherapie wegen Aussichtslosigkeit als nicht mehr
indiziert abzulehnen oder auf ihre Fortsetzung zu verzichten,
bedürfen wir einigermaßen klarer, statistisch fundierter prognostischer Parameter. Sonst können wir uns dem Vorwurf nicht
entziehen, wir in der Intensivmedizin tätigen Ärzte spielten
uns nach eigenem Gutdünken zu "Herren über Leben und Tod" auf,
eine Rolle, die mit unserer Rechtsordnung nicht vereinbar wäre.

In diesem Sinne scheinen mir in Übereinstimmung mit THIMME und
Mitarb. (16) unsere zukünftigen Aufgaben in der Intensivmedizin nicht alleine darin zu liegen, immer kompliziertere Methoden zur Lebenserhaltung zu entwickeln, die möglicherweise wegen ihres Schwierigkeitsgrades und ihres personellen und apparativen Aufwandes bestenfalls in wenigen Einzelfällen, nicht
aber bei der Gesamtheit der bedürftigen Patienten zur Anwendung
gelangen können. Vielmehr wäre es meines Erachtens eine näher-
liegende Aufgabe, zunächst einmal eine kritische Würdigung unserer jetzigen Methoden vorzunehmen und durch quantifizierbare
prognostische Parameter Indikation und Kontraindikation der
Respiratortherapie herauszuarbeiten mit dem Ziel, einer apparativen Dauerbeatmung nur diejenigen Patienten zuzuführen, bei
denen diese Therapie ein Mindestmaß an Erfolgschancen bietet.

Es gibt Kollegen, die einer offenen Diskussion über diese er-
örterten Probleme des Grenzbereiches zwischen Leben und Tod ab-
lehnend gegenüberstehen, die es vorziehen würden, wenn der ärztliche Ermessensspielraum nicht durch juristische Formalia tangiert würde und sich fällige Entscheidungen hinter einem Vor-
hang des Schweigens und Verschweigens vollziehen könnten. Eine
solche Einstellung ist aber eine Illusion. Ich habe dargestellt,
daß wir einer überaus kritischen Öffentlichkeit gegenüberstehen.
Zugleich sind wir aber darauf angewiesen, daß diese durch die
öffentliche Meinung kontrollierte und bestimmte Gesellschaft
uns die notwendigen Mittel für unsere sehr aufwendigen und zudem leider nicht immer erfolgreichen Bemühungen zur Verfügung
stellt. Diese Gesellschaft hat daher einen Anspruch darauf zu
erfahren, nach welchen Regeln und Normen sich diese Bemühungen
vollziehen, wobei eben nicht nur medizinische Zweckmäßigkeit
alleiniger Maßstab bleiben kann, sondern diese Zweckmäßigkeits-
erwägungen mit den an uns gestellten, berechtigten ethischen
und rechtlichen Forderungen in Einklang zu bringen sind.

Wir tun jedenfalls gut daran, die in dem eingangs gebrachten
Zitat akzentuierte Kritik ernst zu nehmen und uns daran zu er-
innern, daß medizinischer Fortschritt nicht einen Wert an sich
darstellt oder gar vornehmlich einen Weg, ärztliche Ambitionen
zu befriedigen, sondern nur ein Mittel zum Zweck, den humani-
tären Grundauftrag des Arztes zu erfüllen, den sich ihm anver-
trauenden Kranken bestmögliche Hilfe zu leisten, und zwar in

dem für uns alle verbindlichen ethischen und rechtlichen Rahmen der uns vorgegebenen und von uns bejahten Gesellschafts- und Rechtsordnung.

Literatur

1. Deutsche Gesellschaft für Chirurgie: Todeszeichen und Todeszeitbestimmung. Chirurg 39, 196 (1968)

2. FRITSCHE, P.: Der Patient als Mensch und Objekt - Lebensverlängerung bis zum letzten Atemzug. In: Suizid und Euthanasie als human- und sozialwissenschaftliches Problem (ed. A. ESER). Stuttgart: Enke 1976

3. GEISSLER, H.: Ökonomische und sozialpolitische Aspekte der Intensivmedizin. In: Sterbehilfe oder wie weit reicht die ärztliche Behandlungspflicht? (eds. V. EID, R. FREY). Mainz: Grünewald 1978

4. ESER, A.: Lebenserhaltungspflicht und Behandlungsabbruch in rechtlicher Sicht. In: Zwischen Heilauftrag und Sterbehilfe (eds. A. AUER, H. MENZEL, A. ESER). Köln, Berlin, Bonn, München: Heymanns 1977

5. KAUTZKY, R.: Sterben im Krankenhaus. Herderbücherei, Bd. 561. Freiburg, Basel, Wien: Herder 1976

6. KENNE, A. v.: Die Behandlungspflicht des Arztes in der Intensivmedizin. In: Sterbehilfe oder wie weit reicht die ärztliche Behandlungspflicht? (eds. V. EID, R. FREY). Mainz: Grünewald 1978

7. LUTTEROTTI, M. v.: Ärztlicher Heilauftrag und Euthanasie. In: Suizid und Euthanasie als human- und sozialwissenschaftliches Problem (ed. A. ESER). Stuttgart: Enke 1976

8. MENZEL, H.: Kriterien für den Behandlungsabbau. In: Suizid und Euthanasie als human- und sozialwissenschaftliches Problem (ed. A. ESER). Stuttgart: Enke 1976

9. MENZEL, H.: Ziel und Grenzen ärztlichen Handelns im Extrembereich menschlicher Existenz. In: Zwischen Heilauftrag und Sterbehilfe (eds. A. AUER, H. MENZEL, A. ESER). Köln, Berlin, Bonn, München: Heymanns 1977

10. OPDERBECKE, H. W.: Medizinische Aspekte der Sterbehilfe. Krankenhausarzt 48, 303 (1975)

11. OPDERBECKE, H. W.: Limitierende Faktoren ärztlicher Behandlungspflicht. Ärztl. Praxis 27, 2978 (1975)

12. OPDERBECKE, H. W.: Grenzen ärztlicher Behandlungspflicht. In: Suizid und Euthanasie als human- und sozialwissenschaftliches Problem (ed. A. ESER). Stuttgart: Enke 1976

13. OPDERBECKE, H. W., WEISSAUER, W.: Grenzen zwischen Leben und Tod. In: Praxis der Intensivbehandlung, 4. Auflage (ed. P. LAWIN). Stuttgart: Thieme (Im Druck)

14. SCHARA, J.: Die Grenzen der Behandlungspflicht in der Intensivmedizin. Dtsch. Ärzteblatt 73, 587 (1976)

15. Schweizerische Akademie der Medizinischen Wissenschaften: Richtlinien für die Sterbehilfe. Dtsch. Ärzteblatt 74, 1933 (1977)

16. THIMME, W., BOYTSCHEFF, C., GEERKEN, S., RIECHERT, H., SCHÄFER, J. H., TÖNNESMANN, U., TRITSCHLER, J.: Prognose von Patienten einer Intensivstation. Münch. med. Wschr. 120, 511 (1978)

17. UHLENBRUCK, W.: Der Rechtsanspruch des Patienten auf einen menschenwürdigen Tod. Ther. d. Gegenwart 113, 127 (1974)

18. WAWERSIK, J.: Todeszeitpunkt und Organtransplantation. Dtsch. Ärzteblatt 66, 1315 (1969)

19. WEISSAUER, W.: Rechtliche Aspekte der Sterbehilfe. Krankenhausarzt 48, 307 (1975)

20. WEISSAUER, W., OPDERBECKE, H. W.: Tod, Todeszeitbestimmung und Grenzen der ärztlichen Behandlungspflicht. Anästh. Inform. 14, 2 (1972)

Der Dräger Universal-Ventilator 1 – eine klinische und funktionelle Analyse seiner Anwendungsmöglichkeiten

Von J. Kilian, P. Lotz und D. Spilker

Mit der zunehmenden Bedeutung der Respiratortherapie sind auch
die Anforderungen an ein Beatmungsgerät hinsichtlich Leistung
und Funktionen gestiegen. Gerade in den letzten Jahren entwickelten sich neue Verfahren wie CPAP und SIMV, die rasch Eingang in
die Routinetherapie gefunden haben, ohne daß bisher genaue Vorstellungen über die Bedingungen und Voraussetzungen bestehen,
die an solche Verfahren gestellt werden müssen.

Die Aufgabe eines Respiratorsystems besteht in der Gewährlei-
stung des Gasaustausches bei möglichst geringer Beeinträchtigung der Blutzirkulation durch optimale Anpassung des Beatmungsmusters an die atemmechanischen Verhältnisse der Lunge.

In dem Universal-Ventilator 1 (UV 1) der Firma Dräger steht ein
neu konzipiertes Gerät zur Verfügung, das die geforderten technischen Möglichkeiten in weitem Umfange erfüllt. Es ist geeignet zur Langzeitbeatmung von Erwachsenen und Kindern und ausgelegt für die kontrollierte und assistierte Beatmung sowie für
SIMV und Spontanatmung mit CPAP.

Wir hatten Gelegenheit, in einem 1 1/2jährigen Zeitraum das
Gerät auf unserer Intensivtherapiestation einer klinischen
und funktionellen Analyse zu unterziehen. Der UV 1 wurde dabei
für die unterschiedlichsten Beatmungsverfahren eingesetzt.
Nach der Klassifikation, die von BAUM et al. vorgeschlagen wurde, handelt es sich um ein zeitgesteuertes Gerät nach dem Balg-
prinzip mit Primär-Sekundär-System, das exspiratorisch dosierend
arbeitet. Der Antrieb erfolgt pneumatisch, die Steuerung elektronisch. In den Grundeinstellungen sind als variable Parameter
mechanisch das Atemzugvolumen und der inspiratorische Flow einstellbar, elektronisch die Atemfrequenz und das Verhältnis von
Inspirations- zu Exspirationsdauer. Aus diesen eingestellten Pa-
rametern ergibt sich der inspiratorische Atemwegsdruck, dessen
Höhe limitiert werden kann durch Begrenzung des Arbeitsdruckes
im Primärsystem. Integraler Bestandteil des Gerätes ist außerdem ein Sauerstoff-Luft-Mischgerät, das eine stufenlose Regulie-
rung der inspiratorischen Sauerstoffkonzentration zwischen 21
und 100 % ermöglicht (Abb. 1).

Die Anwendung eines positiv-endexspiratorischen Druckes ist im
Bereich zwischen 0 und 20 mbar möglich. Beim PEEP-Ventil handelt es sich um ein Servoventil; sein Strömungswiderstand liegt
niedrig, sein Schwellwert (Druckniveau, das bei Flow null gehalten werden muß) bleibt konstant; das Ventil spricht schnell an,
d. h. in der Exspirationsphase erfolgt der Abbau des Atemwegsdruckes auf das eingestellte PEEP-Niveau ebenso rasch wie der
Abfall auf den Endexspirationsdruck null bei nicht eingeschaltetem PEEP-Ventil.

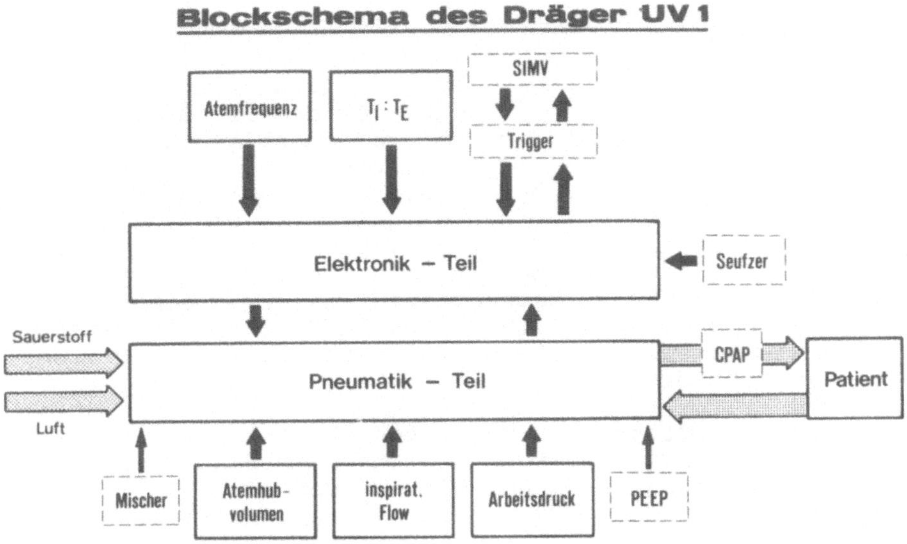

Abb. 1

Das lungenautomatische CPAP-System arbeitet mit einem unter-
druckgesteuerten Proportionalventil. Der für die Ansteuerung
notwendige Unterdruck ergibt sich aus der Einwirkung des Inspi-
rationssoges des Patienten auf ein im Exspirationsteil befindli-
ches Rückschlagventil. Unterschreitet die Druckdifferenz hier
einen bestimmten Wert (in der Regel 0,5 cm H_2O unter dem eingestellten PEEP-Niveau), öffnet das Ventil und liefert das Sauer-
stoff-Luft-Gemisch in der vom Patienten gewünschten Menge, wobei der Druck aufrechterhalten bleibt (mit bis zu 4 cm H_2O Re-
gelabweichung). Mit diesem Verfahren ergeben sich zum einen relativ kleine Schwankungen im Atemwegsdruck zwischen Inspiration
und Exspiration, zum anderen ist eine Überwachung des Exspirationsvolumens mit üblichen Geräten möglich.

Die in der Dauerbeatmung fakultativ einsetzbare intermittierende Seufzeratmung wird alle 3 min durch eine einstellbare Erhöhung des endexspiratorischen Druckes erreicht, die für die Dauer
von zwei Atemhüben über den normalen PEEP-Wert superpositioniert
wird (intermittierender PEEP). Eine assistierte Beatmung wird
ermöglicht durch den Trigger, dessen Schwelle variierbar ist.
Außerdem ist die Inspirationszeit variierbar. Schließlich sei
noch auf die Möglichkeit der kombinierten Anwendung eines kontinuierlich positiven Atemwegsdruckes in Verbindung mit synchro-
nisiertem IMV hingewiesen, wodurch eine optimale Entwöhnung nach
einer Dauerbeatmung möglich ist. Die Einstellung von Grenzwerten
für die untere und obere Drucküberschreitung gewährleistet eine
Diskonnekt- und Stenoseüberwachung.

Maschinelle Beatmung

Abhängig von der Einstellung des inspiratorischen Flow und des
Arbeitsdruckes baut sich in der Druckkammer des Primärsystems
ein Druck auf, der den Inhalt des Exspirationsbalges in Richtung Patientenanschluß fördert. Ein Sicherheitsventil schützt
vor unzulässig hohen Drucken. Der entstandene Beatmungsdruck
wird über eine Druckanzeige optisch dargestellt. Nach Ablauf
der eingestellten Inspirationsdauer oder bei Überschreiten des
oberen Druckbegrenzungswertes schaltet das Gerät auf Exspiration um. Dieser sogenannte Stenosegrenzwert bewirkt ein sofor-
tiges Öffnen des Systems. Dadurch werden inadäquate Drucksteig-
erungen, wie sie beispielsweise bei Hustenanfällen des Patienten auftreten, vermieden.

Die Exspiration erfolgt passiv. Bei eingeschaltetem PEEP regelt
das Servoventil der PEEP-Steuerung den Druck im Sekundärsystem
so weit, daß der Atemwegsdruck nur bis auf den eingestellten
endexspiratorischen Druck (PEEP) abfallen kann. Hierbei wird
das eingestellte Druckniveau in der Exspiration gehalten, die
Lunge somit je nach Einstellung des Druckniveaus über einen bestimmten Zeitraum auf einen entsprechenden Füllungszustand (FRC)
gehalten.

Der Seufzer erfolgt automatisch alle 3 min für zwei Atemhübe,
kann aber jederzeit auch manuell ausgelöst werden.

Manuelle Beatmung

Der selbstfüllende Beatmungsbeutel kann für eine gewünschte manuelle Beatmung durch Tastenwahl eingeschaltet werden. Der Patient wird dabei mit der am O_2-Mischer eingestellten Sauerstoffkonzentration beatmet; der eingestellte PEEP-Wert bleibt wirksam. Dies gilt auch bei Ausfall der elektrischen Versorgung.
Auch beim gemeinsamen Ausfall von elektrischer und pneumatischer
Versorgung ist eine manuelle Beatmung mit Raumluft, die dem
Atembeutel über ein sogenanntes Notluftventil zufließt, möglich.

Spontanatmung

Eine Spontanatmung mit oder ohne CPAP ist möglich. Auch bei maschineller oder manueller Beatmung hat der Patient immer die
Möglichkeit, das Beatmungsvolumen beliebig durch Eigenatmung
zu vergrößern.

SIMV

Bei SIMV wird die Spontanatmung in einstellbaren Zeitabständen
durch einen kontrollierten Beatmungshub ergänzt. Die Länge der
Spontanatmungsphase wird dabei durch eine vorwählbare Anzahl
von maschinellen Beatmungshüben pro Minute bestimmt. Um nun die
Beatmung mit der Spontanatmung zu synchronisieren, wird jeweils

für einen kurzen Zeitraum unmittelbar vor dem nächsten maschinellen Hub der Trigger des Gerätes eingeschaltet. In diesem Zeitraum, der als "Erwartungsfenster" bezeichnet wird und 4 s dauert, kann ein Spontanatemhub einen maschinellen Hub über die elektronische Triggerfunktion auslösen. Wurde der Trigger während des Erwartungsfensters nicht ausgelöst, erfolgt nach Ablauf dieses Zeitintervalles ein von der Zeitsteuerung des Gerätes ausgelöster maschineller Hub. Danach folgt eine neue Spontanatmungsphase. Der maschinelle Hub erfolgt mit den am Gerät eingestellten Beatmungskriterien (Atemzugvolumen, Arbeitsdruck, Inspirationsflow, Inspirationsdauer).

Die Vorteile von SIMV liegen darin, daß sich einerseits durch das Erwartungsfenster die Möglichkeit der Einfügung des maschinellen Atemhubes in den Spontanatemrhythmus des Patienten ergibt. Andererseits wird, wenn der Trigger nicht anspricht – sei es durch eine zu hoch eingestellte Triggerschwelle, sei es durch ein Ausbleiben der Spontanatmung –, eine Mindestbeatmung garantiert.

Da mit der eingestellten IMV-Frequenz praktisch der Abstand zwischen zwei maschinellen Atemhüben festgelegt wird, ergibt sich mit wachsender Spontanatmungsfrequenz eine zunehmende Diskrepanz zwischen eingestelltem und tatsächlich geliefertem maschinellem Atemminutenvolumen. Wird nämlich der maschinelle Hub unmittelbar zu Beginn des Erwartungsfensters ausgelöst (was um so wahrscheinlicher wird, je höher die Spontanatmungsfrequenz ist), rückt der nächste maschinelle Hub um den nicht benötigten Teil des Erwartungsfensters vor. Dadurch kann Zeit für einen oder mehrere zusätzliche (nicht beabsichtigte!) maschinelle Hübe pro Minute frei werden. Dies bedeutet aber, daß der Anteil der maschinellen Ventilation größer ist als er tatsächlich eingestellt wurde.

Speziell sei noch darauf hingewiesen, daß CPAP während des Erwartungsfensters nur dann möglich ist, wenn der Trigger eingeschaltet ist. Ist dies nicht der Fall, kann der Patient in dieser Zeitspanne nur spontan atmen (EPAP). Anschließend erfolgt ein maschineller Hub.

<u>Überwachung</u>

a) Diskonnektalarm:
   Wird der eingestellte untere Druckgrenzwert innerhalb von 12 s nicht von beiden Seiten durchschritten, wird Alarm ausgelöst. Neben einer Diskonnektion wird damit auch dann alarmiert, wenn die Beatmungsfrequenz kleiner als 5/min ist, was gleichbedeutend mit einem "fail-to-cycle" wäre (z. B. Druckluftausfall).

b) Stenosealarm:
   Überschreitet der Beatmungsdruck den eingestellten oberen Grenzwert, schaltet das Gerät automatisch auf Exspiration um, die Grenzwertanzeige für Stenose blinkt und nach 1 min erfolgt ein akustischer Alarm.

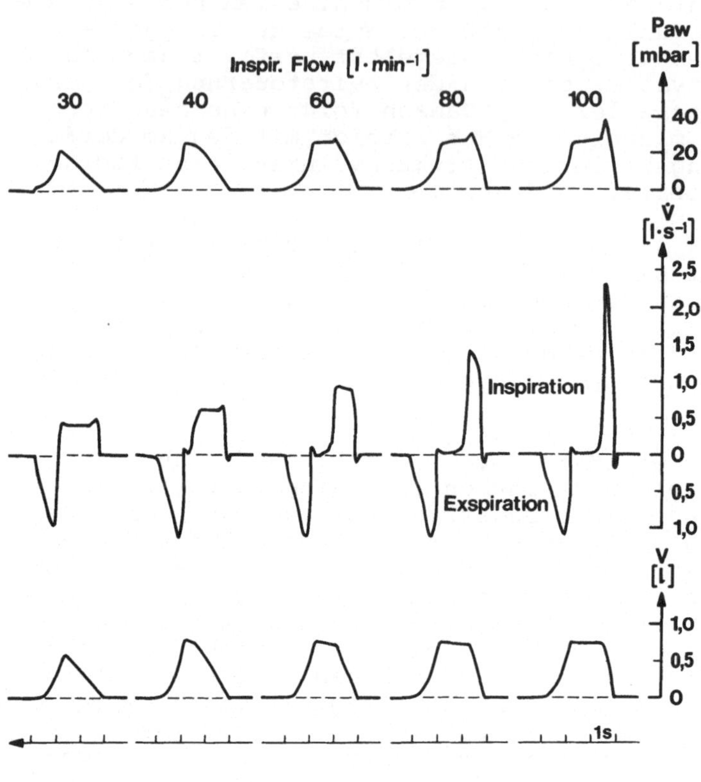

Abb. 2

c) Gasmangelalarm:
   Er wird ausgelöst, wenn mindestens ein Versorgungsgas aus-
   fällt. Bei Ausfall der Sauerstoffversorgung gibt das Gerät
   Alarm, arbeitet aber mit Umgebungsluft automatisch weiter.

d) Stromausfallalarm:
   Bei eingeschaltetem Gerät wird ein akustischer Alarm ausgelöst.

Desinfektion, Sterilisation

Das einfach vom übrigen Gerät zu trennende Patientensystem kann
in Heißdampf bei 134°C sterilisiert werden. Die entsprechende
Vorbereitung des Gerätes ist der Betriebsanleitung zu entnehmen.
Das übrige Gerät kann unter Beachtung der üblichen Vorschriften
im Aseptor desinfiziert werden.

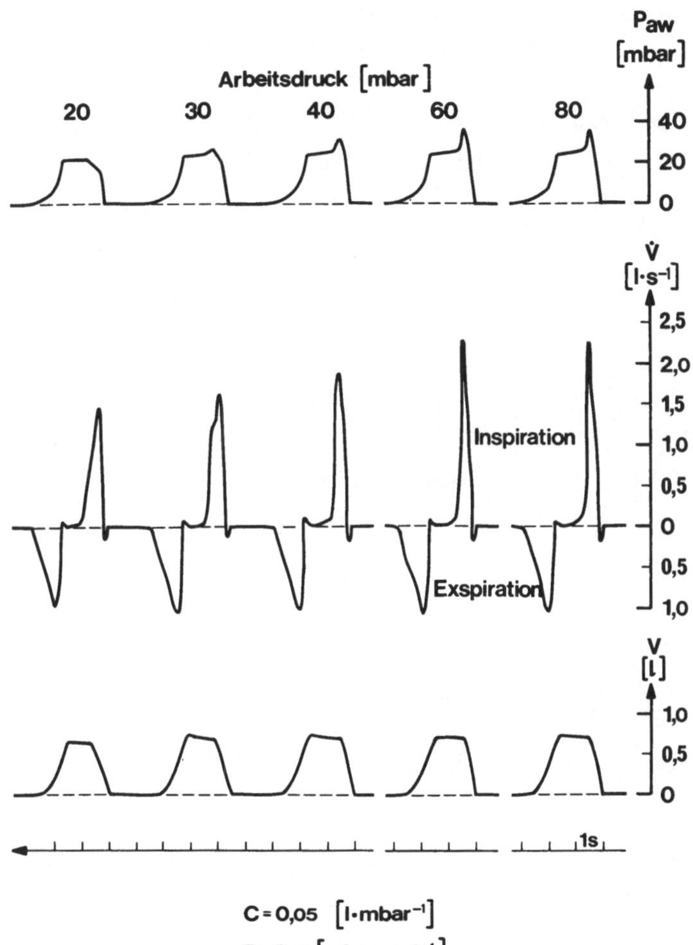

Abb. 3

Untersuchungen am Lungenmodell zur Charakterisierung einiger Einstellfunktionen

Mit der Variation von Arbeitsdruck und inspiratorischem Flow
kann das Beatmungsmuster geändert werden. Um dies zu zeigen,
wurden folgende Experimente unternommen:

Zunächst wurde bei maximalem Arbeitsdruck der inspiratorische
Flow systematisch variiert. Bei maximalem inspiratorischem Flow
von 120 1/min ergibt sich eine kurz dauernde Druckspitze mit
einem nachfolgenden Plateau. Mit abnehmendem inspiratorischem
Flow wird diese Druckspitze immer kleiner, um schließlich total
zu verschwinden; gleichzeitig vermindert sich die Steilheit des
Druckanstieges sukzessive auf Kosten der Plateaudauer, bis auch

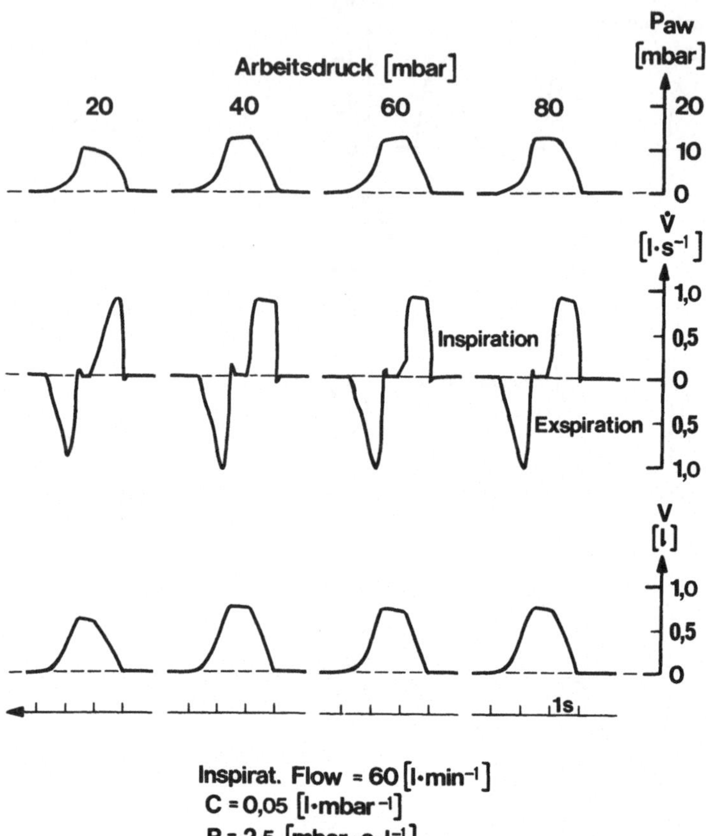

Abb. 4

das Plateau verschwunden ist. Der Druck steigt dann linear bis
zum Ende der Inspiration an. Nach Unterschreiten eines Grenz-
wertes wird die ursprüngliche Plateauhöhe nicht mehr erreicht
(Abb. 2).

Dieses Verhalten der Druckkurve wird klar, wenn man die dazu-
gehörigen Flowkurven betrachtet. Je höher der inspiratorische
Flow eingestellt ist, desto kürzer ist auch die Zeitspanne, in
der ein Flow vorhanden ist. Im oberen Bereich ist der inspiratorische Flow akzelerierend, um im mittleren Bereich in einen
konstanten Flow überzugehen. Je niedriger der Flow eingestellt
ist, desto länger wird die Zeitspanne, in der er vorhanden ist.
Mit dem Übergang von der akzelerierenden Flowform in den konstanten Flow fällt auch das Verschwinden der Druckspitze in der
Atemwegsdruckkurve zusammen.

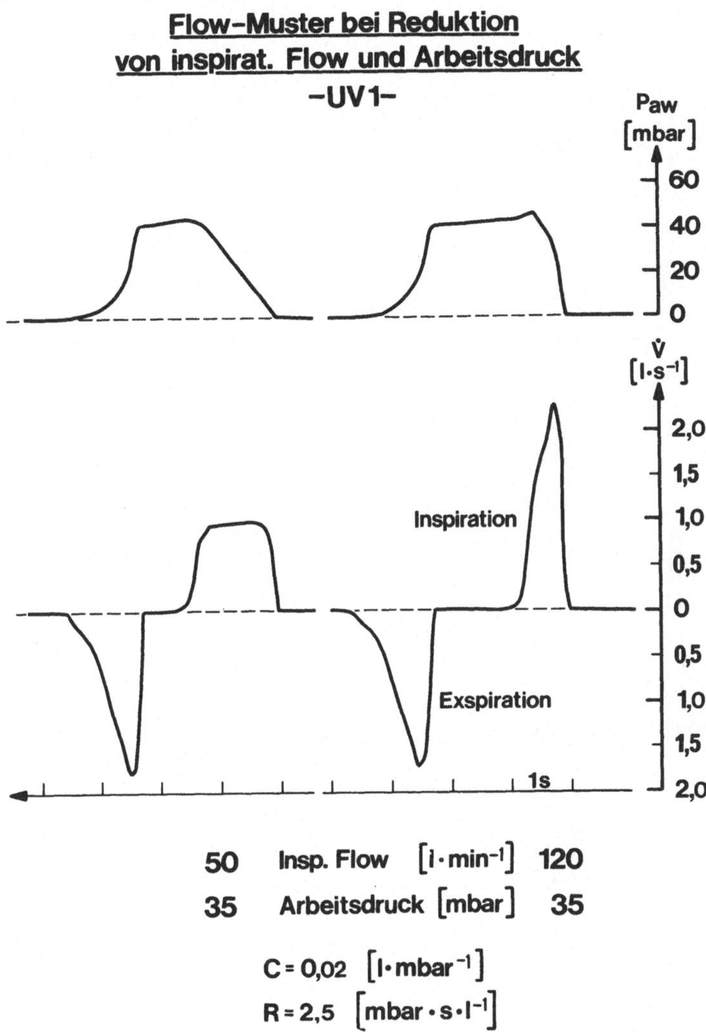

50   Insp. Flow $[l \cdot min^{-1}]$ 120

35   Arbeitsdruck $[mbar]$ 35

$C = 0,02$ $[l \cdot mbar^{-1}]$

$R = 2,5$ $[mbar \cdot s \cdot l^{-1}]$

Abb. 5

Wird unter den gleichen Bedingungen wie im vorangegangenen Beispiel bei maximalem inspiratorischem Flow der Arbeitsdruck von seinem höchsten Wert schrittweise so lange erniedrigt, bis er kleiner ist als der Atemwegsdruck, kommt es mit sinkendem Arbeitsdruck ebenfalls zu einer Verminderung des Spitzendruckes. Im Unterschied zur Verminderung des inspiratorischen Flow bleibt die Anstiegssteilheit der Atemwegsdruckkurve erhalten. Die Druckspitze verschwindet erst in dem Moment, wo der Arbeitsdruck den Beatmungsdruck (d. h. den Plateaudruck) unterschreitet. Mit der Reduzierung des Spitzendruckes geht eine Verminderung des inspiratorischen Flowmaximums einher und es kommt zur Flowdezeleration (Abb. 3).

Druckbegrenzung

–UV1–

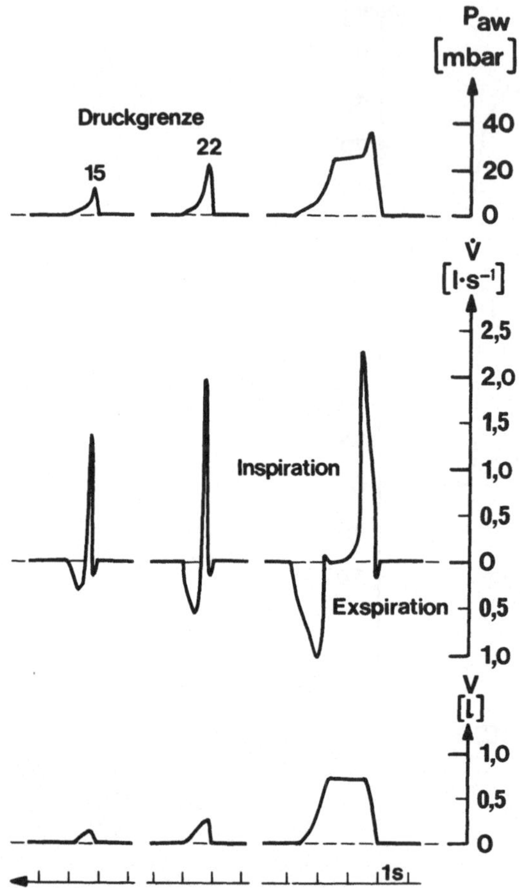

Abb. 6

Wird bei einem mittleren inspiratorischen Flow, welcher keine
Spitze in der Atemwegsdruckkurve erzeugt, der Arbeitsdruck von
seinem Maximalwert schrittweise so lange erniedrigt, bis der
Atemwegsdruck soeben unterschritten wird, findet man weder eine Veränderung in der Druckkurve noch in der Flowkurve, die einen konstanten Flow zeigt. Erst nach Unterschreitung des Atemwegsdruckes durch den Arbeitsdruck wird aus dem konstanten ein
dezelerierender Flow (Abb. 4).

Das Auftreten einer Druckspitze in der Atemwegsdruckkurve zeigt
an, daß die Volumenlieferung vom Respirator rascher erfolgt, als
sie von der Lunge des angeschlossenen Patienten aufgenommen werden kann. Es erscheint daher sinnvoll, durch entsprechende Einstellung des Respirators dafür zu sorgen, daß diese Druckspitze
nicht auftritt. Beim Dräger UV 1 kann dies, wie bereits beschrieben, auf zweierlei Arten geschehen (Abb. 5, 6).

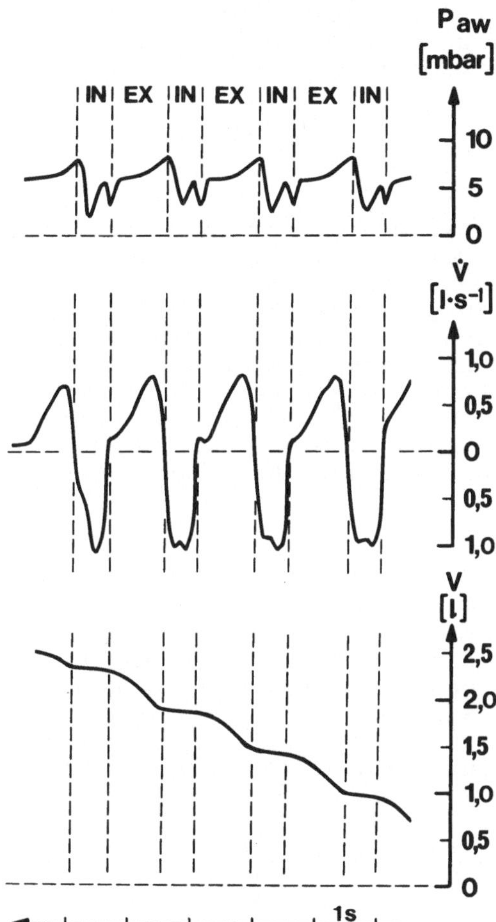

Abb. 7

Zwischen Kompartimenten mit wesentlich voneinander verschiedenen
Zeitkonstanten kommt es im Verlaufe der Inspirationsphase zum
Auftreten der sogenannten Pendelluft. Dabei wird das inspirier-
te Volumen zunächst zum größten Teil vom Kompartiment mit der
kleineren Zeitkonstante aufgenommen. Nach Abschluß der Inspiration, also während der Plateauphase, fließt soviel Luft vom
"schnellen" ins "langsame" Kompartiment, bis in beiden derje-
nige Füllungszustand erreicht ist, der ihrer Compliance entspricht. Aus Untersuchungen mit dem Zwei-Kompartiment-Lungen-
Modell geht hervor, daß eine Reduktion des Pendelluftvolumens
sowohl über eine Verminderung des Arbeitsdruckes als auch über
eine Herabsetzung des inspiratorischen Flow möglich ist. Beruht
die Pendelluft auf verschieden großen Widerständen bei gleicher
Compliance, ist die Reduktion des inspiratorischen Flow wesentlich wirksamer in Hinblick auf die Verminderung des Pendelluft-

volumens als eine Herabsetzung des Arbeitsdruckes. Im Sinne der gleichmäßigen Verteilung der Inspirationsluft in der Lunge wäre daher zu fordern, in der aktuellen Beatmungssituation den inspiratorischen Flow und den Arbeitsdruck jeweils so niedrig einzustellen, daß es eben noch nicht zu einer Verminderung des insgesamt inspirierten Volumens kommt. Diese Hypothese bedarf jedoch noch der exakten wissenschaftlichen Begründung.

Spontanatmung mit CPAP

Die Atemwegsdruckkurve weist Schwankungen in der Inspirations- und in der Exspirationsphase auf. Der Druckverlauf in der Exspirationsphase gibt die Einstellbewegung des servogeregelten PEEP-Ventils wieder, während die inspiratorischen Druckschwankungen als Regelschwingungen des Lungenautomaten gedeutet werden können. Die Flowkurve entspricht weitgehend derjenigen bei normaler Spontanatmung. Der inspiratorische Druckabfall beträgt im vorliegenden Beispiel maximal 3 mbar und im zeitlichen Mittel über die gesamte Inspirationsphase etwas weniger als 2 mbar, bezogen auf einen Endexspirationsdruck von 6 mbar (Abb. 7).

SIMV-Funktion

Das nachfolgende Registrierbeispiel, das an einem Patienten in der Entwöhnungsphase gewonnen wurde, zeigt die kombinierte Anwendung von SIMV und CPAP. Nach einer Reihe von Spontanatmungshüben erfolgt jeweils der eingestellte maschinelle Hub. Mit Beginn des Erwartungsfensters wird die CPAP-Funktion ausgeschaltet, dadurch wird der inspiratorische Druckabfall größer als während der CPAP-Atmung, was zur Auslösung des elektronischen Triggers führt (Abb. 8).

Bei nicht eingeschaltetem Trigger resultiert während des Erwartungsfensters ein Spontan-PEEP, d. h. der Patient muß sein Inspirationsvolumen selbst ansaugen, atmet aber über das PEEP-Ventil aus. Dies kann, wie aus dem Meßbeispiel ersichtlich, mit einer erheblichen Verminderung des Atemzugvolumens bzw. einer Erhöhung der Atemarbeit verbunden sein.

Zusammenfassung

Die pathophysiologischen Erkenntnisse über Entstehung und Verlauf des akuten Lungenversagens weisen auf die Notwendigkeit einer differenzierten Beatmungstechnik, adaptiert an die klinische Situation, hin. Das Schlagwort von dem Versuch der Entwöhnung vom Respirator bereits mit Beginn einer Beatmung macht klar, daß in einem Gerät die heute hierfür diskutierten Möglichkeiten vereint sein müssen. In dem von uns 1 1/2 Jahre im Routinebetrieb getesteten Dräger Universal-Ventilator 1 steht uns ein Gerät zur Verfügung, das problemlos alle gestellten Forderungen realisiert. Besonders hervorgehoben werden soll die gute Adap-

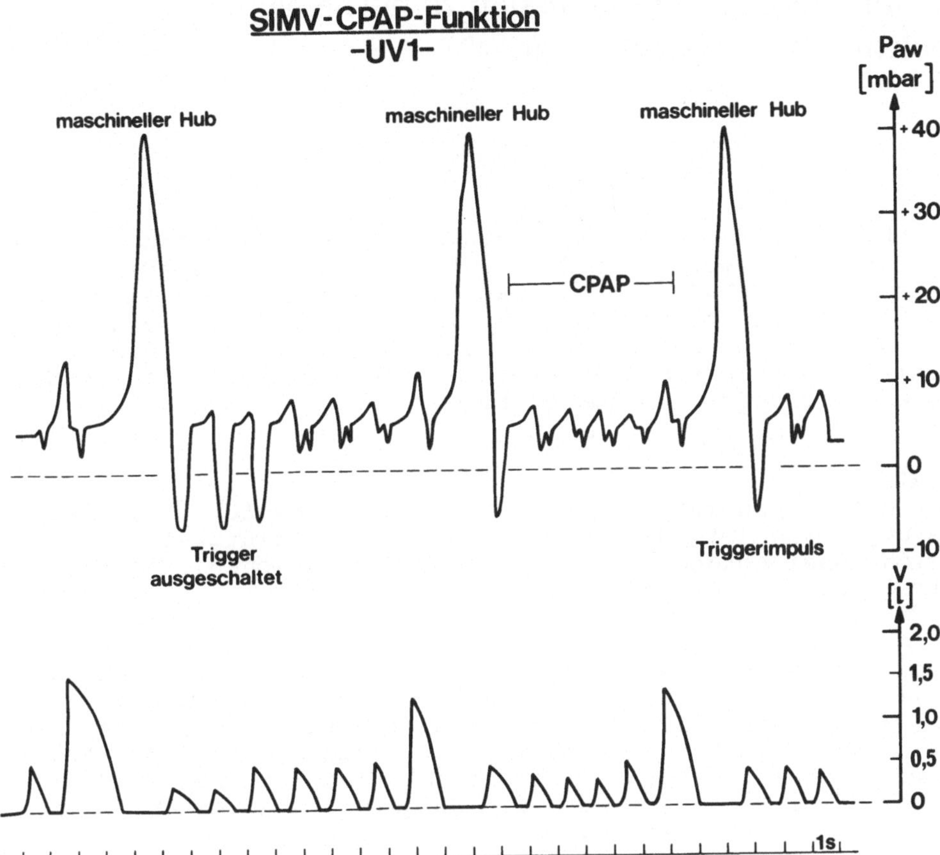

Abb. 8

tierbarkeit des Gerätes an den Patienten, sei es über eine assistierende Beatmung, über die SIMV oder sei es nur in Form einer verzögerungsfreien Stabilisierung des Druckplateaus in der Inspirationsphase bei Spontanatmung mit CPAP. In über 6.000 Betriebsstunden zeigte sich das Gerät weitgehend störungsfrei und stabil in seinen eingestellten Leistungen.

Zusammenfassung der Diskussion zum Thema:
„Probleme der Langzeitbeatmung"

FRAGE:
Das Problem Tracheotomie oder Intubation muß weiterhin als ungelöst angesehen werden. Beide Verfahren sind mit spezifischen Komplikationen behaftet, die beachtet werden müssen. Sind diese Komplikationen zeitabhängig, d. h. treten sie in Abhängigkeit von der Dauer der durchgeführten Maßnahmen auf? Sind Unterschiede zu erwarten bei Verwendung unterschiedlicher Intubationstechniken oder Tubusmaterialien?

ANTWORT:
Sicher allein scheint, daß eine zu spät durchgeführte Tracheotomie ungünstig ist. Die Folgen einer Langzeitintubation addieren sich dabei notgedrungen mit den Komplikationen, die mit einer Tracheotomie verbunden sind.

Nicht nur die Häufigkeit einer Komplikation ist zu beurteilen, sondern mindestens ebenso die Schwere der therapeutischen Konsequenz für den jeweils betroffenen Patienten. Die HNO-Ärzte weisen darauf hin, daß subglottische Stenosen nach nasaler Langzeitintubation schwerer operativ zu versorgen seien als Stenosen nach Tracheotomien, die wesentlich tiefer in der Trachea lokalisiert sind. Daraus wäre die Folgerung abzuleiten, nicht zu spät zu tracheotomieren.

Die Frage Tracheotomie oder Langzeitintubation kann nicht generell beantwortet werden. Sie hängt von einer Vielzahl von Faktoren ab, von denen nur einige erwähnt seien:
a) Das Tolerieren des Tubus. Den bewußtseinsklaren Patienten wird ein oraler oder nasaler Tubus wesentlich mehr stören als einen bewußtlosen Patienten.
b) Ist abzusehen, daß es sich um eine Langzeitbeatmung handeln wird, sollte die Indikation zur Tracheotomie früh gestellt werden.
c) Die Überlegung, ob tracheotomiert werden soll, stellt sich nach 48 - 72 h Intubationsdauer. Ist abzusehen, daß eine Extubation in den nächsten Tagen möglich ist, kann auf eine Tracheotomie verzichtet werden.
d) Die Indikation zur Freihaltung der Luftwege muß beachtet werden. Handelt es sich um einen Patienten mit chronischer Lungenerkrankung, wird die Tracheotomie zu bevorzugen sein, handelt es sich um eine akute respiratorische Insuffizienz, die dazu zwingt, ist die primäre Intubation vorzuziehen.

Im Bemühen, Trachealstenosen zu verhindern, haben CAROLL et al. (1) vorgeschlagen, den Tubusmanschettendruck kontinuierlich zu kontrollieren und seine Höhe zu limitieren. Solange diese Forderung noch nicht allgemein erfüllt ist, ist es müßig, über den

optimalen Zeitpunkt einer Tracheotomie zu sprechen, da ein Großteil der Trachealstenosen mit Sicherheit durch einen zu hohen
Cuffdruck ausgelöst wird. Es sollte die Regel werden, bei der
Langzeitintubation und Tracheotomie den Manschettendruck kontinuierlich zu messen und zu registrieren. Um eine sichere Messung des Cuffdruckes zu ermöglichen, muß das Cuffmaterial praktisch undehnbar sein, das Volumen jedoch so groß sein, daß die
Cuffwand an der Trachealwand anliegt, damit der Anlagedruck an
der Trachealwand in etwa dem gemessenen Druck entspricht.

Auf die von WOLFF empfohlene Methode, die Blockermanschette mit
Wasser zu füllen und über ein offenes System, das ebenfalls mit
Wasser gefüllt ist, den Cuffdruck bedarfsadaptiert zu regeln,
sei hier ausdrücklich hingewiesen.

Im Bereich der Pädiatrie ist die nasotracheale Intubation auch
über einen längeren Zeitraum durchaus üblich und hat, wie die
Literatur zeigt, verhältnismäßig weniger Komplikationen. Die
Adaptation der Kinder an den Nasotrachealtubus ist überraschend
gut.

FRAGE:
Pathologen weisen darauf hin, daß an der Hinterwand des Ringknorpels die Verschieblichkeit der Schleimhaut am geringsten
sei und genau an dieser Stelle häufig Stenosen entstehen können, wenn es dort zu einer Verletzung oder Atrophie der Schleimhaut kommt. Ist bekannt, ob dieser Druckpunkt bei nasaler Intubation weniger belastet ist als bei oraler?

ANTWORT:
Die Gründe für eine Umintubation von oral auf nasal sind über-
wiegend pflegerischer Art. Es ist nicht bekannt, ob die Druck-
belastung des Ringknorpels bei nasaler Intubation geringer ist
als bei oraler.

FRAGE:
Welche Tuben sollte man für eine prolongierte Intubation verwenden?

ANTWORT:
Es sollte sich um thermoplastisches Material handeln, das außerdem wasserabweisend ist, um eine Sekretverlegung hintanzuhalten. Prinzip sollte außerdem sein, im Rahmen der Langzeitintubation nur Tuben mit Niederdruckballon zu verwenden.

FRAGE:
Muß ein Tubus bei einer Langzeitintubation routinemäßig in bestimmten Zeitabständen gewechselt werden oder sollte eine Umintubation nur vorgenommen werden, wenn technische oder pflegerische Gründe dazu zwingen?

ANTWORT:
Die Meinungen darüber gingen auseinander. Für eine regelmäßige
Umintubation spricht, daß bei dieser Maßnahme die Rachenhinter-
wand, der Kehlkopfeingang und eventuell die Trachea inspiziert
und auch sorgfältig abgesaugt werden können. Dies scheint indiziert, da Untersuchungen bekannt sind, wonach durch regurgitier-
ten Magen- und Dünndarmsaft, der bis in die Trachea eindringen
kann, die Entwicklung von Trachealstenosen begünstigt wird. Andere Teilnehmer sahen eine Indikation zur Umintubation nur dann,
wenn pflegerische oder technische Gründe dazu zwingen (Veren-
gung des Tubuslumen durch eingetrocknetes Sekret, mangelhafte
Blockung des Tubus). Entscheidend ist, daß in regelmäßigen Abständen die volle Funktionsfähigkeit des Tubus sorgfältig kontrolliert wird. Sinngemäß gilt dies auch für den Wechsel von
Trachealkanülen.

FRAGE:
Es ist zu vermuten, daß Schäden im Bereich des Kehlkopfes nicht
zuletzt durch den Durchmesser eines Tubus verursacht werden können. Welche Empfehlungen können heute hinsichtlich des Tubus-
durchmessers für die Langzeitintubation gegeben werden?

ANTWORT:
Untersuchungen von CAROLL et al. (1) haben gezeigt, daß es günstiger ist, dünnere Tuben zu verwenden als früher üblich war.
Während früher Tuben mit einem Durchmesser von 8 - 9 mm üblich
waren, werden heute z. B. für die nasale Intubation Tuben mit
einem Durchmesser von 7 - 7,5 mm vorgezogen. Damit scheint die
Häufigkeit von Glottisschäden reduzierbar zu sein.

Dieses Prinzip ist möglich bei einer maschinellen Beatmung, da
das Beatmungsgerät ohne weiteres den nötigen Beatmungsdruck gegen einen geringeren Tubusdurchmesser aufbringen kann. Atmet
der Patient jedoch spontan, sollte der Widerstand des Tubus
durchaus mit berücksichtigt werden. Erst bei Verwendung eines
Tubus mit einem Innendurchmesser von 9,2 mm entspricht der Atemwegswiderstand des Tubus den Verhältnissen bei nicht intubierten Patienten. In diesem Zusammenhang muß auch auf die Untersuchungen von BURCHARDI hingewiesen werden, der die Widerstände
bei normalen Tuben gemessen hat und z. B. bei normalen Spiral-
tuben Resistancewerte von 12 - 16 cm $H_2O/l/s$ gefunden hat. Diese Werte müssen bekannt sein, da sie z. B. in der Entwöhnungsphase beim Übergang auf Spontanatmung durchaus zu einem limitierenden Faktor werden können.

FRAGE:
Das Problem einer Glottis- oder Trachealstenose stellt sich in
vielen Fällen nicht sofort nach der Extubation. Um eine solche
Einengung der Trachea zu erfassen, empfiehlt sich routinemäßig
die Nachuntersuchung langzeitintubierter Patienten. Wann und
wie oft sollen diese Kontrollen erfolgen?

ANTWORT:
Prinzipiell ist zu empfehlen, daß sofort nach der Extubation
eine Kontrolle vorgenommen wird. Von einer Berliner Arbeitsgruppe wurde kürzlich sogar empfohlen, routinemäßig während einer Langzeitintubation Kehlkopf und Trachea zu inspizieren.

Am günstigsten, wenn auch bisher nur in wenigen Fällen realisiert, scheint zu sein, stenosegefährdete Patienten in einer
Kartei zu erfassen und sie in regelmäßigen Abständen nachzukon-
trollieren. Aus mehreren Gründen hat es sich als günstig erwiesen, daß die Endoskopie durch die behandelnden Ärzte durchgeführt wird. Nur so scheint eine kritische Beurteilung gefunde-
ner Veränderungen in bezug auf die durchgeführten Maßnahmen (Intubation oder Tracheotomie) möglich.

Besonders wichtig ist die Information des Patienten, wenn er
Schwierigkeiten mit der Spontanatmung hat, sich sofort mit der
Intensivtherapiestation in Verbindung zu setzen, um rechtzeitig
gezielte diagnostische und therapeutische Maßnahmen einleiten
zu können. Diese postintensive Betreuung könnte durchaus auch
Aufgabe einer Anästhesieambulanz sein bzw. werden.

Als operatives Verfahren zur Behebung von tiefen Trachealstenosen hat sich an einigen Kliniken die Operation unter extrakor-
poralem Kreislauf bewährt. Nur auf diese Weise ist eine optimale Darstellung der stenosierten Trachealstrecke möglich (RÜG-
HEIMER). Voraussetzung für den Erfolg dieser Methode ist, wie
bei anderen Verfahren auch, daß der Patient postoperativ sofort
extubiert werden kann.

FRAGE:
In den Beiträgen von WOLFF und SUTER wurde die assistierte Beatmung ganz in den Vordergrund gestellt. Gibt es überhaupt noch
Patienten, bei denen, um eine Beatmung zu ermöglichen, sediert
und relaxiert werden muß?

ANTWORT
Prinzip während der Beatmung sollte sein, solange wie möglich
ohne Relaxierung auszukommen. Die Phase der Entwöhnung gestaltet sich bei langzeitrelaxierten Patienten besonders schwierig.

Mit der Weiterentwicklung der Respiratoren ist es heute möglich
geworden, den Respirator an den Patienten zu adaptieren und nicht
mehr umgekehrt den Patienten in einen Zustand zu versetzen, der
eine Adaptation an den Respirator ermöglicht. In einer Vielzahl
von Fällen ist es nun möglich, Patienten ohne Relaxierung kontrolliert zu beatmen, wobei der Patient jederzeit nach Belieben
das Gerät triggern kann und somit auf eine assistierte Beatmung
übergeht.

Auf eine Methode wird noch hingewiesen, mit der im Initialsta-
dium eines interstitiellen Ödems eine Dyspnoe beseitigt werden
kann. PAINTAL (2) berichtet über wesentliche Besserung der Atemnot, wenn in diesen Situationen 2 - 6 ml 2%iges Xylocain inha-

liert wurde. Unklar ist, über welche Rezeptoren dieser Vorgang
gesteuert wird.

FRAGE:
Welches Verfahren bietet sich in der Phase der Entwöhnung nach
kontrollierter oder assistierter Beatmung an? Ist eine Ausschleusung über IMV in allen Fällen angezeigt?

ANTWORT:
Die Sedierung sollte in keinem Falle abrupt abgesetzt werden.
In vielen Fällen muß in der Entwöhnungsphase die Sedierung so-
gar noch verstärkt werden.

Problematisch sind die Patienten, die bei einem Entwöhnungsversuch mit der Atemfrequenz und damit mit der Totraumventilation
stark ansteigen. In diesen Fällen stellt die intermittierende
maschinelle Beatmung ein wertvolles Verfahren dar. In der Pädiatrie erfolgt die Entwöhnung zunächst immer über den Versuch
einer Sauerstoff- und Beatmungsdruckreduktion. Liegt die F_IO_2
bei 0,4 oder niedriger, wird auf Spontanatmung mit SIMV übergegangen, wobei die Beatmungsfrequenz laufend reduziert wird.
Schließlich wird der PEEP-Wert reduziert. Bei einem Tubusinnen-
durchmesser von 2,5 mm wird wegen des hohen Widerstandes bei
PEEP-Werten von +2 bis +4 cm H_2O direkt extubiert; bei den anderen Kindern erfolgt die Extubation bei ausreichender Spontanatmung unter CPAP.

FRAGE:
Im Bemühen, bei der notwendigen Bronchialtoilette Lungenschäden
durch blindes Absaugen zu vermeiden, wird heute das bronchosko-
pische Absaugen empfohlen. Liegen darüber Erfahrungen vor, ist
dieses Verfahren als Routine überhaupt zu diskutieren?

ANTWORT:
Vom Prinzip her bringt das endoskopische Absaugen ohne Zweifel
Vorteile. Dennoch ist das Verfahren dadurch limitiert, daß erstens in den meisten Fällen nicht genügend Instrumente zur Verfügung stehen und zweitens das Verfahren wegen des größeren
technischen Aufwandes nicht beliebig oft angewendet werden kann.

Zur Verdünnung zähflüssigen Sekrets empfiehlt sich die Tracheal-
spülung mit 0,9%iger Kochsalzlösung, höchstens in Ausnahmefällen jedoch die Verwendung von Sekretolytika.

Insgesamt wird die gezielte Absaugung unter Sicht als ein sehr
wertvolles Verfahren bezeichnet, dessen Indikation jedoch streng
gestellt werden soll. In Zusammenhang mit der gezielten Absaugung kommt dem Röntgenbild eine große Bedeutung zu. In allen
Fällen des Verdachts einer obstruktiven Atelektase kann die
Bronchoskopie eine rasche und entscheidende Hilfe bringen.

FRAGE:
Das Problem der Anfeuchtung der Atemluft wird immer wieder angesprochen. Welche Empfehlungen lassen sich heute geben?

ANTWORT:
Die Anwendung von Aerosolen ist heute wegen der Gefahr der Überwässerung und aus hygienischen Gründen nicht mehr zu empfehlen. Zur Anfeuchtung der Atemluft haben sich Verdampfer wesentlich besser bewährt.

Neben der Feuchtigkeit spielt auch die Temperatur der Atemgase eine große Rolle. Bei einer Temperatur von 30°C sollte die Sättigung bei 100 % liegen, eine Temperatur der Atemgase von 33°C braucht nach den bisherigen Erkenntnissen bei ausreichendem Sättigungsgrad (annähernd 100 % relativer Feuchte) kaum überschritten zu werden. Berücksichtigt werden muß dabei natürlich die Schlauchlänge, der Schlauchdurchmesser und die Umgebungstemperatur. Optimal wäre die Messung der Atemgastemperatur am Tubus.

Das Problem der Wasseransammlung in den Schläuchen durch heizbare Atemschläuche zu lösen, scheint technisch sehr schwierig zu sein. Bisher konnte noch kein vorgelegtes System voll überzeugen.

FRAGE:
Wie oft sind die Schläuche am Beatmungsgerät aus hygienischer Sicht zu wechseln?

ANTWORT:
Solange in das Kondenswasser in den Atemschläuchen keine Keime hineingelangen, stellt die bakterielle Besiedlung kein Problem dar. Bei einem regelmäßigen achtstündigen Wechsel des Anfeuchterwassers empfiehlt sich aus hygienischer Sicht ein Wechsel der Beatmungsschläuche alle 24 h.

FRAGE:
Welchen Sinn hat die Trachealsekretuntersuchung und wie oft sollte sie durchgeführt werden?

ANTWORT:
Nur bei regelmäßiger Kontrolle des Atemwegsekrets haben wir die Möglichkeit, eine Besiedlung der Trachea mit Keimen frühzeitig zu erfassen; eine Besiedlung, die sehr häufig als Vorstufe einer Infektion gelten muß. Die hier gefundenen Keime müssen als mögliche Ursache einer Infektion angesehen werden. Die regelmäßige Trachealsekretuntersuchung ermöglicht eine Aussage über die Resistenzsituation individuell und auf der gesamten Station. Somit ist im Einzelfall durchaus auch einmal eine blinde Frühtherapie bei noch ausstehendem bakteriologischem Ergebnis möglich.

Allgemein wurde betont, daß bei Beatmungspatienten Abstriche
mehr als einmal pro Woche durchgeführt werden müssen. Besonders in der Pädiatrie ist die häufige Trachealsekretuntersuchung wichtig, da sie in vielen Fällen die einzige Möglichkeit
darstellt, bei Auftreten einer Infektion frühzeitig therapieren zu können. In diesem Zusammenhang wurde noch einmal darauf
hingewiesen, daß bei der Keimbesiedlung des Patienten in der
Mehrzahl nicht die Atemschläuche oder das Kondenswasser der Ausgangspunkt sind, sondern daß unsauberes Arbeiten bei Dekonnektieren zur Keimbesiedlung führt.

Ausgehend von der klinischen Beobachtung, daß ein beatmeter
Patient nach drei bis vier Tagen mit den "Hauskeimen" besiedelt
ist, kommt der regelmäßigen Sekretuntersuchung auch bei zeitlich
verzögerter Mitteilung des Ergebnisses entscheidende Bedeutung
im Sinne der Infektionsstatistik zu. Weist ein Patient Zeichen
einer pulmonalen Infektion auf, so ist die Wahrscheinlichkeit,
daß es sich um einen dieser Hauskeime handelt, sehr groß, eine
gezielte Therapie nach dem bei anderen Patienten gefundenen Resistenzschema ist damit durchaus möglich. Bei Vorliegen einer
Sepsis empfiehlt sich in jedem Falle die breite antibiotische
Abdeckung.

FRAGE:
Es gibt Fälle von akutem Lungenversagen, in denen auch eine gezielte Antibiotikatherapie keine klinische Besserung bewirkt.
Ist in diesen Fällen z. B. eine Darmspülung zur Entfernung von
Bakterientoxinen zu diskutieren?

ANTWORT:
Ist das akute Lungenversagen Folge einer bakteriellen Infektion
(auch anderer Organe!), besteht gar keine andere Wahl, als mit
Antibiotika zu behandeln. Dagegen verbietet sich die Gabe von
Antibiotika zur Prophylaxe einer bakteriellen Besiedelung auch
bei Vorliegen eines akuten Lungenversagens. Die Keimbesiedelung
der Lunge und damit die Möglichkeit zur Infektion wird damit
nicht verhindert, lediglich die Selektion resistenter Stämme
vorangetrieben. Eine Entfernung der Endotoxine abgestorbener
Bakterien käme sicherlich zu spät. Die lokale Anwendung von Antibiotika empfiehlt sich nur dann, wenn die systemische Applikation ausreichende Konzentrationen am gewünschten Wirkort nicht
sicherstellen kann. Keinesfalls wird dadurch jedoch die Selektion antibiotikaresistenter Keime verhindert.

FRAGE:
Ist es denkbar, daß durch die Applikation von Immunglobulinen
fixiertes Bakterientoxin eliminiert oder zerstört werden kann?

ANTWORT:
Sicherlich nicht mit "normalen" Präparationen von Human- und
Gammaglobulin. Endotoxine werden normalerweise phagozytiert.
Weiterhin gibt es einen endotoxinneutralisierenden Faktor, ein

Betaglobulin. Als zukünftige Möglichkeit muß die Anwendung eines Antiserums bezeichnet werden, mit dem Toxin entgiftet werden könnte.

Literatur

1. CAROLL, R. G., McGINNIS, G. E., GRENVIK, A.: Performance characteristics of tracheal cuffs. Int. Anesth. Clin. <u>12</u>, 111 (1974)

2. PAINTAL, A. S.: The mechanism of excitation of type J receptors and the J reflex. In: Breathing. Hering-Breuer Centenary Symposion (ed. R. PORTER). London: Churchill 1970

Anhang: „Basisinformation zur Einteilung und Nomenklatur der Spontanatmungs- und Beatmungsformen"

Von P. Lotz

Die Ventilation der Lunge erfolgt normalerweise durch Spontanatmung. Die Antriebsenergie hierfür stammt aus Aktionen der Atemmuskulatur, deren zeitlicher Ablauf vom Atemzentrum gesteuert wird. Von Beatmung spricht man, wenn die Antriebsenergie für die Lungenventilation von außerhalb des Körpers bezogen wird. Der Ausdruck "künstliche Beatmung" sollte vermieden werden, da eine Beatmung immer künstlich ist. Vielmehr sollte als Attribut die Antriebsquelle genannt werden. Demnach können manuelle und maschinelle Beatmung einander gegenübergestellt werden.

Der Unterschied zwischen kontrollierter und assistierter Beatmung besteht in der Auslösung der Inspiration. Bei der kontrollierten Beatmung wird der Beginn jeder Inspiration ausschließlich von der Antriebsquelle her bestimmt. Bei der assistierten Beatmung wird der Beginn jeder Inspiration durch einen Schwellenwert des inspiratorischen Soges des beatmeten Patienten und durch die Latenzzeit bis zur Auslösung des folgenden Beatmungshubes bestimmt.

Die Normalform der Beatmung ist die Beatmung mit intermittierendem Überdruck. Der Überdruck, ausgedrückt als Druckdifferenz zum Umgebungsdruck, ist verbunden mit der Füllung der Lunge, liegt also in der Inspirationsphase vor. Am Ende der Exspirationsphase wird die Druckdifferenz zwischen Atemwegen und Umgebung wieder zu Null. Bleibt am Ende der Exspiration eine Druckdifferenz zur Umgebung bestehen, spricht man je nach ihrer Richtung von einer Beatmung mit positiv endexspiratorischem Druck oder von einer Beatmung mit negativ endexspiratorischem Druck. Für die Beatmung mit positiv endexspiratorischem Druck wird auch die Bezeichnung Beatmung mit kontinuierlichem Überdruck oder Beatmung mit konstant positivem Überdruck verwendet. Hierbei ist zu beachten, daß die Bezeichnungen konstant bzw. kontinuierlich lediglich andeuten sollen, daß in den Atemwegen ständig ein Überdruck herrscht. Dabei wird stillschweigend vorausgesetzt, daß es bei einer Beatmung immer zu einer Drucksteigerung während der Inspirationsphase gegenüber der Exspirationsphase kommt (Abb. 1).

Bei der normalen Spontanatmung bewegt sich der Atemwegsdruck in engen Grenzen um den Umgebungsdruck. Auch die Spontanatmung kann jedoch auf einem gegenüber dem Umgebungsdruck veränderten Niveau ablaufen. Bei der Spontanatmung mit exspiratorischem Überdruck ist der Atemwegsdruck nur in der Exspirationsphase erhöht. Ist der Atemwegsdruck auch in der Inspirationsphase erhöht, spricht man von einer Spontanatmung mit kontinuierlichem Überdruck. Dabei kommt es ebenfalls zu Druckschwankungen zwischen In- und Exspiration, die in einer exspiratorischen Erhöhung und in einer inspiratorischen Erniedrigung des Atemwegsdruckes bestehen, beide Werte bleiben jedoch im positiven Bereich (Abb. 2).

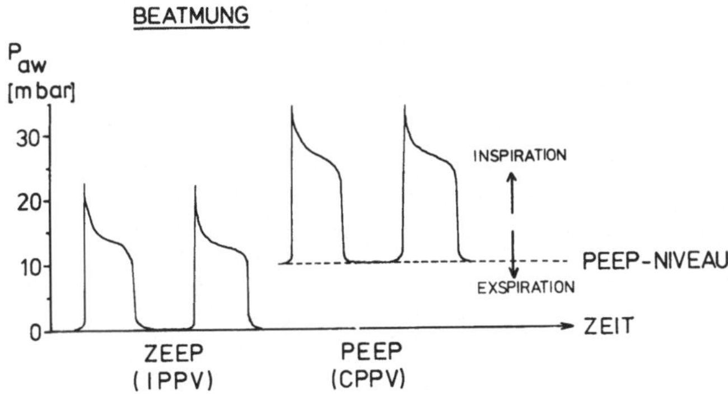

Abb. 1. Zeitlicher Verlauf des Atemwegsdruckes (P_{aw}) bei Beatmung

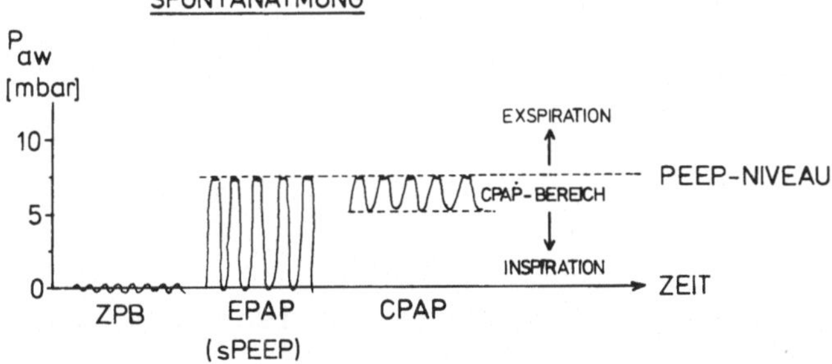

Abb. 2. Zeitlicher Verlauf des Atemwegsdruckes (P_{aw}) bei Spontanatmung

Die <u>intermittierend mandatorische Beatmung</u> (IMV) stellt eine Mischung aus Spontanatmung und Beatmung dar. Das durch Spontanatmung geförderte Volumen wird ergänzt durch maschinelle Atemhübe mit einer kleineren Frequenz als derjenigen des Patienten. <u>IMV existiert in folgenden Formen</u> (Abkürzungen siehe unten):

1. Klassisches IMV:
Der jeweilige maschinelle Hub wird kontrolliert von der Zeitsteuerung des Respirators ausgelöst.

2. IAV:
Der maschinelle Hub wird über den Trigger des Respirators ausgelöst. Über eine Zeitsteuerung wird der Trigger periodisch eingeschaltet.
(Der Trigger spricht jeweils nach einer bestimmten <u>Zeit</u> an.)

3. IDV:
Der maschinelle Hub wird ebenfalls über den Trigger des Respirators ausgelöst. Die Einschaltfrequenz des Triggers wird über das Verhältnis Spontanatmungsfrequenz zu IMV-Frequenz gesteuert, d. h. nach einer zu bestimmenden Anzahl von Spontanatemzügen erfolgt jeweils ein assistierter Hub.

(Trigger spricht jeweils nach einer bestimmten Zahl von Atemzügen an.)

4. SIMV:
Funktioniert wie IAV, nur wird der maschinelle Hub in jedem Fall
garantiert. Der Trigger wird ebenfalls periodisch für eine gewisse Zeit ("Erwartungsfenster") eingeschaltet. Erfolgt in diesem Zeitintervall keine Auslösung des Triggers, erfolgt der maschinelle Hub kontrolliert nach Ablauf des Erwartungsfensters.
SIMV bietet gegenüber IDV und IAV die größere Sicherheit und gegenüber dem klassischen IMV den Vorteil der Synchronisierung
zwischen Spontanatemzug und maschinellem Hub.

5. MMV:
Der maschinelle Hub wird über den Trigger des Respirators ausgelöst. Die Einschaltfrequenz des Triggers wird durch das Verhältnis von vorgegebenem Atemminutenvolumen (AMV) abzüglich dem
durch Spontanatmung geleisteten Atemminutenvolumen ($_sAMV$) zu
vorgegebenem Tidalvolumen (V_T) bestimmt, d. h. $(AMV - {_sAMV})/V_T$.
Der Trigger spricht nur bei Volumendefizit an.

Die Spontanatmung bei IMV erfolgt meist mit CPAP.

Nomenklatur:

Die folgende Übersicht enthält ausschließlich englischsprachige
Begriffe, da es eine deutschsprachige Nomenklatur in diesem Sinne nicht gibt. Der Gebrauch einiger Ausdrücke ist in der Literatur nicht einheitlich, die nachfolgende Zusammenstellung kann
daher nur Anhaltspunkte liefern.

Atemwegsdruck:

ZEEP   = zero endexpiratory pressure
PEEP   = positive endexpiratory pressure
NEEP   = negative endexpiratory pressure

EPAP   = expiratory positive airway pressure
IPAP   = inspiratory positive airway pressure
CPAP   = continuous positive airway pressure

Spontanatmungsformen:

SB   = spontaneous breathing
ZPB   = zero pressure breathing
SB with EPAP   = $_sPEEP$
SB with CPAP

Beatmungsformen:

MV   = mechanical ventilation

AMV   = assisted mechanical ventilation
IPPB   = intermittent positive pressure breathing
CPPB   = continuous positive pressure breathing

```
CMV     = controlled mechanical ventilation
IPPV    = intermittent positive pressure ventilation
CPPV    = continuous positive pressure ventilation

DV      = diffusion ventilation
HFPPV   = high frequency positive pressure ventilation
```

<u>Mischformen:</u>

```
IMV     = intermittent mandatory ventilation

IDV     = intermittent demand ventilation
IAV     = intermittent assisted ventilation
SIMV    = synchronized intermittent mandatory ventilation

MMV     = mandatory minute ventilation
```

Klinische Anästhesiologie und Intensivtherapie

Band 3:

Infusionstherapie I

Der Elektrolyt-Wasser- und Säure-Basen-Haushalt
Workshop Timmendorfer Strand April 1973
Herausgeber: F. W. Ahnefeld, C. Burri, W. Dick,
M. Halmágyi
Unter Mitarbeit zahlreicher Fachwissenschaftler
1973. 84 Abbildungen, 15 Tabellen. 256 Seiten.
DM 38,–; approx. US $ 20.90
ISBN 3-540-79775-0

Band 5:

Mikrozirkulation

Workshop April 1974
Herausgeber: F. W. Ahnefeld, C. Burri, W. Dick,
M. Halmágyi
Unter Mitarbeit zahlreicher Fachwissenschaftler
1974. 126 Abbildungen, 8 Tabellen. XI, 207 Seiten.
DM 28,–; approx. US $ 15.40
ISBN 3-540-06981-X

Band 6:

Grundlagen der postoperativen Ernährung

Workshop Mai 1974
Herausgeber: F. W. Ahnefeld, C. Burri, W. Dick,
M. Halmágyi
Unter Mitarbeit zahlreicher Fachwissenschaftler
1975. 89 Abbildungen. IX, 128 Seiten.
DM 28,–; approx. US $ 15.40
ISBN 3-540-07209-8

Band 7:

Infusionstherapie II: Parenterale Ernährung

Workshop Dezember 1974
Herausgeber: F. W. Ahnefeld, C. Burri, W. Dick,
M. Halmágyi
Unter Mitarbeit zahlreicher Fachwissenschaftler
1975. 103 Abbildungen. X, 214 Seiten.
DM 32,–; approx. US $ 17.60
ISBN 3-540-07288-8

Band 8:

Prophylaxe und Therapie bakterieller Infektionen

Workshop Januar 1975
Herausgeber: F. W. Ahnefeld, C. Burri, W. Dick,
M. Halmágyi
Unter Mitarbeit zahlreicher Fachwissenschaftler
1975. 65 Abbildungen. X, 217 Seiten.
DM 32,–; approx. US $ 17.60
ISBN 3-540-07429-5

Band 9:

Indikation, Wirkung und Nebenwirkung kolloidaler Volumenersatzmittel

vergriffen

Band 10:

Notfallmedizin

Workshop April 1975
Herausgeber: F. W. Ahnefeld, H. Bergmann,
C. Burri, W. Dick, M. Halmágyi, E. Rügheimer
Unter Mitarbeit zahlreicher Fachwissenschaftler
1976. 109 Abbildungen, 124 Tabellen.
XIII, 386 Seiten.
DM 53,–; approx. US $ 29.20
ISBN 3-540-07581-X

Band 11:

Der Risikopatient in der Anästhesie 1. Herz – Kreislauf – System

vergriffen

Die Bände 1–4 sind im J. F. Lehmanns Verlag
München erschienen. Bände 1, 2 und 4 vergriffen.

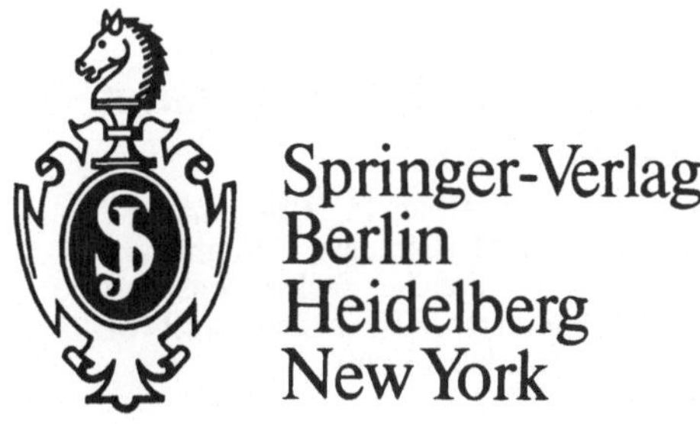

Klinische Anästhesiologie und Intensivtherapie

Band 12:
Der Risikopatient in der Anästhesie
2. Respiratorische Störungen

Herausgeber: F. W. Ahnefeld, H. Bergmann,
C. Burri, W. Dick, M. Halmágyi, E. Rügheimer
Unter Mitarbeit zahlreicher Fachwissenschaftler
1976. 79 Abbildungen, 52 Tabellen. X, 240 Seiten.
DM 42,–; approx. US $ 23.10
ISBN 3-540-08039-2

Band 13:
Fortschritte in der parenteralen Ernährung

vergriffen

Band 14:
Infusionslösungen

Technische Probleme in der Herstellung und
Anwendung
Herausgeber: F. W. Ahnefeld, H. Bergmann,
C. Burri, W. Dick, M. Halmágyi, E. Rügheimer
Unter Mitarbeit zahlreicher Fachwissenschaftler
1977. 59 Abbildungen, 56 Tabellen.
XIV, 240 Seiten.
DM 36,–; approx. US $ 19.80
ISBN 3-540-08404-5

Band 15:
Wasser-Elektrolyt- und Säuren-Basen Haushalt

Herausgeber: F. W. Ahnefeld, H. Bergmann,
C. Burri, W. Dick, M. Halmágyi, E. Rügheimer
Unter Mitarbeit zahlreicher Fachwissenschaftler
1977. 89 Abbildungen, 37 Tabellen. X, 194 Seiten.
DM 32,–; approx. US $ 17.60
ISBN 3-540-08509-2

Band 16:
Grundlagen der Ernährungsbehandlung im Kindesalter

Herausgeber: F. W. Ahnefeld, H. Bergmann,
C. Burri, W. Dick, M. Halmágyi, E. Rügheimer
Unter Mitarbeit zahlreicher Fachwissenschaftler
1978. 90 Abbildungen, 57 Tabellen. XI, 246 Seiten.
DM 36,–; approx. US $ 19.80
ISBN 3-540-08609-9

Band 17:
Rohypnol (Flunitrazepam).
Pharmakologische Grundlagen – Klinische Anwendung

Herausgeber: F. W. Ahnefeld, H. Bergmann,
C. Burri, W. Dick, M. Halmágyi, G. Hossli,
E. Rügheimer
Unter Mitarbeit zahlreicher Fachwissenschaftler
1978. 93 Abbildungen, 35 Tabellen. XI, 217 Seiten.
DM 36,–; approx. US $ 19.80
ISBN 3-540-08900-4

Band 18:
Lokalanästhesie

Herausgeber: F. W. Ahnefeld, H. Bergmann,
C. Burri, W. Dick, M. Halmágyi, G. Hossli,
E. Rügheimer
Unter Mitarbeit zahlreicher Fachwissenschaftler
1978. 86 Abbildungen, 58 Tabellen. XI, 265 Seiten.
DM 48,–; approx. US $ 26.40
ISBN 3-540-09083-5

Band 19:
Der bewußtlose Patient

Herausgeber: F. W. Ahnefeld, H. Bergmann,
C. Burri, W. Dick, M. Halmágyi, G. Hossli,
H. J. Reulen, E. Rügheimer, H.-P. Schuster
Unter Mitarbeit zahlreicher Fachwissenschaftler
1979. 74 Abbildungen, 64 Tabellen. XI, 255 Seiten.
DM 58,–; approx. US $ 31.90
ISBN 3-540-09306-0

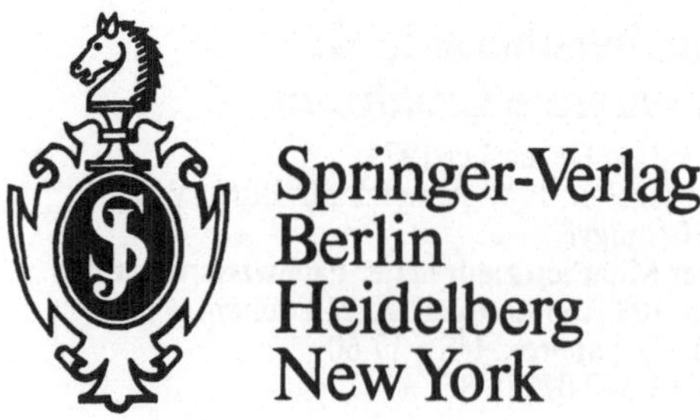

Springer-Verlag
Berlin
Heidelberg
New York